全国中医药行业高等教育"十三五"规划教材

全国高等中医药院校规划教材（第十版）

中医内科学

（新世纪第四版）

（供中医学、针灸推拿学专业用）

主　编

张伯礼（天津中医药大学）　　　　吴勉华（南京中医药大学）

副主编

田金洲（北京中医药大学）　　　　林　琳（广州中医药大学）

张军平（天津中医药大学）　　　　蒋　健（上海中医药大学）

谢春光（成都中医药大学）　　　　杨　柱（贵阳中医学院）

石　岩（辽宁中医药大学）

编　委（以姓氏笔画为序）

丁砚兵（湖北中医药大学）　　　　王　真（浙江中医药大学）

王　健（长春中医药大学）　　　　王亚丽（陕西中医药大学）

毛秉豫（南阳理工学院）　　　　　方朝晖（安徽中医药大学）

叶　放（南京中医药大学）　　　　朱虹江（云南中医学院）

刘　汶（首都医科大学）　　　　　许庆友（河北中医学院）

汪　静（西南医科大学）　　　　　林　平（福建中医药大学）

周亚滨（黑龙江中医药大学）　　　赵莉娟（山西中医药大学）

唐梅文（广西中医药大学）　　　　曹志群（山东中医药大学）

蒋士卿（河南中医药大学）　　　　舒　劲（甘肃中医药大学）

熊　焰（湖南中医药大学）

学术秘书

阚湘苓（天津中医药大学）

中国中医药出版社

·北　京·

图书在版编目（CIP）数据

中医内科学 / 张伯礼，吴勉华主编 . —4 版 . —北京：中国中医药出版社，2017.8（2024.5重印）

全国中医药行业高等教育"十三五"规划教材

ISBN 978 – 7 – 5132 – 3482 – 5

Ⅰ . ①中… Ⅱ . ①张… ②吴… Ⅲ . ①中医内科学—中医学院—教材 Ⅳ . ① R25

中国版本图书馆 CIP 数据核字（2016）第 142150 号

请到"医开讲 & 医教在线"（网址：www.e-lesson.cn）注册登录后，刮开封底"序列号"激活本教材数字化内容。

中国中医药出版社出版

北京经济技术开发区科创十三街 31 号院二区 8 号楼

邮政编码　100176

传真　010-64405721

廊坊市佳艺印务有限公司印刷

各地新华书店经销

开本 850×1168　1/16　印张 26　字数 648 千字

2017 年 8 月第 4 版　2024 年 5 月第 9 次印刷

书号　ISBN 978 – 7 – 5132 – 3482 – 5

定价　78.00 元

网址　www.cptcm.com

服 务 热 线　010–64405510

购 书 热 线　010–89535836

侵 权 打 假　010–64405753

微信服务号　zgzyycbs

微商城网址　https://kdt.im/LIdUGr

官 方 微 博　http://e.weibo.com/cptcm

天猫旗舰店网址　https://zgzyycbs.tmall.com

如有印装质量问题请与本社出版部联系（010 64405510）

全国中医药行业高等教育"十三五"规划教材

全国高等中医药院校规划教材（第十版）

专家指导委员会

名誉主任委员

王国强（国家卫生计生委副主任　国家中医药管理局局长）

主 任 委 员

王志勇（国家中医药管理局副局长）

副主任委员

王永炎（中国中医科学院名誉院长　中国工程院院士）

张伯礼（教育部高等学校中医学类专业教学指导委员会主任委员
　　　　天津中医药大学校长）

卢国慧（国家中医药管理局人事教育司司长）

委　　　　员（以姓氏笔画为序）

王省良（广州中医药大学校长）

王振宇（国家中医药管理局中医师资格认证中心主任）

方剑乔（浙江中医药大学校长）

左铮云（江西中医药大学校长）

石　岩（辽宁中医药大学校长）

石学敏（天津中医药大学教授　中国工程院院士）

卢国慧（全国中医药高等教育学会理事长）

匡海学（教育部高等学校中药学类专业教学指导委员会主任委员
　　　　黑龙江中医药大学教授）

吕文亮（湖北中医药大学校长）

刘　星（山西中医药大学校长）

刘兴德（贵州中医药大学校长）

刘振民（全国中医药高等教育学会顾问　北京中医药大学教授）

安冬青（新疆医科大学副校长）

许二平（河南中医药大学校长）

孙忠人（黑龙江中医药大学校长）

孙振霖（陕西中医药大学校长）

严世芸（上海中医药大学教授）

李灿东（福建中医药大学校长）

李金田（甘肃中医药大学校长）

余曙光（成都中医药大学校长）

宋柏林（长春中医药大学校长）

张欣霞（国家中医药管理局人事教育司师承继教处处长）

陈可冀（中国中医科学院研究员　中国科学院院士　国医大师）

范吉平（中国中医药出版社社长）

周仲瑛（南京中医药大学教授　国医大师）

周景玉（国家中医药管理局人事教育司综合协调处处长）

胡　刚（南京中医药大学校长）

徐安龙（北京中医药大学校长）

徐建光（上海中医药大学校长）

高树中（山东中医药大学校长）

高维娟（河北中医学院院长）

彭代银（安徽中医药大学校长）

路志正（中国中医科学院研究员　国医大师）

熊　磊（云南中医药大学校长）

戴爱国（湖南中医药大学校长）

秘 书 长

卢国慧（国家中医药管理局人事教育司司长）

范吉平（中国中医药出版社社长）

办公室主任

周景玉（国家中医药管理局人事教育司综合协调处处长）

李秀明（中国中医药出版社副社长）

李占永（中国中医药出版社副总编辑）

全国中医药行业高等教育"十三五"规划教材

编审专家组

组　长

王国强（国家卫生计生委副主任　国家中医药管理局局长）

副组长

张伯礼（中国工程院院士　天津中医药大学教授）

王志勇（国家中医药管理局副局长）

组　员

卢国慧（国家中医药管理局人事教育司司长）

严世芸（上海中医药大学教授）

吴勉华（南京中医药大学教授）

王之虹（长春中医药大学教授）

匡海学（黑龙江中医药大学教授）

刘红宁（江西中医药大学教授）

翟双庆（北京中医药大学教授）

胡鸿毅（上海中医药大学教授）

余曙光（成都中医药大学教授）

周桂桐（天津中医药大学教授）

石　岩（辽宁中医药大学教授）

黄必胜（湖北中医药大学教授）

前　言

　　为落实《国家中长期教育改革和发展规划纲要（2010–2020年）》《关于医教协同深化临床医学人才培养改革的意见》，适应新形势下我国中医药行业高等教育教学改革和中医药人才培养的需要，国家中医药管理局教材建设工作委员会办公室（以下简称"教材办"）、中国中医药出版社在国家中医药管理局领导下，在全国中医药行业高等教育规划教材专家指导委员会指导下，总结全国中医药行业历版教材特别是新世纪以来全国高等中医药院校规划教材建设的经验，制定了"'十三五'中医药教材改革工作方案"和"'十三五'中医药行业本科规划教材建设工作总体方案"，全面组织和规划了全国中医药行业高等教育"十三五"规划教材。鉴于由全国中医药行业主管部门主持编写的全国高等中医药院校规划教材目前已出版九版，为体现其系统性和传承性，本套教材在中国中医药教育史上称为第十版。

　　本套教材规划过程中，教材办认真听取了教育部中医学、中药学等专业教学指导委员会相关专家的意见，结合中医药教育教学一线教师的反馈意见，加强顶层设计和组织管理，在新世纪以来三版优秀教材的基础上，进一步明确了"正本清源，突出中医药特色，弘扬中医药优势，优化知识结构，做好基础课程和专业核心课程衔接"的建设目标，旨在适应新时期中医药教育事业发展和教学手段变革的需要，彰显现代中医药教育理念，在继承中创新，在发展中提高，打造符合中医药教育教学规律的经典教材。

　　本套教材建设过程中，教材办还聘请中医学、中药学、针灸推拿学三个专业德高望重的专家组成编审专家组，请他们参与主编确定，列席编写会议和定稿会议，对编写过程中遇到的问题提出指导性意见，参加教材间内容统筹、审读稿件等。

　　本套教材具有以下特点：

　　1. 加强顶层设计，强化中医经典地位

　　针对中医药人才成长的规律，正本清源，突出中医思维方式，体现中医药学科的人文特色和"读经典，做临床"的实践特点，突出中医理论在中医药教育教学和实践工作中的核心地位，与执业中医（药）师资格考试、中医住院医师规范化培训等工作对接，更具有针对性和实践性。

　　2. 精选编写队伍，汇集权威专家智慧

　　主编遴选严格按照程序进行，经过院校推荐、国家中医药管理局教材建设专家指导委员会专家评审、编审专家组认可后确定，确保公开、公平、公正。编委优先吸纳教学名师、学科带头人和一线优秀教师，集中了全国范围内各高等中医药院校的权威专家，确保了编写队伍的水平，体现了中医药行业规划教材的整体优势。

　　3. 突出精品意识，完善学科知识体系

　　结合教学实践环节的反馈意见，精心组织编写队伍进行编写大纲和样稿的讨论，要求每门教材立足专业需求，在保持内容稳定性、先进性、适用性的基础上，根据其在整个中医知识体系中的地位、学生知识结构和课程开设时间，突出本学科的教学重点，努力处理好继承与创新、理论与实践、基础与临床的关系。

4. 尝试形式创新，注重实践技能培养

为提升对学生实践技能的培养，配合高等中医药院校数字化教学的发展，更好地服务于中医药教学改革，本套教材在传承历版教材基本知识、基本理论、基本技能主体框架的基础上，将数字化作为重点建设目标，在中医药行业教育云平台的总体构架下，借助网络信息技术，为广大师生提供了丰富的教学资源和广阔的互动空间。

本套教材的建设，得到国家中医药管理局领导的指导与大力支持，凝聚了全国中医药行业高等教育工作者的集体智慧，体现了全国中医药行业齐心协力、求真务实的工作作风，代表了全国中医药行业为"十三五"期间中医药事业发展和人才培养所做的共同努力，谨向有关单位和个人致以衷心的感谢！希望本套教材的出版，能够对全国中医药行业高等教育教学的发展和中医药人才的培养产生积极的推动作用。

需要说明的是，尽管所有组织者与编写者竭尽心智，精益求精，本套教材仍有一定的提升空间，敬请各高等中医药院校广大师生提出宝贵意见和建议，以便今后修订和提高。

国家中医药管理局教材建设工作委员会办公室
中国中医药出版社
2016 年 6 月

编写说明

　　中医内科学是运用中医学理论和中医临床思维方法，阐述内科所属疾病的病因病机、辨证论治及预防康复规律的一门临床学科，是临床各科的基础。中医内科学作为中医学专业主干课程，经历了六十多年的教学实践，教材经历了多版的修订与完善，形成了较为稳定的学科内容体系。主要目的是使学习者掌握中医内科学的基本理论、基本知识和基本技能，掌握内科常见病、多发病、疑难重症的一般处理原则，了解重点疾病的研究现状。

　　本版教材在全国中医药行业高等教育"十二五"规划教材的基础上，充分借鉴历版教材成功经验编写而成。编写过程中，根据"十三五"规划教材提出的"正本清源，突出中医特色"的编写思路，既注重传承性、稳定性，又体现中医药的创新性，突出基本知识、基本理论、基本技能的传授。

　　全书分总论、各论和附录三部分。总论介绍中医内科学的定义、性质、范围、发展源流，中医内科疾病的分类、命名及其特点和辨证治疗方法。各论分八章，介绍62种常见病证，按肺系、心系、脑系、脾胃系、肝胆系、肾系、气血津液、肢体经络病证顺序排列。本书以概念、病因病机、诊断与鉴别诊断、辨证论治等"三基"内容为重点，体现了教材的传承；基于临床实践，从知识综合、知识转化、知识运用角度设计【辨治备要】【临证要点】【名医经验】等部分；基于扩展学生视野，提高自主学习能力，设计【古籍摘要】【文献推介】及数字化教材内容。

　　本书的编写得到了全国中医内科学界同行的高度重视并积极参与，总论、心悸、胸痹、心衰由天津中医药大学张伯礼、张军平编写，感冒、咳嗽由广州中医药大学林琳编写，哮病、喘证由云南中医学院朱虹江编写，肺痈、肺痨由山西中医药大学赵莉娟编写，肺胀、肺痿由浙江中医药大学王真编写，不寐（附多寐）、汗证由黑龙江中医药大学周亚滨编写，头痛、眩晕由陕西中医药大学王亚丽编写，中风、痴呆由北京中医药大学田金洲编写，癫狂、痫证由湖北中医药大学丁砚兵编写，胃痛（附吐酸、嘈杂）、胃痞由山东中医药大学曹志群编写，呕吐、噎膈（附反胃）由甘肃中医药大学舒劲编写，呃逆、虚劳由南阳理工学院毛秉豫编写，腹痛、泄泻由首都医科大学刘汶编写，痢疾、便秘由广西中医药大学唐梅文编写，胁痛、黄疸（附萎黄）由上海中医药大学蒋健编写，积证、聚证、鼓胀由湖南中医药大学熊焰编写，瘿病、内伤发热由安徽中医药大学方朝晖编写，疟疾、痉证由西南医科大学汪静编写，水肿、淋证（附尿浊）由河北中医学院许庆友编写，癃闭（附关格）、癌病、阳痿、遗精（附早泄）由南京中医药大学吴勉华、叶放编写，郁证、厥证由河南中医药大学蒋士卿编写，血证、痰饮由福建中医药大学林平编写，消渴、肥胖由成都中医药大学谢春光编写，痹证、腰痛由贵阳中医学院杨柱编写，痿证、颤证由长春中医药大学王健编写。总论由张伯礼审稿，肺系病证由林琳审稿，心系病证由张军平审稿，脑系病证由田金洲审稿，脾胃系病证、肝胆系病证由蒋健审稿、肾系病证由吴勉华审稿，气血津液病证由谢春光审稿，肢体经络病证由杨柱审稿。全书由主编单位天津中医药大学和南京中医药大学负责统稿审修。在审定、统稿过程中，天津中医药大学吴仕骥教授、肖照岑教授做了大量工作，在此一并表示感谢。

　　本教材数字化工作是在国家中医药管理局教育教学改革研究项目的支持下，由中国中医药出版社资助展开的。该项目（编号：GJYJS16012）由张伯礼、石岩负责，《中医内科学》编委会全体成员共同参与完成。

　　本教材若有疏漏或不足之处，恳请各院校在使用过程中，提出宝贵意见，以便再版时修订提高。

《中医内科学》编委会

2017 年 5 月

目 录

上篇 总 论

第一章 导 言

第一节 中医内科学的定义、性质和范围

中医内科学是运用中医学理论和中医临床思维方法，阐述内科所属疾病的病因病机、辨证论治及预防康复规律的一门临床学科。中医内科学以中医脏腑、经络、气血津液等生理病理学说为指导，系统反映了辨证论治的特点，是中医学专业、针灸推拿学专业的主干课程，也是临床其他各科的基础。

中医内科学是中医基础理论与临床各学科的桥梁，具有承上启下的作用。基础理论知识只有经过内科学的进一步讲授和临床实习，才能深入理解和掌握；临床各学科则必须以内科学作基础，才能更好地熟悉本学科的特点和技能，从而更灵活地运用于临床。这就是内科学重要性之所在。在源远流长的中医学发展进程中，内科学一直受到人们的重视，经过长期的积累和整理，使内科学知识，包括病因学、病机学、分类学、治疗学等项内容，在广度和深度上都得到了发展，形成了较为完整的理论体系，能够有效地指导临床实践。

中医内科古称"疾医""杂医""大方脉"，即中医内科学研究的范围很广，传统将其研究的疾病分为外感病和内伤病两大类。一般说来，外感病主要指《伤寒论》及温病学所涉及的伤寒、温病等热性病，它们主要由外感风寒暑湿燥火六淫及疫疠之气所致，其辨证论治是以六经、卫气营血和三焦的生理、病理理论为指导。内伤病主要指《金匮要略》及后世内科专著所述的脏腑、经络、气血津液等杂病，它们主要由七情、饮食、劳倦等内伤因素所致，其辨证论治是以脏腑、经络、气血津液的生理、病理理论为指导。随着时代的前进、学术的发展、学科的分化，原来属于中医内科学范畴的外感病如伤寒、温病等热性病已另设专科。本教材所讨论的内容主要是内伤杂病和部分外感病，即以脏腑、经络、气血津液疾病为主要研究和阐述对象，按其体系分为肺系病证、心系病证、脑系病证、脾胃系病证、肝胆系病证、肾系病证、气血津液病证和肢体经络病证。每一病证分为概述、病因病机、诊断与鉴别诊断、辨证论治、辨治备要、临证要点、预防调护、小结、名医经验、古籍摘要、文献推介等。

第二节 中医内科学术发展源流

中医内科学是中医学宝库的重要组成部分，古称"大方脉"，它是人类在长期的医疗实践

中不断积累逐渐形成的。

中医内科学在中医学中占有特殊地位，它的起源可以追溯到原始社会。如在《山海经》一书中，就可以看到"风""疟""疫疾""腹痛"等内科病证的名称和症状。但是，医学理论的产生还需要生产力发展到一定的水平。奴隶社会，奴隶们创造了越来越丰富的财富，给科学文化的发展创造了条件，阶级的出现与社会分工的进一步扩大化，又使各行各业日趋专业化，内科学就逐渐从医疗实践中突出并独立出来。据《周礼·天官》记载，当时的宫廷医生已分有疾医、食医、疡医、兽医四种，其中疾医相当于内科医生，而扁鹊被人们视为分科的先师。内科疾病的普遍存在和医疗实践的深入，使内科学的理论知识和临床经验得到迅猛的发展，尤其是《黄帝内经》的问世，被视为战国以前医学知识的总结。

一、奠基时期

殷周之际出现的阴阳五行学说是朴素的唯物主义学说，至春秋战国时代，则被广泛用于阐述和解释一切自然现象，并被中医学所采纳，以此探讨和认识人体生理病理现象，从而促进了医学的发展，为中医学奠定了比较坚实的理论基础。因此，自战国至秦汉这一时期，为中医学理论体系的奠基时期。

《黄帝内经》包括《素问》《灵枢》两部分，共18卷，各81篇。其基本理论可概括为：①强调整体观念：人体是一个有机的整体，人的健康与病态与自然环境有一定的关系。②将阴阳五行学说贯穿于生理、病理、诊断及治疗等各方面，摸索出人体疾病变化与治疗的粗略规律。③重视脏腑、经络，论述人身五脏六腑、十二经脉、奇经八脉等的生理功能、病理变化及其相互关系。④在以上理论指导下叙述六淫、七情、饮食、劳伤等病因以及脏腑、经络的病理变化。⑤论述望、闻、问、切四诊的诊断方法和具体内容。⑥确定治未病、因时因地因人制宜、标本、正治反治、制方、饮食宜忌、精神治疗及针刺大法等治疗法则。形成了比较系统的理论体系，已见理法方药的雏形，成为内科学理论的渊源。另外，《黄帝内经》还记叙了二百多种内科病证，从病因、病理、病性转化及预后等方面作了简要的论述，有些病证还专篇加以讨论，如"热论""咳论""痿论""疟论""痹论"等，从而为内科学的发展打下了基础。

张仲景继承了《黄帝内经》等古典医籍的基本理论，以六经论伤寒，以脏腑言杂病，提出了包括理、法、方、药比较系统的辨证论治原则，使中医学的基础理论与临床实践密切结合起来，走上了科学发展的轨道。《伤寒论》以六经论伤寒，分别讨论各经病证的特点和相应的治法，此外，还阐述了各经病证的传变关系以及合病、并病或失治、误治引起的变证、坏证的辨证与治疗方法。通过六经辨证，又可以认识证候变化方面的表里之分、寒热之异、虚实之别，再以阴阳加以总概括，从而为后世的八纲辨证打下了基础。《金匮要略》以脏腑论杂病，以病证设专题、专篇加以论述，如肺痈、肺痿、痰饮、黄疸、下利、水肿等病证的辨证与治疗。张仲景开创辨证论治的先河，临证时因证立法、以法系方、按方遣药，而且注意剂型、煎服法对治疗效果的影响。书中共制375首方剂，有不少功效卓著的名方，一直沿用至今。因此，《伤寒杂病论》在中医学术及内科学的发展中占有重要的位置。

二、继承发展时期

经隋至唐，由于中医学理论与临床的发展，医学教育也达到比较完善的程度。宫廷医学校的课程规定，必须先学《素问》《神农本草经》《脉经》等基础课，然后再学习包括内科在内的临床各科，以强化理论与实践之间的有机联系，亦可以看出内科在当时所处的位置和所具有的规模。隋唐时代，对内科中的多种疾病已有详细的论述，如对伤寒、中风、天行、温病、脚气病、地方性甲状腺肿等都积累了一定的治疗经验，对绦虫病、麻风、恙虫病、狂犬病的预防和治疗亦具有较高的水平。《外台秘要》已记载消渴病人的尿是甜的，对黄疸病及治疗效果的观察，提出"每夜小便中浸白帛片，取色退可验"。孙思邈进一步总结了消渴病的发病过程及其药物、食治等疗法，并规定了饮食、起居的某些禁忌。《诸病源候论》是我国现存最早的病因病理学及证候学专著，其中记载内科病 27 卷，内科症状 784 条，对每一个病证的病因、病理、证候分类进行了深入的探讨和总结。如对泄泻与痢疾、痰证与饮证，一反过去之统称而分别立论；对寸白虫的病因、疟疾的分类、麻风病的临床表现都具有极其深刻的认识。

宋代对于医学人才的选拔与培养比较重视，规定了各科人员之间的比例关系。《元丰备对》记载，宋神宗时"太医局九科学生额三百人"，分科中属内科的大方脉 120 人，风科 80 人，可见当时对内科之器重。从宋代起，金、元、明三代均设有大方脉科，这是治疗成人各种内科疾病的专科，促进了内科的进步。特别值得提出的是金元时代四大医家的出现，他们各自结合当时的社会背景、人体状况及发病特点，总结了具有特色的理论和治疗方法。刘完素对《素问》中五运六气学说有深刻的研究，他根据临床实践经验，参照《素问》病机十九条精神，认为"火热"是引起疾病的重要原因，故力倡火热致病学说，创立"火热论"。在治疗上，他极善于使用寒凉药物，故后人称之为"寒凉派"。张子和受刘完素的学术影响并加以发挥，认为疾病发生的根本原因全在于病邪之侵害，不论外因、内因致病，一经损害人体，即应设法祛邪外出，不能让其滞留体内为患。他把汗、吐、下三法广泛运用于临床，并有独到的见解。由于他治病以攻邪为主，后人称他为"攻下派"。李东垣生活于金元混战、社会动荡之年，人们饥寒交迫，民不聊生，体质虚弱，从而使脾胃在人体中的地位更加突出。所以，他指出"内伤脾胃，百病由生"，治病时则多用补气升阳的药物。由于他擅长温补脾胃，后世称他为"补土派"。朱丹溪研究了先世医家的学术思想和著作，熔各家学说于一炉，力倡"相火论""阳有余，阴不足"两论。在治疗上，竭力主张滋阴降火之法，故后世称他为"滋阴派"。此四者形成了对后世影响极大的四大学派。

金元四大家及其弟子创建的四大学派，除了其本身的学术价值外，则是他们结合实践中出现的疾病，敢于和善于从临床到理论进行探索、总结，乃至提出自己的见解，证明了中医学发展过程中的内在联系即传承性，同时在传承过程中可以得到发展，这一点对后世具有极大的启迪。

金元时代的成就不仅限于金元四大家。与此同时，《圣济总录》有 18 卷专论诸风，反映当时对"风证"的研究已有一定的水平。张锐著《鸡峰普济方》，把水肿分为多种类型，根据起始部位的特征区别不同性质的水肿，施以不同治法。另外，还有一些内科专著问世，如宋·董汲著《脚气治法总要》，对脚气病的病因、发病情况、治疗方法均有详细论述，并订出 64 方，是一部现存较全面的脚气病专书。元·葛可久著《十药神书》，是一部治疗肺痨病的专著，书中所拟 10 方，分别具有止血、止嗽、祛痰、补养等作用，对肺痨全过程的分型和治疗总结了一套可以遵循的经验。

病因学在此时也有重要发展。宋·陈无择的《三因极一病证方论》在《伤寒论》病因分类

NOTE

的基础上，结合《黄帝内经》理论，创立外因、内因、不内外因的三因学说，此说概括性强，适于临证应用，沿用至今。

三、系统完善时期

金元四大家掀起学术争鸣之风，遂致后世历代诸家，各抒己见，使中医的理论与实践日趋系统和完整，在中医学术界掀起了发展、创新的风气。如历代对中风之争，或言真中，或言类中，或言非风，越辨越明。又如对补脾、补肾及脾肾双补的推敲，使脾肾的生理、病理在人体中的重要性以及二者之间的联系也更加明确。再如对鼓胀的病机认识，从李东垣、朱丹溪的"湿热论"，到赵养葵、孙一奎的"火衰论"，再至喻昌的"水裹气结血凝论"，也是越分析越透彻，从而使这些理论能更好地指导临床实践，提高了治疗效果。

明代继承了金元的学术成就并有所发展。如薛己的《内科摘要》在学术上受李东垣善于温补的影响，而有所发展，是我国最早用"内科"命名的医书。虞抟的《医学正传》则发展了朱丹溪的学说。王纶明确指出："外感法仲景，内伤法东垣，热病用河间，杂病用丹溪。"是对当时中医学术思想的总结。另外，龚廷贤所著《寿世保元》，先基础，后临床，先论述，后列方，并附医案，取材丰富，立论精详，选方切用，适于内科临床参考。《景岳全书》为纠正刘完素、张子和嗜用寒凉攻伐之偏，倡导人之生气以阳为主，指出人体"阳非有余，阴常不足"，力主温补之法，是书论内科杂病部分计 28 卷，记述 70 余种病证的证治，每病证均引录古说，参以己见。张景岳对内科许多病证病理之分析与归纳极为精辟，治疗方药也多有心得，在这部分内容中，张景岳结合病证对温补学说进行了充分的阐述。

明清时期，在医学史上具有特别突出地位的首推温病学说的形成和发展，它使内科学之外感病的理论与实践进入更高、更完善的境地。吴又可的《温疫论》，是我国传染病学中最早的专门论著，他认为瘟疫有别于其他热性病，它不因感受"六气"所致，而以感染"戾气"和机体机能状况不良为发病主因。并指出"戾气"的传染途径是邪自口鼻而入，无论老少强弱，触之皆病。这一认识，在我国医学发展史上是一个突破性的见解。叶天士的《温热论》为温病学的发展提供了理论与辨证的基础，其贡献在于：首先提出了"温邪上受，首先犯肺，逆传心包"之说，概括了温病的发病途径和传变规律；其次，根据温病的发病过程，分为卫、气、营、血四个阶段，表示病变由浅入深的四个层次，作为辨证论治的纲领；再者，在温病诊断上，总结前人经验，创造性地发展了察舌、验齿、辨别斑疹与白㾦的方法，为温病学说奠定了理论与实践基础。吴鞠通在叶氏学说基础上著成《温病条辨》，以三焦为纲，疾病为目，论述风温、温热、温疫等九种温病的证治，并提出清络、清营、育阴等各种治法，使温病学说更趋系统和完整，建立了温病辨证论治体系。此外，薛生白著《湿热病篇》，对湿温病进行了深入研讨；王孟英著《温热经纬》，将温病分为新感与伏气两大类进行辨证论治。也都对温病学说作了发挥和补充，促进了温病学说的发展。

在内科杂证方面，明清时期也有一定发展。喻昌《寓意草》中提出疾病发生与时代背景密切相关的观点，加深了对疾病发生本质的认识，故而提高了疾病诊疗和理论水平。另外，林珮琴的《类证治裁》强调治病要先识证和辨证，极为实用；熊笏的《中风论》、尤在泾的《金匮翼》对中风病的叙述，胡慎柔的《慎柔五书》、绮石的《理虚元鉴》对虚劳病的分析，卢之颐的《疟疾论疏》对疟疾的认识，都可称之为内科专病论著，具有一定的学术水平。此时，对血证的认识也有新的突破，王清任著《医林改错》，对瘀血证的论述有独到见解，所创立的活血化瘀诸方，特别是为气虚血瘀所制益气活血之补阳还五汤更属创举，直到今日，仍有很高的实用价值；唐容川的《血证论》是论述血证的专著，对血证的认识更加深入，并提出治血证四大要法，对后世影响较大。

鸦片战争以后，中国逐渐沦为半殖民地半封建社会，西医学传入我国，不可避免地影响了祖国传统医学的发展，所谓中西汇通派就是在这种条件下产生的。由于旧中国反动统治阶级的昏庸与无能，不可能正确引导中西两种医学取长补短，相互为用，反而企图扼杀中医，是非常错误的。

中华人民共和国成立以后，在毛泽东主席的"古为今用，洋为中用"思想指引下，继承发扬中医学的工作不断取得新进展。中医院校和中医医院的建立，使内科学同其他各学科一样，取得日新月异的发展。《中医内科学》统编教材的几次修订和使用，一些中医名家整理了自己的心得体会，著书立说，如秦伯未的《谦斋医学讲稿》、蒲辅周的《蒲辅周医案》《蒲辅周医话》、任应秋的《任应秋论医集》都有一定的见解和发挥。1983 年的"衡阳会议"和 1985 年的"合肥会议"对振兴中医起了巨大推动作用，特别是中共中央书记处在关于卫生工作的决定中，明确指出："要把中医和西医摆在同等重要的地位。一方面，中医药学是我国医疗卫生事业所独具的特点和优势，中医不能丢，必须保存和发展；另一方面，中医必须积极利用先进的科学技术和现代化手段，促进中医药事业的发展。"这一决定得到全国的响应，各类中医学校和中医医院像雨后春笋般地出现，中医药队伍不断成长，造就出一大批内科专业人才。由黄文东、方药中、邓铁涛、董建华等编著的《实用中医内科学》，简明实用，对内科学术的传播和推广起到了很大的作用。脑系疾病从心系、肝胆疾病分离出来，独立成章，有力地推动了学科分化，促进了脑病学科的发展。王永炎提出中风病病因证治，分风、火（热）、痰、瘀、虚；陈可冀主持的活血化瘀治则研究，丰富了心脑血管病治疗方法，促进了活血化瘀治则的研究进展；吴以岭络病论治及系列方药发展了叶天士治络方法，开拓了络病研究领域。随着科技进步，中医现代化的步伐加快，在继承历代医家学术思想和临床经验基础上，不断汲取现代医学科学发展所取得的新技术、新方法，中医内科学发展迅速，取得了新进展、新成就，更好地为临床实践服务，为中医走向世界创造了条件。

第三节　中医内科疾病的分类、命名及其特点

内科疾病病种多，范围广。为了方便学习研究与临床应用，探讨内科疾病分类的必要性早已引起人们的普遍重视。《金匮要略》一书中，已经做了有益的探索，如痉、湿、暍三者皆是从太阳经开始，为来自外感的病证，故合为一篇，以利于鉴别；消渴、小便不利、淋证均有小便异常症状，故列为一篇论述；呕、吐、哕、下利又都是胃肠疾病，合在一起讨论，易于辨证论治等。此种分类尽管粗糙，但在疾病分类方面的探索却是有益的。《诸病源候论》是我国现存第一部证候学专著，其以"候"类述，共 1739 则，可见书中证候分类之细。该书把风病、虚劳病、伤寒、温病、热病、时气病等作为全身性疾病，然后再按证候特征或脏腑生理系统进行分类。但此种分类，实有过繁之感。《千金要方》则由博返约，初步进行归纳，将风病、伤

NOTE

寒、脚气、消渴、水肿等作为全身性疾病，其他疾病则归入肝脏、胆腑、心脏、小肠腑、脾脏、胃腑、肺脏、大肠腑、肾脏、膀胱腑等脏腑门中。《太平惠民和剂局方》虽是宋代的一种成药处方配本，但此书按病分类，在疾病分类方面也做了一些尝试，如将内科病分为诸风、伤风、诸气、痰饮、诸虚、痼冷、积热、泻痢、杂病等。《三因极一病证方论》，试图按三因将疾病分类，但在某些病证之中，又包含了内因、外因、不内外因等不同证治，所以也说明此法分类尚未达到尽善之地。《明医杂著》将当时常见内科病证分题讨论，如对发热、劳瘵、泄泻、痢、疟、咳、痰饮、喘胀、饮食过伤、头痛、小便不禁、阳痿、梦遗、暑病等的证治加以论述，重点突出。

《三法六门》把疾病按病因分为风、寒、暑、湿、燥、火、内伤、外伤、内积、外积共十门，这对后世《医门法律》影响颇大，是书将前六者及诸杂证分门别类，著成一书。《医学纲目》则按脏腑分部加以分类。如肝胆部，论述中风、癫痫、痉厥等病；心小肠部，论述心痛、胸痛、谵妄等病；脾胃部，论述内伤饮食、诸痰、诸痞等病；肺大肠部，论述咳嗽、喘急等病；肾膀胱部，论述耳鸣、耳聋、骨病、牙痛等；伤寒部，论述伤寒病为主，兼及温病、暑病、温疫等。这也可以看出著者在分类学上所用的苦心，价值较大。《证因脉治》将所论病证，以外感、内伤分类，可以说是以外感、内伤对疾病分类的雏形。《证治汇补》将内科杂病分为八门。如提纲门列中风、伤风、中寒、暑、湿、燥、火等证；内因门列气、血、痰、郁证及虚损劳倦；外体门列发热、恶寒、汗病、疟等；上窍门列眩晕、头痛、五官等病；胸膈门列咳嗽、喘、哮、呕吐、反胃等；腹胁门列心病、腹痛、霍乱等；腰膝门列痿躄、疝、脚气等；下窍门列泄泻、痢、便血、淋、遗精等。《医学实在易》以表证、里证、寒证、热证、实证、虚证分类讨论疾病的证治。

纵观历代医家对内科疾病的分类，尚未统一看法。为了便于指导临床，寻找一个比较合理的分类法是十分必要的。新中国成立后，医家们也进行了探讨，认为以病因、病理变化为纲对内科疾病加以分类，较为合适。以病因为纲，可将内科疾病分为外感疾病和内伤疾病两大类。外感疾病，是由外感六淫等邪气所致；内伤疾病是由情志刺激、饮食劳倦、起居失常以及脏腑功能失调所引发。诚然，这两类疾病也是可以互相转化的。一些外感疾病可变为内伤疾病，内伤疾病使正气亏虚也易感受外邪，在病程的某一阶段可以变成外感疾病。以病理变化为纲，可将内科疾病分为热病与杂病两大类。热病包括一切有热证而以六经、三焦、卫气营血为主要病理改变的病证；杂病包括以脏腑功能失调为主而产生的病证。

病因分类，突出了病因的特殊性，便于临床辨证求因、审因论治。病理分类反映了疾病病理变化的内在联系，有助于掌握疾病发生发展的规律。因为病理主要是脏腑功能失调造成的，故可以进一步按五脏六腑进行分类。

病理分类法是在病因分类法的基础上进行的，是对病因分类的补充。因此，临床上可把这两类分类法结合起来，称之为外感热病与内伤杂病。

外感热病，根据感受邪气的不同可分为伤寒与温病，温病又可分为温热病与湿热病。温热病包括了风温、春温、秋燥、暑温、冬温、温毒、温疫等；湿热病包括了暑湿、湿温、伏暑等。按发病特点，温病又可分为新感温病与伏气温病两类，如风温、冬温、暑温、秋燥属新感温病，春温、伏暑则属伏气温病。

内伤杂病分类的理论基础是藏象学说。人体是一个以脏腑为中心的有机整体，外联四肢百骸、五官九窍，以气血津液为物质基础，以经络为通路。因此，内伤杂病虽多，但其病理变化始终不离脏腑功能紊乱、经络通路障碍、气血津液生成运行输布失常。故内伤杂病的分类，则按照不同脏腑生理病理变化而分为肺系病证、心系病证、脑系病证、脾胃系病证、肝胆系病证、肾系病证、肢体经络病证、气血津液病证等。

中医内科病证的命名原则主要是以病因、病机、病理产物、病位、主症、体征为依据。如以病因命名的中风、中暑、虫证等；以病机命名的郁证、痹证、厥证等；以病理产物命名的痰饮等；以病位命名的胸痹、肝着、肾着、肺痿等；以主症命名的咳嗽、喘证、呕吐、泄泻、眩晕等；以主要体征命名的黄疸、积聚、水肿、鼓胀等。由于中医对疾病的认识方法不同，对疾病的命名有其自身的固有特点，大部分是以临床症状和体征来命名的，与西医学有明显的差异。但在几千年的医疗实践过程中，这种传统的命名方法已具有确定的含义，在中医内科学术理论的指导下，逐步形成了与病名相应的病因病机、临床特点、类证鉴别、发展演变、转归预后的系统认识，以及辨证论治的具体治法、方药和预防调护，迄今仍有效地指导着临床。

本版《中医内科学》教材沿用在病因病机分类基础上的脏腑分类法，将伤寒、温病以外的外感病证和内伤杂病分为八大类，即肺系病证、心系病证、脑系病证、脾胃系病证、肝胆系病证、肾系病证、气血津液病证、肢体经络病证。随着学科的分化和中医脑病学的日臻成熟，亦为促进中医学与世界医学接轨，本版教材设脑系病证，独立进行论述。按照中医脏腑理论，心主神明，脑为元神之府，故将脑系病证列于心系病证之后，希冀对中医内科疾病分类起到促进作用。

第二章　中医内科疾病辨证论治思路与原则

第一节　中医内科疾病辨证论治思路

一、以病机为核心的辨治思路

（一）审察病机是辨证论治的关键环节

《素问·至真要大论》云："审察病机，无失气宜。"张介宾认为："机者，要也，变也，病变所由出也。"表明病机是指由各种致病因素作用于人体引起疾病的发生、发展与变化的机理。"审证求机"是根据"有诸内必形诸外"的理论，在收集四诊（望、问、闻、切）资料的基础上，采用取象比类的思辨方法，通过辨析疾病内在病变的外在表现，把握疾病的本质，获得辨证的结论。

从临床实际的临证过程来看，病机是辨证的依据、论治的基础，是理论联系实际的纽带、通向论治的桥梁。对症状的分析、证候的判断皆以病机分析为依据。"审察病机"是辨证论治的前提，"谨守病机"则是论治必须遵守的原则。"求机"的过程，就是辨证的过程，"审证求机"是辨证的基本要求。病机对临床立法组方有着直接的指导作用，中医对相应证候所确立的治法，是通过调整病机而起作用。因此，把握病机是提高中医临床疗效的关键。

（二）准确运用病机词汇

病机词汇是说明疾病病变机理的专用名词，应有明确的内涵。应用病机词汇表达辨证所得印象，就可作为治疗的依据。常用病机词汇，多以脏腑生理、病理学说为基础。脏腑病机词汇具有高度的概括性，能突出病机的重点，指出疾病的主要矛盾，是进一步演绎论述病变机理的基础。

准确应用病机词汇，不仅要以患者的症状表现作为客观依据，而且要突出矛盾的主要方面（如脾虚与肝郁的先后主次），善于对类证作出对比鉴别，了解某些类证之间的联系（如肝脾不和、肝胃不和）。证候交叉复合、病机错杂多端者，应采用不同的病机词汇组合表达，体现其因果及内在关系（如水不涵木、肝风内动）。切忌内涵不清，外延过大，过于笼统，或主次不明，似是而非。

（三）重视脏腑病机

脏腑病机在辨证论治中起着主导作用，临证必须熟练掌握，准确运用，尤应明确常用脏腑病机的基本概念、类证之间的联系和鉴别，治疗才有较强的针对性。如肾病病机中的肾气不固与肾不纳气，肾阳不振与肾虚水泛，肾阴亏虚与肾精不足，肾阴亏虚与水亏火旺或相火偏旺等概念的鉴别。认识脏腑病机，应从生理功能和特性入手，结合脏腑相关理论等加以归纳，从而指导临床治疗。如肺主呼吸，肃肺勿忘宣肺；心主血脉，养心勿忘行血；脾为后天之本，补脾宜加运化；肝体阴而用阳，清肝勿忘柔养；肾司封藏而主水，有补还要有泻。

二、病证结合的辨治思路

（一）病、证、症的关系

病即疾病，是由一组具有特征性的临床症状所构成，不同疾病有其各自不同的发生、发展、转化、传变等病理过程和变化规律。证是归纳分析患者某一阶段出现的各个症状、体征而作出的诊断，即"证候"。症指"症状"而言，是人体因患病而表现出来的种种异常状态和不适。证是多种临床症状的综合表现，是辨证论治的主要依据，又是疾病某一阶段的特征性改变，包括病因、病性、病位、病机、病势等。疾病的本质和属性，往往是通过"证"的形式表现于临床，而病又是各种证的综合表现，临床还常见同病异证和异病同证的情况。因此，病、证、症皆为人体的病理反映，既相互联系，又有区别。

（二）辨证与辨病的区别与联系

辨证是指从整体观念出发，把通过望、闻、问、切四诊方法所获得的各种资料，对疾病进行综合分析、归纳、推理、判断，进而作出对疾病某一阶段病情的综合认识。辨证是中医独特的诊断方法，是对疾病临床表现及其动态变化的综合认识，具有较强的个性，体现中医证、因、脉、治及理、法、方、药的系统性。证在横向上涉及许多中医或西医的病，反映了辨证论治的诊疗体系和同病异治、异病同治的基本精神。如气阴两虚证可见于心悸、咳喘、肺痈、肺痨等多种疾病，通过辨证就能突出疾病某一阶段的主要矛盾，给予相应施治。尤其在辨病较困难的情况下，有时可通过辨证取得疗效。

辨病是对疾病本质和特异性的认识，有利于掌握病变发生发展的特殊规律，把握疾病的重点和关键，加强治疗的针对性，也有助于治疗无症状的疾病，避免单纯辨证的局限性。然而对辨病不能单纯理解成辨西医的病，必须明确中医学也有其自身的病名诊断，根据四诊认症、辨病，分析内在病变机理，反映病的特异性及其发展转归，为施治提供依据。其治疗又不完全与西医学之辨病治疗相同，既要针对某个病的共性及基本规律进行治疗，又要结合个体及不同证候分别处理。由此可见，中医学的"辨病论治"与"同病异治"，两者尚有相互补充的关系。

（三）辨证与辨病相结合

中医内科临证时既要辨证，亦要辨病。其中辨证论治，是认识和解决某一疾病过程中主要矛盾的手段；辨病论治，是认识和解决某一疾病过程中基本矛盾的手段。因此，辨证与辨病两者相辅相成，在辨证的基础上辨病，在辨病的同时辨证，辨证与辨病相结合，有利于对疾病性质的全面准确认识，提高临床疗效。

辨证论治是中医认识疾病和治疗疾病的根本手段。辨病又是对中医辨证的必要和有益补充，辨证治疗可补辨病之不足，辨病有助于掌握不同疾病的特殊性及发展、转归，结合病的特异性进行处理。但临证必须注意西为中用，这种辨病与辨证的双重诊断只可并存，切忌简单地对号入座，生搬硬套，如胃脘痛不单见于消化性溃疡，也可见于胃炎等病。而消化性溃疡也不仅以胃脘痛为主症，也可以吐血、呕吐等为主症，并表现不同的证候。

第二节　中医内科疾病的辨治原则

一、辨证原则

（一）全面分析病情

首先要收集符合实际的"四诊"信息，参考相关理化检查结果，取得对疾病客观情况的全面认识，这是分析病情，确保辨证正确的前提。

内科疾病的临床辨证，必须注意中医整体观的运用，即在辨证时，不仅要把握病证，还应重视病人的整体和不同个体的特点，以及自然环境对人体的影响。只有从整体观念出发，全面考虑问题，分析问题，才能取得比较符合实际的辨证结论。

（二）掌握病证病机特点

各种内科病证具有各自的临床特点和病机变化，掌握不同病证的特点和病机，有利于对各种不同的病证进行鉴别。

中医内科病证，可分为外感时病（包括伤寒和温病）和内伤杂病两大类。外感时病主要应按六经、卫气营血和三焦进行证候归类。内伤杂病中肺系病证主要按肺气失于宣发肃降之病机特点进行辨证论治，以复肺主气、司呼吸的生理功能；脾（胃）系病证主要按中焦气机升降失常之病机特点进行辨证论治，以复脾（胃）主运化、升清降浊的生理功能；心系病证应按血脉血行障碍和神明失司之病机特点进行辨证论治，以复心主血脉和心主神明的生理功能；脑系病证主要按髓海不足、元神失养等病机特点进行辨证论治，以复脑藏髓、主元神、司知觉运动等生理功能；肝系病证主要按肝气疏泄不畅、肝阳升发太过、肝风内动等病机特点进行辨证论治，以复肝主疏泄、藏血濡筋等生理功能；肾系病证主要按肾阴、肾阳不足的病机特点进行辨证论治，以复肾主生长、发育、生殖、主骨、生髓等生理功能。气血津液病证、肢体经络病证应按其寒热虚实、隶属脏腑的不同进行辨证。

二、治疗原则

（一）调节整体平衡

人体是以五脏为中心，配合六腑，通过经络系统，联合五体、五官、九窍、四肢百骸而组成的有机联系整体，局部病变往往是整体的病理反映。因此，立法选方，既要注意局部，更须重视整体，应通过整体调节以促进局部病变的恢复，使阴阳达到相对平衡，此即调节整体平衡原则。

调节整体平衡可从调整阴阳入手。《素问·至真要大论》云："谨察阴阳所在而调之，以平为期。"这里的"以平为期"，就是通过调整阴阳，以达到恢复整体平衡的方法。

调节整体平衡的目的是恢复和建立相对平衡的阴阳关系，其方法不外去其有余、补其不足两个方面。去其有余，即去其阴阳之偏盛。阴或阳的过盛和有余，或为阴盛，或为阳盛。阴盛则寒，阳盛则热，阴盛还可化生水湿痰饮，阳盛也可化生瘀滞燥结。故去其有余，有温、清、利、下等各种具体治法；补其不足，即补其阴阳之偏衰，有补阴与补阳之不同。

调节整体平衡还要求对各种治疗措施和方药的运用应适可而止，不可矫枉过正，以防机体出现偏颇。如攻邪时须注意勿伤正，补虚时注意勿留邪，清热注意不伤阳，散寒注意不伤阴，补脾注意不碍胃等。

（二）审证求机论治

审证求机以往一般称为审证求因，但进而言之，所谓求因实是求机，即从整体、动态地分析疾病的各种复杂征象，综合归纳推论出疾病发生发展的原因、病变的机理。这种病因观，实与病机融为一体，其本质仍在于求机。证与病机皆为疾病本质的反映，是疾病的主要矛盾，故治疗应遵循审证求机论治的原则，从疾病的根本入手，以解决疾病的关键问题。

"同病异治"与"异病同治"是审证求机论治在临证中的基本应用，"证同治亦同，证异治亦异"，说明"证"是决定治法方药的最可靠依据。

同病异治，是指同一种疾病，由于患者个体的不同，或处于疾病发展的不同阶段，所形成的病理变化不同，所表现的证候不同，因而治法也不相同。如头痛病证，有外感头痛与内伤头痛的区分。外感头痛又有风寒头痛、风热头痛、风湿头痛的不同。内伤头痛亦有肝阳上亢头痛、痰浊头痛、血瘀头痛之差异。治疗时应分别予以辛温解表、辛凉解表、祛风胜湿、平肝潜阳、化痰息风、活血通窍等不同治法，方能取效。反之，若一见头痛，不求其本，不识其"证"，不知究其病机，概施川芎、白芷、吴茱萸、藁本诸止头痛药物，则难以取得满意疗效。由此可见，同病异治是同中求异辩证法思想的具体应用。

异病同治，是指不同的疾病，若出现相同的病理变化，即形成相同的证候时，可以采取相同的治法。如癃闭和遗尿虽系两种临床表现截然不同的疾病，但皆可因肾阳亏虚引起，故皆可予金匮肾气丸温肾助阳，癃闭病可借金匮肾气丸恢复膀胱气化功能，遗尿病则可借金匮肾气丸恢复肾气的固摄作用。由此可见，异病同治是异中求同辩证法思想的具体应用。

但应注意每一种疾病各有其独特的病理特点，必然有其基本的治疗原则或治疗大法。因而证虽异仍存有同性，证虽同也存有差异，临证需准确把握，方不失中医辨证论治之原则。

（三）明辨标本缓急

标和本是相对的概念，用以说明病变过程中矛盾的主次关系。本是事物的主要矛盾，标是事物的次要矛盾。张介宾说："标，末也；本，源也。"如正气与邪气，则正气为本，邪气为标；病因与症状，则病因为本，症状为标；先病与后病，则先病为本，后病为标；表病与里病，则里病为本，表病为标；病情的缓急，则急者为标，缓者为本。

疾病的发生发展过程极其复杂，表现有邪正盛衰、病情缓急、旧病未愈新病又起、表证与里证并见，在临证时必须分清疾病的标本主次、轻重缓急。"甚者独行，间者并行"，是指采取"急则治其标，缓则治其本"和"标本同治"的方法进行治疗，也即明辨标本缓急的治疗原则。

急则治其标，是指在疾病的发展过程中，若现紧急危重证候，危及患者生命，就应先行解除，后再治本。如鼓胀见重度腹水，致呼吸喘促，难以平卧，二便不利，若正气可支，就应攻逐利水，以治其标；待水消病缓，再予补脾养肝，以图其本。

缓则治其本，是指在病情缓和的情况下，应从根本上治疗疾病。因标病由本病而生，消除本病，标病自然随之而解。如阴虚咯血，则咯血为标，阴虚为本，若咯血量少，标症不急，当滋阴润肺，从根本上治疗咯血，阴虚之本得治，则咯血之标自除。

在标本俱急的情况下，必须采取标本同治的原则。如水肿见咳喘、胸满、腰痛、小便不利、一身尽肿、恶寒等症，其本为肾虚水泛，标为风寒束肺，乃标本均急之候，必须用温肾助阳、发汗、利小便的治法，温里解表。

（四）把握动态变化

疾病的过程是邪正斗争，此消彼长，不断变化发展的过程，疾病的每个阶段都有不同的病理特点。因此，必须把握其动态变化，分阶段进行治疗。

外感病证，初期阶段邪气未盛，正气未衰，病较轻浅，可发散祛邪；进入中期，病邪深入，病情加重，更当着重祛邪，减其病势；迨至后期，邪气渐衰，正气未复，既要继续祛除余邪，又要兼以扶正，使邪去正复。这是把握动态变化治疗原则在外感病证方面的应用。

内伤病证，初病之时，一般不宜用峻猛药物；进入中期，大多正气渐虚，治当轻补；或有因气、血、痰、火郁结而成实证，需用峻剂而治者，亦只宜暂用；及至末期，久虚成损，则宜调气血，养五脏，兼顾其实。如癥瘕，病之初起，其积未坚，治宜消散之；进入中期，所积渐坚，治宜软化之；转入后期，正气已虚，则宜攻补兼施，审其主次处理。

（五）顺应异法方宜

疾病的发生、发展受多种因素影响，如时令气候、地理环境等，尤其是患者体质因素的影响更为明显。因此，在治疗疾病时，必须根据季节、气候、地区、病人的体质、年龄等不同特点而选用适宜治疗方法，此即顺应异法方宜的治疗原则，具体包括因时制宜、因地制宜、因人制宜三个方面。

四时气候的变化对人体的生理功能、病理变化均会产生一定影响。即使一日之内，人体的气血也依经络循行有一定的流注次序。因此，在病理状态下会出现旦慧、昼安、夕加、夜甚的时辰变化规律。治疗应结合不同季节、不同时辰的特点，考虑用药的原则，称为"因时制宜"。如春夏季节，气候由温渐热，阳气升发，人体腠理疏松开泄，即便此时外感风寒，治疗时一般也不可过用辛温发散之品，以防止开泄太过，耗气伤阴；而秋冬季节，气候由凉逐渐变寒，阴盛阳衰，腠理致密，阳气敛藏于内，此时若非大温大热之证，寒凉之品断当慎用，以防苦寒伤阳。

根据不同地区的地理环境特点，考虑治疗用药的原则，称为"因地制宜"。如我国西北地区，地势高而寒冷少雨，故其病多燥寒，治宜辛润；东南地区，地势低而温热多雨，故其病多湿热，治宜清化。地区不同，患病亦异，治法应当有别。即使患者有相同病证，治疗用药亦应考虑不同地区的特点而区别对待。如辛温发表药治外感风寒证，在西北地区，药量可以稍重，而东南温热地区，药量则宜稍轻，或改用辛平宣泄之剂。

根据患者年龄、体质、性别、生活习惯等不同特点，来考虑治疗用药的原则，称为"因人制宜"。如女性患者，因有月经、怀孕、产后等特殊情况，治疗用药必须加以考虑，慎用或忌用峻下、破血、滑利等药物。不同年龄其生理机能及病变特点亦不相同，老年人气血衰少，生机减退，患病多虚证或正虚邪实。虚证宜补，而有邪实须攻者应慎重，以免损伤正气。在体质方面，由于个体的先天禀赋和后天调养不同，素质有强有弱，尚有偏寒偏热以及宿疾的不同，故虽患同一疾病，治疗用药亦应有所区别，阳热之体慎用温补，阴寒之体慎用寒凉等。

（六）据证因势利导

同一疾病有不同的治疗方案，如何制定最佳方案，须遵守因势利导的原则。因势利导要求顺其病势，就近祛邪，以获得最佳治疗效果。如饮食积滞，应积极驱除，但须注意食积在膈下

（亦即入肠）方用泻法，若食积在胃，又当选用探吐或用消食药，才能取得理想的效果，否则反伤正气，贻误病情。

（七）先期治未病

先期治未病包括未病先防和既病防变两个方面。

未病先防，是指对有可能发生疾病的个体和人群，及早采取预防措施，运用药物培补人体的正气，预防疾病发生的方法。如 16 世纪前后针对当时天花流行的情况，采取人痘接种法来预防天花的发生，就是未病先防治则的具体应用。在流行性感冒肆虐季节，服用玉屏风散对体弱、气虚者起到补气固表的作用，以预防流行性感冒的侵袭，也是未病先防治则的具体应用。

既病防变，是指医者可根据疾病传变规律，对可能受到传变的脏腑和可能受到影响的气血津液，采取预防措施，阻断和防止病变的发展和传变，把病变尽可能控制在较小的范围内，以利于疾病的彻底治疗，取得最好的疗效。如《金匮要略》云："见肝之病，知肝传脾，当先实脾。"其意是治疗肝病须应用调补脾胃法，使脾气旺盛而不受邪，以防止肝病传脾。

（八）重视调摄护理

恰当的调护，有利于正气的恢复、邪气的祛除，促进患者早日康复。忽视调摄护理，不仅会延误康复时间，还会出现"食复""劳复"等情况，以致病情反复。因此，必须重视调摄护理。

调摄护理的内容十分丰富，如饮食护理、生活护理、精神护理、服药护理等。护理措施的采用同样应以辨证论治为指导，当辨证施护，随证而异。如对风寒表证，在应用解表发汗时，护理上不仅应避免病人再受风寒外袭，还要酌加衣被，给予热汤、热粥，促其发汗。若属里实热证，在调护上则要注意多给清凉冷饮，保持室内通风，衣着宜薄，且使大便通畅，或以温浴降温。此外，还应重视精神护理，使病人保持心情舒畅；在饮食护理方面要注意忌宜；在配合药物治疗时，可加用如推拿、拔火罐、熨法等其他治疗护理方法，以增强治疗效果。

第三章　中医内科疾病辨证论治概要

第一节　风寒暑湿燥火辨治概要

外感风、寒、暑、湿、燥、火称之为"外感六淫"。临床还有一些因脏腑功能活动失调所产生的，类似风、寒、湿、燥、火致病特点的邪气，称之为"内生五邪"。

一、辨治概要

（一）风

风性轻扬，善行数变，虽为春季主气，四时均可致病，故有"风为百病之长"说。风性主动，致病具有游走、动摇不定的特点。风之为病有外风、内风两类，辨治概要见表3-1。

表3-1　风证辨治概要

证型	病机要点	常见病证	症状	治法	代表方剂
外风证	外风袭表，营卫不和，易夹寒、湿、燥、热	感冒、头痛、痹证	恶风，自汗，或发热，或四肢抽搐，甚则颈项强直，角弓反张，或游走性关节肌肉疼痛等	疏风解表	麻黄汤、桂枝汤、银翘散、桑菊饮、羌活胜湿汤、防风汤等
内风证	肝病易生内风，常见肝阳化风、热极生风、阴虚风动、血虚生风等	头痛、眩晕、中风、痉证	常见症状有头晕目眩，四肢麻木，抽搐或震颤，甚则突然昏倒，不省人事，口眼㖞斜，半身不遂等	详见脑系病证治概要	

（二）寒

寒为阴邪，易伤阳气，寒性收引、凝滞，易出现筋脉拘挛和气血阻滞疼痛症状。寒之为病，亦可分为外寒、内寒两类，辨治概要见表3-2。

表3-2　寒证辨治概要

证型	病机要点	常见病证	症状	治法	代表方剂
外寒证	寒邪外袭，失于温煦	感冒、头痛、痹证、腹痛、泄泻等	恶寒，无汗，头痛，或筋脉拘急挛缩，屈伸不利，肌肉关节疼痛，或胃痛、腹痛、呕吐、泄泻等	辛温（热）散寒	麻黄汤、桂枝汤等
内寒证	阳气不足，寒从中生。五脏皆有阳虚，脾肾两脏多见	胸痹、心悸、肺痿、胃痛、腹痛、水肿、痹证、阳痿等	常见畏寒肢冷，口淡不渴，喜热饮，小便清长或尿少不利，腹痛便溏等	详见脏腑病证辨治概要	

（三）暑

暑从外来，系火热所化。暑邪致病有明显的季节性，为夏季主气，如《素问·热论》云："后夏至日为病暑。"辨治概要见表3-3。

表3-3　暑证辨治概要

证型	病机要点	常见病证	症状	治法	代表方剂
暑证	暑热炽盛，耗气伤津，易犯心营，易夹湿邪	感冒、中暑等	身热，烦渴，疲乏，或高热昏迷，不省人事，汗多肢冷等	清解暑热，佐以益气生津，或芳香化湿	王氏清暑益气汤等

（四）湿

湿为阴邪，其性趋下；湿性重浊、黏滞，其病常缠绵留着，不易速去。湿亦有内外之分，辨治概要见表3-4。

表3-4　湿证辨治概要

证型	病机要点	常见病证	症状	治法	代表方剂
外湿证	湿邪侵袭，或留于表，或阻于中，或滞于下	感冒、呕吐、泄泻、痹证等	常见头胀、头痛，或头重如裹，昏蒙眩晕，或胸脘痞闷，胃纳不香，或四肢沉重，倦怠乏力，或面垢眵多，大便黏滞不爽，小便混浊，带下稠浊等	化湿燥湿、祛湿利湿	香薷饮、藿朴夏苓汤、三仁汤、薏苡仁汤等
内湿证	湿邪内蕴，或寒或热	胃痛、痞满、泄泻、黄疸、淋证等	常见寒湿困脾、湿热蕴脾、肠道湿热、膀胱湿热等，详见脏腑病证辨治概要		

（五）燥

燥邪致病，最易伤津，出现皮肤干燥皲裂、口鼻干燥、咽干口渴等症；燥邪又易伤肺，出现干咳少痰或痰中带血等症状。燥有外燥、内燥之分，辨治概要见表3-5。

表3-5　燥证辨治概要

证型	病机要点	常见病证	症状	治法	代表方剂
外燥证	燥邪伤肺，肺失宣肃	感冒、咳嗽等	温燥：身热有汗，口渴，咽干，咳逆胸痛，甚者痰中带血，以及上气鼻干，舌干苔黄，脉浮数	辛凉甘润	桑杏汤等
			凉燥：头微痛，恶寒，无汗，咳嗽，喉痒，鼻塞，舌白而干，脉浮	辛散透表	杏苏散等
内燥证	津液耗伤，津亏生燥	咳嗽、肺痿、肺痨、呕吐、消渴等	病变可涉及肺、胃、肝、肾等脏，参见脏腑病证与气血津液病证辨治概要		

（六）火

火乃热之极，火为阳邪，其性炎上，易耗气伤津，易生风动血。火之为病，亦有内外之分，辨治概要见表3-6。

表 3-6   火证辨治概要

证型	病机要点	常见病证	症状	治法	代表方剂
外火证	火热炽盛，充斥三焦，扰及心神	感冒、痉证、血证、痹证等	常见高热面赤，口渴引饮，烦躁不寐，或高热抽搐，项强，角弓反张，或吐血、衄血，咯血等	清热泻火	黄连解毒汤、羚角钩藤汤、清营汤、小蓟饮子等
内火证	五志化火，或阴虚内热	咳嗽、喘证、心悸、不寐、胃痛、痞满、头痛、中风、消渴、淋证、痹证、痉证、虚劳等	常见发热恶热，或潮热低热，口干，口渴，面赤烦躁，或两颧潮红等	详见脏腑病证辨治概要	

二、临证备要

外感风邪的治疗原则为疏风解表，但由于风邪往往兼夹其他外邪而致病，故应针对兼夹的病邪采取不同的治疗方法，如属风寒者宜疏风散寒，风热者宜疏风清热，风湿者宜祛风除湿。临床还应注意寒热之间的转化兼夹。风寒侵表，久而化热，应转用疏风清热法；寒包热宜清解里热，散寒透表。卫气通于肺，治疗风邪感冒，配合使用桔梗、杏仁宣肺达表，可以提高疗效。

寒邪为病，治疗用药的原则是辛热散寒。寒在表者，宜发汗解表，用麻黄汤。寒邪直中于里者，宜温中散寒。寒邪伤及阳气，还应注意回阳救逆。

暑邪主要由外感受，发病有明显的季节性。暑邪伤人，常易耗气伤津，故在清解暑热的同时，须顾护津气，用西洋参、麦冬等甘寒益气养阴之品。暑易夹湿，如兼见身热不解、困倦疲乏等症，宜合用芳香化湿之品，否则暑热难解。

外湿致病当分清湿在卫表还是在经络，在卫表者宜芳香化湿解表，并注意配伍宣达气机药，使气行湿化；湿在经络关节者，往往兼夹风邪，注意配合使用祛风胜湿药。且湿无定体，每因与寒、热相合而异性。

外燥重在辛散宣肺。其中温燥重在辛凉，适当加用沙参、梨皮等养阴生津药；凉燥重在辛散透表，不宜多用甘寒养阴药。

外感六淫之火多为火毒相并，充斥三焦，治宜泻火解毒，兼清三焦之火，配合通腑泄热药，则可导热下行。火毒之邪传变迅速，易于内闭心包，入血动血，故当密切注意病情演变转化，及时使用清心凉血开窍药物。

内风、外风的治疗用药是相对的，治疗内风病证，也可配合使用治外风药，如治肝风入络，肢体麻木不遂，用全蝎、蜈蚣、僵蚕、地龙等，可以提高疗效。内风往往夹痰夹火，故用平肝息风法宜兼顾化痰清火法，病属虚风者当以滋肾柔肝法为主。内寒多因脾肾阳虚，当区分是寒邪偏盛为主，还是以阳气虚衰为主。内湿致病重浊腻滞，易壅塞气机，辨证应分虚实、审寒热；临床还应掌握外湿与内湿的类证鉴别，以及内外湿邪的相互影响。内燥治以养阴生津为主，但有肺胃、肝肾之分，阴虚火炎者，适当配合清热泻火之品。内火，当区分虚实，结合不同脏腑用药。心肝之火多属实，心火宜用黄连、栀子清心泻火，肝火宜用龙胆草、黄芩清泻肝胆；肺肾之火多属虚，宜用滋肾润肺、养阴清火法。

第二节　脏腑病证辨治概要

脏腑病证，是指脏腑在发生病理变化时反映于临床的症状和体征。由于各个脏腑的生理功能和病理变化有所不同，故表现的病证也多种多样。根据各个脏腑不同的生理病理辨析病证，就是脏腑辨证。临床的辨证方法虽然很多，且各有特点，但要辨明病证的部位、性质，并指导治疗，都必须落实到脏腑上。因此，脏腑辨证是辨证论治的核心。

人体是以脏腑为中心的有密切联系的整体，五脏之间有生克乘侮的关系，脏腑之间有互为表里的联系，因此，在进行脏腑辨证时一定要从整体观念出发，不仅要考虑一脏一腑的病理变化，还必须注意脏腑间的联系和影响，只有这样，才能把握某一脏腑病的本证，又抓住病变全局。

五脏六腑通过各自所属的经络，将四肢百骸、五官九窍、皮肉筋脉等联结成一个有机的统一整体，所以脏腑的病证，与十二经脉又密切相关，因此，脏腑的病证应联系经脉的循行部位，综合分析。

气血津液由脏腑化生、输布，而脏腑又赖之以进行正常的生理活动，脏腑发生病变则可影响气血津液的化生和输布，而气血津液的病变也可影响脏腑的功能活动，所以气血津液的病变不能离开脏腑的病变而孤立存在。

脏腑病证，既涉及气血津液，又与经络密切相关，虽然错综复杂，但归纳其证候性质，仍不出八纲辨证的范围，因此，脏腑辨证，还必须以八纲辨证为基础，进行分析研究，才能全面地认识病证的本质。

一、肺与大肠

【藏象与病能】

肺居胸腔，左右各一，其位最高，又称五脏之"华盖"，与大肠互为表里。肺主气、司呼吸，主宣发肃降，通调水道，朝百脉而主治节。肺在体合皮，其华在毛，开窍于鼻，在液为涕，在志为忧，通于秋气。因肺叶娇嫩，不耐寒热，又为呼吸之通道，故外感病邪，常先犯肺。肺朝百脉而通他脏，故他脏有病或内伤为病，也常累及于肺。肺之病证，有邪实和正虚两端。邪实者，多为外邪所致，或寒闭，或热壅，或痰阻；若病久不愈，正气日虚，或为肺气亏虚，或为肺阴耗伤。

大肠上接小肠，下接魄门，与肺有经脉相互络属。主要生理功能为传化糟粕，故大肠的病理主要表现在大便异常。一切热证，或肺失清肃，或肾水不足，均可导致便秘。另，凡脾胃虚弱，运化失健，也可影响大肠，导致传导功能失常。

【常见病证】

肺系病证常见感冒、咳嗽、哮病、喘证、肺痈、肺痨、肺胀、肺痿等；与大肠相关的病证常见便秘、泄泻。

【常见症状】

肺病常见症状有咳嗽、气喘、咳痰、胸痛、咳血等；大肠传导功能失常，主要表现为便秘与泄泻。

【辨治概要】

见表 3-7。

表 3-7 肺与大肠病证辨治概要

证型	病机要点	辨证要点	症状	治法	代表方剂
肺气虚证	肺气虚弱，卫外不固	咳嗽无力，气短而喘，自汗，兼见气虚症状	咳嗽无力，气短而喘，动则尤甚，咯痰清稀，声低懒言，或有自汗，畏风，易于感冒，神疲体倦，面色淡白。舌淡苔白，脉弱	补益肺气，敛汗固表	补肺汤、玉屏风散等
肺阴虚证	肺阴亏虚，虚热内扰	干咳，痰少难咯，兼见阴虚症状	干咳无痰，或痰少而黏，不易咯出，或痰中带血，声音嘶哑，口燥咽干，形体消瘦，五心烦热，潮热盗汗，两颧潮红。舌红苔少乏津，脉细数	滋阴降火，润肺止咳	百合固金汤、沙参麦冬汤等
风寒犯肺证	风寒侵袭，肺卫失宣	咳嗽，咯少量稀白痰，兼见风寒表证	咳嗽，咯少量稀白痰，气喘，微有恶寒发热，鼻塞，流清涕，喉痒，或见身痛无汗。舌苔薄白，脉浮紧	宣肺散寒	杏苏散、华盖散等
风热犯肺证	风热侵袭，肺卫失宣	咳嗽，痰少色黄，兼见风热表证	咳嗽，痰少而黄，气喘，鼻塞，流浊涕，咽喉肿痛，发热，微恶风寒，口微渴。舌尖红，苔薄黄，脉浮数	疏风清热，宣肺止咳	桑菊饮等
燥邪犯肺证	外感燥邪，肺失宣降	干咳痰少，鼻咽口舌干燥，多兼见风热表证	干咳无痰，或痰少而黏，不易咯出，甚则胸痛，痰中带血，或见鼻衄，口、唇、鼻、咽、皮肤干燥，尿少，大便干结，或微有发热，恶风寒，无汗或少汗。舌苔薄而干燥少津，脉浮数或浮紧	清热肃肺，润燥止咳	桑杏汤、清燥救肺汤等
肺热炽盛证	火热炽盛，壅塞于肺，肺失清肃	咳喘气粗，鼻翼扇动，兼见火热症状	发热，口渴，咳嗽，气粗而喘，甚则鼻翼扇动，鼻息灼热，胸痛，或有咽喉红肿疼痛，小便短黄，大便秘结。舌红苔黄，脉洪数	清泄肺热，止咳平喘	麻杏石甘汤等
痰热蕴肺证	痰热壅滞，肺失清肃	发热，咳喘，痰多黄稠	咳嗽，咯痰黄稠而量多，胸闷，气喘息粗，甚则鼻翼扇动，喉中痰鸣，或咳吐脓血腥臭痰，胸痛，发热口渴，烦躁不安，小便短黄，大便秘结。舌红，苔黄腻，脉滑数	清热肃肺，豁痰止咳	清金化痰汤等
寒痰阻肺证	寒痰阻肺，肺失宣降	咳喘，痰白量多易咯	咳嗽，痰多色白，质稠或清稀，易咯，胸闷，气喘，或喉间有哮鸣声，恶寒肢冷。舌质淡，苔白腻或白滑，脉弦或滑	燥湿化痰	二陈汤合三子养亲汤等
饮停胸胁证	饮停胸胁，气机受阻	胸廓饱满，胸胁胀闷或痛	胸廓饱满，胸胁部胀闷或痛，咳嗽，气喘，呼吸、咳嗽或身体转侧时牵引胁痛，或有头目晕眩。舌苔白滑，脉沉弦	泻肺逐饮	葶苈大枣泻肺汤、控涎丹等

续表

证型	病机要点	辨证要点	症状	治法	代表方剂
风水相搏证	风邪外袭，肺卫失宣，失于通调	突起头面浮肿，兼见卫表症状	眼睑头面先肿，继而遍及全身，上半身肿甚，来势迅速，皮肤薄而发亮，小便短少。偏于风热者，伴咽喉肿痛，舌质红，脉浮滑数；偏于风寒者，兼恶寒咳喘，舌苔薄白，脉浮滑或浮紧	疏风清热，宣肺行水	越婢加术汤等

【临证备要】

1.肺主气，用药宜轻，药味宜辛。清·吴鞠通《温病条辨》说："治上焦如羽，非轻不举。"故选方用药宜轻扬而忌重浊，多用苦甘辛平肃降肺气，或用苦辛温开肺气，或用微辛而酸以敛肺气，一般不用血分药。倘肺气虚而不能摄纳，则又当佐以和营养血之品，有利于肺气之肃降。如痰浊夹有瘀血阻滞，苔腻舌紫，则当使用化痰祛瘀之药。

2.由于肺合皮毛而开窍于鼻，因此皮肤干燥，或痛或痒，或麻木不仁，或风疹瘙痒，甚至皮肤变硬等症，辨治均可参用宣肺润降之品。经常鼻塞流涕或鼻孔干燥、衄血等，也可参用清肺气、养肺阴之类药物。

3.肺与大肠相表里，临床治疗肺经实热证，可以通过泻下通腑法，使肺热下行。若因肺虚不能布津，大肠失润，燥屎干结难行者，当于润肠通腑药中，增入开提肺气之品，使肠润便通。

4.他脏病及肺者，或肺病及他脏者，应重视其他脏腑的治疗。如肺实火证，出现气火咳逆时，可用泻肝而达到清肺的目的；肺气虚弱之久咳、痰多、纳差者，可用培土生金法健脾以补肺。若外感风邪，肺气不宣，不能通调水道，肺病及肾，开阖不利，而成风水证者，治当宣肺利水，犹如提壶揭盖，使小便畅而浮肿消。

二、心与小肠

【藏象与病能】

心居胸中，心包围护其外。心主血脉，为生命活动的中心；又主神明，为五脏六腑之大主。心在体合脉，其华在面，开窍于舌，在液为汗，在志为喜，通于夏气。心不受邪，外邪入侵，多为心包所受；心之本脏病多起于内伤，如禀赋不足，脏气虚弱，或病后失调以及思虑过度伤及心脾，均可导致心阴虚或心阳虚。若思虑太过，气机郁结，津液凝聚，生痰化火，痰火上扰，或气滞脉中，瘀血阻络，或饮邪阻遏心阳，可出现心之热证和实证。临床常见血脉运行障碍和情志思维活动异常表现。

小肠上接幽门，与胃相通，下连大肠，与心互为表里。小肠受盛胃中水谷，主泌别清浊。小肠之病，多因饮食失节、损伤脾胃下传引起，心热也多移于小肠。一旦小肠为病，主要为浊清不分，转输障碍。

【常见病证】

心系病证常见心悸、胸痹、心衰、不寐等。与小肠相关的病证常见尿少、尿道刺痛、尿血等。

【常见症状】

心病常见惊悸怔忡、失眠健忘、胸闷短气、心痛，或癫狂昏迷，或口舌生疮等；小肠之病常见小便不利、大便泄泻等。

【辨治概要】

见表 3-8。

表 3-8   心与小肠病证辨治概要

证型	病机要点	辨证要点	临床表现	治法	代表方剂
心气虚证	心气不足，鼓动无力	心悸，神疲，兼见气虚症状	心悸，胸闷，气短，精神疲倦，或有自汗，活动后诸症加重，面色淡白。舌淡，脉虚	补益心气	养心汤等
心阳虚证	心阳虚衰，虚寒内生	心悸怔忡，心胸憋闷，兼见阳虚症状	心悸怔忡，心胸憋闷或痛，气短，自汗，畏冷肢凉，神疲乏力，面色㿠白，或面唇青紫。舌淡胖或紫暗，苔白滑，脉弱或结或代	温通心阳	保元汤等
心阳虚脱证	心阳衰极，阳气欲脱	心悸，胸痛，出冷汗，肢厥，脉微	在心阳虚证的基础上，突然冷汗淋漓，四肢厥冷，面色苍白，呼吸微弱，或心悸，心胸剧痛，神志模糊或昏迷，口唇青紫。舌青紫，脉微欲绝	回阳救逆	参附汤等
心血虚证	血液亏虚，心失濡养	心悸，失眠，多梦，兼见血虚症状	心悸，头晕眼花，失眠，多梦，健忘，面色淡白，或萎黄，口唇色淡。舌色淡，脉细无力	补益心血	四物汤、归脾汤等
心阴虚证	虚热内扰，心神失养	心烦，心悸，失眠，兼见阴虚症状	心烦，心悸，失眠，多梦，口燥咽干，形体消瘦，或见手足心热，潮热盗汗，两颧潮红。舌红少苔乏津，脉细数	补益心阴	天王补心丹等
心火亢盛证	火热内炽，扰乱心神	发热，心烦，吐衄，舌赤生疮，尿赤涩灼痛	发热，口渴，心烦，失眠，便秘，尿黄，面红，甚或口舌生疮，溃烂疼痛，或见小便短赤，灼热涩痛，或见吐血，衄血，或见狂躁谵语，神识不清。舌尖红绛，苔黄，脉数有力	清心泻火	泻心汤、导赤散等
心脉痹阻证	瘀血痹阻心脉	心悸怔忡，刺痛，兼见瘀血症状	心悸怔忡，心胸疼痛剧烈，痛引肩背内臂，痛有定处，以刺痛为主。舌质晦暗或有青紫斑点，脉细、涩、结、代	活血化瘀，通脉止痛	血府逐瘀汤、失笑散等
	痰浊痹阻心脉	心胸憋闷，兼见痰湿症状	心胸憋闷为主，阴雨天加重，体胖痰多，身重困倦，伴有纳呆便溏，口黏，恶心，咯吐痰涎。舌苔白腻或白滑，脉滑	通阳泄浊，豁痰开结	栝蒌薤白半夏汤加味等
	寒凝心脉	猝然心痛如绞，常伴阳虚之象	猝然心痛如绞，畏寒肢冷，冷汗自出，心悸气短，以遇寒痛剧为主，得温痛减。舌淡苔白，脉沉迟或沉紧	祛寒活血，宣痹通阳	当归四逆汤等
	气滞心脉	心胸满闷，隐痛，兼见气滞症状	心胸满闷，隐痛，痛无定处，或胀痛，善太息，遇情志不遂时容易诱发或加重。舌淡红苔薄，脉弦	疏调气机，和血舒脉	柴胡疏肝散等

续表

证型	病机要点	辨证要点	临床表现	治法	代表方剂
痰蒙心神证	痰浊蒙蔽心神	神志抑郁、错乱、痴呆、昏迷，兼见痰浊症状	神情痴呆，意识模糊，甚则昏不知人，或神情抑郁，表情淡漠，喃喃独语，举止失常，或突然昏仆，不省人事，口吐涎沫，喉有痰声，并见面色晦暗，胸闷，呕恶等症。舌苔白腻，脉滑	豁痰开窍	菖蒲郁金汤加味等
痰火扰神证	火热痰浊交结，扰闭心神	谵语，兼见痰热症状	发热，口渴，胸闷，气粗，咯吐黄痰，喉间痰鸣，心烦，失眠，甚则神昏谵语，或狂躁妄动，打人毁物，不避亲疏，胡言乱语，哭笑无常，面赤，舌红苔黄腻，脉滑数	清心豁痰，开窍醒神	礞石滚痰丸、清气化痰丸、局方至宝丹等
小肠实热证	心火下移小肠	小便赤色刺痛	心烦失眠，口舌生疮，小便赤色刺痛，或见尿血。舌红苔黄，脉滑数	导赤清热	导赤散等

【临证备要】

1. 注意心之气血阴阳虚弱的侧重。心气虚与心阳虚：在其发生和发展过程中，两证虽有区别，仍亦有一定的联系。如心气虚日久，可发展为心阳虚，而心阳虚必兼有心气虚的症状。故心气虚病轻而势缓，心阳虚则病重而势急。心血虚与心阴虚的区别：心阴虚可包括心血虚，心血虚进一步发展耗伤心阴，可成为心阴虚。心血虚一般无热象，常与脾虚证并见，故又称为心脾两虚。心阴虚大多兼有热象，每影响肝肾之阴，而出现阴虚内热证。故心阴虚比心血虚病情深重，累及脏腑较多。

2. 注意证与证之间的转化与合病。心系病证除了虚实之间的转化外，实证之痰、火、瘀，虚证之气血阴阳亏虚，均可相互兼夹与转化。如火盛灼津为痰，则痰火互结；痰浊久留，气滞血瘀，则痰瘀又每互兼；心阳虚弱与水饮凌心可互为因果；心阴虚又可与痰火扰心相兼同病。气血阴阳的不足亦常同时并见。因而在治疗上应予兼顾。若气血阴阳俱虚者，应调和阴阳，培补气血，如炙甘草汤、十全大补汤等均可随证选用；心血瘀阻证伴有气滞者，适当加行气药；夹有痰浊者，需伍以通阳泄浊化痰之品等。

3. 注意心与其他脏腑之间的关系。在辨清心系病证的同时，还需注意心与其他脏腑之间的关系。如心脾同病，可表现为心脾气血两虚；心肾同病可表现为心肾阳虚、心肾阴虚、心肾不交。心火亢盛者每易引动肝火上亢，表现为心肝火旺；心血瘀阻者与肺的治节有关，可表现为心肺同病等。在选方用药时应统筹兼顾。

4. 酌配安神之品。心藏神，心病则心神不宁，故心系病证一般可加入宁心安神之品。虚证可佐养心安神，如酸枣仁、柏子仁、茯神等，或参入酸枣仁汤意；实证均可加入重镇安神之品，如龙骨、牡蛎、磁石等。

5. 注意心系病的危重证候。心阳虚或阴伤及阳者，可导致心阳浮越，发生心阳欲脱之变。心血瘀阻证，若猝感寒邪，寒瘀闭阻心窍，可以骤然发生真心痛，或心阳暴脱的险证。再如痰火闭心证，若病情进一步加重，则可出现内闭外脱的危候。

三、脑

【藏象与病能】

脑居颅内，由髓汇聚而成，为奇恒之腑。其主要生理功能是主灵机记性，并与精神活动有关。传统中医藏象学说，将脑的生理和病理统归于心而分属于五脏，但脑的病变不能完全归属于五脏之某脏，特将其独立出来。

【常见病证】

脑系病证常见头痛、眩晕、中风、痴呆、癫狂、痫证等。

【常见症状】

脑系病症状常见头痛、眩晕、健忘、耳鸣，或表情呆滞，或喎僻不遂等。

【辨治概要】

见表3-9。

表3-9　脑系病证辨治概要

证型	病机要点	辨证要点	临床表现	治法	代表方剂
脑髓空虚证	气血精血亏虚，脑髓元神失养	眩晕，痴呆，健忘，兼见精血不足症状	眩晕不止，健忘耳鸣，腰膝酸软，懈怠思卧，步行艰难，齿枯发焦。舌瘦苔薄，脉沉细弱	补益肝肾，填精益髓	七福饮等
瘀阻脑络证	瘀血犯头，阻滞脑络	头痛，头晕，兼见瘀血症状	头痛、头晕经久不愈，痛如锥刺，固定不移，兼有瘀血的见症。若瘀血不去，新血不生，心神失养，可伴见心悸、失眠、健忘。舌紫或有瘀斑、瘀点，苔薄白，脉沉细或细涩	通窍活络化瘀	通窍活血汤等

【临证备要】

1.脑具有协调五脏六腑功能的作用，通过十二正经、奇经八脉以及经别的络属关系与五脏六腑发生联系，另外也通过脑髓发出的脑气筋散布脑气入脏腑，发挥支配脏腑运动与感受感觉的作用。脑的生成、濡养离不开五脏六腑化生输布气血津液的作用，而脑又对五脏六腑化生输布气血津液起着协调和支配作用。

2.脑的病理主要表现为：髓海不足，元神失养，或痰瘀火扰，脑气不通，神明不清，则发痴呆；气血逆乱，横窜经脉，脑脉闭阻或血溢脑脉，则发中风；重阴重阳，神明逆乱，则发癫狂；肝气逆乱，神不守舍，则发癫痫；筋脉失养，虚风内动，则发颤振；经气壅遏或经脉失养，则头痛眩晕；阴虚阳盛，阳不入阴，则不寐多梦。因此，脑系病证大致可分为脑体病（髓减、络阻、窍闭）、脑用病（智能、知觉、运动、情志失常）等类别。临床上中风、痴呆、头痛、眩晕、癫狂、痫证、颤振等皆属于脑系病证范畴。

3.脑系病证的治疗当分虚实，脑体病、脑用病多虚证，当以补虚为主；脑脉病、脑窍病多实证，当以泻实为主。补虚有补肾、健脾、益气、养血诸法，泻实有息风、化痰、清热、开窍、活血、化瘀、通络诸法，临床上可针对不同病证，辨证施用。

四、脾与胃

【藏象与病能】

脾胃位于中焦，在膈之下。脾的生理功能主要包括主运化、升清、统摄血液。脾在体合肌肉、主四肢，其华在唇，开窍于口，在液为涎，在志为思，通于长夏之气，与胃互为表里。外邪侵袭、饮食劳倦、情志内伤及久病累及，皆可导致脾胃生理功能失常。脾胃病证，有寒热虚实之不同。脾病以阳气虚衰，运化失调，水湿痰饮内生，不能统摄血液为常见。

胃主受纳腐熟，脾升胃降，共同完成水谷的消化、吸收与输布，为气血生化之源，后天之本。胃病以受纳腐熟功能障碍，胃气上逆为主要病变。同时以脾气不升、胃气不降为主要病机的中焦气机升降失常亦多见。

【常见病证】

脾胃系病证常见胃脘痛、痞满、呕吐、噎膈、呃逆、腹痛、泄泻、痢疾、便秘等。

【常见症状】

脾病症状常见腹胀腹痛、泄泻便溏、浮肿、出血等；胃病症状常见胃脘痛、痞满、呕吐、嗳气、呃逆等。

【辨治概要】

见表 3-10。

表 3-10　脾与胃病证辨治概要

证型	病机要点	辨证要点	临床表现	治法	代表方剂
脾气虚证	脾气不足，运化失职	食少，腹胀，便溏，兼见气虚症状	纳少，脘腹胀满，食后胀甚，或饥时饱胀，大便溏稀，肢体倦怠，神疲乏力，少气懒言，形体消瘦，或肥胖、浮肿、面色淡黄或萎黄。舌淡苔白，脉缓或弱	益气健脾	六君子汤、参苓白术散等
脾虚气陷证	脾气虚弱，中气下陷	脘腹重坠，内脏下垂，兼见气虚症状	脘腹重坠作胀，食后益甚，或便意频数，肛门重坠，或久泻不止，甚或脱肛，或小便浑浊如米泔，或内脏、子宫下垂，气短懒言，神疲乏力，头晕目眩，面白无华，食少，便溏。舌淡苔白，脉缓或弱	益气升提	补中益气汤等
脾阳虚证	脾阳虚衰，阴寒内生	食少，腹胀腹痛，便溏，兼见虚寒症状	食少，腹胀，腹痛绵绵，喜温喜按，畏寒怕冷，四肢不温，面白少华或虚浮，口淡不渴，大便稀溏，甚至完谷不化，或肢体浮肿，小便短少，或白带清稀量多。舌质淡胖或有齿痕，舌苔白滑，脉沉迟无力	温补脾阳或温脾行水	理中汤或实脾饮等
脾不统血证	脾气虚弱，固摄失职	各种慢性出血，兼见气血两虚证	各种慢性出血，如便血、尿血、吐血、鼻衄、紫斑、月经过多、崩漏，食少，便溏，神疲乏力，气短懒言，面色萎黄。舌淡，脉细无力	补气摄血	归脾汤等
胃气虚证	胃气虚弱，胃失和降	胃脘痞满，隐痛喜按，食少，兼见气虚症状	胃脘隐痛或痞胀，按之则舒，食欲不振，或得食痛缓，食后胀甚，嗳气，口淡不渴，面色萎黄，气短懒言，神疲倦怠。舌淡苔白，脉弱	益气补中	四君子汤等

续表

证型	病机要点	辨证要点	临床表现	治法	代表方剂
胃阳虚证	胃阳不足，虚寒内生	胃脘冷痛，喜温喜按，畏冷肢凉	胃脘冷痛，绵绵不已，时发时止，喜温喜按，食后缓解，泛吐清水或夹有不消化食物，食少脘痞，口淡不渴，倦怠乏力，畏寒肢冷。舌淡胖嫩，脉沉迟无力	温中和胃止痛	黄芪建中汤等
胃阴虚证	胃阴不足，胃失濡润	胃脘嘈杂，灼痛，饥不欲食，兼见虚热症状	胃脘嘈杂，饥不欲食，或痞胀不舒，隐隐灼痛，干呕，呃逆，口燥咽干，大便干结，小便短少。舌红少苔乏津，脉细数	滋阴益胃	益胃汤等
寒湿困脾证	寒湿内盛，脾失温运	纳呆，腹胀，便溏，兼见寒湿证	脘腹胀闷，口腻纳呆，泛恶欲呕，口淡不渴，腹痛便溏，头身困重，或小便短少，肢体肿胀，或身目发黄，面色晦暗不泽，或妇女白带量多。舌体淡胖，舌苔白滑或白腻，脉濡缓或沉细	运脾化湿	胃苓汤等
湿热蕴脾证	湿热内蕴，脾失健运	发热，腹胀，纳呆，便溏不爽，兼见湿热证	脘腹胀闷，纳呆，恶心欲呕，口中黏腻，渴不多饮，便溏不爽，小便短黄，肢体困重，或身热不扬，汗出热不解，或见面目发黄鲜明，或皮肤发痒。舌质红，苔黄腻，脉濡数或滑数	清热利湿	茵陈蒿汤、茵陈五苓散等
胃热炽盛证	胃热炽盛，胃失和降	胃脘灼痛，消谷善饥，兼见实火症状	胃脘灼痛、拒按，渴喜冷饮，或消谷善饥，或口臭，牙龈肿痛溃烂，齿衄，大便秘结，小便短黄。舌红苔黄，脉滑数	清胃泄火	清胃散等
寒饮停胃证	寒饮停胃，胃失和降	脘腹痞胀，胃中有振水声，呕吐清水	脘腹痞胀，胃中有振水声，呕吐清水痰涎，口淡不渴，眩晕。苔白滑，脉沉弦	温阳化饮	苓桂术甘汤合小半夏加茯苓汤等
瘀血滞胃证	血行瘀滞，胃络受阻	胃脘刺痛，痛有定处，入夜尤甚	胃脘疼痛，如针刺刀割，痛有定处，按之痛甚，痛时持久，食后加剧，入夜尤甚，或见吐血、黑便。舌质紫暗或有瘀斑，脉涩	活血化瘀，和胃止痛	失笑散合丹参饮等

【临证备要】

1.脾胃同居中焦，以膜相连，互为表里。在生理功能上，脾主运，胃主纳，脾主升，胃主降，两者相辅相成，共同维持人体正常的消化吸收及排泄功能。在病理情况下，脾胃常常同病。一般来说，脾病多虚多寒，胃病多实多热，古人曾概括为"实则阳明，虚则太阴"，即为此意。治疗上应注意"脾宜升则健，胃宜降则和"以及治脾毋忘调胃、治胃毋忘健脾的原则。

2.脾病多湿，常参入祛湿之法。脾为湿土，喜燥恶湿。湿盛可以导致脾虚，脾虚也可以生湿，往往互为因果。脾虚失运，水湿内留，多属本虚标实之证。本虚为主者，治多健脾，佐以化湿；标实为主者，则应以祛湿为主，兼以运脾。

3.脾病亦可导致气滞。脾失健运，往往影响气机的升降，出现腹胀、纳少等脾气壅阻之证。在治疗中，应配合使用理气消导法，有助于脾的健运。

4.脾阴不足，当予滋润。脾虚一般以气虚、阳虚为多，但亦可出现脾阴虚证。如面白颧红，虚烦，口干，唇红，厌食不饥，或能食而不运，大便干结或泻下如酱，黏滞不爽，腹胀隐痛，口舌生糜，舌干红，苔少无津，脉细数无力等，当予甘润养阴，以参苓白术散、麦门冬汤加减，可适当重用甘草，即"甘守津还"之意。但注意养阴不可过于滋腻，或酌配甘淡实脾之品，如白扁豆、薏苡仁、白术等。

5. 脾的病变不但与胃肠有关，与其他脏腑亦有联系。如脾病久而不愈，常可影响其他脏腑，他脏有病亦会影响及脾，常见的有脾胃、脾肾、肝脾、心脾、肺脾同病等，通过治脾或治他脏，均有利于疾病的恢复。

6. 胃为阳土，为病多偏于热，治当苦寒泄热。但热甚伤津，胃阴耗损者，应予甘寒养阴。如过用苦寒，则阴津愈伤，热邪愈炽。虚实夹杂，胃热盛而津液伤者，又当于苦寒泄热的同时，佐以顾护胃阴之品。

7. 胃喜润而恶燥，故胃病见阴虚者，一般宜用甘润养阴为主。若兼有气滞者，当投理气而不伤阴之品，如绿萼梅、佛手花、玫瑰花等。如过用香燥，则易耗伤胃阴。

8. 胃与肠相连，故胃病还须与肠病相参，进行辨证治疗。

五、肝与胆

【藏象与病能】

肝位于右胁下，与胆相表里。肝的主要生理功能为主疏泄，主藏血；肝在体合筋，其华在爪，开窍于目，在液为泪，在志为怒，通于春之气。肝与人的情志活动关系密切，情志抑郁，所欲不遂，极易影响肝胆生理功能。外邪侵袭、饮食不节及久病累及，亦可致肝发生病理变化。肝之病证，有虚实之别。实证多见气郁、火盛，或寒邪、湿热等侵袭；虚证多以血亏及阴伤为主。

胆附于肝，主贮藏排泄胆汁，以助消化。胆之病证，多为火旺之证。

【常见病证】

与肝胆相关的病证常见胁痛、胆胀、黄疸、积聚、肝癖、鼓胀、瘿病、疟疾等。

【常见症状】

肝胆病证症状常见胸胁少腹胀痛窜痛、烦躁易怒、头晕胀痛、肢体震颤、手足抽搐、口苦发黄、惊恐失眠、耳鸣耳聋等。

【辨治概要】

见表 3-11。

表 3-11　肝与胆病证辨治概要

证型	病机要点	辨证要点	临床表现	治法	代表方剂
肝血虚证	血液亏损，肝失濡养	眩晕，视力减退，经少，肢麻手颤等，兼见血虚症状	头晕眼花，视力减退或夜盲，或见肢体麻木，关节拘急，手足震颤，肌肉瞤动，或月经量少色淡，甚则闭经，爪甲不荣，面白无华。舌淡，脉细	滋补肝血	补肝汤等
肝阴虚证	阴液亏损，肝失濡润，虚热内扰	头晕，目涩，胁痛等，兼见虚热症状	头晕眼花，两目干涩，视力减退，或胁肋隐灼痛，面部烘热或两颧潮红，或手足蠕动，口咽干燥，五心烦热，潮热盗汗。舌红少苔乏津，脉弦细数	柔肝滋肾，育阴潜阳	一贯煎、杞菊地黄丸等

续表

	病机要点	辨证要点	临床表现	治法	代表方剂
肝郁气滞证	肝失疏泄，气机郁滞	情志抑郁，胸胁或少腹胀痛	情志抑郁，善太息，胸胁、少腹胀满疼痛，走窜不定，或咽部有异物感，或颈部瘿瘤、瘰疬，或胁下肿块，妇女可见乳房作胀疼痛，月经不调，痛经，病情轻重与情绪变化关系密切。舌苔薄白，脉弦	疏肝理气	柴胡疏肝散、逍遥散等
肝火炽盛证	肝火炽盛，气火上逆	头痛，烦躁，耳鸣，胁痛，兼见火热症状	头晕胀痛，痛如刀劈，面红目赤，口苦口干，急躁易怒，耳鸣如潮，甚或突发耳聋，失眠，噩梦纷纭，或胁肋灼痛，吐血衄血，小便短黄，大便秘结。舌红苔黄，脉弦数	清泻肝火	当归龙荟丸、龙胆泻肝汤等
肝阳上亢证	阳亢于上，阴亏于下	眩晕耳鸣，头目胀痛，面红，烦躁，腰膝酸软	眩晕耳鸣，头目胀痛，面红目赤，急躁易怒，失眠多梦，头重脚轻，腰膝酸软。舌红少津，脉弦有力或弦细数	滋阴潜阳	镇肝息风汤等
肝风内动证	肝阳上亢，肝风内动	眩晕，肢麻震颤，头胀痛，面赤，甚至突然昏仆，口眼㖞斜，半身不遂	眩晕欲仆，步履不稳，头胀头痛，急躁易怒，耳鸣，项强，头摇，肢体震颤，手足麻木，语言謇涩，面赤，甚至突然昏仆，口眼㖞斜，半身不遂，舌强语謇。舌红，或有腻苔，脉弦细有力	平肝息风，滋阴潜阳	天麻钩藤饮、镇肝息风汤等
肝风内动证	邪热炽盛，热极动风	高热，神昏，抽搐	高热口渴，烦躁谵语或神昏，颈项强直，两目上视，手足抽搐，角弓反张，牙关紧闭。舌质红绛，苔黄燥，脉弦数	凉肝息风	羚角钩藤汤等
肝风内动证	肝阴亏虚，虚风内动	眩晕，手足震颤、蠕动，兼见阴虚内热症状	手足震颤、蠕动，或肢体抽搐，眩晕耳鸣，口燥咽干，形体消瘦，五心烦热，潮热颧红。舌红少津，脉弦细数	滋阴息风	三甲复脉汤、大定风珠等
肝风内动证	肝血亏虚，虚风内动	眩晕，肢麻，震颤，拘急，瞤动，瘙痒，兼见血虚症状	眩晕，肢体震颤、麻木，手足拘急，肌肉瞤动，皮肤瘙痒，爪甲不荣，面白无华。舌质淡白，脉细或弱	滋阴养血，柔肝息风	阿胶鸡子黄汤、圣愈汤等
寒滞肝脉证	寒邪侵袭，凝滞肝经	少腹、前阴、颠顶冷痛，兼见实寒症状	少腹冷痛，阴部坠胀作痛，或阴器收缩引痛，或颠顶冷痛，得温则减，遇寒痛增，恶寒肢冷。舌淡，苔白润，脉沉紧或弦紧	暖肝散寒	暖肝煎等
胆郁痰扰证	痰浊或痰热内扰，胆郁不疏	胆怯，惊悸，烦躁，失眠，眩晕，呕恶	胆怯易惊，惊悸不宁，失眠多梦，烦躁不安，胸胁闷胀，善太息，头晕目眩，口苦，呕恶。舌淡红或红，苔白腻或黄滑，脉弦滑	清化痰热，和胃降逆	黄连温胆汤等

【临证备要】

1. 肝为刚脏，性喜升发，临床以实证、热证较多见。至于肝的寒证，多为寒凝厥阴之脉而致少腹冷痛及寒疝，可用暖肝煎、橘核丸加减。它如肝气虚、肝阳虚证，因阳气不足，升发无力，又须用温养法，虽属变治，但不可不知。其中肝阳虚常兼肾阳虚，肝气虚则与肺脾气虚关系密切。

2. 肝气、肝火、肝风三者在病机变化上有密切联系。如病初为肝气郁结，继则郁而化火，发展为肝火上炎，火盛又可生风，发展为肝风内动。在转化过程中每多相互兼夹，临床应掌握主次，随证施治。

3. 肝阳化风和阴虚阳亢的临床表现虽然大致相同，但前者偏于实，治宜平肝息风为主，后者则属本虚标实，以育阴潜阳为宜。盖肝阴虚者，肾水亦亏，肝阳旺者，相火不潜，故常用肝肾并治之法。

4. 肝系病证，在病机发展方面有上升、下注、横窜、侵脾、侮肺等不同。如肝阳偏亢，可上窜清空而为头痛、眩晕，甚则卒中昏倒；肝风、肝气，可横窜经络，肢体出现麻木、震颤、抽搐；肝经湿热下注，可发生阴囊湿疹，奇痒难忍，或带下淋浊；肝木克犯脾胃，而为呕呃、腹痛、泄泻；肝火侮肺，发为呛咳、咯血。故诊治肝系病证，应注意整体情况，随证处理。

5. 肝体阴而用阳，气郁每易化火伤阴，阳亢易于动风，故治肝应掌握"理气还防伤阴"之旨，辛燥香窜之品，不宜多用久用，必要时可配合轻清疏透之品，如厚朴花、玫瑰花、月季花、佛手、香橼皮等。

6. 胆虚注意心胆同治。胆虚每多兼有心虚，而为心胆虚怯，可见胆怯不寐、心悸不安等症，治疗宜同时补益心气。胆实每与肝同病，而为肝胆湿热。若蕴久不化，胆汁结成砂石，阻滞气机，疏泄失常，往往突发胁痛、黄疸、呕吐，或伴寒热等症，治疗当用清热化湿、利胆消石、理气行瘀、通腑等法。

7. 胆实证在饮食上须禁忌动物脂肪、油煎鸡蛋等，以免助湿生热，影响胆汁的疏泄，加重胁痛与呕吐。

六、肾与膀胱

【藏象与病能】

肾左右各一，位于腰部，与膀胱互为表里。肾藏精，主生殖，为先天之本，又主水，并有纳气功能。肾在体合骨，主骨生髓，其华在发，开窍于耳及二阴，在液为唾，在志为恐，通于冬气。肾藏元阴元阳，为人体生长发育之根，脏腑功能活动之本，若禀赋不足，久病体虚，一有耗伤，则诸脏皆病，故肾病多虚证。

膀胱位于小腹中央，主要生理功能是贮藏排泄尿液，即膀胱气化，实际上隶属于肾的蒸腾气化。膀胱为病，多见湿热之证。

【常见病证】

肾与膀胱病证常见水肿、淋证、癃闭、关格、阳痿、遗精等。

【常见症状】

肾系病证症状常见腰膝酸软而痛、耳鸣耳聋、发白早脱、齿牙动摇、阳痿遗精、精少不育、经少经闭、水肿、二便异常等；膀胱病证常见尿频、尿急、尿痛、尿闭、遗尿、小便失禁等。

【辨治概要】

见表 3-12。

表 3-12　肾与膀胱病证辨治概要

证型	病机要点	辨证要点	症状	治法	代表方剂
肾阳虚证	肾阳亏虚，虚寒内生	腰膝酸冷，性欲减退，夜尿多，兼见虚寒症状	头目眩晕，面色㿠白或黧黑，腰膝酸冷疼痛，畏冷肢凉，下肢尤甚，精神萎靡，性欲减退，男子阳痿早泄，滑精精冷，女子宫寒不孕，或久泻不止，完谷不化，五更泄泻，或小便频数清长，夜尿频多。舌淡苔白，脉沉细无力，尺脉尤甚	温补肾阳	金匮肾气丸、右归饮等
肾虚水泛证	阳气亏虚，水液泛溢	水肿下肢为甚，尿少，畏冷肢凉	腰膝酸软，耳鸣，身体浮肿，腰以下尤甚，按之凹指，小便短少，畏冷肢凉，腹部胀满，或见心悸，气短，咳喘痰鸣。舌质淡胖，苔白滑，脉沉迟无力	温阳化水	真武汤、济生肾气丸等
肾阴虚证	肾阴亏损，虚热内扰	腰酸而痛，遗精，经少，头晕耳鸣，兼见虚热症状	腰膝酸软而痛，头晕，耳鸣，齿松，发脱，男子阳强易举、遗精、早泄，女子经少或经闭、崩漏，失眠，健忘，口咽干燥，形体消瘦，五心烦热，潮热盗汗，骨蒸发热，午后颧红，小便短黄。舌红少津，少苔或无苔，脉细数	滋补肾阴或滋阴降火	六味地黄丸或知柏地黄丸等
肾精不足证	肾精亏损，脑髓失充	生长发育迟缓，早衰，生育功能低下	小儿生长发育迟缓，身体矮小，囟门迟闭，智力低下，骨骼痿软，男子精少不育，女子经闭不孕，性欲减退，成人早衰，腰膝酸软，耳鸣耳聋，发脱齿松，健忘恍惚，神情呆钝，两足痿软，动作迟缓。舌淡，脉弱	滋阴填精，益气壮阳	龟鹿二仙胶等
肾气不固证	肾气亏虚，固摄失职	腰膝酸软，小便、精液、经带、胎气不固，兼见气虚症状	腰膝酸软，神疲乏力，耳鸣失聪，小便频数而清，或尿后余沥不尽，或遗尿，或夜尿频多，或小便失禁，男子滑精、早泄，女子月经淋沥不尽，或带下清稀量多，或胎动易滑。舌淡苔白，脉弱	补肾固摄	金锁固精丸，大补元煎等
膀胱湿热证	湿热蕴结膀胱	新病势急，小便频急，灼涩疼痛，兼见湿热症状	小便频数、急迫、短黄，排尿灼热、涩痛，或小便混浊、尿血、有砂石，或腰部、小腹胀痛，发热口渴。舌红苔黄腻，脉滑数或濡数	清利湿热	八正散等

【临证备要】

1.肾虚当阴阳分治。治疗肾阴虚者，宜投甘凉益肾之剂，使虚火降而阴自复，忌用辛燥耗津，苦寒伤阴，此即王冰所说"壮水之主，以制阳光"。属肾阳虚者，忌凉润、辛散，宜用甘温助阳之品，使沉寒散而阳纲振，也就是"益火之源，以消阴翳"之意。

2.酌加血肉有情之品。治疗肾精亏损者，应加血肉有情之品以填补精髓，可用河车大造丸加减治疗，选用部分味重的动物类滋补药。属肾阴虚者，宜选阿胶、龟甲、鳖甲等，肾阳虚者，宜选鹿角胶、紫河车、脐带等，此亦即"下焦如权，非重不沉"之意。但需注意保护脾胃运纳功能，可适当配合苍术、木香等运脾之品。

3.注意阴阳兼顾。肾之阴阳为元阴元阳，偏虚之时常易互相影响，出现阴损及阳，阳损及阴，阴阳两虚，精气两伤，治当统筹兼顾，阴阳并补。如阴阳偏衰不显，以肾虚为主时，当平补肾元，用女贞子、墨旱莲、杜仲、续断、茺蔚子等。

4.肾虚日久，配用固摄之法。肾气肾元亏虚，封藏失司，固摄无权，常易出现遗精、久泻等症，应选用补肾固摄法，可用金锁固精丸、缩泉丸之类加减，亦可在辨证方药中加入潼蒺藜、益智仁、龙骨、牡蛎等，但应注意有实邪留恋者慎用。

5.肾与其他脏腑的关系颇为密切。如肺气虚弱的咳逆上气，久则肾气亦虚，出现肾不纳气，喘促尤甚，当敛肺止咳与温肾纳气并施；脾虚不运之久泻，久则命门火衰，五更泄泻，当温运脾阳和"釜底添薪"齐进；又如肾阴不足，水不涵木，肝阳上亢，治当育阴潜阳；肾阴不足，心火偏旺等致心肾不交，治当清心滋肾，引火归原。

6.膀胱湿热蕴结日久，可损及肾脏，首为伤阴，继则阴伤及气，或为阴阳两虚。肾虚之体，易兼膀胱湿热，两者相互影响。治疗需分缓急主次而治之。

7.膀胱虚寒证，多与肾阳不足，气化失职有关，治疗则以温肾化气为法。

七、胃肠病证

【藏象与病能】

小肠上接幽门，与胃相连，下达阑门，接于大肠，其经脉与心经相互络属，故与心为表里。小肠的功能，一为受盛化物，二为分清泌浊。若小肠功能失调，可引起腹胀、腹痛、呕吐、便溏等症。大肠包括回肠和广肠。回肠上接阑门，下接广肠，广肠下端为魄门（肛门）。其经脉与肺经相互络属，故与肺为表里。大肠的功能是传导糟粕，排出体外。若大肠有病，传导失司，可表现为腹泻或便秘。

由于小肠、大肠和胃一样，同属于饮食消化、吸收、排泄器官的组成部分，故其生理、病理关系密切，且多与脾胃有关。其病证多属脾胃疾病范围，在辨证与治疗方面，应与之互参。

【辨治概要】

见表3-13。

表 3-13 胃肠病证辨治概要

证型	病机要点	辨证要点	症状	治法	代表方剂
肠燥津亏证	肠道津亏，传导不利	大便燥结，排便困难，兼见津亏症状	大便干燥如羊屎，艰涩难下，数日一行，腹胀作痛，或可于左少腹触及包块，口干，或口臭，或头晕。舌红少津，苔黄燥，脉细涩	润肠通便	麻子仁丸或增液承气汤等
寒滞胃肠证	寒邪侵犯胃肠，阻滞气机	胃脘、腹部冷痛，痛势急剧	胃脘、腹部冷痛，痛势暴急，遇寒加剧，得温痛减，恶心呕吐，吐后痛缓，口淡不渴，或口泛清水，泻下清稀，或腹胀便秘，面白或青，恶寒肢冷。苔白润，脉弦（或沉）紧	温胃散寒，理气止痛	良附丸等
食滞胃肠证	饮食停滞胃肠，阻滞气机	脘腹痞胀疼痛，呕泻酸馊腐臭	脘腹胀满疼痛、拒按，厌食，嗳腐吞酸，呕吐酸腐食物，吐后胀痛减轻，或肠鸣腹痛，矢气臭如败卵，泻下不爽，大便酸腐臭秽。苔厚腻，脉滑或沉实	消导化滞	保和丸等

续表

证型	病机要点	辨证要点	症状	治法	代表方剂
胃肠气滞证	胃肠气滞，胃失和降，肠失传导	脘腹胀痛走窜，嗳气，肠鸣，矢气	胃脘、腹部胀满疼痛，走窜不定，痛而欲吐或欲泻，泻而不爽，嗳气，肠鸣，矢气，得嗳气、矢气后痛胀可缓解，或无肠鸣、矢气则胀痛加剧，或大便秘结。苔厚，脉弦	理气止痛	柴胡疏肝散或加味枳术丸等
饮留胃肠证	寒饮留滞胃肠，胃失和降	胃肠有振水声，脘腹胀满	脘腹胀满，胃中有振水声，呕吐清涎，肠间水声辘辘。舌白或黄，脉沉弦或伏	攻下逐饮	甘遂半夏汤等
肠热腑实证	里热炽盛，腑气不通	发热，大便秘结，腹满硬痛	高热，或日晡潮热，汗多口渴，脐腹胀满硬疼痛，拒按，大便秘结，或热结旁流，气味恶臭，小便短黄，甚则神昏谵语、狂乱。舌红苔黄厚而燥，或焦黑起刺，脉沉数（或迟）有力	清热导滞通下	承气汤之类
肠道湿热证	湿热内蕴，阻滞肠道	腹痛，暴泻如水，下痢脓血，大便黄稠秽臭，兼见湿热症状	身热口渴，腹痛腹胀，下痢脓血，里急后重，或暴泻如水，或腹泻不爽，粪质黄稠秽臭，肛门灼热，小便短黄。舌红苔黄腻，脉滑数	清化湿热	葛根芩连汤或黄芩汤等
虫积肠道证	虫积肠道，阻滞气机	腹痛，面黄体瘦，大便排虫	胃脘嘈杂，时作腹痛，或嗜食异物，大便排虫，或突发腹痛，按之有条索状物，甚则剧痛，呕吐蛔虫，面黄体瘦，睡中龂齿，鼻痒或面部出现白色斑，唇内有粟粒样白点，白睛见蓝斑。舌淡苔薄，疼痛发作时脉乍紧乍疏	安蛔止痛或驱杀肠虫	乌梅丸或化虫丸等

【临证备要】

1. 小肠病虚证多偏于寒，与脾阳虚而寒从内生有关；实证多偏于热，邪热多由心经传来，故有"心移热于小肠"之说。大肠病，虚证多与脾气虚而运迟，或脾气陷而不举，或为脾肾阳虚而釜底无薪有关；实证多由肺气不肃，肠燥便秘，或为胃火灼津，燥矢不得下行引起。

2. 大肠、小肠尚与肝、肾两脏有关。小肠位于脐腹，而小腹、前阴为肝经所布，所以肝寒而致的阴囊或睾丸肿大，以及在腹股沟处出现的"狐疝"等病证，习惯称为"小肠气痛"。大肠又与肾有关，故凡年老肾气虚衰，肠腑燥结而大便多日不解，可根据《素问·金匮真言论》所谓"北方黑色，入通于肾，开窍于二阴"之旨，采用温肾益气、濡润肠腑之药而取效。

3. 大肠、小肠与心、肺在发生疾病的过程中，也能相互影响。如心火亢盛，小肠实热，症见心烦口渴，口舌生疮，小便赤涩，尿道涩痛或尿血者，是心火下移于小肠所致；又如肺阴不足，大肠液亏，症见口唇干燥，咽喉失润，大便日久不解，甚则口臭头痛等，乃肺津亏虚，累及大肠失濡之故。

八、脏腑兼病

【藏象与病能】

人体脏腑之间，在生理上具有相互资生、相互制约的关系。当一脏或一腑发生病变时，不仅表现为脏腑本身的证候，而且在一定条件下，可影响其他脏腑发生病变。一般来说，具有表里、生克、乘侮关系的脏腑，兼病容易发生，反之较少见。另外，由于胃、小肠、大肠是水谷运化过程中相连续的通道，病证发生时常相互影响，相互累及。

【辨治概要】

见表 3-14。

表 3-14 脏腑兼病证辨治概要

证型	病机要点	辨证要点	症状	治法	代表方剂
心肾不交证	肾阴亏虚，心火亢盛	心烦，失眠，腰膝酸软，耳鸣，梦遗，兼见虚热症状	心烦失眠，惊悸健忘，头晕耳鸣，多梦，腰膝酸软，梦遗，口咽干燥，五心烦热，潮热盗汗，便结尿黄。舌红少苔，脉细数	交通心肾	黄连阿胶汤或交泰丸等
心肾阳虚证	心肾阳虚，水液内停	心悸，水肿，兼见虚寒症状	畏寒肢冷，心悸怔忡，胸闷气喘，肢体浮肿，小便不利，神疲乏力，腰膝酸冷，唇甲青紫。舌淡紫，苔白滑，脉弱	温化水气	真武汤等
心肺气虚证	心肺气虚	咳喘，心悸，胸闷，兼见气虚症状	胸闷，咳嗽，气短而喘，心悸，动则尤甚，吐痰清稀，神疲乏力，声低懒言，自汗，面色淡白。舌淡苔白，唇舌淡紫，脉弱或结或代	补益心肺	保元汤等
心脾气血虚证	脾气亏虚，心血不足	心悸，神疲，头晕，食少，腹胀，便溏	心悸怔忡，失眠多梦，头晕健忘，食欲不振，腹胀便溏，倦怠乏力，面色萎黄，或皮下出血，女子月经量少色淡，淋沥不尽。舌质淡嫩，脉细弱	补益心脾	归脾汤等
心肝血虚证	血液亏少，心肝失养	心悸，多梦，眩晕，肢麻，兼见血虚症状	心慌，多梦健忘，失眠，头晕目眩，视物模糊，肢体麻木，震颤拘挛，女子月经量少色淡，甚则闭经，面白无华，爪甲不荣。舌质淡白，脉细	补血养肝	四物汤等
脾肺气虚证	脾肺气虚	咳嗽，气喘，咯痰，食少，腹胀，便溏，兼见气虚症状	食欲不振，食少，腹胀，便溏，久咳不止，气短而喘，咯痰清稀，面部虚浮，下肢微肿，面白无华。舌淡，苔白滑，脉弱	补土生金，补益肺脾	六君子汤等
肺肾气虚证	肺肾气虚，摄纳无权	久病咳喘，呼多吸少，动则尤甚，兼见气虚症状	咳嗽无力，呼多吸少，气短而喘，动则尤甚，吐痰清稀，声低乏力，自汗耳鸣，腰膝酸软，或尿随咳出。舌淡紫，脉弱	补肺益肾，止咳平喘	人参蛤蚧散等
肺肾阴虚证	肺肾阴虚，虚火上炎	干咳少痰，腰酸，遗精，兼见虚热症状	咳嗽痰少，或痰中带血，或声音嘶哑，腰膝酸软，形体消瘦，口燥咽干，骨蒸潮热，盗汗颧红，男子遗精，女子经少。舌红少苔，脉细数	滋肾保肺，止咳化痰	百合固金汤等

续表

证型	病机要点	辨证要点	症状	治法	代表方剂
肝肾阴虚证	肝肾阴虚，虚热内扰	腰膝酸软，胁痛，耳鸣遗精，眩晕，兼见虚热症状	头晕目眩，耳鸣健忘，胁痛，腰膝酸软，口燥咽干，失眠多梦，低热或五心烦热，颧红，男子遗精，女子月经量少。舌红，少苔，脉细数	滋阴降火	知柏地黄丸、大补阴丸等
脾肾阳虚证	脾肾阳虚，虚寒内生	久泻久利，水肿，腰腹冷痛，兼见虚寒症状	腰膝、下腹冷痛，畏冷肢凉，久泻久利，或五更泄泻，完谷不化，粪质清冷，或全身水肿，小便不利，面色㿠白。舌淡胖，苔白滑，脉沉迟无力	健脾温肾	附子理中汤、四神丸等
肝火犯肺证	肝火犯肺，肺失肃降	胸胁灼痛，急躁，咳嗽痰黄，或咳血，兼见实热症状	胸胁灼痛，急躁易怒，头胀头晕，面红目赤，口苦口干，咳嗽阵作，痰黄黏稠，甚则咳血。舌红，苔薄黄，脉弦数	清肝泻肺	黛蛤散合泻白散等
肝胆湿热证	湿热内蕴，疏泄失常	胁肋胀痛，身目发黄，或阴部瘙痒，带下黄臭，兼见湿热症状	身目发黄，胁肋胀痛，或胁下有痞块，纳呆，厌油腻，泛恶欲呕，腹胀，大便不调，小便短赤，发热或寒热往来，口苦口干，或为阴部潮湿、瘙痒、湿疹，阴器肿痛，带下黄稠臭秽。舌红，苔黄腻，脉弦滑数	清热利湿	茵陈蒿汤、龙胆泻肝汤等
肝胃不和证	肝气郁结，胃失和降	脘胁胀痛，嗳气，吞酸，情绪抑郁	胃脘、胁肋胀满疼痛，走窜不定，嗳气，吞酸嘈杂，呃逆，不思饮食，情绪抑郁，善太息，或烦躁易怒。舌淡红，苔薄白，脉弦	泄肝和胃	四逆散合左金丸等
肝郁脾虚证	肝失疏泄，脾失健运	胁胀作痛，情志抑郁，腹胀等	胸胁胀满窜痛，善太息，情怀抑郁，或急躁易怒，食少，腹胀，肠鸣矢气，便溏不爽，或腹痛欲便，泻后痛减，或大便溏结不调。舌淡红，苔薄白，脉弦或缓	调理肝脾	逍遥散等

第三节　气血津液病证辨治概要

　　气的含义有二，一是指构成人体和维持人体生命活动的精微物质，如水谷之气、呼吸之气等，二是指脏腑组织的生理功能，如脏腑之气、经络之气等。气的分类较多，如元气、宗气、营气、卫气和五脏之气等。机体内各种不同的气，其功用概括起来有五，即推动作用、温煦作用、防御作用、气化作用、固摄作用。这五个方面的功能虽各有不同，然又是密切关联，相互配合，相辅相成的。

　　血循行于脉道，是人体基本物质之一。血液的生成，虽然主要来源于水谷精微，但和营气的参与及精髓的化生也有着密切的关系。血的主要功能是充养全身，使脏腑、四肢、九窍能各司其职。

　　气和血，是脏腑功能活动的物质基础，同时又是脏腑功能活动的产物。气为阳，血为阴，阴阳互根，气血相互资生，相互依存。气对血有温煦、化生、推动、统摄的作用，血对气有濡养和运载的作用。在病理上往往也相互影响。《素问·调经论》云："血气不和，百病乃变化而生。"气血病变可以反映于脏腑经络的每一种疾病中，各种疾病的不同阶段又都能反映出气血盛衰的不同变化。治疗疾病，重在调整气血，平衡阴阳。正如王清任所强调的"治病之要诀，在明白气血"。

　　津与液都由饮食所化生，三焦所布散，出入于肌肤腠理，流行于筋骨关节。津的作用是温养肌肉、充润皮肤；液的作用是滑润关节、补益脑髓、濡濡耳目口鼻。津无固定之所，随气化出于腠理则为汗液，随气化下达则为尿液；液有固定之所，在关节腔则为滑液，在脑髓则为脑池内液。一般而言，津在表，质清而稀；液在里，质浊而稠。由于津液为人体水液的总称，所以津与液常不作严格区分而统称津液。津液病证即津液的代谢失常。津液的代谢是由各个脏腑相互协作来完成的复杂的生理过程，其生成、输布、排泄任何一个代谢环节失常，都会引起相应的病变，而出现种种证候。津液的代谢失常主要表现为津液的亏损不足和津液的输布障碍、停滞贮留体内两大方面。津液不足属于燥证范畴，而津液输布障碍则形成痰证与饮证，故本节主要着眼于痰证和饮证的讨论。

　　气血与津液有相互滋生、相互转化的关系。气血能化为津液，津液也能化为气血。气血津液的相互关系主要表现为气能生津，津能化气，气能摄津，津能化血，血含津液，故有津血同源之说。津液为人体内水液的总称，其流通和输布要依赖气的推动，随血运行全身，而气血要散布全身，也必须依赖津液的流通和运载。如果气血运行失常，可致津液停积，津液停积，又可影响气血的运行。另一方面，气血和津液的不足，也常互相影响，如血脱津伤、气随液脱等。

　　总之，机体的病变无不涉及到气血津液；气血津液的病变又往往反映脏腑功能的失调。认识和分析气血津液的病因、病机、病证，就能深入地探讨脏腑的病理变化，对指导临床实践有重要的意义。

【辨治概要】

（一）气

　　《难经·八难》云："气者，人之根本也。"人体之气，种类繁多，主要具有推动、温煦、防御、固摄、气化等生理功能，气的生成运行与脏腑关系密切。各种致病因素，均可导致气的生理功能发生变化。气之病证较多，正如《素问·举痛论》所云"百病生于气也"。辨治概要见表3-15。

表3-15　气病辨治概要

证型	病机要点	辨证要点	症状	治法	代表方剂
气虚证	元气不足，脏腑功能减退	神疲乏力，气短，脉虚	气短声低，少气懒言，神疲乏力，或头晕目眩，自汗，动则诸症加重。舌淡嫩，脉虚	补气	四君子汤等
气陷证	气虚无力升举，清阳之气下陷	气短，气坠，脏器下垂	头晕眼花，气短疲乏，脘腹坠胀感，大便稀溏，形体消瘦，或见内脏下垂、脱肛、阴挺。舌淡嫩，脉虚	补中益气	补中益气汤等

NOTE

证型	病机要点	辨证要点	症状	治法	代表方剂
气不固证	气虚固摄失职	疲乏，气短，脉虚，自汗，或二便、经、精等不固	气短疲乏，面白舌淡，或自汗不止，或流涎不止，或遗尿，或二便失禁，或妇女崩漏、滑胎、小产，或男子遗精、滑精、早泄。舌淡嫩，脉虚无力	益气固涩	玉屏风散、归脾汤、真人养脏汤、固冲汤等
气脱证	元气亏虚已极	病势危重，气息微弱，汗出不止，脉微	呼吸微弱或不规则，汗出不止，口开目合，全身软瘫，神识蒙眬，二便失禁，面色苍白，口唇青紫。舌淡苔白润，脉微	补气固脱	参附汤等
气滞证	气机阻滞，运行不畅	胸胁脘腹等处或损伤部位胀闷，或胀痛、窜痛	胸胁脘腹等处或损伤部位胀闷或胀窜、攻痛，症状时轻时重，部位不固定，按之无形，胀痛常随嗳气、肠鸣、矢气等而减轻，或随情绪变化而增减。舌象可无明显变化，脉弦	理气	四逆散、柴胡疏肝散等
气逆证	气机升降失常，气上冲逆	咳喘，或呕吐，呃逆	咳嗽频作，呼吸喘促，或呕吐，呃逆、嗳气不止，或呕血，头痛，眩晕，甚至昏厥，咯血。舌象可无明显变化，脉弦	降气	苏子降气汤、旋覆代赭汤等
气闭证	气机闭阻神机或脏器官窍	突发昏厥或绞痛，二便闭塞，息粗，脉实	突发势急、危重之昏厥，或内脏绞痛，或二便闭塞，呼吸气粗，声高。舌象可无明显变化，脉沉弦有力	开窍顺气解郁	通关散、五磨饮子等

（二）血

血行脉中，内贯脏腑，外至肌肤，无处不到，其主要生理功能是营养和滋润全身。血液的生成运行与脏腑关系密切，特别是心、肝、脾三脏。若邪气干扰，脏腑失调，可导致血的生理功能失调，出现虚实寒热的证候。辨治概要见表3-16。

表3-16　血病辨治概要

证型	病机要点	辨证要点	症状	治法	代表方剂
血虚证	血液亏少，失于濡养	肌肤黏膜淡白，脉细	面色淡白或萎黄，眼睑、口唇、爪甲色淡，头晕或眼花，两目干涩，心悸，多梦，健忘，神疲，肢麻，妇女经少、色淡、延期或经闭。舌淡，脉细无力	补血	四物汤、归脾汤等
血脱证	血液大量耗失，血脉空虚	有血液严重损伤的病史，面色苍白，脉微或芤	面色苍白，头晕，眼花，心悸，气短，四肢逆冷。舌色枯白，脉微或芤	益气补血	急用独参汤，继用人参养营汤等
血瘀证	血液运行受阻，壅积凝聚	固定刺痛，肿块，出血，瘀血色紫暗	刺痛，痛处拒按，固定不移，夜甚；体表者包块色青紫，腹内者质硬，推之不移；出血反复不止，色紫暗或夹血块，或便黑如柏油状，或妇女血崩、漏血，面色黧黑，或唇甲青紫，或皮下紫斑，或肌肤甲错，或腹露青筋、丝状红缕。舌有紫色斑点或舌下络脉曲张，脉细涩或代，或无脉等	活血化瘀	桃红四物汤、血府逐瘀汤等

证型	病机要点	辨证要点	症状	治法	代表方剂
血热证	火热内炽，血热妄行，或血行壅聚化热，伤阴耗液	身热口渴，斑疹吐衄，烦躁谵语，舌绛，脉数	身热夜甚，或潮热，口渴，面赤，心烦，失眠，躁扰不宁，甚或狂乱，神昏谵语，或见各种出血色深红，或斑疹显露，或为疮痈。舌绛，脉数疾	凉血散血	犀角地黄汤、清瘟败毒饮、四妙勇安汤等
血寒证	寒客血脉，凝滞气机，血行不畅	患处冷痛拘急，畏寒，唇舌青，妇女月经后期，经色紫暗夹块	畏寒，手足冷痛，肤色紫暗，或为少腹拘急冷痛，得温痛减，或为痛经，月经愆期、色暗、夹块。舌青紫，苔白滑，脉沉迟弦涩	温经散寒	当归四逆汤、温经汤等

（三）津液

津液是人体正常水液的总称，有滋养脏腑、润滑关节、濡养肌肤等作用。其生成运行与脏腑关系密切，特别是肺、脾、肾三脏。津液的病变常见水液停聚和津液不足，辨治概要见表 3-17。

表 3-17　津液病辨治概要

证型		病机要点	辨证要点	症状	治法	代表方剂
水液停聚证	痰证	痰浊内阻或流窜	咳吐痰多，胸闷，呕恶，眩晕，体胖，或局部有圆滑包块，苔腻，脉滑	咳吐黏稠痰，胸脘痞闷，呕恶，纳呆，或头晕目眩，或形体肥胖，或神昏而喉中痰鸣，或神乱而为癫、狂、痴、痫，或见圆滑柔韧的包块、瘿瘤。苔腻，脉滑	燥湿化痰	二陈汤、温胆汤等
	饮证	津失布化，水饮停聚	胸闷脘痞，呕吐清水，咳吐清稀痰涎，肋间饱满，苔滑	饮停胃肠见脘腹痞胀，水声辘辘，呕吐清水；饮停心包或肺见胸闷心悸，咳吐清稀痰涎，或见哮鸣；饮停胸胁见肋间饱满，咳唾引痛等；饮阻清阳见眩晕，呕吐。舌淡苔滑，脉弦或滑	温化水饮	五苓散、苓桂术甘汤、十枣汤等
	水停证	气化失常，水液停聚	肢体浮肿，小便不利，或腹大痞胀，舌淡胖	头面、肢体甚或全身水肿，按之凹陷不起，或为腹水，见腹部膨隆，叩之浊音，小便短少不利，身体困重。舌淡胖，苔白滑，脉濡缓	温阳利水	真武汤等
津液不足证		津液生化不足或津液耗损过多	口渴尿少，口、鼻、唇、舌、咽、皮肤、大便干燥	口、鼻、唇、舌、咽、皮肤干燥，目陷，口渴欲饮水，大便干，小便短少而黄。舌红少津，脉细数无力	滋阴生津	增液汤等

【临证备要】

1.许多疾病的发生，与气血不协调有关。属于气病者有气滞、气逆、气虚、气陷、气脱等；属于血病者有血虚、血热、血寒、血瘀、血溢等。至于气滞血瘀、气血俱虚、气随血脱等，均为气血俱病引起。

2.《素问·调经论》云："百病之生，皆有虚实。"故气血病的辨证，也应从虚实着眼，同时还应辨其发病脏腑。如同一气虚，属于肺气虚者，当补肺益气；属于脾气虚者，当补中益气；属于肾气虚者，当温肾纳气。同一血虚，属于心脾血虚者，当用补益心脾；属于肝血不足者，治当养血柔肝；属于精血亏损者，当养血益精。只有把辨证落实到具体的脏腑，才能使治疗丝丝入扣。

3.血虚虽以补血为法，但气为血帅，两者相互资生，故失血较多当采用补气以生血的方法。血瘀者，以活血化瘀为治疗大法，但须配合行气药，使气行则血行。一般活血化瘀药，随用量大小而功用不同，如桃仁、红花小量则养血和血，大量则破血化瘀。临床应根据不同的血瘀类型，分别采取行气化瘀、通络化瘀、温阳化瘀、凉血化瘀、益气化瘀、养血化瘀等法。若为孕妇，虽有血瘀证，亦应忌用破血逐瘀类药。

4.内生的湿、痰、饮三邪是"一源而三歧"，同属阴邪，其发生多与肺、脾、肾三脏功能失调，水津不归正化有关。肺主气而布津，能通调水道，若肺失通调宣降，水津不能输布，则津留为湿，或停聚为痰、为饮。脾主运化水湿，若外湿困脾或脾虚不运，则湿邪阻滞，或停聚为痰、为饮。肾主蒸化水津，若肾阳不足，蒸化无力，水不化气，关门不利，或导致水湿潴留，或聚而成为痰饮。它们之间的关系虽然相当密切，但在临床上却有不同的特点：湿性重浊腻滞，为病每多迁延难愈；痰多稠厚，为病无处不到；饮多清稀，常停聚于胸腹四肢。其发病机理一般多属由虚致实，即脾肾亏虚为本，水湿痰饮停聚为标。临证之际，应分清标本虚实。标实为主者，亟宜祛湿、化痰、蠲饮；本虚为主者，需用理肺、健脾、温肾等法进行治疗。

5.痰虽是体内水津凝聚的病理产物，但其临床表现较为复杂。有咳嗽咯吐之痰涎；有指引起某些特殊症状的病理因素；有结于局部，肿如梨枣的痰核痰块；有流窜经络的挛痛；有阻滞于内脏的痰蒙心窍等病证。证候分类也复杂多端，临床上应根据痰的部位和性质，采取相应的治疗措施。

6.饮病的辨证总属阳虚阴盛，本虚标实，并应根据饮停部位、症状特点，分别虚实主次。治疗原则以温化为主，需分别标本缓急、表里虚实的不同，采取相应措施。在表者宜温散发汗，在里者宜温化利水；正虚者宜补，邪实者当攻；虚实夹杂者，当消补兼施；寒热错杂者，又当温凉并用。

第四节　六经、卫气营血、三焦辨证辨治概要

一、六经病证

六经辨证由东汉张仲景创立，以阴、阳为纲，经、腑为目，对外感疾病的不同阶段进行辨证论治，辨治概要见表3-18。

表3-18　六经病证辨治概要

六经病证			病机要点	症状	治法	代表方剂
太阳病	经证	伤寒证	风寒袭表，卫阳被遏，营阴郁滞，营卫不和	恶风寒，发热，头痛，身疼，腰痛，骨节疼痛，无汗，喘，脉浮紧	发汗解表，宣肺平喘	麻黄汤
		中风证	风寒袭表，卫外不固，营阴外泄，营卫失和	恶风，发热，汗出，头项强痛，脉浮缓	解肌祛风，调和营卫	桂枝汤

续表

六经病证		病机要点	症状	治法	代表方剂
太阳病	腑证 蓄水证	表邪随经入腑，膀胱气化不利	小便不利，小腹满，烦渴，消渴，甚则水入即吐，发热，脉浮	化气利水，兼以解表	五苓散
	腑证 蓄血证	表邪随经化热入腑，血热互结	如狂或发狂，少腹急结或硬满，小便自利，脉微而沉（涩）	活血化瘀，或破血逐瘀，泻下瘀热	桃核承气汤、抵当汤、抵当丸
阳明病	经证	胃热炽盛，津液受伤	身热，汗自出，不恶寒，反恶热，烦渴，脉大	辛寒清热	白虎汤
	腑证	热结胃肠，腑气不通	腹满而痛，大便秘结，潮热谵语，脉沉实	泻热通腑	承气汤类
少阳病		胆气内郁，枢机不利	口苦，咽干，目眩，脉弦，往来寒热，胸胁苦满，嘿嘿不欲饮食，心烦喜呕	和解少阳	小柴胡汤
太阴病		脾阳受损，运化失职，寒湿内生	腹满而吐，食不下，自利益甚，时腹自痛，口不渴	温中散寒，健脾燥湿	理中汤、四逆汤
少阴病	寒化证	心肾阴阳虚衰，邪从寒化	畏寒蜷卧，四肢逆冷，精神萎靡，似睡非睡，脉微细，或下利清谷，小便清长	回阳救逆	四逆汤
	热化证	心肾阴阳虚衰，邪从热化	心烦不得眠，口燥咽干，舌红少苔，脉细数	育阴清热	黄连阿胶汤
厥阴病		肝木失调，木乘土行，胃热脾寒，寒热错杂	消渴，气上撞心，心中疼热，饥而不欲食，食则吐蛔	寒热并用，补虚泻实	乌梅丸

六经涉及太阳、阳明、少阳、太阴、少阴、厥阴所属脏腑经络、气血津液的生理功能，六经辨证的内涵极为丰富，除六经本证外，尚有合病、并病、兼证、变证等，如太阳与阳明合病的葛根汤证，太阳与少阳合病的黄芩汤证，太阳中风兼经输不利的桂枝加葛根汤证，太阳伤寒兼水饮内停的小青龙汤证、兼内热烦躁的大青龙汤证，肺热壅盛的麻黄杏仁甘草石膏汤证，热迫大肠的葛根黄芩黄连汤证，真武汤所治的阳虚水泛证，半夏泻心汤、生姜泻心汤、甘草泻心汤治疗的痞证，茵陈蒿汤治疗的黄疸证，麻子仁丸治疗的脾约证，白头翁汤治疗的热利下重证，四逆散治疗的阳郁厥逆证等，虽可由外感引发，但内伤杂病更易发生。仲景《金匮要略》对杂病的辨证论治，即巧妙地将脏腑辨证与六经辨证结合起来，无论内伤、外感，病机相同，治疗方法方药即相同。

纵观其他名医大家，善用经方治杂病者不乏其人。现代很多中医学人，将法活方精的六经辨证应用于临床各科病证的辨证治疗，相关报道，屡见不鲜。

二、卫气营血病证、三焦病证

卫气营血辨证由清·叶天士所创立，揭示了温热病发生发展的病机演变规律，按病变深浅轻重而划分为卫、气、营、血四个阶段。三焦辨证由清·吴鞠通提出，将外感温热病，尤其是湿温病的病理变化归纳为上、中、下三焦病证。卫气营血辨证、三焦辨证，旨在阐明温病之病变先后、病位深浅、邪正盛衰及传变规律，同时强调了温病的动态发展过程，辨治概要见表3-19、表3-20。

NOTE

表 3-19 卫气营血病证辨治概要

病证	病机要点	症状	治法	代表方剂
卫分证	温邪外袭,表卫郁阻。有风热、燥热、湿热、暑湿不同	发热,微恶风寒,口干,舌边尖红,脉浮数。可伴头痛、咳嗽、咽痛等	辛凉解表	银翘散、桑菊饮、桑杏汤、藿朴夏苓汤等
气分证	风温之邪,侵犯肺胃,或湿热流连三焦	发热不恶寒,口渴,口苦,心烦懊侬,咳嗽,尿黄赤,有汗热不解,脉洪大,或沉实	清热透邪宣肺	栀子豉汤、麻杏石甘汤、白虎汤、蒿芩清胆汤等
营分证	温热内盛,营阴被灼	身热夜甚,心烦不寐,口干不甚渴饮,斑疹隐隐,时有谵语,甚或神志昏迷,舌红绛,脉细数	清营泄热或清心开窍	清营汤,或清宫汤送服安宫牛黄丸、至宝丹、紫雪丹
血分证	热入血分,耗血、动血、伤阴、动风	灼热,躁扰不安,或神昏谵狂,抽搐惊厥,吐血、衄血、便血、尿血,斑疹紫黑密布,舌质深绛或光红如镜,脉虚数或细促	凉血散血,或凉肝息风,或滋阴息风	犀角地黄汤,或羚角钩藤汤,或加减复脉汤、大定风珠等

表 3-20 三焦病证辨治概要

病证	病机要点	症状	治法	代表方剂
上焦病证	邪袭肺卫	发热,微恶风寒,咳嗽,口渴或不渴,舌边尖红赤,苔薄白欠润,脉浮数或两寸独大	辛凉解表,宣肺泄热	银翘散、桑菊饮等
	邪陷心包	神昏谵语,甚或昏愦不语,舌謇肢厥,舌红绛,脉细数	清心开窍	清宫汤送服安宫牛黄丸或紫雪丹或至宝丹等
中焦病证	阳明燥热	面红目赤,呼吸俱粗,发热或日晡潮热,大便秘结,或热结旁流,腹部硬满疼痛,口干咽燥,唇裂舌焦,或神昏谵语,苔黄黑而燥,脉沉有力	通腑泄热	调胃承气汤或大承气汤等
	太阴湿热	面色淡黄,头胀身重,胸闷不饥,泛恶欲呕,身热不扬,小便不利,大便不爽或溏泄,舌红苔黄腻,脉细而濡数	清热化湿	三仁汤、王氏连朴饮、甘露消毒丹等
下焦病证	肾精耗损	低热,手足心热甚于手足背,耳聋,口干咽燥,神惫委顿,消瘦无力,舌绛不鲜,干枯而萎,脉虚	滋补肝肾	加减复脉汤等
	虚风内动	神倦肢厥,耳聋,五心烦热,心中憺憺大动,手指蠕动,或瘛疭,舌干绛而萎,脉虚弱	滋阴息风	三甲复脉汤或大定风珠等

卫气营血、三焦辨证虽为温病而设,但就其具体内容,均不离气血津精、脏腑阴阳。叶天士、吴鞠通两位大家,虽以温病辨证论治闻名,但究其学术思想全貌,对于内伤杂病的辨治亦成绩斐然。卫气营血,细分为四,粗分即二,叶天士《温热论》指出:“肺主气属卫,心主血属营。”他把卫、气作为一个层次,与肺脏关联,把营、血作为一个层次,与心脏关联。说明叶氏对温病的辨治,非常重视脏腑气血。在此基础上,进一步阐述了络病的辨治。吴鞠通发扬叶氏之学,对于血分络病的治疗亦颇有见地。

现代临床研究亦表明,在继承基础上,卫气营血、三焦辨证越来越广泛地应用于内伤杂病的辨证论治,尤其对久病、疑难杂症的辨证治疗意义更为重大。

可见,无论六经辨证,还是卫气营血、三焦辨证,其外延内容丰富,在用于外感病辨治同时,可灵活广泛地应用于内科疾病的辨证治疗。

NOTE

下 篇 各 论

第四章 肺系病证

肺位于胸腔，左右各一，覆盖于五脏六腑之上，其位最高，故有"华盖"之称。肺的主要生理功能是主气司呼吸，主行水，朝百脉，主治节。肺气以宣发肃降为基本运行形式，肺气宣发，浊气得以呼出；肺气肃降，清气得以吸入。肺开窍于鼻，外合皮毛，且其位最高，风、寒、湿、燥、热等外感六淫之邪易从口鼻或皮毛而入，首先犯肺。肺为清虚之脏，清轻肃静，不容纤芥，不耐邪气之侵。故无论外感、内伤或其他脏腑病变，皆可病及于肺，主要病理变化为肺气宣降失常。如六淫侵袭，肺卫受邪则为感冒；内外之邪干肺，肺气上逆、宣降失常则病为咳嗽或喘证；伏痰遇感引触，痰壅气道，肺气宣降失常则为哮；邪热郁肺，肺叶生疮则成肺痈；正气虚弱，感染痨虫则病肺痨；肺虚久病，肺气胀满，不能敛降则为肺胀；肺叶痿弱不用则成肺痿。

肺主一身之气，宗气是由肺吸入的自然界清气，与脾胃运化的水谷之精所化生的谷气相结合而生成，能贯注心脉以助心推动血液运行，还可沿三焦下行脐下丹田以资先天元气。肺为水之上源，具有通调水道的功能，与大肠相表里，肺失宣发肃降，可致水液不能下输其他脏腑，浊液不能下行至肾或膀胱；肺气行水功能失常，可引起脾气转输到肺的水液不能正常布散，聚而为痰饮水湿；肝肺气机升降相因；肺肾金水相生。因此，肺系病证可涉及心、脾、肝、肾、膀胱、大肠等多个脏腑，临证时需谨慎辨证。

第一节 感 冒

感冒是以鼻塞、流涕、喷嚏、头痛、恶寒、发热、全身不适为主症的病证，是最常见的外感病之一。四季皆可发病，以冬春季节多见。本病又有伤风、冒风、冒寒、小伤寒、重伤风之别名。病情较轻者多为感受当令之气，称为冒风、伤风、冒寒；病情较重者多为感受非时之邪，称为重伤风。在一个时期内广泛流行、病情类似者称为时行感冒。西医学的普通感冒、急性上呼吸道感染属于本病范畴，可参照本病辨证论治；流行性感冒属于时行感冒范畴，可部分参考本节辨证论治。

春秋战国时期，《黄帝内经》即记载有外感风邪引起类似感冒症状的论述，如《素问·骨空论》所言："风者，百病之始也……风从外入，令人振寒，汗出头痛、身重恶寒。"东汉·张仲景《伤寒论·辨太阳病脉证并治》论述太阳病时，则提出麻黄汤治疗表实证，桂枝汤治疗表虚证，为感冒的辨证治疗奠定了基础。感冒之名，最早见于北宋《仁斋直指方论·诸风》，该书在"伤风方论"中论述《太平惠民和剂局方》"参苏饮"时提及："治感冒风邪，发热头疼，咳嗽声重，涕唾稠黏。"指出了感冒的相关症状。自此，后代医家始沿用此名。元·朱丹溪《丹溪心法·中寒二》提及："伤风属肺者多，宜辛温或辛凉之剂散之。"明确提出感冒的病位在肺，治疗分辛温解表和辛凉解表两大治疗原则。至明清时期，医家多将感冒与伤风互称，并对虚人感冒有了进一步的认识，提出了扶正达邪的治疗原则。清代不少医家逐渐认识到本病的发生与感受时疫之气有关，且具有较强的传染性。如林珮琴《类证治裁·伤风》记载有"时行感冒，寒热往来，伤风无汗，参苏饮、人参败毒散、神术散"，明确提出"时行感冒"的病名及其治疗。清·徐灵胎在《医学源流论·伤风难治论》中曾言："凡人偶感风寒，头痛发热，咳嗽涕出，俗语谓之伤风……乃时行之杂感也。"提出感冒有触冒时行邪气所致者。

【病因病机】

感冒是因六淫、时行之邪，侵袭肺卫，以致卫表不和，肺失宣肃而为病。

1. 六淫病邪 外感风、寒、暑、湿、燥、火均能侵袭人体而致病，但风邪为主因，因风为六淫之首，流动于四时之中，故常以风邪为感冒的先导。六淫可单独致感冒，但常常是互相兼夹为病，以风邪为首，冬季夹寒，春季夹热，夏季夹暑湿，秋季夹燥，梅雨季节夹湿邪等。由于临床上以冬、春两季发病率较高，故以夹寒、夹热多见而成风寒、风热之证。

2. 时行疫毒 若四时六气失常，非其时而有其气，伤人致病者，一般较感受当令之气发病者为重。而非时之气夹时行疫毒伤人，则病情重而多变，往往相互传染，造成广泛流行，且不限于季节性。正如《诸病源候论·时气病诸候》所言："夫时气病者，此皆因岁时不和，温凉失节，人感乖戾之气而生，病者多相染易。"

六淫病邪或时行之邪侵袭人体能否引起感冒，关键在于卫气之强弱，同时与感邪的轻重有关。一方面，"邪之所凑，其气必虚"，提示了正气不足或卫气功能状态暂时低下是感冒的决定因素；另一方面是邪气能否战胜正气，即感邪的轻重，邪气轻微不足以胜正则不病感冒，邪气盛如严寒、时行病毒，邪能胜正则亦病感冒，所以邪气是感冒的重要因素。

感冒的病位在肺卫，其基本病机是外邪侵袭。以风为首的六淫病邪或时邪病毒，侵袭人体的途径或从口鼻而入，或从皮毛而入。因风性轻扬，为病多犯上焦，故《素问·太阴阳明论》云："伤于风者上先受之"，肺为脏腑之华盖，其位最高，开窍于鼻，职司呼吸，外合皮毛，其为娇脏，不耐邪侵，故外邪从口鼻、皮毛入侵，肺卫首当其冲。肺卫功能失调，导致卫表不和，肺失宣肃，尤以卫表不和为主要方面。卫表不和，故见恶寒、发热、头痛、身痛、全身不适等表卫症状；肺失宣肃，故见鼻塞、流涕、喷嚏、喉痒、咽痛等不适。外感淫邪不同，证候表现亦有所区别，临床以风寒、风热和暑湿兼夹之证较为多见。但在发病过程中还可见寒与热的转化或错杂。而病久反复，正气受损，或年老体弱，正气不足，卫外不固，亦容易受邪而致疾病反复发作。且体质的差异也可导致感受外邪的差异，如气虚者多易感受风寒，痰湿内盛者多易感暑湿，阴虚内热者则易受风热、风燥。

一般而言，感冒属轻浅之疾，及时有效地诊治，预后良好。但时行感冒或年老体弱者，病邪容易从表入里，迅速传变，临证需加以重视，及时防治以免发生传变，或夹杂其他疾病。此外，病情的长短与感邪的类型、正气的强弱有关。风寒易随汗解，风热须热清方解，而暑湿感冒较为缠绵，虚体感冒则可迁延难愈或容易复感。

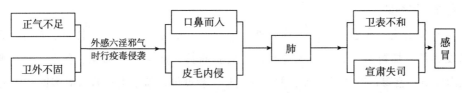

图 4-1 感冒的病因病机演变图

【诊断与鉴别诊断】

（一）诊断

1.以卫表及鼻咽症状为主，可见恶风或恶寒、发热、鼻塞、流涕、喷嚏、咽痛、咽痒、周身酸楚不适等。若风邪兼夹暑湿等其他病邪，还可见胸闷、脘痞、纳呆、便溏等其他症状。

2.时行感冒多呈流行性，在同一时期发病人数暴增，且病证相似，常表现为突然起病、恶寒、发热（高热多见）、周身酸痛、疲乏无力。病情一般较普通感冒重。

3.病程一般 3～7 天，普通感冒不易传变，而时行感冒少数可传变入里，变生它病。

4.四季皆可发病，而以冬、春两季为多。

血常规、呼吸道病毒抗原检测、胸部 X 线检查等有助于进一步明确本病的诊断。

（二）鉴别诊断

1.风温 发热急骤，寒战发热甚至高热，汗出后热虽降，但脉数不静，身热旋即复起，咳嗽胸痛，头痛较剧，甚至出现神志昏迷、惊厥、谵妄等传变入里的证候。而感冒发热一般不高或不发热，病势轻，不传变，服解表药后，多能汗出热退，脉静身凉，病程短，预后良好。

2.鼻渊 多流浊涕腥臭，眉额骨处胀痛、压痛明显，一般无恶寒发热，病程漫长，反复发作，不易痊愈。而感冒多流清涕，并无腥臭味，头痛范围不限于前额或眉骨处，寒热表证明显，急性发作，愈后症状消失。

【辨证论治】

（一）实证感冒

1.风寒束表

临床表现：恶寒重，发热轻，无汗，头痛，肢体酸楚，甚则疼痛，鼻塞声重，打喷嚏，时流清涕，咽痒，咳嗽，痰白稀薄；舌苔薄白，脉浮或浮紧。

治法：辛温解表，宣肺散寒。

代表方：荆防败毒散。

本方由荆芥、防风、茯苓、独活、柴胡、前胡、川芎、枳壳、羌活、桔梗、薄荷、甘草组成。若恶寒甚，可加麻黄、桂枝；若鼻塞流涕重者，加辛夷、苍耳子；若周身酸痛，加独活；若头项强痛，加白芷、葛根；若咽痒，咳嗽明显，加细辛、金沸草；若兼有胸闷痞满，不思饮食，舌苔白腻，可加广藿香、苍术、厚朴。

2.风热犯表

临床表现：身热较著，微恶风，汗泄不畅，咽干甚则咽痛，鼻塞，流黄稠涕，头胀痛，咳嗽，痰黏或黄，口干欲饮；舌尖红，舌苔薄白干或薄黄，脉浮数。

治法：辛凉解表，疏风清热。

代表方：银翘散。

本方由金银花、连翘、薄荷、荆芥穗、淡豆豉、桔梗、牛蒡子、甘草、竹叶、芦根组成。若发热甚，加黄芩、石膏、大青叶；若头胀痛甚，加桑叶、菊花、蔓荆子；若咽喉肿痛，加山豆根、玄参；若咳嗽，痰黄稠，加黄芩、浙贝母、瓜蒌皮；若口渴多饮，加天花粉、知母。

3. 暑湿伤表

临床表现：发热，微恶风，身热不扬，汗出不畅，肢体困重或酸痛，头重如裹，胸闷脘痞，纳呆，鼻塞，流浊涕，心烦口渴，大便或溏，小便短赤；舌苔白腻或黄腻，脉濡数或滑。

治法：清暑祛湿解表。

代表方：新加香薷饮。

本方由香薷、金银花、连翘、厚朴、鲜扁豆花组成。若暑热偏盛，加黄连、青蒿、鲜荷叶清暑泄热；若肢体酸重疼痛较甚，加藿香、佩兰；若胸闷脘痞，腹胀、便溏，加苍术、草豆蔻、法半夏、陈皮；若小便短赤，加滑石、甘草、赤茯苓。

（二）虚体感冒

1. 气虚感冒

临床表现：恶寒较甚，或并发热，鼻塞，流涕，气短，乏力，自汗，咳嗽，痰白，咳痰无力，平素神疲体弱，或易感冒；舌淡苔薄白，脉浮无力。

治法：益气解表，调和营卫。

代表方：参苏饮。

本方由人参、茯苓、甘草、紫苏叶、葛根、前胡、桔梗、半夏、陈皮、枳壳、木香、生姜、大枣组成。若乏力，自汗，动则加重，可加黄芪、白术、防风；若畏寒，四肢欠温，加细辛、熟附子。

2. 阴虚感冒

临床表现：身热，微恶风寒，无汗或微汗或盗汗，干咳少痰，头昏，心烦，口干，甚则口渴；舌红少苔，脉细数。

治法：滋阴解表。

代表方：加减葳蕤汤。

本方由玉竹、白薇、葱白、薄荷、淡豆豉、桔梗、炙甘草、大枣组成。若心烦口渴较甚，加沙参、栀子、天花粉；若盗汗明显，加煅牡蛎、糯稻根；若咳嗽痰少，加百部、炙枇杷叶；若纳差食少，加神曲、炒麦芽、鸡内金。

3. 阳虚感冒

临床表现：恶寒重，发热轻，头痛身痛，无汗，面色㿠白，语声低微，四肢不温；舌质淡胖，苔白，脉沉细无力。

治法：助阳解表。

代表方：麻黄附子细辛汤。

本方由麻黄、附子、细辛组成。若咳嗽痰白，咳痰无力，可加苦杏仁、干姜、法半夏；若全身酸痛，头重如裹，可加苍术、薏苡仁、羌活、独活。

【辨治备要】

（一）辨证要点

1. 辨实证与虚证

表 4-1　实证与虚证辨别表

	实证	虚证
病性	外邪袭肺，卫表不和，肺失宣肃	素体不强，卫外不固，易反复感邪，属正虚肺卫不和
证候	有风寒束表、风热犯表、暑湿伤表之别	有气虚、阴虚、阳虚之分

2. 辨风寒与风热

表 4-2　风寒与风热感冒辨别表

	风寒感冒	风热感冒
恶寒	重	轻
发热	轻	重
口渴	口不渴	口渴
出汗	无汗	少汗或有汗
咽痛	无	有
舌苔	苔薄白	苔薄黄
脉象	浮紧	浮数

3. 辨兼夹证

表 4-3　兼夹证辨别表

	好发时机	症状特点
夹湿	长夏	身热不扬，头重如裹，肢体酸痛、胸闷脘痞，舌苔腻
夹暑	夏季	身热有汗，心烦口渴，小便短赤，舌苔薄黄
夹燥	秋季	身热头痛，咽干鼻燥，干咳无痰或黏痰，口渴欲饮
夹食	饱食后	身热，脘痞纳呆，恶心欲呕，大便或溏，脉滑

4. 辨顺势与逆势

感冒病情较轻，多以卫表及鼻咽症状为主，表现为鼻塞流涕、咽痛、恶风或恶寒，或有发热等不适，经治疗后症状缓解快而明显，病势为顺，一般预后良好，病程较短且易痊愈。但若因感冒诱发其他宿疾或因治疗不当导致病情恶化，尤其是老年、婴幼儿及体弱者，出现表邪入里化热，变生他病，病势急骤，表现为寒战发热，或高热不退，咳嗽胸痛，甚则喘促、神志改变，此为逆象，预后相对较差。

（二）治法方药

感冒因外邪客于肌表所致，其病位在卫表肺系，治疗当因势利导，从表而解，治法应遵循《素问·阴阳应象大论》所言"其在皮者，汗而发之"之意。因此，感冒的基本治疗原则为解表达邪。解表之法应根据所感邪气的不同，选择相应的治法。实证感冒风寒束表者以辛温发汗

NOTE

解表；风热犯表者以辛凉疏风解表；暑湿伤表以清暑祛湿解表。

实证感冒治宜疏散为顺，一般忌用补敛之品，以免闭门留寇。

虚体感冒因原有宿疾，伤及正气，或体质虚弱，正气不足，卫外不固，容易受邪而致疾病反复发作，治疗应当扶正与解表并施。邪实为主者发散清解不宜过重，或祛邪时佐以扶正，如疏风散寒佐以益气温阳、疏风清热佐以养阴等，以顾护正气使祛邪而不伤正。正虚为主者则着重益气或养阴等，佐以解表祛邪。素体正气不足、卫外不固而致感冒反复发作者，在未发病时可根据正虚性质不同而分别益气、温阳、养阴等。

使用中药解表药治疗感冒需注意煎药和服药方法，其煎煮时间宜短，取其气全以保留芳香挥发有效物质。风寒表实证趁温热服，服药后进热粥以助药力，或覆被以促汗解表，汗后及时更换干燥洁净衣物，并应避风以免再次受邪。

【临证要点】

1.诊断之要，需鉴别普通感冒与时行感冒。普通感冒病情较轻，全身症状不重，少有传变。四时气候变化时发病率可升高，但无明显流行性特点。若感冒1周以上不愈，发热不退，或反见加重，应考虑继发他病，传变入里。而时行感冒病情较重，发病急，全身症状显著，具有广泛的传染性、流行性，可以发生传变，化热入里，继发或合并他病。

2.临证之要，应辨清病邪之性质。治疗感冒宜先分清寒热二证，风寒者辛温解表，风热者辛凉解表，若风寒外感，表尚未解，内郁化热，或肺有蕴热，复感风寒之证，可取温清并施，辛温与辛凉合用之法，以解表清里，表里双解。注意根据寒热的主次及其演变，适当配伍，如麻杏石甘汤、大青龙汤，即属此类方剂。病邪辨别不清，容易误治而延误病情。如风寒之证误用辛凉，汗不易出，病邪难以外达，反致不能速解，甚或发生变证；而风热之证误用辛温，则有助热燥液动血之弊，或引起传变。

3.谨守病机，须灵活辨证而不拘泥于教材。如《临证指南医案·凡例》所言："医道在乎识证、立法、用方，此为三大关键……然三者之中，识证尤为紧要。"故临证时在参考教材之余，须勿忘谨守病机，灵活辨证。外感六淫和正气不足是引起感冒的重要因素。秋季燥邪肆虐，故风燥感冒亦不少见，多表现为恶风，或并发热，口唇鼻干燥，咽干甚则咽痛，干咳，舌尖红，苔薄而干，此为风燥伤表，卫表不和，肺失清肃所致，治宜辛凉解表，润燥生津，可选用桑杏汤加减治疗。

4.选方用药，当遵循"治上焦如羽，非轻不举"。吴鞠通在《温病条辨·治病法论》中提出治上焦疾病，宜用如羽毛那样轻清升浮之品，其深层含义可理解为选用气薄味辛质轻之品以达轻清宣透之效；用药量轻以取升浮之义；煎药时间宜短。故治疗感冒用药宜以轻清、宣散为贵，过寒过热过润过燥之剂皆所不宜。如感冒初起，表现为恶风、微热、头胀、鼻塞者，可予辛平轻剂以疏风解表，药用桑叶、薄荷、防风、荆芥穗等微辛轻清透邪之品。咽痒咳嗽者，酌加前胡、牛蒡子、橘红、桔梗等清宣肺气。

【预防调护】

生活上应起居有常，加强体育锻炼，气候突变时适时增减衣服，防寒保暖。注意个人卫生，保持室内通风，空气清新，阳光充足。平素容易感冒者，可坚持每天按摩迎香穴，并适当服用调理防治方药。在流行季节，室内可用食醋熏蒸法进行空气消毒，并尽量减少去人口密集的公共场所，防止交叉感染。

感冒患者应适当休息，多饮温开水，饮食清淡为主，忌吃肥甘厚味和辛辣酒食之品。对时行感冒重症患者、老年人、婴幼儿或平素体弱者，须加强观察，关注病情变化。

【小结】

感冒是发病率极高，临床较为常见的外感疾病，以恶寒发热、鼻塞流涕、喷嚏、咽痛、头痛、咳嗽、全身不适等为主症。感冒的病因为外感六淫和时行疫毒，病位在肺卫，邪从口鼻而入或皮毛内侵，其主要病机为邪犯肺卫，卫表不和，肺失宣肃。辨证需分清实证和虚证，实证感冒属表实证，治疗以解表达邪为主，风寒宜予辛温，风热当以辛凉，暑湿应清暑祛湿；虚体感冒属正虚肺卫不和，治疗应扶正与解表并施，并注意固护正气，气虚宜予益气解表，阴虚当以滋阴解表，阳虚应助阳解表。时行感冒者则应重用清热解毒之品。

【名医经验】

熊继柏结合临床实践，认为感冒有恶寒发热，鼻塞流涕、打喷嚏，头痛或身痛，通常是浮脉，以风寒感冒、风热感冒、夹邪（夹暑、夹湿、夹燥）感冒、气虚感冒较为常见。他通过总结治疗感冒的个人经验，提出以下观点：①感冒的用药必须结合时令气候。春天感冒要重用柴胡（15～30g），并重视小柴胡汤的应用；风热感冒，可用银翘散加柴胡，或者银翘散合小柴胡汤。夏天夹暑感冒，必用滑石以清暑渗湿；若邪从热化，要加黄芩。秋天感冒使用桑杏汤或桑菊饮，可酌加荆芥或苏叶。冬天感冒，即使风热感冒也要适当酌加辛温发散药。②治疗感冒高热，用表里双解法。宣肺解表、通腑泻热，选用麻杏石甘汤加大黄；宣肺解表、兼清胃热，选用银翘散加大黄、防风通圣散。③对寒热夹杂证，应当寒热合治。既有恶寒、头痛、身疼、无汗之寒证，也有口苦、口渴、尿黄、舌苔黄，是寒热夹杂证。治疗要寒热同治，既要用辛温药解表，又要用清凉的药清里热。

【古籍摘要】

《素问·玉机真藏论》："是故风者百病之长也，今风寒客于人，使人毫毛毕直，皮肤闭而为热，当是之时，可汗而发也。"

《症因脉治·伤寒总论》："外感风寒，从毛窍而入，必要从毛窍而出，故伤寒发热症，首重发表解肌。"

《类证治裁·伤风论治》："惟其人卫气有疏密，感冒有浅深，故见症有轻重……凡体实者，春夏治以辛凉，秋冬治以辛温，解其肌表，风从汗散；体虚者，固其卫气，兼解风邪，恐专行发散，汗多亡阳也。"

《证治汇补·伤风》："如虚人伤风，屡感屡发，形气病气俱虚者，又当补中，佐以和解，倘专泥发散，恐脾气益虚，腠理益疏，邪乘虚入，病反增剧也。"

《医学心悟·论汗法》："汗者，散也。……风寒初客于人也，头痛发热而恶寒，鼻塞身重而体痛，此皮毛受病，法当汗之……凡一切阳虚者，皆宜补中发汗。一切阴虚者，皆宜养阴发汗。"

【文献推介】

1. 中华中医药学会肺系病分会/中国民族医药学会肺病分会. 普通感冒中医诊疗指南（2015版）. 中医杂志，2016，57（8）：716-720.

2. 卫生部流行性感冒诊断与治疗指南编撰专家组. 流行性感冒诊断与治疗指南（2011年版）[J]. 中华结核和呼吸杂志，2011，34（10）：725-734.

3.周仲瑛，薛博瑜.周仲瑛实用中医内科学·肺系病证［M］.北京：中国中医药出版社，2012：216-230.

第二节　咳　嗽

　　咳嗽是以发出咳声或伴有咳痰为主症的一种肺系病证。它既是肺系疾病中的一个症状，又是独立的一种疾患。有声无痰为咳，有痰无声为嗽，临床上多表现为痰声并见，难以截然分开，故以咳嗽并称。西医学中的急性气管-支气管炎、慢性支气管炎、咳嗽变异型哮喘等以咳嗽为主要症状的疾病均属于本病范畴，可参照本节辨证论治。

　　春秋战国时期，《黄帝内经》已经对咳嗽的病因、病机、证候分类和治疗列有专篇的论述。如《素问·咳论》对咳嗽病因的认识，提到："皮毛者，肺之合也；皮毛先受邪气，邪气以从其合也。其寒饮食入胃，从肺脉上至于肺则肺寒，肺寒则外内合邪，因而客之，则为肺咳"；"五脏六腑皆令人咳，非独肺也"。说明外邪犯肺和其他脏腑功能失调、内邪干肺均可导致咳嗽。咳嗽不只限于肺，也不离乎肺，根据咳嗽的症状，将其划分为五脏之咳：肺咳、肝咳、心咳、脾咳、肾咳，六腑之咳：胃咳、大肠咳、小肠咳、胆咳、膀胱咳、三焦咳，为咳嗽的辨证奠定了理论基础。

　　后世医家对咳嗽病证的病因、证治等作出了进一步的阐发。金元时期张子和在《儒门事亲·嗽分六气毋拘以寒》中指出："后人见是言，断嗽为寒，更不参较他篇。岂知六气皆能嗽人？若谓咳止为寒邪，何以岁火太过，炎暑流行，肺金受邪，民病咳嗽。"补充了既往仅以寒邪为外感致病之因的不足。明·张介宾在《景岳全书·咳嗽》中指出："以余观之，则咳嗽之要，止惟二证，何为二证？一曰外感，一曰内伤，而尽之矣。"据此执简驭繁地将咳嗽分为外感和内伤两大类，至今仍为临床所遵循。明·王纶在《明医杂著·咳嗽》中提出咳嗽的治法须分新久虚实。清·叶天士则阐明了咳嗽的基本规律和治疗原则，如《临证指南医案·咳嗽》云："咳为气逆，嗽为有痰。内伤外感之因甚多。确不离乎肺脏为患也。若因于风者，辛平解之；因于寒者，辛温散之；因于暑者，为熏蒸之气，清肃必伤，当与微辛微凉……"以上关于咳嗽论述等，至今仍对临床具有较大的参考价值。

【病因病机】

　　咳嗽按病因分外感咳嗽和内伤咳嗽两大类。外感咳嗽为六淫外邪侵袭肺系；内伤咳嗽为脏腑功能失调，内邪干肺。不论邪从外而入，或自内而发，均可引起肺失宣肃，肺气上逆而致咳嗽。

　　1.外感淫邪　外感六淫之邪，从口鼻或皮毛而入，侵袭肺系，郁闭肺气，肺失宣肃，而致肺气上逆作声，咳吐痰液。多因起居不慎、气候失常、冷暖失宜，或过度疲劳，正气不足，以致肺的卫外功能减退或失调，邪从外而入，内舍于肺导致咳嗽。正如《河间六书·咳嗽论》所言："寒、暑、燥、湿、风、火六气，皆令人咳。"风为六淫之首，易夹其他外邪侵袭人体，因此外感咳嗽常以风为先导，表现为风寒、风热、风燥等相合为病，但以风寒袭肺者居多。如《景岳全书·咳嗽》所云："六气皆令人咳，风寒为主。"

　　2.饮食不节　因嗜好烟酒等辛温燥烈之品，熏灼肺胃，酿生痰热；或因过食肥甘厚味，伤及脾胃，痰浊内生；或因平素脾失健运，水谷不能化为精微上输以养肺，反而聚为痰浊，痰邪干肺，肺气上逆，乃生咳嗽。

3.情志内伤 情志不遂，郁怒伤肝，肝气郁结，失于条达，气机不畅，日久气郁化火，因肝脉布胁而上注于肺，故气火循经犯肺，发为咳嗽。

4.肺脏自病 肺系疾病反复迁延不愈，伤阴耗气，肺主气司呼吸功能失常，以致肃降无权，肺气上逆。

咳嗽的主要病机为邪犯于肺，肺失宣肃，肺气上逆作咳。因肺主气，司呼吸，开窍于鼻，外合皮毛，内为五脏六腑之华盖，其气贯百脉而通他脏。由于肺体清虚，不耐寒热，故称为娇脏，易受内外之邪侵袭而致病。肺脏为祛邪外出，以致肺气上逆，冲激声门而发为咳嗽。诚如《医学三字经·咳嗽》所言："肺为脏腑之华盖，呼之则虚，吸之则满。只受得本脏之正气，受不得外来之客气。客气干之，则呛而咳矣。亦只受得脏腑之清气，受不得脏腑之病气。病气干之，亦呛而咳矣。肺体属金，譬若钟然，一外一内，皆所以撞之使鸣也。"提示咳嗽是内外病邪犯肺，肺脏祛邪外达的一种病理反应。

本病的病变部位在肺，涉及肝、脾、肾等多个脏腑。外感或内伤导致肺气失于宣发、肃降时，均会使肺气上逆而引起咳嗽。明·张介宾指出："咳症虽多，无非肺病。"因此咳嗽的病变主脏在肺。肺与肝既有经络相连，又有五行相克的内在联系，如肝郁化火，木火偏旺或金不制木，木火刑金，则气火上逆犯肺为咳。脾与肺有五行相生的内在联系，脾为肺之母，如饮食不节，内伤于脾，脾失运化，痰浊内生，上渍犯肺，则肺失宣肃，肺气上逆而咳。肺为气之主，肾为气之根，肺司呼吸，肾主纳气，且有五行相生的关系，因此久咳肺虚，金不生水，则肺病及肾，肾虚气逆犯肺而咳嗽。

外感咳嗽属邪实，多是新病，常常在不慎受凉后突然发生，伴随有鼻塞流涕、恶寒发热、全身酸痛等症状，属于实证，病理因素以风、寒、暑、湿、燥、火为主，多表现为风寒、风热、风燥相合为病。内伤咳嗽属邪实与正虚并见，多是宿疾，起病较为缓慢，咳嗽病史较长，伴有其他脏腑病证，属邪实正虚，标实为主者，病理因素以痰、火为主，痰有寒热之别，火有虚实之分。痰火可互为因果，痰可郁久而化火，火能炼液灼津为痰。本虚为主者，有肺虚、脾虚等区分。

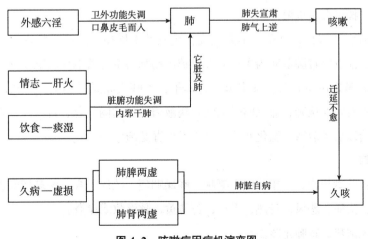

图4-2 咳嗽病因病机演变图

咳嗽虽有外感、内伤之分，但互为因果，可相互为病。外感咳嗽迁延不愈，伤及肺气，更易反复感邪，咳嗽频作，肺脏日益耗伤，可成内伤咳嗽，若夹湿夹燥，病势更为缠绵，难以痊愈。内伤咳嗽，肺虚卫外不固，更易感受外邪，侵袭肺脏而致咳嗽加重。外感咳嗽，大多预后良好，但若反复罹患或调治失当，则可能会转变为内伤咳嗽。内伤咳嗽若治疗不彻底或迁延难愈，日久则导致肺脾肾等脏腑亏虚，痰浊、水饮、气滞、血瘀互结而演变成肺胀，预后相对较差。

【诊断与鉴别诊断】

（一）诊断

1. 咳而有声，或伴咳痰。

2. 由外感引发者，多起病急、病程短，常伴恶寒发热等表证；由外感反复发作或其他脏腑功能失调引发者，多病程较长，可伴喘及其他脏腑失调的症状。

咳嗽按时间分为三类：急性咳嗽、亚急性咳嗽和慢性咳嗽。急性咳嗽 <3 周，亚急性咳嗽为 3～8 周，慢性咳嗽 >8 周。肺部影像学、肺功能、诱导痰细胞学检查等有助于进一步明确本病的诊断。

（二）鉴别诊断

1. 肺痨 因感染痨虫所致，以咳嗽、咯血、潮热、盗汗以及身体逐渐消瘦为主症，而咳嗽以发出咳声或伴有咳痰为主要临床表现，多不伴有咯血、消瘦等。

2. 肺胀 多见于老年人，有慢性肺系疾患病史，以咳嗽、咳痰、喘息气促、胸部膨满、憋闷如塞、面色晦暗为特征，或见唇舌紫绀，颜面四肢浮肿，症状反复发作，时轻时重，经久不愈。咳嗽则不同年龄均可罹患，症状以咳嗽、咳痰为主，病程可长可短，但咳嗽日久可发展为肺胀。

【辨证论治】

（一）外感咳嗽

1. 风寒袭肺

临床表现：咳嗽声重，气急，咽痒，咳白稀痰，常伴有鼻塞，流清涕，头痛，肢体酸痛，恶寒发热，无汗；舌苔薄白，脉浮或浮紧。

治法：疏风散寒，宣肺止咳。

代表方：三拗汤合止嗽散。

三拗汤由麻黄、杏仁、甘草、生姜组成；止嗽散由桔梗、荆芥、紫菀、百部、白前、陈皮、甘草组成。前方以宣肺散寒为主；后方以疏风润肺为主。若咽痒咳嗽较甚，加金沸草、细辛、五味子；若鼻塞声重较甚，加辛夷、苍耳子；若咳痰黏腻、胸闷、苔腻，加法半夏、厚朴、茯苓；若素有寒饮伏肺，兼见咳嗽上气、痰液清稀、胸闷气急、舌淡红、苔白而滑、脉浮紧或弦滑者，治以疏风散寒，温化寒饮，可改投小青龙汤。

2. 风热犯肺

临床表现：咳嗽频剧，气粗或咳声嘶哑，喉燥咽痛，咳痰不爽，痰黏稠或色黄，常伴有鼻流黄涕，口渴，头痛，恶风，身热；舌红，苔薄黄，脉浮数或浮滑。

治法：疏风清热，宣肺止咳。

代表方：桑菊饮。

本方由桑叶、菊花、苦杏仁、连翘、薄荷、桔梗、芦根、甘草组成。若咳甚，加浙贝母、枇杷叶；若肺热甚，加黄芩、鱼腥草；咽痛，加牛蒡子、射干；若热伤肺津，咽燥口干，舌质红，加南沙参、天花粉、芦根；若痰中带血，加白茅根、藕节；若夏令兼夹暑湿，症见咳嗽胸闷、心烦口渴、尿赤、舌红苔腻、脉濡数，加滑石、鲜荷叶。

3. 风燥伤肺

临床表现：干咳无痰，或痰少而黏，不易咳出，或痰中带有血丝，咽喉干痛，口鼻干燥，初起或伴有少许恶寒，身热头痛；舌尖红，苔薄白或薄黄而干，脉浮数或小数。

治法：疏风清肺，润燥止咳。

代表方：桑杏汤。

本方由桑叶、苦杏仁、北沙参、浙贝母、淡豆豉、栀子、梨皮组成。若津伤较甚，舌干红苔少，加麦冬、南沙参；若痰中带血，加白茅根、侧柏叶；若痰黏难出，加紫菀、瓜蒌子；若咽痛明显，加玄参、马勃。若属温燥伤肺重证，症见身热头痛，干咳无痰，气逆而喘，咽干鼻燥，心烦口渴，可改投清燥救肺汤；若痰质清稀、恶寒无汗、苔薄白而干、脉浮弦，为凉燥犯肺，可改投杏苏散。

（二）内伤咳嗽

1. 痰湿蕴肺

临床表现：咳嗽反复发作，咳声重浊，因痰而嗽，痰出则咳缓，痰多色白，黏腻或稠厚成块，每于晨起或食后咳甚痰多，胸闷脘痞，纳差乏力，大便时溏；舌苔白腻，脉濡滑。

治法：燥湿化痰，理气止咳。

代表方：二陈平胃散合三子养亲汤。

二陈平胃散由法半夏、陈皮、茯苓、甘草、苍术、厚朴组成；三子养亲汤由白芥子、莱菔子、紫苏子组成。前方燥湿化痰，理气和中；后方降气化痰。若寒痰较重，痰黏白如沫，畏寒背冷，加干姜、细辛；若咳逆气急，痰多胸闷，加旋覆花、白前；若久病脾虚，神疲倦怠，加黄芪、党参、白术。

2. 痰热郁肺

临床表现：咳嗽气粗，喉中可闻及痰声，痰多黄稠或黏厚，咳吐不爽，或有热腥味，或夹有血丝，胸胁胀满，咳时引痛，常伴有面赤，或有身热，口干欲饮；舌红，苔薄黄腻，脉滑数。

治法：清热化痰，肃肺止咳。

代表方：清金化痰汤。

本方由桑白皮、黄芩、栀子、知母、浙贝母、瓜蒌子、桔梗、橘红、茯苓、麦冬、甘草组成。若痰热较甚，咳黄脓痰或痰有热腥味，可加鱼腥草、鲜竹沥、薏苡仁、冬瓜子；若胸满咳逆，痰多，便秘，加葶苈子、大黄、芒硝；若口干明显，舌红少津，加北沙参、麦冬、天花粉。

3. 肝火犯肺

临床表现：上气咳逆阵作，咳时面红目赤，引胸胁作痛，咽干口苦，常感痰滞咽喉而咳之难出，量少质黏，或痰如絮条，症状可随情绪波动而增减；舌红，苔薄黄少津，脉弦数。

治法：清肺泻肝，化痰止咳。

代表方：黄芩泻白散合黛蛤散。

黄芩泻白散由桑白皮、地骨皮、黄芩、甘草组成；黛蛤散由青黛、海蛤壳组成。前方顺气降火，清肺化痰；后方清肝化痰。若咳嗽频作，痰黄，加栀子、牡丹皮、浙贝母；若胸闷气逆，加枳壳、旋覆花；若咳时引胸胁作痛明显，加郁金、丝瓜络；若痰黏难咳，加海浮石、浙贝母、瓜蒌子；若咽燥口干，舌红少津，加北沙参、天冬、天花粉。

4.肺阴亏虚

临床表现：干咳，咳声短促，痰少质黏色白，或痰中带血丝，或声音逐渐嘶哑，口干咽燥，午后潮热，颧红盗汗，常伴有日渐消瘦，神疲乏力；舌红少苔，脉细数。

治法：养阴清热，润肺止咳。

代表方：沙参麦冬汤。

本方由沙参、麦冬、天花粉、玉竹、桑叶、白扁豆、甘草组成。若咳而气促明显，加五味子、诃子；若痰中带血，加牡丹皮、白茅根、仙鹤草；若潮热明显，加功劳叶、银柴胡、青蒿、胡黄连；若盗汗明显，加乌梅、牡蛎、浮小麦；若咳吐黄痰，加海蛤壳、黄芩、知母；若手足心热，腰膝酸软，加黄柏、女贞子、旱莲草；若倦怠无力，少气懒言，加党参、五味子。

【辨治备要】

（一）辨证要点

1.辨外感与内伤

表4-4　外感与内伤咳嗽辨别表

	外感咳嗽	内伤咳嗽
病程	多为新病，病程短	多为久病，病程长
病势	常突然发生，病势急	常反复发作，病势缓
兼夹证	常伴有鼻塞流涕、恶寒发热、全身酸痛等肺卫表证	可伴有其他脏腑兼证
虚实	一般属于邪实	多为虚实夹杂，本虚标实

2.辨痰的特征

表4-5　咳痰特征辨别表

	颜色	性质	痰量	气味
寒	白	清稀	多	无
热	黄	黏稠	多或少	腥
湿	白	稠厚	多	甜
燥	白或黄	黏连成丝	少	无

3.辨咳嗽特征

咳声高亢激扬者多属实证，咳声低弱无力者多属虚证。病势急骤而病程短暂者多为实证；病势缓慢而病程较长者多为虚证。咳嗽时作，白昼明显，鼻塞声重者多为外感咳嗽；咳嗽连声重浊，晨起时阵发性加剧，痰出咳减者，多为痰湿咳嗽或痰热咳嗽；午后、黄昏咳嗽加重，或夜间有单声咳嗽，咳声轻微短促者，多属肺燥阴虚。夜卧咳嗽较剧烈，持续不断，伴有气喘者，为久咳致喘的虚寒证。

（二）治法方药

咳嗽治疗须分清邪正虚实。咳有六淫为患，也有内伤之异，故分为外感与内伤咳嗽。外感咳嗽可分为风寒、风热、燥邪等证候，内伤咳嗽又可分为痰湿、痰热、肝火犯肺及肺阴亏虚等证候。治随证出，除止咳之外，则有疏风、散寒、宣肺、清热、润燥、缓急、泻肝、化痰、养阴等法。

外感咳嗽，多为实证，按病邪性质多以风寒、风热、风燥为主，治应祛邪利肺为主，邪去则正安。因肺居高位，用药宜轻扬，当因势利导以宣畅肺气，使药力易直达病所。外感咳嗽一般忌敛邪留寇，同时还需注意化痰顺气，痰清则气顺，则咳嗽趋于痊愈。内伤咳嗽，多为邪实内虚。标实为主者，以痰、火为主，治应祛邪止咳，但需注意防止宣散过度，正气更伤；本虚为主者，有肺虚、脾虚、肾虚等区分，需从调护正气着手，治应扶正补虚，兼顾主次。

【临证要点】

1.随证变法，注意病机的演变转化。疾病的发生发展会导致病机相应发生演变和转化，此时治疗应随证变法。如外邪犯肺，风寒客肺化热，而表邪未解，见外寒内热者，应解表清里。风寒化热入里，转用清法。风热化燥者，转用润法。

2.灵活辨证，应源于教材而不拘泥于教材。外感咳嗽以风邪为先导，易夹寒、热、燥等外邪犯肺，故教材常提示风寒袭肺、风热犯肺和风燥伤肺多见，但风邪亦可单独犯肺，邪客于肺络，气道挛急而致咳嗽，表现为咽痒，气急，干咳无痰或少痰，夜卧晨起加剧，伴有呛咳阵作，遇外界寒热变化、异味等因素突发或加重，舌苔薄白，脉弦。辨证当属风盛挛急证，治宜疏风宣肺，解痉止咳，可选用苏黄止咳汤。若出现阵发性呛咳，咳甚时呕吐酸苦水，平卧或饱食后症状加重，平素容易腹胀、胃中嘈杂，舌红，苔白腻，此为胃气上逆，痰浊中阻，肺胃失和，肃降无权所致，辨证当属胃气上逆证，治宜和胃降逆，止咳化痰，可选用旋覆代赭汤和半夏泻心汤。

3.审证求因，切勿见咳止咳。咳嗽的轻重程度在一定程度上可以反映病邪的深浅和微甚，但咳嗽涉及面广，治疗时如不辨明病因病机，不探求标本表里，不讲究辨证论治，而只是一味应用所谓对症止咳药物，见咳而止咳，则会耽误病情，轻则迁延难愈，重则变证百出。咳嗽是人体祛邪外达的一种病理反应，须按照不同的病因辨证处理。如外感咳嗽，需慎用敛肺镇咳之品，误用则致肺气郁遏不得宣畅，外邪不能外达而出，邪恋不去，缠绵日久反而伤正。因此必须疏散外邪，以宣肃肺气之法，因势利导，肺气宣畅则咳嗽自止。内伤咳嗽病势较缓，咳嗽周期长，时轻时重，止咳亦要辨证论治。如肺阴亏虚之咳嗽，虽然初起时病势轻微，但若延误失治，往往日益加重，渐渐趋于劳损。正气亏虚日久，无力祛邪外达，咳嗽虽轻微，然则病情甚重，应加以警惕。

4.病涉多脏，当重整体治疗。咳嗽涉及多个脏腑病变时，应从脏腑整体观进行辨治。外感咳嗽夹湿或夹燥者，病势缠绵，容易慢性迁延转为内伤咳嗽。如湿邪困脾，脾湿生痰，久则脾失健运，脾气亏虚，可转为内生痰湿或气虚咳嗽，为脾虚肺弱所致，故当从肺脾论治，健脾益肺，理气止咳，可选用四君子汤合三子养亲汤。内伤咳嗽病程长，病势深，易伤及脏腑。如咳嗽日久，痰白质稀，伴有神疲食少，气短懒言，甚则咳喘，为肺气虚寒，伤及脾肾，脾肾两虚之象，所谓"肺不伤不咳，脾不伤不久咳，肾不伤不喘，病久则咳喘并作"，因此治疗时应从

NOTE

整体出发，权衡主次，可考虑用健脾补肾、温肺化痰的方法，选用补中益气汤合苓甘五味姜辛汤加减治疗。

【预防调护】

注意四时调摄，积极锻炼，饮食调理，提高机体卫外功能，增强皮毛腠理御邪抗病能力。咳嗽的预防，应注意气候的变化，做到防寒保暖；饮食不宜肥甘厚味，或辛辣过咸，戒除烟酒等不良嗜好；适当进行体育锻炼以增强体质。

咳嗽痰多者应尽量鼓励病人将痰排出。咳而无力者，可翻身拍背以助痰排出，尤其是长时间卧床者。内伤咳嗽多呈慢性反复发作，病程较长，尤其应当注意起居有度，合理饮食，可根据病情适当选用雪梨、山药、百合等作为食疗调护，坚持缓则治本的原则，补虚固本以图根治。

【小结】

咳嗽是一种发病率极高、严重影响患者生活质量的病证。病因有外感、内伤之分，主要病机为邪犯于肺，肺失宣肃，肺气上逆，发为咳嗽。病位主脏在肺，涉及肝、脾、肾等多个脏腑。外感咳嗽为六淫邪气犯肺，有风寒、风热、风燥等不同。内伤咳嗽为脏腑功能失调，内邪干肺，有痰湿、痰热、肝火、肺虚、脾虚等区分。辨证当辨外感内伤。外感咳嗽多属邪实，治疗应当祛邪利肺；内伤咳嗽多属虚实夹杂，本虚标实，治疗应当祛邪止咳、扶正补虚。外感咳嗽需及时治疗，以防止其慢性迁延转为内伤咳嗽。内伤咳嗽的病势较深，治疗不易速效，治疗时应根据虚实夹杂和病情的缓急，从整体出发，权衡主次，或标本兼顾，或先后分治。

【名医经验】

焦树德在学习前人经验的基础上，结合个人的临床体会，将咳嗽的治疗归纳为七大法则：①宣法，即用宣散发表，疏宣肺气，宣通郁壅的方法，常用辛温宣化、辛凉宣肺、宣郁理气法，最常用的药物有桔梗、荆芥、紫苏叶、防风、前胡等。②降法，即用降气化痰、降火肃肺、肃降祛瘀等方药治疗，最常用的药物有紫苏子、苦杏仁、桃仁、旋覆花、沉香等。③清法，即用清热化痰、清肺泻火、清燥救肺等方药治疗，最常用的药物有桑白皮、栀子、生石膏、黄芩、知母、青黛等。④温法，即用温肺化痰、温肺理气、温中化痰、温肾纳气等方药治疗，最常用的药物有白芥子、干姜、紫菀、款冬花、肉桂等。⑤补法，即用培补肺气、健脾益气、补肾纳气等方药治疗，最常用的药物有黄芪、党参、白术、山药、冬虫夏草、蛤蚧等。⑥润法，即用甘凉清润、滋阴养肺、清燥润肺等方药治疗，最常用的药物有麦门冬、沙参、阿胶、蜂蜜、梨皮、生地黄、玄参等。⑦收法，即用敛肺益气、敛肺化痰、敛阴清气等方药治疗，最常用的药物有五味子、乌梅、罂粟壳、百合、诃子等。

【古籍摘要】

《素问病机气宜保命集·咳嗽论》："咳谓无痰而有声，肺气伤而不清也；嗽是无声而有痰，脾湿动而为痰也。咳嗽谓有痰而有声，盖因伤于肺气动于脾湿，咳而为嗽也。"

《医学心悟·咳嗽》："凡治咳嗽，贵在初起得法为善。经云：微寒微嗽，属风寒者十居其九。故初治必须发散，而又不可过散，不散则邪不去，过散则肺气必虚，皆令缠绵难愈。……久咳不已，必须补脾土以生肺金。此诚格之言也。"

《医学入门·咳嗽》："新咳有痰者外感，随时解散；无痰者便是火热，只宜清之。久咳有痰者燥脾化痰，无痰者清金降火。盖外感久则郁热，内伤久则火炎，俱宜开郁润燥。……苟不治本而浪用兜铃、粟壳涩剂，反致缠绵。"

【文献推介】

1. 中华医学会呼吸病学分会哮喘学组 . 咳嗽的诊断与治疗指南（2009 版）［J］. 中华结核和呼吸杂志，2009，32（6）：407-413.

2. 中华中医药学会肺系病专业委员会 . 咳嗽中医诊疗专家共识意见（2011 版）［J］. 中医杂志，2011，52（10）：896-899.

3. 周仲瑛，薛博瑜 . 周仲瑛实用中医内科学·肺系病证［M］. 北京：中国中医药出版社，2012：231-245.

第三节　哮　病

哮病，又称哮证，是以喉中哮鸣有声，呼吸困难，甚则喘息不能平卧为主症的反复发作性肺系疾病。后世医家鉴于哮必兼喘，故又称哮喘，而喘未必兼哮，为与喘证区分，故定名为哮病、哮证。该病是一种常见的、慢性呼吸系统疾病，西医学中的支气管哮喘属于本病范畴，可参照本病辨证论治；喘息性支气管炎、嗜酸粒细胞增多症（或其他急性肺部过敏性疾患）引起的哮喘也可参考本节辨证论治。

春秋战国时期，有关本病始有"喘鸣"之类的记载，与本病的发作特点相似。如《素问·阴阳别论》说："阴争于内，阳扰于外，魄汗未藏，四逆而起，起则熏肺，使人喘鸣。"《素问·通评虚实论》云："喘鸣肩息者，脉实大也，缓则生，急则死。"

东汉时期，张仲景称之为"上气"，《金匮要略·肺痿肺痈咳嗽上气病脉证并治》曰："咳而上气，喉中水鸡声，射干麻黄汤主之。"指出哮病发作时的特征及治疗。《金匮要略·痰饮咳嗽病脉证并治》指出："膈上病痰，满喘咳吐，发则寒热，背痛腰疼，目泣自出，其人振振身瞤剧，必有伏饮。"从病理上将其归属于痰饮病中的"伏饮"证。隋·巢元方《诸病源候论》称本病为"呷嗽"，指出本病病理为"痰气相击，随嗽动息，呼呷有声"，治疗"应加消痰破饮之药"。此后，本病还有哮吼等形象性称谓。元·朱丹溪首创哮喘病名，并阐明病理因素"专主于痰"，提出"未发以扶正气为主，既发以攻邪气为急"的治疗原则。明·虞抟《医学正传》则进一步对哮与喘作了明确的区别，指出其鉴别特点为："喘以气息言，哮以声响言。""喘促喉间如水鸡声者谓之哮，气促而连续不能以息者谓之喘。"清·叶天士《临证指南医案》认为喘证之因，亦有由外邪壅遏而致者，"若夫哮证，亦由初感外邪，失于表散，邪伏于里，留于肺俞"。

【病因病机】

哮病的发生为痰伏于肺。伏痰主要由于脏腑功能失调，肺不能布散津液，脾不能运化精微，肾不能蒸化水液，以致津液凝聚成痰，伏藏于肺，成为发病的"夙根"。每因外感、饮食、情志、劳倦等诱因引动而触发，致痰阻气道，肺气上逆，气道挛急所致。

1. 外邪侵袭　气候变化为哮病发作的主要诱因。外邪侵袭，内合于肺，"伏痰"遇感引触，痰随气升，气因痰阻，相互搏结，壅塞气道，而致痰鸣如吼，气息喘促。或寒温失调，失于表散，邪蕴于肺，壅阻肺气，气不布津，聚液生痰而发。或因吸入花粉、烟尘、异味气体等，影响肺气的宣发，津液凝聚，痰浊内生，亦为致哮的常见诱因。

2.饮食不当　或过食生冷，寒饮内停；或嗜食酸咸甘肥，积痰蒸热；或禀赋异常者，进食海膻发物，以致脾失健运，痰浊内生，上干于肺，壅塞气道而发。故又有称为"食哮""鱼腥哮""卤哮""糖哮""醋哮"等名者。清·何梦瑶《医碥·哮喘》曰："哮者……得之食味酸咸太过，渗透气管，痰入结聚，一遇风寒，气郁痰壅即发。"

3.情志刺激　肝主疏泄，性喜条达。忧郁恼怒、思虑过度等情志刺激，使肝失条达，气机不畅，气郁化火，气火循经上逆犯肺；或肝气郁结，疏泄失职，津液失布，凝而成痰；或肝郁化火，郁火灼津，炼液成痰；或肝气郁滞，横克脾土，脾失健运，酿液为痰，上贮于肺，以致肺失肃降，发为哮喘。

4.体虚病后　体质虚弱，易发哮病。如幼儿哮病往往由于禀赋不足所致，故《临证指南医案·哮》称其为"幼稚天哮"。若病后体弱，如幼年患麻疹、顿咳，或反复感冒、咳嗽日久等，以致肺气亏虚，气不化津，痰饮内生；或病后阴虚火旺，热蒸液聚，痰热胶固而致哮。素质不强者多以肾虚为主，而病后所致者多以肺脾虚为主。

上述各种病因，既是引起哮病的重要原因，亦为每次发作的诱因，这些诱因每多错杂相关，尤以气候变化为主。诚如明·秦景明《症因脉治·哮病》所说："哮病之因，痰饮留伏，结成窠臼，潜伏于内，偶有七情之犯，饮食之伤，或外有时令之风寒束其肌表，则哮喘之症作矣。"

哮病的病位主要在肺，与脾肾密切相关。基本病机为痰阻气道，肺失宣降。病理因素以痰为主，如朱丹溪说："哮喘专主于痰。"清·李用粹《证治汇补·哮病》指出："哮即痰喘之久而常发者，因内有壅塞之气，外有非时之感，膈有胶固之痰，三者相合，闭拒气道，搏击有声，发为哮病。"哮病发作时的病理环节为痰阻气闭，以邪实为主。由于病因不同，体质差异，又有寒哮（冷哮）、热哮之分。哮因寒诱发，素体阳虚，痰从寒化，属寒痰为患，则发为寒哮；若因热邪诱发，素体阳盛，痰从热化，属痰热为患，则发为热哮。或由痰热内郁，风寒外束，则为寒包火证。寒痰内郁化热，寒哮亦可转化为热哮。

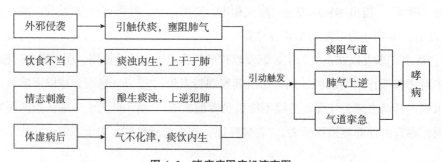

图4-3　哮病病因病机演变图

若哮病反复发作，寒痰伤及脾肾之阳，痰热耗灼肺肾之阴，则可由实转虚，表现肺、脾、肾等脏脏气虚弱之候。肺虚不能主气，气不化津，则痰浊内蕴，肃降无权，并因卫外不固，而更易受外邪的侵袭诱发；脾虚失运，积湿生痰，上贮于肺，则肺气升降失常；肾虚精气亏乏，摄纳失常，则阳虚水泛为痰，或阴虚虚火灼津成痰，上干于肺。因肺、脾、肾虚所生之痰上贮于肺，则影响肺之宣发肃降功能。可见，哮病为本虚标实之病，标实为痰浊，本虚为肺脾肾虚。发作时以标实为主，表现为痰鸣气喘；在间歇期以肺、脾、肾等脏器虚弱之候为主，表现为短气、疲乏，常有轻度哮症。若哮病大发作，或发作呈持续状态，邪实与正虚错综并见，肺肾两虚而痰浊又复壅盛，严重者因肺不能治理调节心血的运行，命门之火不能上济于心，则心阳亦同时受累，甚至发生由哮致脱危候。

【诊断与鉴别诊断】

（一）诊断

1. 发作时喉中哮鸣有声，呼吸困难，甚则张口抬肩，不能平卧，或口唇指甲紫绀。

2. 呈反复发作性，常因气候突变、饮食不当、情志失调、劳累等因素而诱发，发作前多有鼻痒、喷嚏、咳嗽、胸闷等症状。

3. 有过敏史或家族史。

血嗜酸性粒细胞及肺功能检查，有助于本病的诊断。

西医根据临床表现可分为急性发作期、慢性持续期和缓解期。哮喘严重发作，持续 24 小时以上，经治疗不缓解者，称为"哮喘持续状态"。

（二）鉴别诊断

1. 喘证 哮病和喘证都有呼吸急促的表现。哮必兼喘，但喘未必兼哮。哮指声响言，以发作时喉中哮鸣有声为主要临床特征；喘指气息言，以呼吸气促困难为主要临床特征。哮是一种反复发作的独立性疾病，喘证是并发于多种急慢性疾病的一个症状。

2. 支饮 支饮为饮留胸膈，虽然也可表现痰鸣气喘的症状，但多由慢性咳嗽经久不愈，逐渐加重而成咳喘，病势时轻时重，发作与间歇的界限不清，以咳嗽和气喘为主。如《金匮要略·痰饮咳嗽病脉证并治》说："咳逆倚息，短气不得卧，其形如肿，谓之支饮。"哮病间歇发作，突然起病，迅速缓解。

【辨证论治】

（一）发作期

1. 寒哮

临床表现：呼吸急促，喉中哮鸣有声，胸膈满闷如塞；咳不甚，痰稀薄色白，咳吐不爽，面色晦滞带青，口不渴或渴喜热饮，天冷或受寒易发，形寒畏冷；初起多兼恶寒、发热、头痛等表证；舌苔白滑，脉弦紧或浮紧。

治法：宣肺散寒，化痰平喘。

代表方：射干麻黄汤。

本方由射干、麻黄、生姜、细辛、紫菀、款冬花、大枣、半夏、五味子组成。若痰涌气逆，不得平卧，可加葶苈子、苏子、杏仁、白前、橘皮等；若咳逆上气、汗多，加白芍；若表寒里饮，寒象较重，可改用小青龙汤治疗。

2. 热哮

临床表现：气粗息涌，咳呛阵作，喉中哮鸣，胸高胁胀，烦闷不安；汗出口渴喜饮，面赤口苦，咳痰色黄或色白，黏浊稠厚，咳吐不利，不恶寒；舌质红，苔黄腻，脉滑数或弦滑。

治法：清热宣肺，化痰定喘。

代表方：定喘汤。

本方由白果、麻黄、杏仁、苏子、半夏、款冬花、桑白皮、黄芩、甘草组成。若表寒外束，肺热内郁，加石膏配麻黄解表清里；肺气壅实，痰鸣息涌，不得平卧，加葶苈子、地龙；

NOTE

肺热壅盛，咳痰稠黄，加海蛤壳、射干、知母、鱼腥草；大便秘结，可加大黄、芒硝、全瓜蒌、枳实；病久热盛伤阴，气急难续，痰少质黏，口咽干燥，舌红少苔，脉细数，当养阴清热化痰，加沙参、知母、天花粉。

（二）缓解期

1. 肺虚证

临床表现：喘促气短，语声低微，面色㿠白，自汗畏风；咳痰清稀色白，多因气候变化而诱发，发前喷嚏频作，鼻塞流清涕；舌淡苔白，脉细弱或虚大。

治法：补肺益气。

代表方：玉屏风散。

本方由黄芪、白术、防风组成。若恶风明显，加用桂枝汤；阳虚甚者，加附子；痰多，加前胡、杏仁。若气阴两虚，呛咳，痰少质黏，口咽干，舌质红，可用生脉散加沙参、玉竹、黄芪。

2. 脾虚证

临床表现：倦怠无力，食少便溏，面色萎黄无华；痰多而黏，咳吐不爽，胸脘满闷，恶心纳呆；或食油腻易腹泻，每因饮食不当而诱发；舌质淡，苔白滑或腻，脉细弱。

治法：健脾益气。

代表方：六君子汤。

本方由人参、白术、茯苓、炙甘草、陈皮、半夏组成。若脾阳不振，形寒肢冷者，加附子、干姜；若中虚喘哮，痰壅气滞者，加三子养亲汤；若脾虚气陷，少气懒言者，可改用补中益气汤加减治疗。

3. 肾虚证

临床表现：平素息促气短，动则为甚，呼多吸少；咳痰质黏起沫，脑转耳鸣，腰酸腿软，心慌，不耐劳累；或五心烦热，颧红，口干；或畏寒肢冷，面色苍白；舌淡苔白质胖，或舌红少苔，脉沉细或细数。

治法：补肾纳气。

代表方：金匮肾气丸或七味都气丸。

金匮肾气丸由附子、桂枝、干地黄、山茱萸、山药、茯苓、牡丹皮、泽泻组成；七味都气丸由熟地黄、山茱萸、山药、茯苓、泽泻、丹皮、五味子组成。前方偏于温肾助阳，后方偏于益肾纳气。阳虚甚，酌加附片、肉桂、补骨脂、仙灵脾、鹿角片；阴虚甚，加生地黄、冬虫夏草；若肾失潜纳，气不归原，加蛤蚧、胡桃肉、沉香。

【辨治备要】

（一）辨证要点

1. 辨发作期与缓解期

表 4-6　发作期与缓解期辨别表

	发作期	缓解期
声息	喘哮气粗声高	喘哮气怯声低
呼吸	呼吸深长，呼出为快	呼吸短促难续，吸气不利
脉象	有力	沉细或细数

2. 辨寒热

表 4-7　寒哮与热哮辨别表

	寒哮	热哮
症状	气促哮鸣，痰稀色白，面色晦暗，口不渴或渴喜热饮，形寒畏冷	气粗息涌，痰稠色黄，面赤口苦，渴喜冷饮，不恶寒
舌脉象	舌苔薄白或白滑，脉弦紧或浮紧	舌红苔黄，脉滑数或弦滑

哮病总属邪实正虚之证，当辨虚实寒热。发时以邪实为主，多见寒哮、热哮，也可见寒包热、风痰、虚哮等兼证，还要注意寒痰、热痰之分，是否兼表之别；未发时以正虚为主，宜辨阴阳之偏虚，肺、脾、肾之所属。若日久不愈，虚实错杂，当辨主次，按病程新久及全身症状辨别。

（二）治法方药

哮病治疗应遵循"发时治标，平时治本"的原则，即宗朱丹溪"未发以扶正气为主，既发以攻邪气为急"之说。发作期以表实为主，要先辨寒热，以攻邪治标；缓解期则以本虚为主，应细辨肺、脾、肾的虚实及阴虚阳虚，以扶正固本。常年反复发作、缠绵不愈者，则可标本兼治，有所侧重。

发时攻邪治标，祛痰利气，寒痰宜温化宣肺，热痰当清化肃肺，寒热错杂者，当温清并施，表证明显者兼以解表，属风痰为患者又当祛风涤痰。反复日久，正虚邪实者，又当兼顾，不可单纯拘泥于祛邪。若发生喘脱危候，当急予扶正救脱。缓解期应扶正治本，阳气虚者应予温补，阴虚者则予滋养，分别采取补肺、健脾、益肾等法，通过补益肺脾肾，以冀预防和减少复发。

若痰热壅肺，复感风寒，客寒包火，肺失宣降，表现为寒包热哮证者，治宜解表散寒，清化痰热，可选用小青龙加石膏汤、厚朴麻黄汤加减治疗；若痰浊伏肺，风邪引触，肺气郁闭，升降失司，表现为风痰哮证者，治宜祛风涤痰，降气平喘，可选用三子养亲汤加味治疗；若哮病久发，痰气瘀阻，肺肾两虚，摄纳失常，表现为虚哮证者，治宜补肺纳肾，降气化痰，可选用平喘固本汤（南京中医药大学附院验方：由党参、五味子、冬虫夏草、胡桃肉、沉香、灵磁石、坎脐、苏子、款冬花、法半夏、橘红组成）加减治疗；若痰浊壅盛，上蒙清窍，肺肾两亏，气阴耗伤，心肾阳衰，表现为喘脱危证，治宜补肺纳肾，扶正固脱，可选用回阳急救汤、生脉饮加减治疗。

张介宾《景岳全书·喘促门》云："扶正气者，须辨阴阳，阴虚者补其阴，阳虚者补其阳；攻邪气者，须分微甚，或散其风，或温其寒，或清其痰火。然发久者，气无不虚，故于消散中宜酌加温补，或于温补中酌加消散。此等证候，当眷眷以元气为念，必致元气渐充，庶可望其渐愈。若攻之太过，未有不致日甚而危者。"堪为哮病辨治要领。

【临证要点】

1. 注意寒热虚实之间的兼夹与转化。寒痰冷哮久郁可化热，尤其在感受外邪引发时，更易如此。小儿、青少年阳气偏盛者，多见热哮，但久延而至成年、老年，阳气渐衰，每可转从寒化，表现寒哮。虚实之间也可在一定条件下互相转化，一般而言，新病多实，发时邪实，久病多虚，平时正虚，但实证与虚证可以因果错杂为患。实证包括寒热两证在内，如寒痰日久耗伤肺脾肾的阳气，可以转化为气虚、阳虚证；痰热久郁耗伤肺肾阴液，则可转化为阴虚证。虚证属于阳气虚者，因肺脾肾不能温化津液，而致津液停积为饮，兼有寒痰标实现象；属于阴虚者，因肺肾阴虚火炎，灼津成痰，兼有痰热标实现象。兼腑实者，又当泻肺通腑，以恢复肺之肃降功能。因肝气侮肺，肺气上逆而致者，治当疏利肝气，清肝肃肺。

2. 发时治标顾本，平时治本顾标。临证所见，哮病发作之时，虽以邪实为多，亦有正虚为主者，缓解期常以正虚为主，但其痰饮留伏的病理因素仍然存在，因此对于哮病的治疗发时未必全从标治，当治标顾本，平时亦未必全恃扶正，当治本顾标。尤其是大发作有喘脱倾向者，更应重视回阳救脱，急固其本，若拘泥于"发时治标"之说，则错失救治良机。平时当重视治本，区别肺、脾、肾的主次，在抓住重点的基础上，适当兼顾，其中尤以补肾为要，因肾为先天之本、五脏之根，肾精充足则根本得固。但在扶正的同时，还当注意参入降气化痰之品，以祛除内伏之顽痰，方能减少复发。

3. 重视虫类祛风通络药的应用。风邪致病者，为痰伏于肺，外感风邪触发，具有起病多快、病情多变等风邪"善行而数变"的特性，治当祛风解痉，药用麻黄、苏叶、防风、苍耳草等，特别是虫类祛风药擅长走窜入络，搜剔逐邪，可祛肺经伏邪，增强平喘降逆之功，且大多具有抗过敏、调节免疫功能作用，对缓解支气管痉挛，改善缺氧现象有显著疗效，药如僵蚕、蝉衣、地龙、露蜂房等。

4. 久哮者虚多邪少，治宜扶正祛邪。若久病正虚，发病时邪少虚多，痰浊壅盛，出现张口抬肩、鼻扇气促、汗出肢冷、脉浮大无根等喘脱危候者，治疗当体现"急"字为先，可参照喘证辨证论治。

【预防调护】

注意保暖，防止感冒，避免因寒冷空气的刺激而诱发。根据身体情况，做适当的体育锻炼，以逐步增强体质，提高抗病能力。

饮食宜清淡，忌肥甘油腻、辛辣甘甜，防止生痰生火，避免海膻发物。避免烟尘异味。保持心情舒畅，避免不良情绪的影响。劳逸适当，防止过度疲劳。平时可常服玉屏风散、金匮肾气丸等扶正固本药物，以调护正气，提高抗病能力。

【小结】

哮病是一种发作性的痰鸣气喘疾患。病因系宿痰伏肺，复因外邪侵袭、饮食不当、情志刺激、体虚病后等触动诱发。病机为痰阻气道，肺失宣降。病位在肺，与脾肾密切相关。哮病为本虚标实之证，标实为痰浊，本虚为肺脾肾虚，本虚与标实互为因果。发作时以邪实为主，有寒哮、热哮之分，也可见寒包热、风痰、虚哮等兼证；未发时以正虚为主，表现为肺脾肾等脏气虚弱之候。若日久不愈，则虚实错杂；若大发作或发作呈持续状态时，易导致"喘脱"危候。临证注意寒热虚实之间的兼夹与转化，发时治标顾本，平时治本顾标，并重视虫类祛风通络药的应用。平素宜避免寒冷、海膻发物等诱发因素，调护正气，提高抗病能力。

【名医经验】

历代医家在其临床实践过程中积累了丰富的经验，创立了许多治疗哮病的治疗方法与方药。如明·楼英在《医学纲目·哮喘》中把哮病发作期分为二证，一者为中外皆寒，用东垣参苏温肺汤，调中益气加茱萸汤及紫金丹，以劫寒痰；二者属寒包热，治法用仲景越婢加半夏汤等诸方。明·秦景明在《症因脉治·哮病》中总结哮病之治："身发热者，外有感冒，先解表，前胡苏子饮、防风泻白散，佐以化痰之药；身无热无外邪，消痰理气为主，二陈汤、三子养亲汤、小半夏汤；伏痰留饮，结成窠臼，控涎丹、滚痰丸，量情选用。"以此法治哮喘属实证者。清·沈金鳌《沈氏尊生书·咳嗽哮喘》主张哮病以"淡饮食，行气化痰"为治法，以苏子、枳壳、青皮、桑白皮、桔梗、半夏、前胡、杏仁、栀子为治哮必用之药，另择历代治哮有效之方："陈皮汤以表散，千金汤以总治，清金丹疗食哮，水哮方治水哮，千缗导痰汤治风痰哮，参苏温肺汤用治内外皆寒，越婢加半夏汤治寒包热，定喘汤除根。"清·蒋宝素《问斋医案》提出哮病发时以"疏解豁痰为主"，缓解时"脾肾双补为宜"的治法，尤对平复后的脾肾双补，阐发总结为："不扶其土，无以生金，不固其下，无以清上，法当固肾扶土为主，清上实下辅之，爰以六味、六君加减，守常调治，或可图功。"

【古籍摘要】

《诸病源候论·气病诸候》："肺病令人上气，兼胸膈痰满，气行壅滞，喘息不调，致咽喉有声，如水鸡之鸣也。"

《医宗必读·喘》："喘者，促促气急，喝喝痰声，张口抬肩，摇身撷肚。短气者，呼吸虽急，而不能接续，似喘而无痰声，亦不抬肩，但肺壅而不能下。哮者与喘相类，但不似喘开口出气之多，而有呀呷之音。……三者极当详辨。"

《医学统旨》："大抵哮喘，未发以扶正为主，已发以攻邪气为主。亦有痰气壅盛壮实者，可用吐法。大便秘结，服定喘药不效，而用利导之药而安者。必须使薄滋味，不可纯用凉药，亦不可多服砒毒劫药，倘若受伤，追悔何及。"

《时方妙用·哮证》："哮喘之病，寒邪伏于肺俞，痰窠结于肺膜，内外相应，一遇风寒暑湿燥火六气之伤即发，伤酒伤食亦发，动怒动气亦发，劳役房劳亦发。"

《王旭高医案·痰喘》："喘哮气急……治之之法，在上治肺胃，在下治脾肾，发时治上，平时治下。"

【文献推介】

1. 史宇广，单书健. 当代名医临证精华·咳喘专辑［M］. 北京：中医古籍出版社，1988：1-231.

2. 李明华，殷凯生，蔡映云. 哮喘病学［M］. 第2版. 北京：人民卫生出版社，2005：595-693.

3. 中华医学会呼吸病学分会哮喘学组，中华医学会全科医学分会. 中国支气管哮喘防治指南（基层版）［J］. 中华结核和呼吸杂志，2013，36（5）：331-336.

4. 陈燕，张洪春，等. 晁恩祥教授"从风论治"哮病的学术思想研究［J］. 中医药管理杂志，2007，15（4）：281-282.

第四节　喘　证

喘证是以呼吸困难，甚至张口抬肩，鼻翼扇动，不能平卧为特征的病证。喘证的症状轻重不一，轻者仅表现为呼吸困难，不能平卧；重者稍动则喘息不已，甚则张口抬肩，鼻翼扇动；严重者，喘促持续不解，烦躁不安，面青唇紫，肢冷，汗出如珠，脉浮大无根，发为喘脱。西医学中的肺炎、慢性阻塞性肺疾病、肺源性心脏病、心源性哮喘等属于本病范畴，可参照本病辨证论治；肺结核、矽肺等发生呼吸困难时，也可参考本节辨证论治。

《黄帝内经》最早记载了喘证的名称、症状表现和病因病机。如《灵枢·五阅五使》说："肺病者，喘息鼻张。"《灵枢·本脏》曰："肺高则上气肩息。"描述了喘息、鼻张、肩息为喘证发作时轻重不同的临床表现，并提出了病变主脏在肺。《灵枢·五邪》云："邪在肺，则病皮肤痛，寒热，上气喘，汗出，喘动肩背。"《灵枢·本神》道："肺气虚……实则喘喝，胸膺仰息。"《素问·举痛论》谓："劳则喘息汗出。"提出喘证的病因既有外感又有内伤，病机也有虚实之别。《素问·痹论》云："心痹者，脉不通，烦则心下鼓，暴上气而喘。"《素问·经脉别论》云："有所坠恐，喘出于肝。"提示喘虽以肺为主，亦涉及他脏。

东汉时期，张仲景《金匮要略》有"上气"专篇论述。所谓"上气"即指气喘肩息、不能平卧的证候，亦包括"喉中水鸡声"的哮病和"咳而上气"的肺胀，辨证已分虚实，并列方治疗，如射干麻黄汤、越婢汤、皂荚丸等。

金元时期的医家对喘证的论述各有补充。如刘河间论喘因于火热，他说："病寒则气衰而息微，病热则气甚而息粗……故寒则息迟气微，热则息数气粗而为喘也。"元·朱丹溪认识到七情、饱食、体虚等皆为喘证的病因，《丹溪心法·喘》说："六淫七情之所感伤，饱食动作，脏气不和，呼吸之息，不得宣畅而为喘急。亦有脾肾俱虚，体弱之人，皆能发喘。"充实了内伤致喘的论述。明·张介宾把喘证归纳成虚实两大证，《景岳全书·喘促》说："实喘者有邪，邪气实也；虚喘者无邪，元气虚也。"指出了喘证的辨证纲领。清·叶天士《临证指南医案·喘》说："在肺为实，在肾为虚。"清·林珮琴《类证治裁·喘证》认为："喘由外感者治肺，由内伤者治肾。"这些论点，对指导临床实践皆具有重要意义。

【病因病机】

喘证常由多种疾患引起，病因复杂，既有外感，又有内伤。外感为六淫外邪侵袭肺系；内伤为痰浊内蕴、情志失调、久病劳欲等，致使肺气上逆，宣降失职，或气无所主，肾失摄纳而成。

1. 外邪侵袭　外邪以风寒为常见，风寒袭表犯肺，肺卫为邪所伤，肺气不得宣畅，或因风热犯肺，肺为热壅，清肃失司，以致肺气上逆为喘。若表寒未解，内已化热，或肺有蕴热，寒邪外束，热不得泄，热为寒郁，或热蒸液聚成痰，痰热壅肺，肺失宣降，气逆而喘。如明·张介宾《景岳全书·喘促》说："实喘之证，以邪实在肺也，非风寒则火邪耳。"

2. 饮食不当　过食生冷肥甘，或嗜酒伤中，损伤脾胃，以致脾湿不运，痰浊内生，上干于肺，肺气壅阻，升降不利，发为喘促。如复加外感诱发，可见痰浊与风寒、邪热等内外合邪的错杂证候。若痰湿郁久化热，或肺热素盛，痰火交阻于肺，痰壅火迫，上逆为喘。若湿痰寒化，可见寒饮伏肺，常因外邪袭表犯肺，引动伏饮，壅阻气道，发为喘促。

3. 情志所伤　情志不遂，忧思气结，气机不利，或郁怒伤肝，肝气上逆于肺，肺气不得肃降，则气逆而喘。明·李梴《医学入门·喘》所载"惊忧气郁，惕惕闷闷，引息鼻张气喘，呼吸急促而无痰声者"即属此类。

4. 劳欲久病　久咳伤肺，或病久肺虚，气失所主，气阴亏耗，因而短气喘促，故明·王肯堂《证治准绳·喘》说："肺虚则少气而喘。"若劳欲伤肾，精气内夺，真元损耗，根本不固，则气失摄纳，上出于肺，出多入少，气逆喘促。正如明·赵献可《医贯·喘》所言："真元损耗，喘出于肾气之上奔……乃气不归原也。"或肾阳衰弱，肾不主水，水气凌心，心阳不振，肺气上逆，亦可致喘。此外，如中气虚弱，肺气失于充养，亦可因气虚而喘。

喘证的发病部位主要在肺和肾，但与肝脾心有关。因肺为气之主，司呼吸，外合皮毛，内为五脏华盖，为气机出入升降之枢纽；肾主摄纳，有助于肺气肃降，故有"肺为气之主，肾为气之根"之说。若外邪侵袭，或他脏病气上犯，皆可使肺失宣降，肺气胀满，呼吸不利而致喘；如肺虚气失所主，亦可少气不足以息而为喘；肾为气之根，与肺同司气体之出纳，故肾元不固，摄纳失常则气不归原，阴阳不相接续，亦可气逆于肺而为喘。另外，如脾虚生痰，痰浊上干；或中气虚弱，土不生金，肺气不足；或肝气上逆乘肺，升多降少，均可致肺气上逆而为喘。

喘证的病理性质有虚实之分。有邪者为实，因邪壅于肺，宣降失司所致；无邪者属虚，因肺不主气，肾失摄纳引起。实喘病久伤正，由肺及肾，或虚喘复感外邪，或夹痰浊，则病情虚实错杂，每多表现为邪气壅阻于上、肾气亏虚于下的上盛下虚证候。

喘证严重者，肺肾俱虚，肺虚不助心主治节，肾阳虚无以温煦，心阳衰惫，鼓动血脉无力，血行瘀滞，可至喘脱危候。

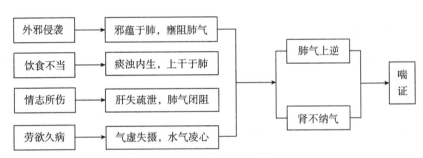

图 4-4 喘证病因病机演变图

【诊断与鉴别诊断】

（一）诊断

1. 以喘促短气，呼吸困难，甚至张口抬肩，鼻翼扇动，不能平卧，口唇发绀为特征。

2. 多有慢性咳嗽、哮病、肺痨、心悸等病史，每遇外感、情志刺激及劳累而诱发。

血常规、胸部影像、心电图、血气分析、肺功能测定等辅助检查，有助于本病西医病因的诊断。

（二）鉴别诊断

1. 气短 气短与喘证同为呼吸异常，喘证呼吸困难，张口抬肩，摇身撷肚，实证气粗声高，虚证气弱声低；短气亦即少气，主要表现呼吸浅促，或短气不足以息，似喘而无声，亦不抬肩撷肚。清·李用粹在《证治汇补·喘病》中说："若夫少气不足以息，呼吸不相接，出多入少，名曰气短。气短者，气微力弱，非若喘证之气粗奔迫也。"可见，气短不若喘证呼吸困难之甚。但气短进一步加重，亦可呈虚喘表现。

2. 哮病 喘指气息而言，为呼吸气促困难。哮指声响而言，必见喉中哮鸣有声，有时亦伴有呼吸困难。正如清·程钟龄《医学心悟》曰："夫喘促喉间如水鸡声者谓之哮，气促而连续不能以息者谓之喘。"喘未必兼哮，而哮必兼喘。

【辨证论治】

（一）实喘

1. 风寒犯肺

临床表现：喘息咳逆，呼吸急促，胸部胀闷；痰多色白清稀，恶寒无汗，头痛鼻塞；或有发热，口不渴；舌苔薄白而滑，脉浮紧。

治法：宣肺散寒。

代表方：麻黄汤合华盖散。

麻黄汤由麻黄、桂枝、杏仁、甘草组成；华盖散由麻黄、紫苏子、杏仁、陈皮、桑白皮、赤茯苓、甘草组成。前方宣肺平喘，解表散寒力强，适用于咳喘，寒热身痛者；后方宣肺化痰，降气化痰功著，适用于喘咳胸闷，痰气不利者。若寒痰较重，痰白清稀，量多起沫者，加细辛、生姜；若咳喘重，胸满气逆者，加射干、前胡、厚朴、紫菀。

2. 表寒肺热

临床表现：喘逆上气，息粗鼻扇，胸胀或痛；咳而不爽，吐痰稠黏，伴形寒，身热，烦闷，身痛；有汗或无汗，口渴；舌苔薄白或罩黄，舌边红，脉浮数或滑。

治法：解表清里，化痰平喘。

代表方：麻杏石甘汤。

本方由麻黄、杏仁、石膏、甘草组成。表寒重者，加桂枝；痰热重，痰黄黏稠量多者，加瓜蒌、贝母；痰鸣息涌者，加葶苈子、射干。

3. 痰热郁肺

临床表现：喘咳气涌，胸部胀痛，痰多质黏色黄或夹血痰；伴胸中烦闷，身热有汗，口渴而喜冷饮；面赤咽干，尿赤便秘；舌质红，苔黄腻，脉滑数。

治法：清热化痰，宣肺平喘。

代表方：桑白皮汤。

本方由桑白皮、半夏、苏子、杏仁、贝母、栀子、黄芩、黄连组成。身热重者，可加石膏；喘甚痰多，黏稠色黄者，可加葶苈子、海蛤壳、鱼腥草、冬瓜仁、薏苡仁；腑气不通，便秘者，加瓜蒌仁、大黄或玄明粉。

4. 痰浊阻肺

临床表现：喘咳痰鸣，胸中满闷，甚则胸盈仰息；痰多黏腻色白，咳吐不利；呕恶纳呆，口黏不渴；舌质淡，苔白腻，脉滑或濡。

治法：祛痰降逆，宣肺平喘。

代表方：二陈汤合三子养亲汤。

二陈汤由半夏、橘红、茯苓、甘草、生姜、乌梅组成；三子养亲汤由苏子、白芥子、莱菔子组成。两方同治痰湿，前方重点在胃，痰多脘痞者较宜；后方重点在肺，痰涌气急者较宜。痰湿较重，舌苔厚腻者，可加苍术、厚朴；脾虚，纳少，神疲，便溏者，加党参、白术；痰从寒化，色白清稀，畏寒者，加干姜、细辛；痰浊郁而化热，按痰热证治疗。

5. 肝气乘肺

临床表现：每遇情志刺激而诱发，突然呼吸短促，息粗气憋；胸胁闷痛，咽中如窒，但喉中痰鸣不著；平素多忧思抑郁，或失眠，心悸；或心烦易怒，面红目赤；舌质红，苔薄白或黄，脉弦。

治法：开郁降气平喘。

代表方：五磨饮子。

本方由沉香、槟榔、乌药、木香、枳实组成。肝郁气滞较著者，可加用柴胡、郁金、青皮等；心悸、失眠者，加百合、合欢皮、酸枣仁、远志等；若气滞腹胀，大便秘结者，加大黄即六磨汤，以降气通腑。

6. 水凌心肺

临床表现：喘咳气逆，倚息难于平卧，咳痰稀白，心悸，全身浮肿，尿少；怯寒肢冷，面色瘀暗，唇甲青紫；舌淡胖或胖暗，或有瘀斑、瘀点，舌下青筋显露，苔白滑，脉沉细或涩。

治法：温阳利水，泻肺平喘。

代表方：真武汤合葶苈大枣泻肺汤。

真武汤由炮附子、茯苓、白术、芍药、生姜组成；葶苈大枣泻肺汤由葶苈子、大枣组成。可酌加泽兰、桂枝、益母草、黄芪、防己等益气温阳、活血行水之品。若唇舌紫暗，瘀血内阻，加丹参、当归、红花等；阳虚明显，加肉桂、干姜；全身浮肿者，可合五皮饮治疗。

（二）虚喘

1. 肺虚证

临床表现：喘促短气，气怯声低，喉有鼾声；咳声低弱，痰吐稀薄，自汗畏风；或咳呛，痰少质黏，烦热口干，咽喉不利，面颧潮红；舌淡红，或舌红少苔，脉软弱或细数。

治法：补肺益气。

代表方：生脉散合补肺汤。

生脉散由人参、麦冬、五味子组成；补肺汤由人参、黄芪、桑白皮、熟地黄、紫菀、五味子组成。前方益气养阴，后方重在补肺益肾。若咳逆，咳痰稀薄者，加款冬花、苏子、钟乳石等；偏阴虚者，加沙参、玉竹、百合、诃子；咳痰稠黏，加川贝母、百部；兼肾虚，动则喘甚，加山萸肉、胡桃肉、蛤蚧；肺脾两虚，中气下陷者，配合补中益气汤加减治疗。

2. 肾虚证

临床表现：喘促日久，动则喘甚，呼多吸少，气不得续；形瘦神惫，跗肿，汗出肢冷，面青唇紫；或见喘咳，面红烦躁，口咽干燥，足冷，汗出如油；舌淡苔白或黑润，或舌红少津，脉沉弱或细数。

治法：补肾纳气。

代表方：金匮肾气丸合参蛤散。

金匮肾气丸由附子、肉桂、干地黄、山茱萸、山药、茯苓、泽泻、丹皮组成；参蛤散由人参、蛤蚧组成。前者偏于温阳，用于久喘而势缓者；后者长于益气，用于喘重而势急者。若脐下筑筑跳动，气从少腹上冲胸咽，为肾失潜纳，加紫石英、磁石、沉香；肾阴虚者，宜用七味都气丸合生脉散加减。本证一般以阳气虚为多见，若阴阳两虚应分清主次治之。

3. 喘脱证

临床表现：喘逆剧甚，张口抬肩，鼻翼扇动，不能平卧，稍动则咳喘欲绝；或有痰鸣，心悸烦躁，四肢厥冷，面青唇紫，汗出如珠；脉浮大无根，或脉微欲绝。

治法：扶阳固脱，镇摄肾气。

代表方：参附汤送服黑锡丹。

参附汤由人参、炮附子、生姜组成；黑锡丹由黑锡、硫黄、阳起石、附子、木香、胡芦巴、小茴香、肉豆蔻、桂心、沉香、川楝子、补骨脂组成。前方扶阳固脱，后方镇摄肾气。可配合蛤蚧粉加入汤方中服用，以温肾阳，散阴寒，降逆气，定虚喘。若阳虚甚，气息微弱，汗出肢冷，舌淡，脉沉细者，加干姜；阴虚甚，气息急促，心烦内热，汗出黏手，口干舌红，脉沉细数者，加麦冬、玉竹，人参改用西洋参；神昧不清者，加丹参、远志、菖蒲；浮肿者，加茯苓、炙蟾皮、万年青根。

【辨治备要】

（一）辨证要点

1. 首辨虚实

表4-8 实喘与虚喘辨别表

	实喘	虚喘
呼吸	深长有余，呼出为快	短促难续，深吸为快
声音	气粗声高	气怯声低
兼证	痰鸣咳嗽	少有痰咳
脉象	数而有力	微弱或浮大中空
病势	急骤	徐缓，时轻时重，遇劳即甚

2. 实喘辨外感内伤 外感起病急，病程短，多有表证；内伤病程久，反复发作，无表证。

3. 虚喘辨病位 肺虚者劳作后气短不足以息，喘息较轻，常伴有面色㿠白，自汗易感冒；肾虚者静息时亦有气喘，动则更甚，伴有面色苍白、颧红，怕冷，腰酸膝软；心衰者喘息持续不已，难以平卧，伴有心悸，紫绀，浮肿，脉结代。

（二）治法方药

喘证的治疗应分清虚实邪正。实喘治肺，以祛邪利气为主。区别寒、热、痰、气的不同，分别采用温化宣肺、清化肃肺、化痰理气的方法。虚喘以培补摄纳为主，或补肺，或健脾，或补肾，阳虚则温补之，阴虚则滋养之。至于虚实夹杂，寒热互见者，又当按具体情况分清主次，权衡标本，辨证选方用药。此外，由于喘证多继发于各种急慢性疾病，所以，还应当注意积极治疗原发病，不能见喘治喘。

【临证要点】

1. 注意寒热的转化互见。喘证的证候之间，存在着一定的联系。临床辨证除分清实喘、虚喘之外，还应注意寒热的转化。如实喘中的风寒壅肺证，若风寒失于表散，入里化热，可出现表寒肺热；痰浊阻肺证，若痰郁化热，或痰阻气壅，血行瘀滞，又可呈现痰热郁肺，或痰瘀阻肺证。

2. 掌握虚实的错杂。本病在反复发作过程中，每见邪气尚实而正气已虚，表现肺实肾虚的"下虚上实"证。因痰浊壅肺，见咳嗽痰多，气急，胸闷，苔腻；肾虚于下，见腰酸，下肢欠温，脉沉细或兼滑。治疗宜化痰降逆，温肾纳气，以苏子降气汤为代表方，并根据上盛下虚的主次分别处理，上盛为主加用杏仁、白芥子、莱菔子，下虚为主加用补骨脂、胡桃肉、紫石英。

3. 虚喘尤重治肾，扶正当辨阴阳。虚喘有补肺、补肾及健脾、养心的不同治法，每多相关，应结合应用，但肾为气之根，故必须重视治肾，纳气归原，使根本得固。扶正除辨别脏器所属外，须进一步辨清阴阳。阳虚者温养阳气，阴虚者滋阴填精，阴阳两虚者根据主次酌情兼顾。一般而论，以温阳益气为主。

【预防调护】

对于喘证的预防，平时要慎风寒，适寒温，节饮食，少食黏腻和辛热刺激之品，以免助湿生痰动火。

已病则应注意早期治疗，力求根治，尤需防寒保暖，防止受邪而诱发。忌烟酒，远房事，调情志，饮食清淡而富有营养。加强体育锻炼，增强体质，提高机体的抗病能力，但不宜过度疲劳。

【小结】

喘证以呼吸困难，甚则张口抬肩，鼻翼扇动，不能平卧为其临床特征，严重者可致喘脱。病因外感六淫，内伤饮食，情志不疏以及久病体虚所致。病变主要在肺和肾，而与肝、脾、心有关。病理性质有虚实之分。实喘在肺，为邪气壅盛，气失宣降；虚喘主要在肾，为精气不足，肺肾出纳失常。辨证治疗以虚实为纲。实喘有邪，其治在肺，当祛邪利肺，分别邪气的不同，予以温宣、清泄、化痰、降气；虚喘正虚，其治主要在肾，当培补摄纳，须辨所病脏器，予以补肺纳肾，或兼养心健脾。喘脱危症应予急救，当扶正固脱，镇摄潜纳。实喘由于邪气壅阻，治以祛邪利气，疗效较佳。虚喘为气失摄纳，根本不固，补之未必即效，且易感邪而致反复发作，致使病情迁延难愈。因此，对待虚喘应持之以恒地调治。

【名医经验】

元代著名医家朱丹溪对喘证的论述形成了完整的理法方药体系，可资借鉴。如《丹溪心法》指出治喘："必用薄滋味，专攻于痰。"把祛除伏痰作为治疗喘证的大法之一。认为喘急发作时应当迅速止喘，《丹溪心法》云："诸喘不止者，用劫法，一二服则止。"首提"椒目劫喘"，可用椒目研细末治之。强调喘定后要以治本为主，以杜绝喘证再发。《丹溪纂要》谓："劫喘之后，因痰治痰，因火治火。""喘有夙根，遇寒即发，或遇劳即发者，亦名哮喘。未发时以扶正气为主，既发时以攻邪气为主。扶正气者须辨别阴阳，阴虚者补阴，阳虚者补阳。攻邪气者，或散其风，或温其寒，或清其痰。"还采用多种给药途径以提高治喘的效果。如《丹溪心法》载："久喘嗽非此不除，南星、款冬花、鹅管石、佛耳草、雄黄等分为末，拌艾，以生姜一片留舌上，次用艾烧之。"此外，如清·王旭高《王旭高临证医案》道："古人谓实喘治肺，虚喘治肾，确有见地，然不可执一，实喘治肺须兼治胃，虚喘治肾兼宜治肺。"指出实喘虚喘的兼治。清·罗美在《古今名医汇粹·喘》中曰："治虚者，补之未必即效，须悠久成功，其间转折进退，良非易也。"强调调补不可操之过急，须长期缓调而图功。

【古籍摘要】

《济生方·喘》："将理失宜，六淫所伤，或因坠堕惊恐，渡水跌仆，饱食过伤，动作用力，遂使脏气不和，荣卫失其常度，不能随阴阳出入以成息，促迫于肺，不得宣通为喘也。"

《仁斋直指附遗方论·喘嗽》："惟夫邪气伏藏，痰涎浮涌，呼不得呼，吸不得吸，于是上气喘促。……有肺虚夹寒而喘者，有肺实夹热而喘者，有水气乘肺而喘者……如是等类，皆当审证而主治之。"

《景岳全书·喘促》:"凡虚喘之证,无非由气虚耳。气虚之喘,十居七八,但察其外无风邪,内无实热而喘者,即皆虚喘之证。若脾肺气虚者,不过在中上二焦,化源未亏,其病犹浅。若肝肾气虚,则病出下焦而本末俱病,其病则深,此当速救其根以接助真气,庶可回生也。"

《医宗必读·喘》:"治实者,攻之即效,无所难也。治虚者,补之未必即效,须悠久成功,其间转折进退,良非易也。故辨证不可不急,而辨喘证为尤急也。"

【文献推介】

1. 清·郑寿全. 于永敏,刘小平,校注. 医法圆通[M]. 北京:中国中医药出版社,2009:42-43.

2. 张锡纯. 王云凯,李彬之,韩煜重校. 医学衷中参西录[M]. 河北科学技术出版社,2002:400-408.

3. 徐重明,汪自源. 叶天士从痰饮治咳喘证经验探微[J]. 中医药研究,1999,15(3):11-12.

4. 姜德友,裴思颖. 喘证源流考[J]. 中华中医药学刊,2015,33(2):266-268.

第五节　肺　痈

肺痈是以咳嗽,胸痛,发热,咳吐腥臭浊痰,甚则脓血相兼为主要表现的病症,属内痈之一。西医学中的支气管扩张合并感染、肺脓肿属本病范畴,可参照本节辨证论治。

东汉·张仲景《金匮要略》首先提出肺痈病名,且列有专篇进行论述。《金匮要略·肺痿肺痈咳嗽上气病脉证治》有"咳而胸满振寒,脉数,咽干不渴,时出浊唾腥臭,久久吐脓如米粥者,为肺痈"的记载,并认为本病起因于外感,风热伤肺,以致气血凝滞,而成痈脓;提出"始萌可救,脓成则死"的预后判断,强调早期治疗的重要性,同时还指出未成脓者治以泻肺,用葶苈大枣泻肺汤;成脓者治以排脓,用桔梗汤。明·陈实功《外科正宗·肺痈论》根据本病病机演变及证候表现,将肺痈分为初起、已成、溃后三个阶段,对后世分期论治影响较大。清·林珮琴《类证治裁·肺痿肺痈》认为:"肺痈由热蒸肺窍,至咳吐臭痰,胸胁刺痛,呼吸不利,治在利气疏痰,降火排脓。"对指导临床实践具有一定的意义。

【病因病机】

本病的发生与机体内在因素有密切关系,肺经痰热素盛或原有肺系疾病复感风热,内外合邪,则更易引发本病。

1. 外因　风热上受,或风寒袭肺,未得及时表散,内蕴不解,在肺经痰热素盛或正气内虚的基础上,郁而化热,肺脏受邪热熏灼,肺气失于清肃,肺络阻滞,以致热壅血瘀,蕴毒化脓而成痈。

2. 内因　肺经痰热素盛,或原有肺系其他痼疾;或中毒、溺水、昏迷不醒,导致正虚无力去邪,均是发病的内在原因。

归纳言之,本病的主要病机为邪热郁肺,蒸液成痰,痰热壅阻肺络,血滞为瘀,而致痰热与瘀血互结，蕴酿成痈，血败肉腐化脓，肺络损伤，脓疡内溃外泄。成痈化脓的病理基础在于热壅血瘀，溃脓期是病情顺和逆的转折点，本病的病位在肺，其病性主要表现为邪盛的实热证候，后期可出现气阴两伤。

根据病情的发展，其病理演变分为初期、成痈期、溃脓期、恢复期四个阶段。初期风热（寒）侵袭卫表，内郁于肺，肺卫同病，蓄热内蒸，热伤肺气，肺失清肃；成痈期则邪热壅肺，炼液成痰，热伤血脉，热壅血瘀，蕴酿成痈而形成痰热瘀毒蕴肺；溃脓期则痰热瘀阻，壅塞肺络，热盛肉腐，血败化脓，肺损络伤，脓疡溃破；溃泄之后，邪毒渐尽，病情趋向好转，进入恢复期，此时因肺体损伤，可见邪去正虚，阴伤气耗的病理过程，继则正气逐渐恢复，痈疡渐告愈合。若溃后脓毒不尽，邪恋正虚，则病情迁延，日久不愈，而转成慢性。

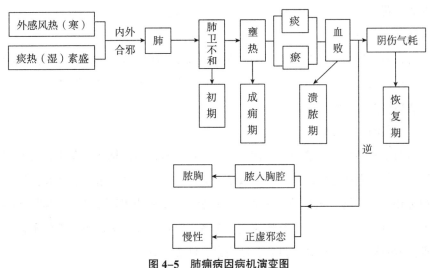

图 4-5　肺痈病因病机演变图

【诊断与鉴别诊断】

（一）诊断

1. 发病急骤，常突然寒战高热、胸痛咳嗽，咳吐黏浊痰，继则咳痰量多如脓，有腥味，或脓血相兼。

2. 有感受外邪的病史，且往往有原肺系其他痼疾。

3. 传统诊断方法

验痰法：脓血浊痰吐入水中，沉者是痈脓，浮者是痰。

验口味：口嚼生黄豆或生豆汁不觉有腥味者。

验爪甲：可见"爪甲紫而带弯"，指端呈鼓杵样。

血液白细胞总数、胸部 X 线摄片及支气管碘油造影，纤维支气管镜检查有助于诊断。

（二）鉴别诊断

1. 风温　风温初起多表现为发热、恶寒、咳嗽、气急、胸痛等，但经正确及时的治疗，一般邪在气分而解，多在一周内身热下降，病情向愈。如病经一周，身热不退或更盛，或退而复升，咳吐浊痰，喉中腥味明显，应考虑有肺痈的可能。

2. 肺痿　病程长而发病缓，形体多虚，肌肉消瘦，咳唾涎沫，脉数虚。另一方面，若肺痈久延不愈，误治失治，痰热塞结上焦，熏灼肺阴，也可转成肺痿。

【辨证论治】

1. 初期

临床表现：恶寒发热，咳嗽，胸痛，咳时尤甚，咳吐白色黏痰，痰量由少渐多，呼吸不利，口干鼻燥；舌尖红，苔薄黄或薄白少津，脉浮数而滑。

治法：疏散风热，清肺化痰。

代表方：银翘散。

本方由金银花、连翘、竹叶、芦根、桔梗、甘草、牛蒡子、荆芥、豆豉、薄荷组成。内热转甚，身热较重，咳痰黄，口渴者加生石膏、炒黄芩；咳甚痰多加杏仁、川贝母、前胡、桑白皮、枇杷叶；胸痛，呼吸不利，加瓜蒌皮、广郁金；若头痛者，可加菊花、桑叶；燥热伤津者，可加麦冬、花粉。

2. 成痈期

临床表现：身热转甚，汗出身热不解，胸满作痛，转侧不利，咳吐黄稠痰，或黄绿色痰，自觉喉间有腥味，咳嗽气急，口干咽燥，烦躁不安；舌质红，苔黄腻，脉滑数有力。

治法：清热解毒，化瘀消痈。

代表方：苇茎汤合如金解毒散。

苇茎汤由苇茎、冬瓜子、薏苡仁、桃仁组成；如金解毒散由桔梗、黄芩、黄连、黄柏、山栀、甘草组成。前方重在化痰泄热，通瘀散结消痈；后方则以降火解毒、清肺消痈为长。热毒内盛者，加金银花、连翘、鱼腥草、金荞麦、蒲公英等；痰热郁肺，咳痰黄稠，可加桑白皮、瓜蒌、射干、海蛤壳；胸闷喘满、咳唾浊痰量多者，宜加瓜蒌、桑白皮、葶苈子；便秘者，加大黄、枳实；胸痛甚者，加枳壳、丹参、延胡索、郁金。

3. 溃脓期

临床表现：咳吐大量脓血痰，或如米粥，腥臭异常，有时咯血，身热，面赤，烦渴喜饮，胸中烦满而痛，甚则气喘不能卧；舌质红，苔黄腻，脉滑数或数实。

治法：排脓解毒。

代表方：加味桔梗汤。

本方由桔梗、金银花、甘草、贝母、薏苡仁、橘红、葶苈子、白及组成。可另加黄芩、鱼腥草、野荞麦根、败酱草、蒲公英；脓出不畅者，加皂角；气虚无力排脓者，可加生黄芪；咯血者，加白茅根、藕节、丹参、侧柏叶等。

4. 恢复期

临床表现：身热渐退，咳嗽减轻，咯吐脓血渐少，臭味亦减，痰液转为清稀，精神渐振，食欲改善，或见胸胁隐痛，难以久卧，气短乏力，自汗，盗汗，低热，午后潮热，心烦，口干咽燥，面色不华，形瘦神疲；舌质红或淡红，苔薄，脉细或细数无力。

治法：益气养阴清肺。

代表方：沙参清肺汤合竹叶石膏汤。

沙参清肺汤由北沙参、黄芪、太子参、合欢皮、白及、桔梗、薏苡仁、冬瓜子、甘草组成；竹叶石膏汤由竹叶、麦冬、石膏、人参、半夏、甘草、粳米组成。溃处不敛者，可加阿胶、白蔹；脾虚食少便溏者，配白术、山药、茯苓。如有低热，可酌配功劳叶、青蒿、白薇、地骨皮；若邪恋正虚，咳痰腥臭脓浊，反复迁延，日久不净，当扶正祛邪，治以益气养阴，排脓解毒，酌加鱼腥草、败酱草、金荞麦等。

【辨治备要】

（一）辨证要点

1. 辨病期　根据病程的不同阶段和临床表现，可分为初期、成痈期、溃脓期、恢复期四个阶段。

通过了解痰的量、色、质、味的变化及临床表现，辨其病程所属：初期痰白或黄，量少，质黏，无特殊气味，出现恶寒、发热、咳嗽等肺卫表证；成痈期痰呈黄绿色，量多，质黏稠，有腥臭，出现高热、振寒、咳嗽、气急、胸痛等痰热瘀毒蕴肺的证候；溃脓期表现为排出大量腥臭脓痰或脓血痰，质如米粥，气味腥臭异常；恢复期痰色较黄，量减少，其质清稀，臭味渐轻，若正气逐渐恢复，痈疡渐告愈合。若溃后脓毒不尽，邪恋正虚，则病情迁延。

2. 辨顺逆　溃脓期是病情顺和逆的转折点。顺证为溃后声音清朗，脓血稀而渐少，臭味转淡，饮食知味，胸胁少痛，身体不热，脉象缓滑。逆证为溃后音哑无力，脓血如败卤，腥味异常，气喘鼻扇，胸痛，食少，身热不退，颧红，指甲青紫，脉弦涩或弦急，为肺叶腐败之恶候。

（二）治法方药

1. 肺痈属实热证，脓毒为邪气盘踞之根，故清肺要贯穿始终。脓未成应着重清肺消痈；脓已成应排脓解毒。

2. 要重视"有脓必排"的原则，在溃脓期，脓液是否能畅利排出，是治疗成败的关键，当选桔梗为排脓的主药，且用量宜大。必要时配合体位引流。

3. 补肺重在清养，肺痈病久，正气受损，脓液瘀血为人体精气阴血所化，大量排出，更伤正气，治当补肺扶正，但本病为热毒所伤，正损以阴伤气耗为主，补肺应重在清养，不可滥用温补，以免伤阴助热，加重病情。

【临证要点】

1. 清热可分为清宣与清泄两个方面。清宣，主要用于肺痈初期。麻黄是关键药之一，一取其宣肺而泄邪热，是"火郁发之"之义；其与清热药配伍，还可起到防止寒凉药物郁遏肺气之弊，有利于邪热消散。清泄，主要用于肺痈成脓期及溃脓期的热毒壅盛阶段。常选用效大力专泄热之品如鱼腥草、败酱草、生大黄、虎杖、蒲公英、黄芩等。

2. 排脓有清脓、透脓、托脓的不同，清脓是排脓常规治法，目的是加速脓液的清除，常用薏苡仁、冬瓜仁、桔梗、浙贝母、瓜蒌皮、桃仁等；透脓用于脓毒壅盛而排脓不畅者，常用穿山甲、皂角刺、金荞麦、桔梗等；托脓主要用于溃脓期气虚而无力排脓者，常用生黄芪，但在毒盛正不虚的情况下，不可施用托脓法，否则不但无益反使病势加剧，而犯"实实"之戒。

3. 肺痈恢复期重在清养补肺，但不可忽视补脾，因脾为肺之母，补脾能助肺益气，有利于补肺生肌，促进痈疡愈合。常选养阴清肺汤合沙参麦冬汤化裁。

4. 在肺痈的治疗过程中，应保持大便通畅，因肺与大肠相表里，大便通可不致腑热上攻，以利肺气宣降，热毒之邪得从大便而解。

【预防调护】

凡属肺虚或原有其他慢性疾患，肺卫不固，易感外邪者，当注意寒温适度，起居有节，以防受邪致病；并禁烟酒及辛辣炙煿食物，以免燥热伤肺。本病初期，一旦确诊，应及早治疗，力求在未成脓前得到消散，或减轻病情。以截断疾病发展，多能痊愈而无后遗症状。

对于肺痈患者的护理，应做到安静卧床休息，每天观察记录体温、脉象的变化，咳嗽情况，咳痰的色、质、量、味，注意室温的调节，做好防寒保温。饮食宜清淡，多食蔬菜，高热者可予半流质饮食。多吃水果，如橘子、梨、枇杷等，均有润肺生津化痰的作用。每天可用薏米煨粥食之，并取鲜芦根煎汤代茶。忌油腻厚味及一切辛辣刺激海腥之物，如辣椒、韭菜、海虾等。严禁烟酒。

【小结】

肺痈是肺叶生疮，发生脓疡的一种病证，以咳嗽，胸痛，发热，咳吐腥臭浊痰，甚则脓血相兼为主要临床表现，属内痈之一。其发生与机体内在因素有密切关系，是在肺经痰热素盛或原有肺系疾病的基础上，外感风热毒邪，内外合邪所致，病位在肺。本病的主要病机为邪热郁肺，成痈化脓的病理基础在于热壅血瘀，溃脓期是病情顺和逆的转折点，其病理属性主要表现为邪盛的实热证候。根据病情的发展，其病理演变分为初期、成痈期、溃脓期、恢复期四个阶段。治疗以清热祛邪为基本原则，重视"有脓必排"的原则。

【名医经验】

洪广祥认为肺痈病位在肺，热郁是形成痰热瘀阻，化腐成脓的病理基础，临床表现以邪热盛实的证候为主，但脓疡溃后，或病势迁延，又可出现气阴耗伤，或正虚邪恋之象。因此，肺痈的治疗，要突出清热、排脓，其中清热法尤为重要，贯穿肺痈治疗全过程。治疗中再辅以化瘀，常起事半功倍之效，常选用牡丹皮、赤芍、鬼箭羽、红藤、桃仁、郁金、三七等化瘀之品。但对出血量多者，又不宜使用，可改投生蒲黄、花蕊石、三七、茜草、藕节等既能活血又能止血之品。

【古籍摘要】

《金匮要略·肺痿肺痈咳嗽上气病脉证治》："风伤皮毛，热伤血脉；风舍于肺，其人则咳，口干喘满，咽燥不渴，多唾浊沫，时时振寒。热之所过，血为之凝滞，蓄结痈脓，吐如米粥，始萌可救，脓成则死。"

《张氏医通·肺痈》："肺痈溃后，脓痰渐稀，气息渐减，忽然臭痰复盛，此余毒未净，内气复发……但虽屡发而势渐轻可，可许收功，若屡发而痰秽转甚，脉形转疾者终成不起也。"

《医门法律·肺痿肺痈门》："凡治肺痈病，以清肺热，救肺气，俾其肺叶不致焦腐，其生乃全。故清一分肺热，即存一分肺气，而清热必须涤其壅塞，分杀其势于大肠，令秽浊脓血日渐下移为妙。"

《杂病源流犀烛·肺病源流》："凡患肺痈，手掌皮粗，气急脉数，颧红鼻扇，不能饮食者。皆不治。"

【文献推介】

1. 楚华. 排脓解毒法治疗肺痈31例 [J]. 实用中医内科杂志，2003，17（3）：224.

2. 殷人易，徐红日，李猛，等. 从"肺痈"谈老年人肺炎的中医认识 [J]. 中国中医急症，2011，20（12）：1922-1923.

3. 金亚诚. 天丁透脓治肺痈 [J]. 江西中医药，2003，34（241）：45.

4. 黄勤. 大黄牡丹皮汤治疗肺脓疡 [J]. 河南中医，2001，21（2）：13.

第六节　肺　痨

肺痨是以咳嗽、咯血、潮热、盗汗及身体逐渐消瘦为主要表现的病症。由痨虫感染肺脏所致，具有传染性。西医学中的肺结核属本病范畴，可参照本节辨证论治。

肺痨之疾，历代医家命名甚多，概而言之有以其具有传染性而命名的，如"尸注""虫疰""劳疰""传尸""鬼疰"等；有根据症状特点而命名者，如"骨蒸""劳嗽""痨瘵"等，因病损在肺，故称肺痨。

历代医籍对本病的论述甚详，早在《黄帝内经》中即生动地描述了肺痨的主症及其慢性消耗表现。《中藏经》认识到本病具有传染的特点。唐宋时期，确立了本病的病因、病位、病机和治则。唐·王焘《外台秘要》提出"生肺虫，在肺为病"，认识到肺痨是由特殊的"肺虫"引起的。对于肺痨的病理性质，元·朱丹溪《丹溪心法》强调"痨瘵主乎阴虚"，突出了阴虚是其基本病理特点。

元·葛可久《十药神书》是我国现存的第一部治痨专著，收载了治痨十方。明·李梴《医学入门》归纳了肺痨常见的咳嗽、咯血、潮热、盗汗、遗精、腹泻等六大主症，为临床提出了诊断依据。明·虞抟《医学正传》则提出了"杀虫"和"补虚"的两大治疗原则，至此肺痨的病因、病机、症状、治则、治法、方药已趋于完善。

【病因病机】

本病是由于正气不足，感染痨虫，侵蚀肺脏所致的具有传染性的一种慢性虚弱性疾患。

1. 外因　痨虫传染是发病的唯一外因，痨虫具有传染性，最易侵入肺脏，损伤肺阴，故朱丹溪概括痨瘵的病理为"主乎阴虚"。

2. 内因　先天禀赋不足，后天失调或病后失养，情志不遂，忧思过度，或劳倦伤脾，均可导致气血不足，正气虚弱，成为痨虫入侵引起发病的主要内因，"正气存内，邪不可干"。正气强弱不仅是发病的关键，也是肺痨传变、转归的决定性因素。如正气较强，则能抗御痨虫，使病变局限于肺部，而逐渐趋于好转。如正气虚弱，则往往由一脏之虚而发展成多脏亏虚，病变由轻转重。

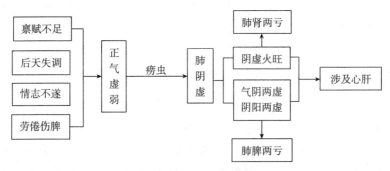

图4-6　肺痨病因病机演变图

肺痨的病位主要在肺，基本病机为阴虚，发展与脾肾两脏的关系最为密切，同时也可涉及心肝。初起病变在肺，以阴虚为主（由于痨虫从口鼻吸入，直接侵蚀肺脏，损伤肺阴），继可导致阴虚火旺，肺肾两虚，相火内炽；或阴伤及气，肺脾同病，甚则阴损及阳，故后期多发展为肺脾肾三脏同病，此外，也可涉及心肝，致肝火偏旺，上逆侮肺，甚则肺虚不能佐心治节血脉之运行而心肝肺脾肾同病。病程长短不一，轻者及时治疗，很快痊愈，重者失治误治，病程长，可能变生他证。

【诊断与鉴别诊断】

（一）诊断

1.咳嗽、咯血、潮热、盗汗、身体明显消瘦。

2.常有与肺痨患者的长期接触史。

痰涂片或培养是诊断肺痨的最可靠依据。X线摄片有助于了解病情的发展程度。血沉、结核菌素试验有助于诊断。

（二）鉴别诊断

1.肺痿 肺痿是由肺部多种慢性疾患，如肺痈、肺痨、咳嗽等病日久导致肺叶痿弱不用而成，临床以咳吐浊唾涎沫为主症，不具传染性。

2.肺痈 肺痈是肺叶生疮，形成脓疡，临床以咳嗽、发热、胸痛、咳吐腥臭浊痰，甚则脓血相兼为主要特征的一种疾病，为急性病，病程较短。

【辨证论治】

1.肺阴亏损

临床表现：干咳，咳声短促，或咳少量黏痰，或痰中带血丝或血点，色鲜红，胸部隐隐闷痛，午后手足心热，皮肤干灼，口干咽燥，或有轻微盗汗；舌边尖红，苔薄，脉细或兼数。

治法：滋阴润肺。

代表方：月华丸。

本方由沙参、麦冬、天冬、生地黄、熟地黄、阿胶、山药、茯苓、桑叶、菊花、百部、川贝母、三七、獭肝组成。若咳嗽频而痰少质黏者，可酌加甜杏仁、贝母、海蛤壳、竹茹；痰中带血较多者，宜加白及、仙鹤草、白茅根、藕节等；若低热不退，可配银柴胡、地骨皮、功劳叶、胡黄连等；若久咳不已，声音嘶哑者，加诃子皮、木蝴蝶、凤凰衣等。

2.虚火灼肺

临床表现：呛咳气急，痰少质黏，或吐稠黄痰，量多，时时咯血，血色鲜红，午后潮热，骨蒸，五心烦热，颧红，盗汗量多，口渴，心烦，失眠，性情急躁易怒，或胸胁掣痛，男子可见遗精，女子月经不调，形体日渐消瘦；舌红而干，苔薄黄或剥，脉细数。

治法：滋阴降火。

代表方：百合固金汤合秦艽鳖甲散。

百合固金汤由生地黄、熟地黄、百合、麦冬、贝母、当归、白芍、玄参、桔梗、甘草组成；秦艽鳖甲散由秦艽、青蒿、柴胡、地骨皮、鳖甲、知母、乌梅、当归组成。前方功能滋养肺肾；后方滋阴清热除蒸。若火旺较甚，热象明显者，当增入胡黄连、黄芩；若咳痰黄稠量多，酌加桑白皮、竹茹、海蛤壳、鱼腥草等；咯血较著者，加丹皮、藕节、紫珠草、醋制大黄等，或配合十灰散；盗汗较著，酌加五味子、瘪桃干、糯稻根、浮小麦、煅龙骨、煅牡蛎等；胸胁掣痛者，加川楝子、广郁金等；烦躁不寐加酸枣仁、夜交藤、龙齿；若遗精频繁，加黄柏、山茱萸、金樱子。服本方碍脾腻胃者可酌加佛手、香橼。

3. 气阴耗伤

临床表现：咳嗽无力，气短声低，咳痰清稀色白，偶或夹血，或咯血，血色淡红，午后潮热，伴有畏风、怕冷，自汗与盗汗并见，纳少神疲，便溏，面色㿠白，颧红；舌质光淡、边有齿印，苔薄，脉细弱而数。

治法：益气养阴。

代表方：保真汤。

本方由人参、黄芪、白术、白茯苓、赤茯苓、麦冬、天冬、生地黄、五味子、当归、白芍、熟地黄、陈皮、知母、黄柏、地骨皮、柴胡、厚朴、莲须、生姜、甘草、大枣组成。并可加百部、冬虫夏草、白及。若咳嗽痰白者，可加姜半夏、橘红等；咳嗽痰稀量多，可加白前、紫菀、款冬、苏子；咯血色红量多者，加白及、仙鹤草、地榆等；若骨蒸盗汗者，酌加鳖甲、牡蛎、五味子、地骨皮、银柴胡等；如纳少腹胀，大便溏薄者，加扁豆、薏苡仁、莲肉、山药、谷芽等。

4. 阴阳虚损

临床表现：咳逆喘息少气，咳痰色白，或夹血丝，血色暗淡，潮热，自汗，盗汗，声嘶或失音，面浮肢肿，心慌，唇紫，肢冷，形寒，或见五更泄泻，口舌生糜，大肉尽脱，男子滑精、阳痿，女子经少、经闭；舌质光淡隐紫，少津，脉微细而数，或虚大无力。

治法：滋阴补阳。

代表方：补天大造丸。

本方由人参、黄芪、白术、山药、茯苓、枸杞子、熟地黄、白芍、龟甲胶、鹿角胶、紫河车、当归、酸枣仁、远志组成。另可加百合、麦冬、阿胶、山茱萸。若肾虚气逆喘息者，配冬虫夏草、蛤蚧、紫石英、诃子；心悸者加柏子仁、龙齿、丹参；见五更泄泻，配煨肉蔻、补骨脂；阳虚血瘀，唇紫水停肢肿者，加红花、泽兰、益母草、北五加皮。

【辨治备要】

（一）辨证要点

1. 辨病变部位　病变初期在肺，阴虚火旺者常肺肾两虚，气阴耗伤者多肺脾同病；久延病重，由气及阳，阴阳两虚者属肺脾肾三脏皆损，并涉及心肝。

2. 辨顺证逆证　顺证为元气未衰，胃气未伤，无大热，低热轻，无咯血，无短气不续，脉来有根，凡顺证一般均较易治；逆证为胃气大伤，大热或低热不退，大量咯血，反复发作，大骨枯槁，大肉陷下，骨枯发焦，喘，短气不续，动则大汗，声音低微，唇色紫，脉浮大无根，或细而数疾等，凡逆证均较难治。

（二）治法方药

补虚培元和治痨杀虫是肺痨的基本治疗原则。《医学正传·劳极》说："治之之法，一则杀其虫，以绝其根本，一则补虚，以复其真元。"

本病治疗有以下要点：其一是根据"主乎阴虚"的病理特点，治疗以滋阴润肺为主，火旺者兼以降火，若合并气虚、阳虚见症者，则当同时兼顾；其二是重视补脾助肺，培土生金；其三是虚中多夹实，治疗宜兼顾，禁用燥烈、苦寒、升散、攻伐等易耗气伤阴的药。

许多中草药有不同程度的抗痨作用，如百部、白及、黄连、大蒜、冬虫夏草、功劳叶、葎草、猫爪草等，均可在辨证的基础上适当选用，特别是对抗结核菌耐药者更应重视中药治疗，对于提高疗效，减轻症状，及减轻抗结核药副作用确有很大的帮助。

【临证要点】

重视"培土生金"，补脾助肺。因脾为生化之源，为肺之母，脾上输水谷精微以养肺，由肺再布散全身，"痨虫"蚀肺，除直接耗伤肺阴外，肺虚耗夺母气以自养易致脾虚，而伴见疲乏、食少、便溏等脾虚症状；脾虚不能化水谷为精微上输以养肺，则肺更虚，互为因果，终致肺脾同病。故治疗上除养阴润肺外，当重视补脾助肺，"培土生金"，以畅化源，药以山药、黄精、茯苓、白术、扁豆、莲肉、薏苡仁、谷芽、橘白等甘淡甘平之品为宜。

【预防调护】

肺痨的发生及转归主要取决于患者正气的盛衰、病情的轻重和治疗是否及时。若诊断及时，早期治疗，可逐渐康复；若误诊失治，邪气壅盛，或耐药药损，病情可加重，甚至恶化，由肺虚渐及脾、肾、心、肝，由阴及气及阳，形成五脏皆损。故早期诊断，及时做相关检查，避免误诊漏诊，非常关键。

在药物治疗的同时，肺痨患者还应注意饮食、摄生等综合治疗，这对于病情缓解和康复都具有重要作用。平素保养元气，爱惜精血，增强正气是防止传染的重要措施。

【小结】

肺痨是由于正气不足，感染痨虫，侵蚀肺脏所致的具有传染性的一种慢性虚弱性疾患，临床以咳嗽、咯血、潮热、盗汗及身体逐渐消瘦为其主要特征。本病的发生，痨虫传染是发病的唯一外因，正气虚弱是发病的内因。其基本病机为阴虚，病位主要在肺；发展与脾肾两脏的关系最为密切，同时也可涉及心肝。病程长短不一，轻者及时治疗，很快痊愈，重者失治误治，病程长，可能变生他证。

【名医经验】

雷芳玉等对肺结核进行辨病论治，分为肺阴虚、肺气虚、肺阳虚、肺肾阴虚、肺脾两虚、肝火刑肺、心肺两虚、阴亏阳损 8 个主要类型，总结出扶正固本、抑菌祛邪、培土生金、滋养肝肾、活血化瘀、标本兼治 6 点立法配伍原则，充分发挥中医特色，中西医结合，优势互补，相得益彰。高冰等结合支气管纤维镜下表现辨证，通过对 140 例确诊的支气管结核患者的镜下观察，将其分为热毒郁肺、血败肉腐型，气滞血瘀、痰凝湿阻型和气血不足、气阴亏虚型。根据中医理法可以制定相应的治疗方法，提高中医药的疗效。中医药辨证治疗肺结核咯血，根据患者临床症状、舌象、脉象辨证分型为风寒袭肺型、风热犯肺型、燥热犯肺型、肝火犯肺型等，1 周内止血率达 98%，临床疗效明显好于对照组。

【古籍摘要】

《丹溪心法·痨瘵》："痨瘵主乎阴虚。"

《医学入门》："潮、汗、咳嗽，或见血，或遗精，泄分轻重，轻者六症间作，重者六症兼作。"

【文献推介】

1. 王胜圣，周杰，董芳，等.肺结核中医证候规律及其与客观指标相关性的研究［J］.中医临床研究，2011，15（3）：13.

2. 张尊敬，刘忠达，李权，等.初治肺结核中医辨证分型相关因素研究［J］.浙江中医杂志，2011，46（4）：242.

3. 黄沽，魏理粱. 百合固金汤治疗耐多药结核病 33 例观察［J］. 浙江中医杂志，2009，44（6）：427.

4. 赵霞，赵烨，朱国强，等. 中药在治疗肺结核中的作用及地位. 实用中医内科杂志［J］，2005，19（6）：506.

5. 刘杰民，黄贵华，纪云西，等."脾为之卫"的理论内涵与免疫学外延探讨［J］. 新中医，2011，43（5）：3-7。

第七节　肺　胀

肺胀是多种慢性肺系疾病反复发作，迁延不愈，导致肺气胀满，不能敛降的一种病证，临床以喘息气促，咳嗽咳痰，胸部膨满，胸闷如塞，或唇甲紫绀，心悸浮肿，甚至出现喘脱、昏迷为主要表现。相当于西医的慢性阻塞性肺疾病、慢性肺源性心脏病等，当支气管扩张、肺结核等疾病出现肺胀的临床表现时，可参考本节进行辨证论治。

肺胀的病名首见于《黄帝内经》，如《灵枢·胀论》曰："肺胀者，虚满而喘咳"；《灵枢·经脉》曰："肺手太阴之脉……是动则病肺胀满，膨膨而喘咳。"均指出了本病虚满的基本性质和典型症状。东汉·张仲景《金匮要略》还观察到肺胀可出现浮肿、烦躁、目如脱等症状，认为本病与痰饮有关，应用越婢加半夏汤、小青龙加石膏汤等方药进行辨证论治。隋·巢元方《诸病源候论》记载肺胀的发病机理是由于"肺虚为微寒所伤，则咳嗽，嗽则气还于肺间，则肺胀，肺胀则气逆，而肺本虚，气为不足，复为邪所乘，壅痞不能宣畅，故咳逆短气也"。可见隋代对本病病机的认识已经较为深刻。

后世医籍多将本病附载于肺痿、肺痈之后，有时亦散见于痰饮、喘促、咳嗽等门，对本病的认识不断有所充实和发展。如金元时期，朱丹溪的《丹溪心法·咳嗽》云："肺胀而咳，或左或右不得眠，此痰夹瘀血碍气而病。"在病理上充实了痰瘀阻碍肺气的理论。清·张璐《张氏医通·肺痿》云："盖肺胀实证居多。"清·李用粹《证治汇补·咳嗽》认为肺胀："气散而胀者，宜补肺，气逆而胀者，宜降气，当参虚实而施治。"提示肺胀应当分虚实辨证论治，更加完善了肺胀的辨证理论。

【病因病机】

本病的发生，多因久病肺虚，痰瘀潴留，每因复感外邪诱使本病发作加剧。

1. 肺病迁延　肺胀多见于内伤久咳、久喘、久哮、肺痨等肺系慢性疾患，迁延失治，逐步发展所致，是慢性肺系疾患的一种归宿。因此，慢性肺系疾患也就成为肺胀的基本病因。

2. 六淫乘袭　六淫既可导致久咳、久喘、久哮、支饮等病证的发生，又可诱发加重这些病证，反复乘袭，使之迁延难愈，最终导致病机的转化，逐渐演化成肺胀。

3. 年老体虚　肺胀病虽可见于中青年，但终归少数，而以高龄者居多。年老体虚，肺肾俱亏，体虚不能卫外是六淫反复乘袭的基础，感邪后正不胜邪而病益重，反复罹病则正更虚，终致肺胀形成。

本病的病位在肺，涉及脾、肾、心等多个脏腑，肺系痼疾，迁延失治。邪气壅肺，肺气宣肃不利，或咳，或喘，或哮，或津液失于输化而成痰，久则肺虚，气阴耗伤，导致肺的主气功能失常，遂使六淫乘袭或他脏之邪干肺，而成肺胀。日久累及脾肾，肺脾同病，脾为肺母，肺病日久，子耗母气，则脾运失健，导致肺脾两虚，脾虚不能散精上归于肺，肺病不能输布水精，则聚为痰浊。若肺病日久，累及于肾，肺肾同病，肾能助肺纳气，精气耗损，肺不主气，肾不纳气，可致气喘日益加重，动则更甚。后期病及于心，肺与心脉相通，同居上焦，肺朝百脉，肺气辅助心脏运行血脉。肺病日久，治节失职，心营不畅，而致喘悸不宁。心阳根于命门真火，如肾阳不振，进一步导致心肾阳衰，可以出现喘脱危候。

本病病理因素痰浊、水饮、瘀血互为影响，兼见同病。痰的产生，初由肺气郁滞，脾失健运，津液不归正化而成，渐因肺虚不能布津，脾虚不能转输，肾虚不能蒸化，痰浊潴留益甚，喘咳持续难已。久延阳虚阴盛，气不化津，痰从阴化为水饮。水饮迫肺、凌心、困脾，可见咳逆上气、心悸气短、纳减呕恶。久则影响气血运行，瘀结胁下。痰浊、水饮、瘀血三者又可相互影响和转化。

本病病理性质多属标实本虚，但有偏实、偏虚的不同，且多以标实为急。外感诱发时则偏于邪实，平时偏于本虚。早期由肺及脾、肾，多属气虚、气阴两虚；晚期以肺、肾、心为主，气虚及阳，或阴阳两虚，纯阴虚者罕见。

病程中由于肺虚卫外不固，尤易感受外邪而诱发或加重病情。若痰浊壅盛，或痰热内扰，闭阻气道，蒙蔽神窍，则可发生烦躁、嗜睡、昏迷等变证。若痰热内郁，热动肝风，可见肉瞤、震颤，甚则抽搐，或因动血而致出血。

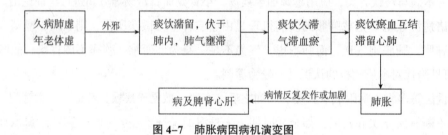

图 4-7　肺胀病因病机演变图

【诊断与鉴别诊断】

（一）诊断

1. 有长期慢性喘咳病史及反复发作史；发病年龄多为老年，中青年少见。典型的临床表现为喘息气促，咳嗽咳痰，胸部膨满，胸闷如塞，心悸等，以喘、咳、痰、胀为特征。

2. 病程缠绵，时轻时重，日久可见面色晦暗，唇甲紫绀，脘腹胀满，肢体浮肿，甚或喘脱等危重证候，病重可并发神昏、动风或出血等症。

3. 常因外感而诱发，其中以寒邪为主，过劳、暴怒、炎热也可诱发本病。

肺功能、肺部 CT 检查有助于本病的诊断。

（二）鉴别诊断

肺胀与哮病、喘证均以咳逆上气、喘满为主症，有其类似之处，其区别如下。

1. 哮病　哮病是一种发作性的痰鸣气喘疾患，发病年龄较轻，发作时以喉中哮鸣有声，呼吸急促困难，甚则喘息不能平卧为主要表现，常突然发病，迅速缓解，且以夜间发作多见；如哮病进一步发展而伴持续的气喘、咳嗽、痰鸣，则归为肺胀。肺胀是包括哮病在内的多种慢性肺系疾病后期转归而成，每次因外感诱发而逐渐加重，经治疗后逐渐缓解，发作时痰瘀阻痹的症状较明显，两病有显著的不同。

2. 喘证 喘病是以呼吸困难，甚至张口抬肩，鼻翼扇动，不能平卧为主要临床表现；可见于多种急慢性疾病的过程中，常为某些疾病的重要主症和治疗的重点。但肺胀是由多种慢性肺系疾病迁延不愈，导致肺气胀满，不能敛降的一种疾病，喘咳上气，仅是肺胀的一个症状。

【辨证论治】

1. 外寒内饮

临床表现：咳逆喘满不得卧，气短气急，咳痰白稀，呈泡沫状，胸部膨满，恶寒，周身酸楚，或有口干不欲饮，面色青暗；舌体胖大，舌质暗淡，舌苔白滑，脉浮紧。

治法：温肺散寒，降逆涤痰。

代表方：小青龙汤。

本方由麻黄、桂枝、干姜、细辛、半夏、炙甘草、白芍、五味子组成。若咳而上气，喉中如有水鸡声，表寒不著者，可用射干麻黄汤。若饮郁化热，烦躁而喘，脉浮，用小青龙加石膏汤。

2. 痰浊壅肺

临床表现：咳嗽痰多，色白黏腻或呈泡沫，短气喘息，稍劳即著，怕风汗多，脘痞纳少，倦怠乏力；舌暗，苔薄腻或浊腻，脉滑。

治法：化痰降气，健脾益气。

代表方：苏子降气汤合三子养亲汤。

苏子降气汤由苏子、苏叶、半夏、当归、前胡、厚朴、肉桂、甘草、生姜、大枣组成；三子养亲汤由苏子、白芥子、莱菔子组成。如痰多胸满，气喘难平，加葶苈子；兼见面唇晦暗、舌质紫暗、舌下青筋显露、舌苔浊腻者，可用涤痰汤加丹参、地龙、红花、水蛭；痰壅气喘减轻，倦怠乏力，纳差，便溏，加党参、黄芪、砂仁、木香等；兼怕风易汗者，合用玉屏风散。

3. 痰热郁肺

临床表现：咳逆喘息气粗，痰黄或白，黏稠难咳，胸满烦躁，目胀睛突，或发热汗出，或微恶寒，溲黄便干，口渴欲饮；舌质暗红，苔黄或黄腻，脉滑数。

治法：清肺泄热，降逆平喘。

代表方：越婢加半夏汤或桑白皮汤。

越婢加半夏汤由麻黄、石膏、甘草、生姜、大枣、半夏组成；桑白皮汤由桑白皮、半夏、苏子、杏仁、贝母、黄芩、黄连、栀子组成。前方宣肺泄热；后方清肺化痰。若痰热内盛，痰胶黏不易咳出，加鱼腥草、黄芩、瓜蒌皮、贝母、海蛤粉；痰热壅结，便秘腹满者，加大黄、玄明粉；痰鸣喘息，不能平卧者，加射干、葶苈子；若痰热伤津，口干舌燥，加天花粉、知母、麦冬。

4. 痰蒙神窍

临床表现：咳逆喘促日重，咳痰不爽，表情淡漠，嗜睡，甚或意识朦胧，谵妄，烦躁不安，入夜尤甚，昏迷，撮空理线，或肢体𬌗动，抽搐；舌质暗红或淡紫，或紫绛，苔白腻或黄腻，脉细滑数。

治法：涤痰开窍。

代表方：涤痰汤合安宫牛黄丸或至宝丹。

涤痰汤由半夏、茯苓、甘草、竹茹、胆南星、橘红、枳实、菖蒲、人参、生姜、大枣组成。如舌苔白腻而有寒象者，以制南星易胆南星，开窍可用苏合香丸；若痰热内盛，身热，烦躁，谵语，神昏，舌红苔黄者，加黄芩、桑白皮、葶苈子、天竺黄、竹沥；热结大肠，腑气不通者，加大黄、玄明粉，或用凉膈散或增液承气汤；若痰热引动肝风而有抽搐者，加钩藤、全蝎、羚羊角粉；唇甲发绀，瘀血明显者，加红花、桃仁、水蛭；如热伤血络，见皮肤黏膜出血、咯血、便血色鲜者，配清热凉血止血药，如水牛角、生地黄、丹皮、紫珠草、生大黄等；如血色晦暗，肢冷，舌淡胖，脉沉微，配温经摄血药，如炮姜、侧柏炭、童便或黄土汤、柏叶汤。

5. 痰瘀阻肺

临床表现：咳嗽痰多，色白或呈泡沫，喉间痰鸣，喘息不能平卧，胸部膨满，憋闷如塞，面色灰白而暗，唇甲紫绀；舌质暗或紫，舌下瘀筋增粗，苔腻或浊腻，脉弦滑。

治法：涤痰祛瘀，泻肺平喘。

代表方：葶苈大枣泻肺汤合桂枝茯苓丸。

葶苈大枣泻肺汤由葶苈子、大枣组成；桂枝茯苓丸由桂枝、茯苓、丹皮、芍药、桃仁组成。痰多可加三子养亲汤；若腑气不利，大便不畅者，加大黄、厚朴。

6. 阳虚水泛

临床表现：面浮，下肢肿，甚或一身悉肿，脘痞腹胀，或腹满有水，尿少，心悸，喘咳不能平卧，咯痰清稀，怕冷，面唇青紫；舌胖质暗，苔白滑，脉沉虚数或结代。

治法：温阳化饮利水。

代表方：真武汤合五苓散。

真武汤由炮附子、白术、茯苓、芍药、生姜组成；五苓散由茯苓、猪苓、泽泻、白术、桂枝组成。前方温阳利水；后方通阳化气利水。如水肿势剧，上溃心肺，心悸喘满，倚息不得卧，咳吐白色泡沫痰涎者，加沉香、黑白丑、椒目、葶苈子。

7. 肺肾气虚

临床表现：呼吸浅短难续，咳声低怯，胸满短气，甚则张口抬肩，倚息不能平卧，咳嗽，痰如白沫，咳吐不利，心慌，形寒汗出，面色晦暗；舌淡或暗紫，苔白润，脉沉细无力。

治法：补肺纳肾，降气平喘。

代表方：补虚汤合参蛤散。

补虚汤由半夏、干姜、茯苓、甘草、厚朴、五味子、黄芪、陈皮组成；参蛤散由人参、蛤蚧组成。如肺虚有寒，怕冷，舌质淡，加桂枝、细辛。兼阴伤，低热，舌红苔少，加麦冬、玉竹、知母；如见面色苍白，冷汗淋漓，四肢厥冷，血压下降，脉微欲绝等喘脱危象者，急加参附汤送服蛤蚧粉或黑锡丹。喘促重者加白果；浮肿者可加生姜、大腹皮。

8. 肺脾两虚

临床表现：咳嗽，痰白泡沫状，少食乏力，自汗怕风，面色少华，腹胀，便溏；舌体胖大、齿痕，舌质淡，舌苔白，脉细或脉缓或弱。

治法：补肺健脾，降气化痰。

代表方：六君子汤合玉屏风散。

六君子汤由人参、白术、茯苓、炙甘草、陈皮、半夏组成；玉屏风散由黄芪、防风、白术组成。如气喘者加炙麻黄、苏子；痰多色黄稠者加用桑白皮、芦根、黄芩、鱼腥草。

【辨治备要】

（一）辨证要点

1. 辨标本虚实 该病的本质是标实本虚，要分清标本主次，虚实轻重。一般感邪发作时偏于标实，平时偏于本虚。标实为痰浊、瘀血，早期痰浊为主，渐而痰瘀并重，并可兼见气滞、水饮错杂为患。后期痰瘀壅盛，正气虚衰，本虚与标实并重。

2. 辨脏腑阴阳 该病的早期以气虚或气阴两虚为主，病位在肺、脾、肾，后期气虚及阳，以肺、肾、心为主，或阴阳两虚。

（二）治法方药

肺胀为本虚标实，虚实错杂的病证，扶正祛邪为其治疗原则。一般感邪时偏以邪实为主，故以祛邪为主，根据水饮、痰浊、气滞、血瘀的不同，分别选用逐饮利水，宣肺化痰，利气降逆，调气行血等法，佐以益气温阳。平时偏于正虚，一般以正虚为多，故以扶正为主，根据气（阳）虚、阴阳两虚的不同，肺脾心肾脏腑虚损的差异，或补养心肺，益肾健脾，或气阴兼调，或阴阳两顾，佐以化痰、活血。正气欲脱时则应扶正固脱，救阴回阳。祛邪与扶正只有主次之分，一般相辅为用。

【临证要点】

1. 掌握证候的相互联系。临床常见痰浊壅肺，痰热郁肺，痰蒙神窍，肺肾气虚，阳虚水泛等五个证候。各证常可互相兼夹转化，夹杂出现。临证既需掌握其辨证常规，又要根据其错杂表现灵活施治，其中以痰蒙神窍，肺肾气虚，阳虚水泛尤为危重，如不及时控制则预后不良。

2. 老年、病久防止感邪恶化。老年、久病体虚的后期患者，每因感邪使病情恶化，但因正气衰竭，无力抗邪，正邪交争之象可不显著，故凡近期内咳喘突然加剧，痰色变黄，舌质变红，虽无发热恶寒表证，亦要考虑有外邪的存在，应注意痰的色、质、量等变化，结合全身情况，综合判断。

3. 对于本病的治疗，扶正祛邪尤应突出以下两个方面。

（1）溯本求源，审因论治。由于本病患者多是中老年人，病程缠绵，病情迁延，久病体衰，更易反复受邪，而临床表现多不一致，或轻或重，或表或里，或寒或热，但均属本虚标实之证，治当扶正祛邪，攻补兼施。慢性咳喘，冬受风寒湿之邪，痰涎壅盛，而夏令暑燥火使气道干燥，故肺胀多为冬季发作，夏令小康，采用冬病夏治常可达到预防性治疗效果。痰浊是本病的主要病理因素，且有寒痰、热痰、燥痰、湿痰之分，应辨别其性质，采取"制源畅流"的方法，即针对病因治疗以减少痰液的来源，同时恢复肺的清肃功能，祛除既成之痰。

（2）顺其生机，因势利导。人体在正常情况下"阴平阳秘，精神乃治"，"气血冲和，循行无间"。一旦罹病，生机受到破坏，医者要从整体入手，寻求并掌握脏腑、经络、气血各个系统之间的功能失调因素，或祛邪，或扶正，顺其生机，以复常度。肺以清肃为顺，壅阻为逆，肺经受病而咳喘痰壅，治宜宣肺祛痰，此即顺其肺之生机，反之皆为逆。"咳无止法"，若直接抑制咳嗽，反致咳嗽迁延不愈，成为肺胀之渐。"因势利导"是本病重要的治则之一，透邪则咳自止，豁痰则喘自平。

【预防调护】

预防本病的关键，是重视对原发病的治疗。一旦罹患咳嗽、哮病、喘病、肺痨等肺系疾病，应积极治疗，以免迁延不愈，发展为本病。加强体育锻炼，平时常服扶正固本方药，有助提高抗病能力。既病之后，宜适寒温，预防感冒，避免接触烟尘，以免诱发加重本病。如因外感诱发，立即治疗，以免加重。

肺胀患者，应根据体质情况调饮食。虚证患者应加强饮食营养，肺气虚当忌寒凉之品，多进食有温补肺气作用的食物，如羊肉、狗肉、猪肺等。阴虚肺燥者可适当选用百合、莲子、山药、荸荠、鲜藕、雪梨、银耳、甲鱼以滋阴生津润肺。实证患者饮食宜清淡，多食新鲜蔬菜和水果。肺热痰黄者应禁食辛辣、油腻等助火生痰之品，宜选食萝卜、梨、枇杷等以清热化痰。痰浊阻肺者切忌生冷、肥腻厚味及甜食，以防助湿生痰而致咳喘加剧。同时患者应正确面对此疾病，保持乐观开朗的情绪，避免忧思恼怒对人体的不利影响。

【小结】

肺胀病因以久病肺虚为主，由于反复感邪，而使病情进行性加重。病位在肺，继则影响脾肾，后期及心肝。病理性质属本虚标实。本虚多为气虚、气阴两虚，发展为阳虚；标实为气滞、痰浊、水饮、瘀血。气虚、血瘀、痰阻则贯穿于肺胀之始终。由于标本虚实常相兼夹，又互为影响，故成为迁延难愈，日渐加重的病证。本病严重危害患者健康与生命，应积极防治。治疗上应祛邪扶正，标本兼顾。感邪时偏于邪实，急者祛邪治标为主，平时偏于正虚，缓者以扶正治本为主，常在祛邪宣肺、降气化痰、温阳行水、活血化瘀、补益肺气、健脾化痰、补肾纳气、滋补阴阳诸法中灵活施治，病危时还须采用开窍、息风、止血、扶正固脱、救阴回阳等法以救急。但急则治标，缓则治本，标本兼顾应贯穿于本病治疗的全过程。由于本病由久病咳喘引起，预后较差。

【名医经验】

古今治疗肺胀临证经验丰富，在肺胀临床缓解期，诸医家均认为宜视肺、脾、肾虚损之轻重分别予以补益调理之剂，如补肺、健脾、益肾等法。名老中医洪广祥在临床实践中认为宗气虚是肺胀本虚的关键因素，故其注重补益肺脾、益气温阳护卫、益气温阳培本之法，明确指出补中益气汤为补益宗气的核心方药。潘智敏老中医在临证中发现一味蛮补法虽不谬，但实际上疗效并不理想，翻检经书，遂悟"补无常法，遂其所欲即是补""气血贵乎流通"之理，结合肺为娇脏，喜润恶燥，肺气宜宣宜降之性，指出肺胀补虚应重调气，调气之后又以宣降为先，务使肺欲得遂，肺郁得解，而肺用复常，并且适当伍用养阴润肺之品以顺肺体娇性，而成体用两顾之善法。随着社会发展，人们生活水平提高，社会压力日趋增加，肺胀虽多发于高年体虚者，但此虚已不同于古之谓虚者。病家营养素盛，留瘀滞气之由，又多有情志不遂，气滞血瘀之虞，所以处方时予加用疏肝调郁、活血化瘀之品可提高整体疗效，不惟疏补之壅滞，又能暗合当今之病机。

【古籍摘要】

《金匮要略·肺痿肺痈咳嗽上气病脉证治》："上气喘而躁者，属肺胀。"

《诸病源候论·上气鸣息候》："肺主于气，邪乘于肺则肺胀，胀则肺管不利，不利则气道涩，故上气喘逆鸣息不通。"

《圣济总录·肺胀》："其证气胀满，膨膨而咳喘。"

《寿世保元·痰喘》:"肺胀喘满,膈高气急,两胁扇动,陷下作坑,两鼻窍张,闷乱嗽渴,声嘎不鸣,痰涎壅塞。"

《证治汇补·咳嗽》:"肺胀者,动则喘满,气急息重,或左或右,不得眠者是也。如痰夹瘀血碍气,宜养血以流动乎气,降火以清利其痰……风寒郁于肺中,不得发越,喘嗽胀闷者,宜发汗以祛邪,利肺以顺气。"

【文献推介】

1. 王永炎,严世芸.实用中医内科学·肺系病证[M].第2版.上海:上海科技出版社,2009:195-199.

2. 王永炎,晁恩祥.今日中医内科·中卷[M].北京:人民卫生出版社,2010:285-319.

3. 葛均波,徐永健.内科学·呼吸系统疾病[M].第8版.北京:人民卫生出版社,2013:21-28.

第八节　肺　痿

肺痿是以咳吐浊唾涎沫为主要临床表现的病证,多由其他肺系疾病(如久咳、久喘等)迁延不愈或失治误治后,耗伤肺气、灼伤肺津,致使肺虚,津气亏损失于濡养,导致肺叶痿弱不用而得,为肺脏的慢性虚损性疾患。西医学中的间质性肺疾病、慢性阻塞性肺疾病、支气管扩张、肺纤维化等发展到一定阶段均属本病范畴,可参照本节辨证论治。

肺痿病名,首见于东汉·张仲景《金匮要略·肺痿肺痈咳嗽上气病脉证治》,该篇对肺痿的病因、病机、临床表现、辨证论治等均有较为系统的论述,奠定了后世医家肺痿辨证论治的基础。仲景认为,肺痿因"重亡津液"得之,病机总属"肺燥津伤""肺气虚冷"两端,肺燥津伤者,"寸口脉数,其人咳,口中反有浊唾涎沫",可予麦门冬汤滋阴润燥;肺气虚冷者,"吐涎沫而不咳者,其人不渴,必遗尿,小便数","必眩,多涎唾",可予甘草干姜汤温肺复气。晋·葛洪《肘后备急方》治肺痿有四方,总以益气温阳、滋阴润燥为法。隋·巢元方在《诸病源候论·咳嗽病诸候》中对肺痿的病因病机又有新的认识,其首提"肺气壅塞"说,明确了"邪实"在肺痿发病中的作用,且对该病的转归亦作了探讨,其言"咳唾咽燥欲饮者必愈;欲咳而不能咳、唾干沫,而小便不利者难治。"唐·孙思邈《千金要方·肺痿门》明确提出该病分为热在上焦和肺中虚冷,认为"肺痿虽有寒热之分,从无实热之例"。在治疗上概要为虚寒可用生姜甘草汤、甘草汤;虚热可用炙甘草汤、麦门冬汤、白虎加人参汤,对《金匮要略》的治法有所补充。唐·王焘《外台秘要·咳嗽门》指出肺痨久嗽,劳热熏肺,肺阴大伤,可进一步发展成肺痿。

及至清代,众医家在肺痿本虚论的基础上,对其治疗方法作了补充。清·张璐《张氏医通·肺痿》将其治疗要点概括为:"缓而图之,生胃津,润肺燥,下逆气,开积痰,止浊唾,补真气……散火热"七个方面。旨在"以通肺之小管","以复肺之清肃"。清·沈金鳌《杂病源流犀烛·肺病源流》说:"其症之发,必寒热往来,自汗,气急,烦闷多唾,或带红线脓血,宜急治之,切忌升散辛燥温热。大约此症总以养肺、养气、养血、清金、降火为主。"进一步指出肺痿的用药宜忌。清·叶天士《叶选医衡》亦有"患此必十死八九,最为难治"的论述,均说明了本病症为疑难病，危候，预后差，死亡率高。另外，历代医家均认识到肺痿是多种肺系疾病的慢性转归，肺痈、肺痨、久嗽、喘哮等伤肺，均有转化为肺痿的可能。

【病因病机】

肺痿病因主要包括久病损肺、误治津伤、外感六淫、情志失调及药食失宜等，而以久病损肺为最常见。

1. 久病损肺　肺痈、肺痨、久哮、久嗽、消渴、热病等，迁延日久，或热或寒，损肺致痿。如痰热久嗽，热灼阴伤，或肺痨久嗽，虚热内灼，耗伤阴津，或肺痈余毒未清，灼伤肺阴，或消渴津液耗伤，或热病之后，邪热伤津，津液大亏，以致热壅上焦，消灼肺津，变生涎沫，肺燥阴竭，肺失濡养，日渐枯萎。若大病久病之后，耗伤阳气，或内伤久咳，冷哮不愈，肺虚久喘等，肺气日耗，渐而伤阳，或虚热肺痿日久，阴损及阳，亦可致肺虚有寒，气不化津，津液失于温摄，反为涎沫，肺失濡养，肺叶渐痿不用。此即《金匮要略》所谓"肺中冷"之类。

2. 误治津伤　因医者误治，滥用汗吐下等治法，重亡津液，肺津大亏，肺失濡养，发为肺痿。如《金匮要略·肺痿肺痈咳嗽上气病脉证治》说："热在上焦者，因咳为肺痿，肺痿之病……或从汗出，或从呕吐，或从消渴，小便利数，或从便难，又被快药下利，重亡津液，故得之。"

3. 外感六淫　肺为华盖，合皮毛，开窍于鼻，六淫多从皮毛、口鼻侵入人体。肺痿的发病，在外感六淫中，主要与风、燥、热（暑、火、疫疠、毒）邪关系密切。邪气入里犯肺，伤津耗气，肺失气津濡养，肺叶痿弱不用，终致肺痿。

4. 情志失调　内伤七情首伤脏腑气机，肺主气，司呼吸，气机逆乱则劫肺络之气，致肺络失调，肺失濡养，日久成痿；又肺与悲应，悲则气消，七情之中，悲对肺痿的形成意义相对较大，悲忧日久，可致肺络失充为痿。

本病病位在肺，与五脏相关，尤其与脾、肾关系密切；病性总属本虚标实，本虚主要包括气虚、阴虚、津伤，标实则以痰瘀阻络为主。基本病机有上焦虚热、肺中虚冷及邪壅阻肺，其中，肺津不足贯穿疾病发展的始终。

肺痿总以本虚为主，但在其发展过程中，多虚实夹杂，其中，痰瘀阻络为其邪实病机特点。气津不足，肺失所养，宣肃失常，肺络不能正常吸入清气化生宗气，而宗气贯心脉行气血，宗气不足致气虚血瘀；肺布津功能失宜，则致津停成痰；痰阻血行，痰凝气滞，气滞血瘀，血瘀津停，痰、瘀多互结。又"久病多瘀"，"久病多痰"，"久病入络"，肺痿多由久病转归，肺痿既成又难速愈，故肺痿痰、瘀、络病多并见，终成痰瘀阻络之象。

上焦虚热，熏蒸肺叶，津枯则痿而不用；若肺气虚寒，则肺叶失于温养，日久亦痿而不用。正如清·尤怡《金匮要略心典·肺痿肺痈咳嗽上气》所云："肺为娇脏，热则气烁，故不用而痿；冷则气沮，故不用而痿"。清·魏荔彤《金匮要略方论本义》所言更为形象："肺叶如草木之花叶，有热之痿，如日炙之则枯；有冷之痿，如霜杀之则干矣。"然阴阳互根，上焦虚热与肺气虚寒可相互影响。盖上焦虚热，肺津不足，肺失濡养，阴病及阳，可致肺中虚冷。而肺气虚寒，温化失权，亦可致肺津生化不足或气不布津，致肺津相对不足。清·陈修园《金匮要略浅注》据经"肺喜温而恶寒""肺喜润而恶燥"之论，认为肺"温则润，寒则燥"，提示了肺中虚冷确可致肺津不足。可见，在肺痿形成之初，上焦虚热与肺中虚冷病机可单见，但随着疾病进展，二者必兼夹，而肺津不足将会贯穿肺痿疾病发展的始终。

另外，肺痿本身既可由某些肺病实证转化而来，疾病进展过程中又可因虚致实，导致痰、瘀、气滞等邪实征象，根据患者体质、病因、病程长短等因素的不同，肺痿患者邪实的偏重亦有所异，应具体分析，不得一概而论，但总以痰瘀阻络为其邪实关键。又"子病及母"，"金水相生"，肺朝百脉，助心行血，肝与肺共司气机升降及气血运行，故肺痿日久，可影响脾胃、肾、心、肝之功能，表现相应症状，当知犯何逆，随证治之。

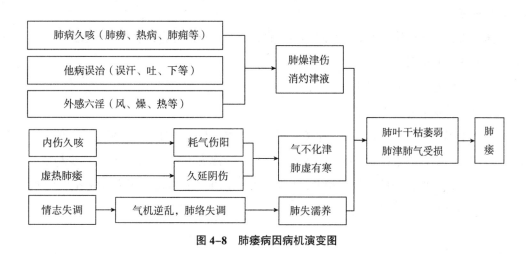

图 4-8 肺痿病因病机演变图

【诊断与鉴别诊断】

（一）诊断

1.有多种慢性肺系疾病史，久病体虚。

2.临床以咳吐浊唾涎沫为主要症状。唾呈细沫稠黏，或白如雪，或带白丝，咳嗽，或不咳，气息短，或动则气喘。

3.常伴有面色㿠白，或青苍，形体瘦削，神疲，头晕，或时有寒热等全身证候。

肺部高分辨 CT、血气分析等检查有助于本病的诊断。

（二）鉴别诊断

1.肺痈 肺痈失治久延，可以转为肺痿，但二者在病因病机、病性、主症、脉象等各方面均存在差异。肺痿多因久病肺虚、误治津气亏损致虚热肺燥或虚寒肺燥而成，以咳吐浊唾涎沫为主症，病性总属本虚标实而以本虚为主；而肺痈多因外感风热、痰热内盛致热壅血瘀、蕴酿成痈、血败肉腐化脓而成，以咳则胸痛，吐痰腥臭，甚则咳吐脓血为主症，病性属实。肺痿脉象多为虚数或虚弱，肺痈则为浮数、滑数。

2.肺痨 肺痨是由于痨虫入侵所致的具有传染性的慢性虚弱性疾病，主症为咳嗽、咳血、潮热、盗汗及身体逐渐消瘦等，与肺痿以吐涎沫为主症有别，但肺痨后期可以转为肺痿。

【辨证论治】

1.虚热证

临床表现：咳吐浊唾，或咳痰带血，咳声不扬，甚则音嘎，气急喘促，口渴咽燥，可伴潮热盗汗，形体消瘦，皮毛干枯；舌红而干，脉虚数。

治法：滋阴清热，生津润肺。

代表方：麦门冬汤合清燥救肺汤。

麦门冬汤由麦门冬、人参、半夏、甘草、粳米、大枣组成；清燥救肺汤由桑叶、石膏、杏仁、甘草、麦冬、人参、阿胶、胡麻仁、炙枇杷叶组成。前方润肺生津，降逆下气；后方养阴润燥，清金降火。如肺胃火盛，虚烦呛咳，加芦根、竹叶；咳唾浊痰，口干欲饮，加天花粉、知母、川贝母等；津伤较著者，加北沙参、天门冬、玉竹等；潮热较著者，加胡黄连、银柴胡、地骨皮、白薇等。

2. 虚寒证

临床表现：咳吐涎沫，不渴，短气不足以息，头眩，神疲乏力，食少，形寒，小便数，或遗尿；舌质淡，脉虚弱。

治法：温肺益气，生津润肺。

代表方：甘草干姜汤或生姜甘草汤。

甘草干姜汤由甘草、干姜组成；生姜甘草汤由人参、生姜、甘草、大枣组成。前方甘辛合用，甘以滋液，辛以散寒；后方则以补脾助肺、益气生津为主。如脾气虚弱，纳少神疲，加白术、茯苓；肺虚失约，唾沫多而尿频者，加益智仁、白果等；肾虚而不能纳气者，加钟乳石、五味子，另吞服蛤蚧粉（每次 2g，一日 2 次）。

【辨治备要】

（一）辨证要点

当辨标本虚实。肺痿以本虚为主，本虚当分清虚热肺燥、肺中虚冷，抑或二者兼夹。虚热肺燥伴火逆上气之象，常兼咳逆喘息；肺中虚冷伴温摄不足之象，常兼头眩、小便数或遗尿。若标实亦较明显，当分清痰、瘀偏重，并重视络病因素，不可固执肺痿虚论，妄略邪实不顾。虚实亦可兼夹，以肺中虚冷与痰瘀阻络兼夹为多，盖津血得温易行，遇寒则凝。

（二）治法方药

治疗总以补肺生津为原则。虚热证，治当清热生津，以润其枯；虚寒证，治当温肺益气而摄涎沫。临床以虚热证为多见，但久延伤气，亦可转为虚寒证。治疗时应时刻注意保护津液，重视调理脾肾：脾胃为后天之本，肺金之母，培土有助于生金；肾为气之根，司摄纳，温肾可以助肺纳气，补上制下。

【临证要点】

1. 重视调补脾胃。脾胃为后天之本，肺金之母，培土有助于生金。阴虚者宜补胃津以润燥，使胃津能上输以养肺；气虚者宜补脾气以温养肺体，使脾能转输精气以上承。肾为气之根，司摄纳，补肾可以助肺纳气。

2. 不可妄投燥热，亦忌苦寒、滋腻。肺痿病属津枯，故应时刻注意保护其津，无论寒热，皆不宜妄用温燥之药，消灼肺津，即使虚寒肺痿，亦必须掌握辛甘合用的原则。

3. 慎用祛痰峻剂。肺痿属虚，故一般忌用峻剂攻逐痰涎，犯虚虚实实之戒，宜缓图取效。

【预防调护】

预防的重点在于积极治疗咳喘等肺部疾患，防止其向肺痿转变，同时根据个人情况，加强体育锻炼；慎起居，生活规律，视气候随时增减衣服。时邪流行时，尽量减少外出，避免接触病人。

本病治疗时间长，要劝说患者安心养病，不可急躁。注意耐寒锻炼，适应气候变化，增强肺卫功能。戒烟，减少对呼吸道刺激，以利肺气恢复。饮食清淡，忌寒凉油腻。居处要清洁，避免烟尘刺激。

【小结】

肺痿是指肺叶痿弱不用的病证，为肺脏的慢性虚损性疾患，临床以咳吐浊唾涎沫为主症。系多种慢性肺系疾病后期发展而成。其发病机理主要为热在上焦，肺燥津伤，或肺气虚冷，气不化津，以致津气亏损，肺失濡养，肺叶枯萎。其病位在肺，但与脾、肾等脏密切相关。证有肺脏虚热和肺气虚冷两大类，以虚热证较为多见。治疗总以补肺生津为原则。虚热证，润肺生津，清金降火；虚寒证，温肺益气。但虚热久延伤气，亦可转为虚寒证，治疗上也要法随证转。肺痿属内伤虚证，病情较重而迁延难愈，如治疗对症，调理适宜，病症稳定改善，可带病延年，或可获愈。如治疗不当，或不注意调摄，则使病情恶化，以至不治。若见张口短气，喉哑，声嘶，咯血，皮肤干枯，脉沉涩而急或细数无神者，预后多不良。

【名医经验】

古今医家治疗肺痿的临证经验丰富，认为肺痿无论虚寒或虚热，其病久必有瘀血。久病致瘀的病机包括因虚成瘀、因寒成瘀、津涸成瘀等多个方面。东汉·张仲景《金匮要略·血痹虚劳病脉证并治》云：“五劳虚极羸瘦……内有干血”，即各种原因所致虚极，均可影响血行而致瘀血枯症，提示我们对此顽症的治疗应从补虚逐瘀着手。晁恩祥教授在总结前人经验基础上，认为肺痿病机主要以血瘀痰凝、肺脾肾三脏虚损为关键，所以久治不愈的顽固性肺痿当从痰－瘀－虚进行辨证论治。根据肺痿的病因病机病理提出虚实兼顾、标本同治的治疗原则，如益气养阴，调补肺肾，纳气平喘，活血化瘀为治疗大法；常用太子参、麦门冬、五味子、黄精、百合等益气养阴，紫菀、杏仁、山茱萸、巴戟天、枸杞子等调补肺肾，五味子、山茱萸、地龙等纳气平喘，丹参、赤芍等活血化瘀。遵循急则治标、缓则治本的原则，疗效颇佳。

【古籍摘要】

《医门法律·肺痿肺痈门》：“肺痿者，其积渐已非一日，其寒热不止一端，总由肾中津液不输于肺，肺失所养，转枯转燥，然后成之。”“凡治肺痿病，淹淹不振……故行峻法，大驱涎沫，图速效，反速毙，医之罪。”

《证治汇补·胸膈门》：“久嗽肺虚，寒热往来，皮毛枯燥，声音不清，或嗽血线，口中有浊唾涎沫，脉数而虚，为肺痿之病。因津液重亡，火炎金燥，如草木亢旱而枝叶萎落也。治宜养血润燥，养气清金，初用二地二冬汤以滋阴，后用门冬清肺饮以收功。”

《临证指南医案·肺痿门》：“肺痿一症，概述津枯液燥，多由汗下伤正所致。夫痿者，萎也，如草木之萎而不荣，为津亡气竭也。”

【文献推介】

1. 王永炎，严世芸.实用中医内科学·肺系病证［M］.第2版.上海：上海科学技术出版社，2009：195-199.

2. 王永炎，晁恩祥.今日中医内科·中卷［M］.北京：人民卫生出版社，2010：285-319.

3. 葛均波，徐永健.内科学［M］.第8版.北京：人民卫生出版社，2013：87-98.

4.蔡后荣.2011年特发性肺纤维化诊断和治疗循证新指南解读［J］.中国呼吸与危重监护杂志，2011，10（4）：313-316.

5.宋宁，段林，2015ATS/ERS/JRS/ALAT 特发性肺间质纤维化指南解读［J］.临床荟萃，2015，30（9）：1073-1080.

第五章　心系病证

《灵枢·邪客》云："心者，五脏六腑之大主也，精神之所舍也。其脏坚固，邪弗能容也。容之则心伤，心伤则神去，神去则死矣。"心为"君主之官"，位于胸中，两肺之间，隔膜之上。

心是人体生命活动的主宰，在五脏六腑中居于首要地位，统摄、协调其他脏腑的生理活动。心主血脉，藏神明，其华在面，开窍于舌，与小肠相表里。心的阴阳气血是心进行生理活动的基础。心气心阳主要推动血液运行（主血脉），心阴心血则可濡养心神（主神志）。

心的病理表现主要是血脉运行的障碍和情志思维活动的异常。心的病理性质主要有虚、实两个方面，虚证为气血阴阳的亏损，实证为痰、饮、火、瘀等阻滞。正虚邪扰，血脉不畅，心神不宁，则为心悸；寒、痰、瘀等邪痹阻心脉，胸阳不展，则为胸痹；气虚至竭、血瘀日甚、瘀血化水，则为心衰；阳盛阴衰，阴阳失调，心肾不交则为不寐。临床上，根据心的生理功能和病机变化特点，将心悸、胸痹心痛、心衰、不寐归属为心系病证范畴。

心系病证的诊断主要采取四诊合参，同时结合现代医学诊疗技术，如实验室检查、影像学检查等，获取相关信息明确诊断，并辨证论治。

心系疾病治疗当辨清虚实，分清标本缓急，治疗心之虚证有益气、养血、滋阴、温阳诸法，治疗心之实证有化瘀、豁痰、利水、宁心、通络诸法。临床上，心系病证常虚实夹杂，心之虚、实病证兼夹为患，故当以病机为要，灵活运用。

第一节　心　悸

心悸，是指病人自觉心中悸动，惊惕不安，甚则不能自主的一种病证，临床一般多呈发作性，每因情志波动或劳累过度而发作，且常伴胸闷、气短、失眠、健忘、眩晕、耳鸣等症。病情较轻者为惊悸，病情较重者为怔忡，可呈持续性。西医学中各种原因引起的心律失常以及心功能不全等，以心悸为主症者，可参照本病辨证论治。

《黄帝内经》虽无心悸或惊悸、怔忡之病名，但已认识到心悸的病因有宗气外泄，心脉不通，突受惊恐，复感外邪等。如《素问·平人气象论》云："乳之下，其动应衣，宗气泄也。"《素问·举痛论》云："惊则心无所倚，神无所归，虑无所定，故气乱矣。"《素问·痹论》亦云："脉痹不已，复感于邪，内舍于心"，"心痹者，脉不通，烦则心下鼓"。心悸的病名，首见于东汉·张仲景的《金匮要略·惊悸吐衄下血胸满瘀血病脉证治》和《伤寒论·辨太阳病脉证并治》，称之为"心动悸""心下悸""心中悸"及"惊悸"等，并认为其主要病因有惊扰、水饮、虚劳及汗后受邪等，提出了基本治则，并以炙甘草汤等为治疗心悸的常用方剂。元·朱丹溪认为心悸的发病应责之虚与痰，如《丹溪心法·惊悸怔忡》云："惊悸者血虚，惊悸有时，以朱砂安神丸"；"怔忡者血虚，怔忡无时，血少者多，有思虑便动，属虚；时作时止者，痰因火动"。明·虞抟《医学正传·惊悸怔忡健忘证》云："怔忡者，心中惕惕然动摇而不得安静，无时而作者是也；惊悸者，蓦然而跳跃惊动，而有欲厥之状，有时而作者是也。"对惊悸、怔忡的区别与联系有详尽的描述。明·张介宾在《景岳全书·怔忡惊恐》中认为怔忡由阴虚劳损所致。清·王清任重视瘀血内阻导致心悸怔忡，《医林改错》中记载了用血府逐瘀汤治疗每多获效。

【病因病机】

心悸的发生多因体质虚弱、饮食劳倦、七情所伤、感受外邪及药食不当等，以致气血阴阳亏损，心神失养，心主不安，或痰、饮、火、瘀阻滞心脉，扰乱心神。

1. 体虚劳倦　禀赋不足，素体虚弱；或久病伤正，耗损心之气阴；或劳倦太过伤脾，生化之源不足，致气血阴阳亏损，脏腑功能失调，心神失养，发为心悸。如《丹溪心法·惊悸怔忡》所言："人之所主者心，心之所养者血，心血一虚，神气不守，此惊悸之所肇端也。"

2. 七情所伤　平素心虚胆怯，突遇惊恐，忤犯心神，心神动摇，不能自主而发心悸。《济生方·惊悸论治》云："惊悸者，心虚胆怯之所致也。"长期忧思不解，心气郁结，阴血暗耗，不能养心而心悸；或化火生痰，痰火扰心，心神失宁而心悸。此外，大怒伤肝，大恐伤肾，怒则气逆，恐则精却，阴虚于下，火逆于上，动撼心神亦可发为惊悸。

3. 感受外邪　风、寒、湿三气杂至，合而为痹。痹证日久，复感外邪，内舍于心，痹阻心脉，心血运行受阻，发为心悸。或风寒湿热之邪，由血脉内侵于心，耗伤心气心阴，亦可引起心悸。温病、疫毒均可灼伤营阴，心失所养，或邪毒内扰心神，如春温、风温、暑温、白喉、梅毒等病，往往伴见心悸。

4. 药食不当　嗜食醇酒厚味、煎炸炙煿，蕴热化火生痰，痰火上扰心神则为悸。正如清·吴澄《不居集·怔忡惊悸健忘善怒善恐不眠》云："心者，身之主，神之舍也。心血不足，多为痰火扰动。"或因药物过量或毒性较剧，耗伤心气，损伤心阴，引起心悸。如中药附子、乌头、雄黄、蟾酥、麻黄等，西药锑剂、洋地黄、奎尼丁、阿托品、肾上腺素等，或补液过快、过多等。

心悸病位在心，与肝、脾、肾、肺等脏腑关系密切，病机不外乎气血阴阳亏虚，心失所养，或邪扰心神，心神不宁。如心之气血不足，心失滋养，搏动紊乱；或心阳虚衰，血脉瘀滞，心神失养；或肾阴不足，不能上制心火，水火失济，心肾不交；或肾阳亏虚，心阳失于温煦，阴寒凝滞心脉；或肝失疏泄，气滞血瘀，心气失畅；或脾胃虚弱，气血乏源，宗气不行，血脉凝留；或脾失健运，痰湿内生，扰动心神；或热毒犯肺，肺失宣肃，内舍于心，血运失常；或肺气亏虚，不能助心以治节，心脉运行不畅，均可引发心悸。

心悸的病理性质主要有虚实两方面。虚者为气、血、阴、阳亏损，使心失滋养，而致心悸；实者多由痰火扰心，水饮上凌或心血瘀阻，气血运行不畅所致。虚实之间可以相互夹杂或转化。实证日久，病邪伤正，可分别兼见气、血、阴、阳之亏损，而虚证也可因虚致实，兼见实证表现。临床上阴虚者常兼火盛或痰热；阳虚者易夹水饮、痰湿；气血不足者，易兼气血瘀滞。心悸初起以心气虚为常见，可表现为心气不足，心血不足，心脾两虚，心虚胆怯，气阴两虚等证。病久阳虚者则表现为心阳不振，脾肾阳虚，甚或水饮凌心之证；阴虚血亏者多表现为肝肾阴虚，心肾不交等证。若阴损及阳，或阳损及阴，可出现阴阳俱损之候。若病情恶化，心阳暴脱，可出现厥脱等危候。

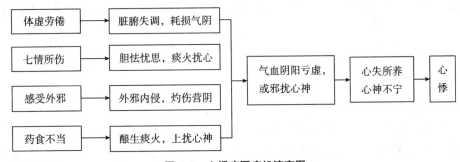

图 5-1　心悸病因病机演变图

【诊断和鉴别诊断】

（一）诊断

1. 自觉心中悸动不安，心搏异常，或快速，或缓慢，或跳动过重，或忽跳忽止，呈阵发性或持续不解，神情紧张，心慌不安，不能自主；可见数、促、结、代、涩、缓、沉、迟等脉象。

2. 伴有胸闷不舒，易激动，心烦寐差，颤抖乏力，头晕等症。中老年患者，可伴有心胸疼痛，甚则喘促，汗出肢冷，或见晕厥。

3. 发病常与情志刺激如惊恐、紧张及劳倦、饮酒、饱食、服用特殊药物等有关。

心悸病人应做心电图检查。心电图是检测心律失常有效、可靠、方便的手段，必要时行动态心电图、阿托品试验等检查。临床配合测量血压、X线胸部摄片、心脏超声检查等更有助于明确诊断。

（二）鉴别诊断

1. 惊悸与怔忡　心悸可分为惊悸与怔忡。惊悸发病，多与情绪因素有关，可由骤遇惊恐，忧思恼怒，悲哀过极或过度紧张而诱发，多为阵发性，病来虽速，病情较轻，实证居多，可自行缓解，不发时如常人。怔忡多由久病体虚，心脏受损所致，无精神等因素亦可发生，常持续心悸，心中惕惕，不能自控，活动后加重，多属虚证，或虚中夹实。病来虽渐，病情较重，不发时亦可兼见脏腑虚损症状。惊悸日久不愈，亦可形成怔忡。

2. 奔豚　奔豚发作之时，亦觉心胸躁动不安，乃冲气上逆，发自少腹。《难经·五十六难》云："发于小腹，上至心下，若豚状，或上或下无时"，称之为肾积。

【辨证论治】

1. 心虚胆怯

临床表现：心悸不宁，善惊易恐，坐卧不安，不寐多梦而易惊醒，恶闻声响，食少纳呆；苔薄白，脉细数或细弦。

治法：镇惊定志，养心安神。

代表方：安神定志丸。

本方由人参、茯苓、茯神、石菖蒲、远志、龙齿组成。气短乏力，头晕目眩，动则为甚，静则悸缓，为心气虚损明显，重用人参；兼见心阳不振，加肉桂、炮附子；兼心血不足，加阿胶、制何首乌、龙眼肉；兼心气郁结，心悸烦闷，精神抑郁，加柴胡、郁金、合欢皮、绿萼梅；气虚夹湿，加泽泻，重用白术、茯苓；气虚夹瘀，加丹参、川芎、红花、郁金。

2. 心血不足

临床表现：心悸气短，头晕目眩，失眠健忘，面色无华，倦怠乏力，纳呆食少；舌淡红，脉细弱。

治法：补血养心，益气安神。

代表方：归脾汤。

本方由白术、当归、茯神、炙黄芪、龙眼肉、远志、酸枣仁、木香、炙甘草、人参、生姜、大枣组成。五心烦热，自汗盗汗，胸闷心烦，舌淡红少津，苔少或无，脉细数或结代，为气阴两虚，治以益气养血，滋阴安神，用炙甘草汤；兼阳虚而汗出肢冷，加炮附子、黄芪、煅龙骨、煅牡蛎；兼阴虚，重用麦冬、生地黄、阿胶，加北沙参、玉竹、石斛；纳呆腹胀，加陈皮、谷芽、麦芽、神曲、山楂、鸡内金、枳壳；失眠多梦，加合欢皮、夜交藤、五味子、柏子仁、莲子心等；若热病后期损及心阴而心悸者，可用生脉散。

3. 阴虚火旺

临床表现：心悸易惊，心烦失眠，五心烦热，口干，盗汗，思虑劳心则症状加重，伴耳鸣腰酸，头晕目眩，急躁易怒；舌红少津，苔少或无，脉象细数。

治法：滋阴清火，养心安神。

代表方：天王补心丹合朱砂安神丸。

天王补心丹由人参、茯苓、玄参、丹参、桔梗、远志、当归、五味子、麦冬、天冬、柏子仁、酸枣仁、生地黄、朱砂组成；朱砂安神丸由朱砂、黄连、炙甘草、生地黄、当归组成。前方滋阴养血，补心安神；后方清心降火，重镇安神。肾阴亏虚，虚火妄动，遗精腰酸者，加龟甲、熟地黄、知母、黄柏，或加服知柏地黄丸；若阴虚而火热不明显者，可单用天王补心丹；若阴虚兼有瘀热者，加赤芍、牡丹皮、桃仁、红花、郁金等。

4. 心阳不振

临床表现：心悸不安，胸闷气短，动则尤甚，面色苍白，形寒肢冷；舌淡苔白，脉象虚弱或沉细无力。

治法：温补心阳，安神定悸。

代表方：桂枝甘草龙骨牡蛎汤合参附汤。

桂枝甘草龙骨牡蛎汤由桂枝、炙甘草、煅龙骨、煅牡蛎组成；参附汤由人参、炮附子、生姜组成。前方温补心阳，安神定悸；后方益心气，温心阳。形寒肢冷者，重用人参、黄芪、炮附子、肉桂；大汗出者，重用人参、黄芪、煅龙骨、煅牡蛎、山萸肉，或用独参汤；兼见水饮内停者，加葶苈子、五加皮、车前子、泽泻等；夹瘀血者，加丹参、赤芍、川芎、桃仁、红花；兼见阴伤者，加麦冬、枸杞子、玉竹、五味子；若心阳不振，以致心动过缓者，酌加蜜麻黄、补骨脂，重用桂枝。

5. 水饮凌心

临床表现：心悸眩晕，胸闷痞满，渴不欲饮，小便短少，或下肢浮肿，形寒肢冷，伴恶心，欲吐，流涎；舌淡胖，苔白滑，脉象弦滑或沉细而滑。

治法：振奋心阳，化气行水，宁心安神。

代表方：苓桂术甘汤。

本方由茯苓、桂枝、白术、甘草组成。兼见恶心呕吐，加半夏、陈皮、生姜；兼见肺气不宣，肺有水湿者，咳喘，胸闷，加杏仁、前胡、桔梗、葶苈子、五加皮、防己；兼见瘀血者，加当归、川芎、刘寄奴、泽兰、益母草；若见因心功能不全而致浮肿、尿少、阵发性夜间咳喘或端坐呼吸者，当重用温阳利水之品，可用真武汤。

6. 瘀阻心脉

临床表现：心悸不安，胸闷不舒，心痛时作，痛如针刺，唇甲青紫；舌质紫暗或有瘀斑，脉涩或结或代。

治法：活血化瘀，理气通络。

代表方：桃仁红花煎。

本方由丹参、赤芍、桃仁、红花、香附、延胡索、青皮、当归、川芎、生地黄、乳香组成。气滞血瘀，加用柴胡、枳壳；兼气虚加黄芪、党参、黄精；兼血虚加制何首乌、枸杞子、熟地黄；兼阴虚加麦冬、玉竹、女贞子；兼阳虚加炮附子、肉桂、淫羊藿；络脉痹阻，胸部窒闷，加沉香、檀香、降香；夹痰浊，胸满闷痛，苔浊腻，加瓜蒌、薤白、半夏、陈皮；胸痛甚，加乳香、没药、五灵脂、蒲黄、三七粉等。

7. 痰火扰心

临床表现：心悸时发时止，受惊易作，胸闷烦躁，失眠多梦，口干苦，大便秘结，小便短赤；舌红，苔黄腻，脉弦滑。

治法：清热化痰，宁心安神。

代表方：黄连温胆汤。

本方由半夏、陈皮、茯苓、甘草、枳实、竹茹、黄连、生姜、大枣组成。痰热互结，大便秘结者，加生大黄；心悸重者，加珍珠母、石决明、磁石；火郁伤阴，加麦冬、玉竹、天冬、生地黄；兼见脾虚者，加党参、白术、谷芽、麦芽、砂仁。

【辨治备要】

（一）辨证要点

心悸者首应分辨虚实，虚者系指脏腑气血阴阳亏虚，实者多指痰饮、瘀血、火邪上扰。

心悸的病位在心，心脏病变可以导致其他脏腑功能失调或亏损，其他脏腑病变亦可以直接或间接影响心。故临床亦应分清心脏与他脏的病变情况，有利于决定治疗的先后缓急。

心悸预后转归主要取决于本虚标实的程度、邪实轻重、脏损多少、治疗当否及脉象变化情况。如患者气血阴阳虚损程度较轻，未见瘀血、痰饮之标证，病损脏腑单一，呈偶发、短暂、阵发，治疗及时得当，脉象变化不显著者，病证多能痊愈；反之，脉象过数、过迟、频繁结代或乍疏乍数，反复发作或长时间持续发作者，治疗颇为棘手，预后较差，甚至出现喘促、水肿、胸痹心痛、厥证、脱证等变证、坏病，若不及时抢救治疗，预后极差，甚至猝死。

（二）治法方药

心悸应分虚实论治。虚证分别予以补气、养血、滋阴、温阳；实证则应祛痰、化饮、清火、行瘀。但本病以虚实错杂为多见，且虚实的主次、缓急各有不同，故治当相应兼顾。同时，由于心悸均有心神不宁的病理特点，故应酌情配合安神宁心或镇心之法。

【临证要点】

1. 治法上，辨病与辨证相结合。

（1）快速型心律失常：功能性心律失常多由自主神经功能失常所致，临床以快速型多见。辨证多为气阴两虚，心神不安，肝气郁结，治疗以益气养阴，重镇安神，疏肝解郁为法。器质性心律失常，临床以风湿性心脏病、冠心病、病毒性心肌炎为多见。冠心病伴心律失常者以气虚血瘀为主，常用益气活血之法；风心病伴心律失常者，以"通"为主要治则，常用活血化瘀通络之品；病毒性心肌炎伴心律失常者，在益气养阴、活血通阳基础上加用清热解毒之剂。

（2）缓慢型心律失常：病机主要为心气虚弱，推动气血运行无力；肾阳不足，不能助心阳搏动。治疗应以补心气、温肾阳为法。

2.用药上，基于辨证论治，酌情加用经现代药理研究证实有抗心律失常作用的中草药。

（1）快速型心律失常：加用益母草、苦参、莲子心、延胡索等。

（2）缓慢型心律失常：加用麻黄、细辛、桂枝等。

此外，根据"久病必虚""久病入络"的理论，心悸日久当补益与通络并用。

3.心律失常的急危重症及处理。

临床上心律失常变化往往比较迅速。一般地说室性早搏较房性早搏病情严重，室性早搏中多源性室早、频发室早、两个室早联发以及早搏的R波落在前一个心动周期的T波上，均被认为是危险征象，必须严密观察，及时处理。室性心动过速及室性扑动是严重的心律失常，必须立即处理以防室颤。室颤是快速性心律失常中最为严重的情况，心脏已经失去泵血作用，必须争分夺秒给予除颤。

【预防调护】

心悸每因情志内伤，恐惧而诱发，故患者应经常保持心情愉快，精神乐观，情绪稳定，避免情志为害，减少发病。居住环境宜安静，避免噪音、突然性的声响等一切不良刺激。室内空气清新，温度适宜，避免外邪侵袭。一般心悸患者宜参加适当活动，有利于调畅气机，怡神养心。但久病或心阳虚弱者以休息为主，避免过劳耗伤心气。保持良好的精神状态，避免情志刺激以及思虑过度，有利于心悸的少发或不发。

心悸病势缠绵，应坚持长期治疗。获效后亦应注意巩固治疗，可服人参等补气药，改善心气虚症状，增强抗病能力。积极治疗原发证，如胸痹、痰饮、肺胀、喘证、痹证等，对预防心悸发作具有重要意义。

【小结】

心悸多因体虚劳倦（久病失养或劳伤过度），情志内伤，外邪侵袭等，导致心神失宁而发病。其病位在心，根据病证的临床表现，应分辨病变有无涉及肝、脾、肺、肾，是病及一脏，抑或病及多脏。心悸病机有虚实之分，虚为气、血、阴、阳亏损，心神失养；实为气滞、血瘀、痰浊、火郁、水饮扰动心神。两者常相互夹杂。虚证之中，常兼痰浊、水饮或血瘀为患；实证之中，则多有脏腑虚弱的表现。治疗上，其虚证者，或补气血之不足，或调阴阳之盛衰，以求气血调和，阴平阳秘，心神得养；其实证者，或行气祛瘀，或清心泻火，或化痰逐饮，使邪去正安，心神得宁。因心中动悸不安为本病的主要临床特点，故可配合安神之品。因虚者，常配以养血安神之品；因实者，则配用重镇安神药物。

【名医经验】

20世纪80年代，阮士怡在提出"益肾健脾，涤痰散结"法干预老年病、心血管病的基础上，展开"益肾健脾、涤痰复脉"法治疗心律失常的临床及实验研究。基于"治病求本"的原则，分期治疗风湿性心脏病。阮士怡认为在治疗风湿性心脏病时，应当了解该病的病机是机体感受风寒湿邪后，伤及心脏，日久失治，造成心脏瓣膜上的赘生物发生机化，瓣膜本身发生纤维化及瘢痕形成而导致慢性风湿性心脏病。因此，在疾病的早期阶段，其治疗应以散寒祛湿，驱邪外出为本，祛除病因，控制心脏瓣膜的赘生物形成，尽量使心脏瓣膜不受损伤或减轻其损伤。而在疾病的后期阶段，在已形成心脏瓣膜的损害，发生心功能不全时，则应以扶助机体正气、减轻心脏损伤为本，在应用强心利尿治法的同时，应选用养心、软坚散结之方药，使已经纤维化粘连的心脏瓣膜损害减轻，尽可能地恢复其生理功能。

【古籍摘要】

《景岳全书·怔忡惊悸》："怔忡之病，心胸筑筑振动，惶惶惕惕，无时得宁者是也。……此证惟阴虚劳损之人乃有之，盖阴虚于下，则宗气无根，而气不归原，所以在上则浮振于胸臆，在下则振动于脐旁，虚微动亦微，虚甚动亦甚。凡患此者，速宜节欲、节劳，切忌酒色。"

《医林改错·血府逐瘀汤所治证目》："心跳心慌，用归脾、安神等方不效，用此方百发百中。"

《医学衷中参西录·论心病治法》："有其惊悸恒发于夜间，每当交睫于甫睡之时，其心中即惊悸而醒，此多因心下停有痰饮。心脏属火，痰饮属水，火畏水迫，故作惊悸也。宜清痰之药与养心之药并用。方用二陈汤加当归、菖蒲、远志煎汤送服朱砂细末三分，有热者加玄参数钱，自能安枕熟睡而无惊悸矣。"

【文献推介】

1. 张伯礼. 阮士怡教授学术思想研究［M］. 北京：中国中医药出版社，2012.

2. 张军平. 病毒性心肌炎中西医结合诊疗实践［M］. 北京：中国中医药出版社，2014.

3. 中华医学会心电生理和起搏分会起搏学组. 植入性心脏起搏器治疗：目前认识和建议（2010年修订版）［J］. 中国继续医学教育，2011，3（11）：40-54.

4. 陈柯萍. 心血管急症救治（6）缓慢性心律失常的诊断和处理（续5）［J］. 中国循环杂志，2014，29（4）：244-246.

第二节　胸　痹

胸痹，是以胸部闷痛，甚则胸痛彻背，喘息不得卧为主症的疾病，轻者仅感胸闷如窒，呼吸欠畅，重者则有胸痛，严重者心痛彻背，背痛彻心。真心痛，是胸痹进一步发展的严重病证，其特点为剧烈而持久的胸骨后疼痛，伴心悸、水肿、肢冷、喘促、汗出、面色苍白等症状，甚至危及生命。西医学中冠状动脉粥样硬化性心脏病之心绞痛、心肌梗死与本病密切相关，可参照本病辨证论治。

胸痹之名，始于《黄帝内经》，和肺系病证有关。《灵枢·本脏》曰："肺大则多饮，善病胸痹。"东汉·张仲景明确提出了"胸痹"病名，并设专篇讨论，《金匮要略·胸痹心痛短气病脉证治》谓："胸痹之病，喘息咳唾，胸背痛，短气，寸口脉沉而迟，关上小紧数"；"胸痹不得卧，心痛彻背"。胸痹的范围由相关肺系病证扩展到心系病证。隋·巢元方《诸病源候

NOTE

论》将胸痹的内涵进一步扩展，除了心、肺相关疾病外，还涉及胸膈痹阻病变，其云："胸痹之候……胸前皮皆痛，手不能犯，胸满短气，咳唾引痛。"明代一些医家又将胸痹范围扩展到胃系疾病。明·虞抟《医学正传》认为除真心痛外的心胸疼痛皆为胃痛。明·秦景明《症因脉治》云："胸痹之症，即胃痹也。胸前满闷，凝结不行，食入即痛，不得下咽，或时做呕。"可见胸痹内涵逐渐丰富，由最初的肺系疾病，到心、肺病证，再扩展到胸壁、咽喉、食道、胃等疾病。本节主要介绍心系疾病相关的胸痹之症。

胸痹临床表现最早见于《黄帝内经》。《灵枢·五邪》指出："邪在心，则病心痛。"《素问·脏气法时论》有："心病者，胸中痛，胁支满，胁下痛，膺背肩胛间痛，两臂内痛。"《素问·缪刺论》又有"卒心痛""厥心痛"之称。《灵枢·厥病》把心痛严重，并迅速造成死亡者，称为"真心痛"，谓："真心痛，手足青至节，心痛甚，旦发夕死，夕发旦死。"

胸痹的治疗，《内经》提出了针刺治疗的穴位和方法，《灵枢·五味》有"心病宜食薤"的记载。《金匮要略·胸痹心痛短气病脉证治》将其病因病机归纳为"阳微阴弦"。治疗方面，根据不同证候，制定了栝蒌薤白半夏汤等十首方剂，以通阳宣痹为主，体现了辨证论治的特点。宋金元时代胸痹的治法也颇为丰富，如《太平圣惠方》收集治疗本病的方剂甚丰，芳香、温通、辛散之品，每与益气、养血、滋阴、温阳之药相互为用；元·危亦林《世医得效方》提出用苏合香丸"治卒暴心痛"。明·王肯堂《证治准绳》用失笑散及大剂桃仁、红花、降香等治疗死血心痛，清·陈念祖《时方歌括》以丹参饮治心腹诸痛，王清任《医林改错》以血府逐瘀汤治胸痹心痛等，至今沿用不衰。

【病因病机】

本病证的发生多与寒邪内侵、饮食失调、情志失节、劳倦内伤、年迈体虚等因素有关。其病机有虚实两方面，实为寒凝、血瘀、气滞、痰浊，痹阻胸阳，阻滞心脉；虚为气虚、阴伤、阳衰，肺、脾、肝、肾亏虚，心脉失养。在本病证的形成和发展过程中，大多因实致虚，亦有因虚致实者。

1. 寒邪内侵　寒主收引，既可抑遏阳气，即所谓暴寒折阳，又可使血行瘀滞，发为本病。《素问·调经论》云："寒气积于胸中而不泻，不泻则温气去，寒独留，则血凝泣，凝则脉不通。"《医学正传·胃脘痛》云："有真心痛者，大寒触犯心君。"素体阳衰，胸阳不足，阴寒之邪乘虚侵袭，寒凝气滞，痹阻胸阳，而成胸痹。诚如《医门法律·中寒门》云："胸痹心痛，然总因阳虚，故阴得乘之。"《类证治裁·胸痹》亦云："胸痹，胸中阳微不运，久则阴乘阳位，而为痹结也。"

2. 饮食失调　饮食不节，如过食肥甘厚味，或嗜烟酒而成癖，以致脾胃损伤，运化失健，聚湿生痰，上犯心胸清旷之区，阻遏心阳，胸阳失展，气机不畅，痰阻血瘀，心脉闭阻，而成胸痹。

3. 情志失节　忧思伤脾，脾运失健，津液不布，遂聚为痰。郁怒伤肝，肝失疏泄，肝郁气滞，甚则气郁化火，灼津成痰。无论气滞或痰阻，均可使血行失畅，脉络不利，而致气血瘀滞，或痰瘀交阻，胸阳不运，心脉痹阻，不通则痛，而发胸痹。《杂病源流犀烛·心病源流》曰："总之七情之由作心痛。"七情失调可致气血耗逆，心脉失畅，痹阻不通而发心痛。

4. 劳倦内伤　劳倦伤脾，脾虚转输失能，气血生化乏源，无以濡养心脉，拘急而痛。积劳伤阳，心肾阳微，鼓动无力，胸阳失展，阴寒内侵，血行涩滞，而发胸痹。

5. 年迈体虚　本病多见于中老年人，年过半百，脏气渐亏，精血渐衰。如肾阳虚衰，则不能鼓舞五脏之阳，可致心气不足或心阳不振，血脉失于温运，痹阻不畅，发为胸痹；肾阴亏虚，则不能濡养五脏之阴，水不涵木，又不能上济于心，因而心肝火旺，心阴耗伤，心脉失于濡养，而致胸痹；心阴不足，心火燔炽，下及肾水，又可进一步耗伤肾阴；心肾阳虚，阴寒痰饮乘于阳位，阻滞心脉。凡此均可在本虚的基础上形成标实，导致寒凝、血瘀、气滞、痰浊，而使胸阳失运，心脉阻滞，发生胸痹。

胸痹的主要病机为心脉痹阻，病位在心，涉及肝、肺、脾、肾等脏。心主血脉，肺主治节，两者相互协调，气血运行自畅。心脉不畅，肺失治节，则血行瘀滞；肝失疏泄，气郁血滞；脾失健运，聚生痰浊，气血乏源；肾阴亏损，心血失荣，肾阳虚衰，君火失用，均可引致心脉痹阻，胸阳失旷而发胸痹。其临床主要表现为本虚标实，虚实夹杂。本虚有气虚、气阴两虚及阳气虚衰；标实有血瘀、寒凝、痰浊、气滞。二者可相兼为病，如气滞血瘀、寒凝气滞、痰瘀交阻等。

胸痹轻者多为胸阳不振，阴寒之邪上乘，阻滞气机，临床表现为胸中气塞，短气；重者则为痰瘀交阻，壅塞胸中，气机痹阻，临床表现为不得卧，心痛彻背。同时亦有缓作与急发之异，缓作者，渐进而为，日积月累，始则偶感心胸不舒，继而心痹痛作，发作日频，甚则掣及后背；急作者，素无不舒之感，或许久不发，因感寒、劳倦、七情所伤等诱因而猝然心痛欲窒。

胸痹病机转化可因实致虚，亦可因虚致实。痰踞心胸，胸阳痹阻，病延日久，每可耗气伤阳，向心气不足或阴阳并损证转化；阴寒凝结，气失温煦，日久寒邪伤人阳气，亦可向心阳虚衰转化；瘀阻脉络，血行滞涩，瘀血不去，新血不生，留瘀日久，心气痹阻，心阳不振。此三者皆因实致虚。心气不足，鼓动不力，易致气滞血瘀；心肾阴虚，水亏火炎，炼液为痰；心阳虚衰，阳损外寒，寒痰凝络。此三者皆由虚而致实。本病多在中年以后发生，如治疗及时得当，可获较长时间稳定缓解，如反复发作，则病情较为凶险。病情如若骤变，可见心胸猝然大痛，出现真心痛，甚则"旦发夕死，夕发旦死"。

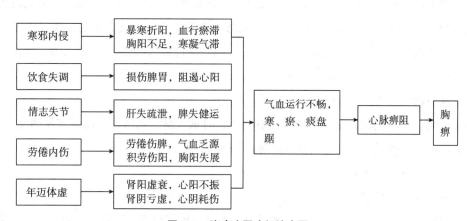

图 5-2　胸痹病因病机演变图

【诊断和鉴别诊断】

（一）诊断

1.胸痹以胸部闷痛为主症，一般持续几秒到几十分钟，休息或用药后可缓解。患者多见膻中或心前区憋闷疼痛，甚则痛彻左肩背、咽喉、胃脘部、左上臂内侧等部位，呈反复发作性。常伴有心悸、气短、汗出，甚则喘息不得卧。

2. 突然发病，时作时止，反复发作。严重者可见胸痛剧烈，持续不解，汗出肢冷，面色苍白，唇甲青紫，脉散乱或微细欲绝等危候，可发生猝死。

3. 多见于中年以上，常因操劳过度、抑郁恼怒、多饮暴食或气候变化而诱发，亦有无明显诱因或安静时发病者。

心电图应作为必备的常规检查，必要时，可选用动态心电图、活动平板运动试验，有助于心肌缺血的诊断和评价治疗效果。心脏冠脉造影检查是确诊心肌缺血、冠状动脉病变的重要方法。

（二）鉴别诊断

1. 悬饮　为胸胁胀痛，持续不解，多伴有咳唾，转侧、呼吸时疼痛加重，肋间饱满，并有咳嗽、咳痰等肺系证候。

2. 胃脘痛　与饮食相关，以胀痛为主，局部有压痛，持续时间较长，常伴有泛酸、嘈杂、嗳气、呃逆等胃部症状。

3. 真心痛　是胸痹的进一步发展，症见心痛剧烈，甚则持续不解，伴有汗出、肢冷、面白、唇紫、手足青至节、脉微或结代等的危重急症。

【辨证论治】

1. 心血瘀阻

临床表现：心胸疼痛，如刺如绞，痛有定处，入夜为甚，甚则心痛彻背，背痛彻心，或痛引肩背，伴有胸闷，日久不愈，可因暴怒、劳累而加重；舌质紫暗，有瘀斑，苔薄，脉弦涩。

治法：活血化瘀，通脉止痛。

代表方：血府逐瘀汤。

本方由当归、生地黄、桃仁、红花、枳壳、赤芍、柴胡、甘草、桔梗、川芎、牛膝组成。瘀血痹阻重证，胸痛剧烈，可加乳香、没药、郁金、降香、丹参等；若血瘀气滞并重，胸闷痛甚者，可加沉香、檀香、荜茇等；若寒凝血瘀或阳虚血瘀，伴畏寒肢冷，脉沉细或沉迟者，可加桂枝或肉桂、细辛、高良姜、薤白等，或人参、炮附子等；若气虚血瘀，伴气短乏力，自汗，脉细弱或结代者，当益气活血，用人参养营汤合桃红四物汤加减，重用人参、黄芪；若猝然心痛发作，可含化复方丹参滴丸、速效救心丸。

2. 气滞心胸

临床表现：心胸满闷，隐痛阵发，痛有定处，时欲太息，遇情志不遂时容易诱发或加重，或兼有胸部胀闷，得嗳气或矢气则舒；苔薄或薄腻，脉细弦。

治法：疏肝理气，活血通络。

代表方：柴胡疏肝散。

本方由陈皮、柴胡、枳壳、白芍、炙甘草、香附、川芎组成。胸闷心痛明显，为气滞血瘀之象，可合用失笑散；气郁日久化热，心烦易怒，口干便秘，舌红苔黄，脉弦数者，用加味逍遥散。

3. 痰浊闭阻

临床表现：胸闷重而心痛微，痰多气短，肢体沉重，形体肥胖，遇阴雨天而易发作或加重，伴有倦怠乏力，纳呆便溏，咳吐痰涎；舌体胖大且边有齿痕，苔浊腻或白滑，脉滑。

治法：通阳泄浊，豁痰宣痹。

代表方：栝蒌薤白半夏汤合涤痰汤。

栝蒌薤白半夏汤由瓜蒌、薤白、半夏、白酒组成；涤痰汤由半夏、胆南星、橘红、枳实、茯苓、人参、石菖蒲、竹茹、甘草、生姜组成。前方偏于通阳行气；后方偏于健脾益气，豁痰开窍。痰浊郁而化热者，用黄连温胆汤加郁金；如痰热兼有郁火者，加海浮石、海蛤壳、栀子、天竺黄、竹沥；大便干结加桃仁、大黄；痰浊与瘀血往往同时并见，因此通阳豁痰和活血化瘀法亦经常并用。

4. 寒凝心脉

临床表现：猝然心痛如绞，心痛彻背，喘不得卧，多因气候骤冷或骤感风寒而发病或加重，伴形寒，甚则手足不温，冷汗自出，胸闷气短，心悸，面色苍白；苔薄白，脉沉紧或沉细。

治法：辛温散寒，宣通心阳。

代表方：枳实薤白桂枝汤合当归四逆汤。

枳实薤白桂枝汤由枳实、厚朴、薤白、桂枝、瓜蒌组成；当归四逆汤由当归、桂枝、白芍、细辛、炙甘草、大枣、通草组成。前方重在通阳理气；后方以温经散寒为主。阴寒极盛之胸痹重症，表现为胸痛剧烈，痛无休止，伴身寒肢冷，气短喘息，脉沉紧或沉微者，当用温通散寒之法，予乌头赤石脂丸加荜茇、高良姜、细辛等；若痛剧而四肢不温，冷汗自出，即刻舌下含化苏合香丸或麝香保心丸。

5. 气阴两虚

临床表现：心胸隐痛，时作时休，心悸气短，动则益甚，伴倦怠乏力，声息低微，面色㿠白，易汗出；舌质淡红，舌体胖且边有齿痕，苔薄白，脉虚细缓或结代。

治法：益气养阴，活血通脉。

代表方：生脉散合人参养荣汤。

生脉散由人参、麦冬、五味子组成；人参养荣汤由人参、熟地黄、当归、白芍、白术、茯苓、炙甘草、黄芪、陈皮、五味子、桂心、远志组成。前方长于益心气，敛心阴；后方补气养血，安神宁心。兼有气滞血瘀，可加川芎、郁金；兼见痰浊之象，可重用茯苓、白术，加白蔻仁；兼见纳呆、失眠等心脾两虚者，可重用茯苓、远志，加茯神、半夏、柏子仁、酸枣仁。

6. 心肾阴虚

临床表现：心痛憋闷，心悸盗汗，虚烦不寐，腰酸膝软，头晕耳鸣，口干便秘；舌红少津，苔薄或剥，脉细数或促代。

治法：滋阴清火，养心和络。

代表方：天王补心丹合炙甘草汤。

天王补心丹由人参、玄参、丹参、茯苓、五味子、远志、桔梗、当归、天冬、麦冬、柏子仁、酸枣仁、生地黄、朱砂组成；炙甘草汤由炙甘草、人参、桂枝、生姜、阿胶、生地黄、麦冬、火麻仁、大枣组成。前方以养心安神为主；后方以养阴复脉见长。阴不敛阳，虚火内扰心神，虚烦不寐，舌尖红少津者，可用酸枣仁汤；若兼见风阳上扰，加用珍珠母、磁石、石决明、琥珀等；若心肾阴虚，兼见头晕目眩，腰酸膝软，遗精盗汗，心悸不宁，口燥咽干，可用

NOTE

左归饮。

7. 心肾阳虚

临床表现：心悸而痛，胸闷气短，动则更甚，自汗，面色㿠白，神倦怯寒，四肢欠温或肿胀；舌质淡胖，边有齿痕，苔白或腻，脉沉细迟。

治法：温补阳气，振奋心阳。

代表方：参附汤合右归饮。

参附汤由人参、炮附子、生姜组成；右归饮由熟地黄、山药、山茱萸、枸杞子、杜仲、炙甘草、炮附子、肉桂组成。前方大补元气，温补心阳；后方温肾助阳，补益精气。伴有寒凝血瘀标实症状者适当兼顾。若肾阳虚衰，不能制水，水饮上凌心肺，症见水肿、喘促、心悸，用真武汤加黄芪、防己、猪苓、车前子；若阳虚欲脱厥逆者，用四逆加人参汤；或参附注射液40～60毫升加入5%葡萄糖注射液250～500毫升中静脉点滴，可增强疗效。

8. 正虚阳脱

临床表现：心胸绞痛，胸中憋闷或有窒息感，喘促不宁，心慌，面色苍白，大汗淋漓，烦躁不安或表情淡漠，重则神识昏迷，四肢厥冷，口开目合，手撒尿遗；脉疾数无力或脉微欲绝。

治法：回阳救逆，益气固脱。

代表方：四逆加人参汤。

本方由炮附子、干姜、人参、炙甘草组成。阴竭阳亡，合生脉散。并可急用独参汤灌胃或鼻饲，或参附注射液50毫升，不加稀释直接推注，每15分钟1次，直至阳气回复，四肢转暖，改用参附注射液100毫升继续滴注，待病情稳定后，改用参附注射液100毫升加入5%或10%葡萄糖注射液250毫升中静脉滴注，直至病情缓解。

【辨治备要】

（一）辨证要点

1. 辨标本虚实　胸痹总属本虚标实之证，辨证首先辨别虚实，分清标本。标实应区别气滞、痰浊、血瘀、寒凝的不同，本虚又应区别阴阳气血亏虚的不同。标实者：闷重而痛轻，兼见胸胁胀满，善太息，憋气，苔薄白，脉弦者，多属气滞；胸部窒闷而痛，伴唾吐痰涎，苔腻，脉弦滑或弦数者，多属痰浊；胸痛如绞，遇寒则发，或得冷加剧，伴畏寒肢冷，舌淡苔白，脉细，为寒凝心脉所致；刺痛固定不移，痛有定处，夜间多发，舌紫暗或有瘀斑，脉结代或涩，由心脉瘀滞所致。本虚者：心胸隐痛而闷，因劳累而发，伴心慌、气短、乏力，舌淡胖嫩，边有齿痕，脉沉细或结代者，多属心气不足；若绞痛兼见胸闷气短，四肢厥冷，神倦自汗，脉沉细，则为心阳不振；隐痛时作时止，缠绵不休，动则多发，伴口干，舌淡红而少苔，脉沉细而数，则属气阴两虚表现。

2. 辨病情轻重　疼痛持续时间短暂，瞬息即逝者多轻；持续时间长，反复发作者多重；若持续数小时甚至数日不休者常为重症或危候。疼痛遇劳发作，休息或服药后能缓解者为顺症；服药后难以缓解者常为危候。一般疼痛发作次数多少与病情轻重程度呈正比，但亦有发作次数不多而病情较重的不典型情况，尤其在安静或睡眠时发作疼痛者病情较重，必须结合临床表现，具体分析判断。

（二）治法方药

基于本病病机为本虚标实，虚实夹杂，发作期以标实为主，缓解期以本虚为主的特点。其治疗原则应先治其标，后治其本，先从祛邪入手，然后再予扶正，必要时可根据虚实标本的主次，兼顾同治。标实当泻，针对气滞、血瘀、寒凝、痰浊而疏理气机，活血化瘀，辛温通阳，泄浊豁痰，尤重活血通脉治法；本虚宜补，权衡心脏阴阳气血之不足，有无兼见肺、肝、脾、肾等脏之亏虚，补气温阳，滋阴益肾，纠正脏腑之偏衰，尤其重视补益心气之不足。在胸痹治疗中，必须辨清证候之重危顺逆，一旦发现脱证之先兆，必须尽早投用益气固脱之品。

【临证要点】

1.谨守病机，分清标本缓急，以通为补，通补结合。

（1）治疗标实，当健脾化痰、活血化瘀、芳香温通相结合。

痰浊的产生与肥胖、高脂血症等致病因素相关，过食肥甘，贪杯好饮，伤及脾胃，健运失司，湿阻痰滞，留踞心胸，从而引发胸痹心痛。治疗应着重健运脾胃，在祛痰的同时，适时应用健脾益气法，以消生痰之源。

胸痹病瘀血的形成，多由正气亏损，气虚阳虚或气阴两虚而致，亦可因寒凝、痰浊、气滞发展而来，本病具有反复发作，病程日久的特点，属单纯血瘀实证者较少，多表现为气虚血瘀或痰瘀交阻、气滞血瘀等夹杂证候，故临床治疗应注意在活血化瘀中伍以益气、养阴、化痰、理气之品。破血攻伐之品，易伤及正气，应慎用，若必用，切不可久用、多用，痛止后须扶正养营。同时必须注意有无出血倾向或征象，一旦发现，立即停用，并予相应处理。

临床胸痹常伴有阳虚之象，故芳香温通药物宜配合温补阳气之剂，以取温阳散寒之功。且芳香温通药物具有辛散走窜之弊，应中病即止，以防耗伤阳气。

（2）治疗本虚，以补肾为主。

胸痹病本虚指心、肺、肝、脾、肾等脏腑气血阴阳亏虚。然脏腑亏虚，其本在肾。年老肾亏，肾阳不能蒸腾，可致心阳虚衰，行血无力，故久而气虚血瘀，亦可致脾土失温，气血化源不足，营亏血少，脉道不充，血行不畅，发为胸痹。因此临证治疗应重视补肾固本，尤其在胸痹缓解期的治疗中。常以制何首乌、枸杞子、女贞子、旱莲草、生地黄等滋肾阴；用黄精、菟丝子、山萸肉、杜仲、桑寄生等补肾气；肉桂、淫羊藿、仙茅、补骨脂等温肾阳。

2.真心痛急症治疗。

真心痛是由于心脉阻塞心脏相应部位所致，由于阻塞部位和程度的不同，表现不同的临床症状。在治疗上除上述辨证论治外，尚可行辨病治疗，可选用蝮蛇抗栓酶、蚓激酶、丹参注射液、毛冬青甲素、丹红注射液、川芎嗪等，因其具有一定程度的抗凝和溶栓作用，并可扩张冠状动脉。同时注意伴随症状的治疗，对真心痛的恢复也起着重要作用。

【预防调护】

注意调摄精神，避免情绪波动。防治本病必须高度重视精神调摄，避免过于激动或喜怒忧思无度，保持心情平静愉快。注意生活起居，寒温适宜。本病的诱发或发生与气候异常变化有关，故要避免寒冷，居处除保持安静、通风，还要注意寒温适宜。

注意饮食调节。饮食宜清淡低盐，食勿过饱。多吃水果及富含纤维素食物，保持大便通畅。另外烟酒等刺激之品，有碍脏腑功能，应禁止。注意劳逸结合，坚持适当活动。发作期患者应立即卧床休息，缓解期要注意适当休息，保证充足的睡眠，坚持力所能及的活动，做到动中有静。加强护理及监护。

【小结】

胸痹的临床特征为当胸闷痛,甚则胸痛彻背,短气,喘息,不得安卧。其病因与寒邪内侵、饮食失调、情志失节、劳倦内伤、年迈体虚等有关。其病位在心,但与肺、肝、脾、肾有关。其病机总属于本虚标实,发作期以标实为主,缓解期以本虚为主,本虚为阴阳气血的亏虚,标实为瘀血、寒凝、痰浊、气滞交互为患。辨证当分清标本虚实,本着补其不足,泻其有余的原则,实证宜用活血化瘀、辛温散寒、泄浊豁痰、宣通心阳等法;虚证宜以补养扶正为主,用益气通脉、滋阴益肾、益气温阳等法。但临证所见,多虚实夹杂,故必须严密观察病情,灵活掌握,按虚实主次缓急而兼顾同治,并配合运用中成药,可取得较好的效果。

【名医经验】

20世纪80年代,阮士怡教授认为冠心病等缺血性心脑血管病的基本病理改变是动脉粥样硬化,动脉内膜损伤是动脉粥样硬化的先决条件,保护动脉内膜的功能和结构是防治动脉粥样硬化而减少冠心病发生与发展的新途径。本于《黄帝内经》"治病必求于本""正气存内,邪不可干"等理论,提出"益肾健脾、软坚散结法"治疗动脉粥样硬化,防治冠心病;"益肾健脾"以提高人体的正气,保护血管内皮细胞的抵抗力,不受或少受血脂侵入;"软坚散结"可使已发生病理变化的血管停止发展,早期血管内膜的病理变化是可以逆转的,并开展临床研究和动物及细胞实验,疗效确切。

【古籍摘要】

《诸病源候论·久心痛候》:"心为诸脏主,其正经不可伤,伤之而痛者,则朝发夕死,夕发朝死,不暇展治。其久心痛者,是心之支别络,为风邪冷热所乘痛也,故成疹,不死,发作有时,经久不瘥也。"

《太平圣惠方·治心痹诸方》:"夫思虑烦多则损心,心虚故邪乘之,邪积而不去,则时害饮食,心中愊愊如满,蕴蕴而痛,是谓心痛。"

《玉机微义·心痛》:"然亦有病久气血虚损及素劳作羸弱之人患心痛者,皆虚痛也。"

《类证治裁·胸痹》:"胸痹,胸中阳微不运,久则阴乘阳位,而为痹结也,其症胸满喘息,短气不利,痛引心背。由胸中阳气不舒,浊阴得以上逆,而阻其升降,甚则气结咳唾,胸痛彻背。夫诸阳受气于胸中,必胸次空旷,而后清气转运,布息展舒。胸痹之脉,阳微阴弦,阳微知在上焦,阴弦则为心痛,以《金匮》《千金》均以通阳主治也。"

【文献推介】

1. 张伯礼.阮士怡教授学术思想研究[M].北京:中国中医药出版社,2012.

2. 张伯礼.津沽中医名家学术要略(第一辑)[M].北京:中国中医药出版社,2008.

3. 中华医学会心血管病学分会.慢性稳定性心绞痛诊断与治疗指南[J].中华心血管病杂志,2007,35(3):195-206.

第三节 心 衰

心衰是以心悸、气喘、肢体水肿为主症的一种病证。为多种慢性心系疾病反复发展,迁延不愈的最终归宿。临床上,轻者可仅表现为气短、不耐劳累,重者可见喘息心悸,不能平卧,或伴咳吐痰涎，尿少肢肿，或口唇发绀，胁下痞块，颈脉显露，甚至出现端坐呼吸，喘悸不休，汗出肢冷等厥脱危象。西医学中的冠心病、病毒性心肌炎、肥厚型或扩张型心肌病、心瓣膜病、肺心病等导致的急、慢性心力衰竭均可参照本节进行辨证论治。

心衰一词最早见于西晋·王叔和所著的《脉经·脾胃病》，曰："心衰则伏，肝微则沉，故令脉伏而沉"，至宋代《圣济总录·心脏门》云："心衰则健忘，心热则多汗"，其所提心衰只是对心气衰微脉象和症状作了部分的描述，与今之心衰病本质相异。现代心衰病相关的症状描述早在《黄帝内经》中已有散在记载，《灵枢·胀论》云："心胀者，烦心短气，卧不安"，《素问·痹论》云："脉痹不已，复感于邪，内舍于心"，"心痹者，脉不通，烦则心下鼓，暴上气而喘"。可见，《黄帝内经》虽未提及心衰病名，但"心胀""心痹"表现当归属于心衰病范畴。东汉·张仲景在此基础上进一步提出"心水"病名，《金匮要略·水气病脉证并治》指出："心水者，其人身重而少气，不得卧，烦而躁，其人阴肿"，又《金匮要略·痰饮咳嗽病脉证并治》云："水在心，心下坚筑，短气，恶水不欲饮……水停心下，甚者则悸，微者短气"，与现代医学心衰症状更加契合，受到后世诸多医家的推崇，如《中藏经》云："心有水气，则身肿不得卧，烦躁……"金·刘完素《河间六书》云："其肿，有短气，不得卧，为心水"。故"心水"被作为一个特定的疾病病名而沿用。所以，根据临床特征本病可参考中医的"心胀""心痹""心水""水肿"等范畴。

关于其病机描述，《素问·水热穴论》云："水病，下为胕肿大腹，上为喘呼不得卧者，标本俱病"，《诸病源候论·心病候》亦曰："心气不足则胸腹大，胁下与腰相引痛，惊悸，恍惚……是为心气之虚也"，强调心水以心气虚为本，水饮内停为标。至清代，王清任、唐容川等大力倡导"瘀血"理论，认为"血管无气，必停而为瘀"，"血积既久，其水乃成"，"瘀血化水，亦发水肿"，对心衰病机认识进行了补充和完善。民国《中医内科全书》进一步提出"心体肿胀"及"心脏本体之阳薄弱"为病之本，开始关注心体结构变化对心之用的影响，认为该病乃心之体用俱病，但以心体为本。随着对该病证候、病机认识的逐步加深，国医大师任继学教授在《悬壶漫录》中首次提到"心衰"，并对其病因病机、症状、治疗、预后等作了系统的论述，最终，心衰病名在1997年由国家技术监督局发布的国家标准"中医临床诊疗术语"中被肯定。

【病因病机】

心衰的发生，多因久患心痹、真心痛或先天心脏疾患，日久不复，引起心气内虚，而因复感外邪、情志刺激或劳倦过度更伤心体，心之阳气亏虚，血行无力，瘀滞在心，血脉不通，内而气血郁阻，迫使血津外泄，抑制水津回流。

1.久病耗伤　心衰乃久患心系疾病渐积而成，疾病反复迁延必损及心之体用，或血脉瘀阻，心体失荣；或外邪留伏，中伤心体；或劳倦内伤，心气耗散，诸内外因均可致心之体用俱损，气阳亏虚，进而加重心血瘀阻，脏腑失养，水液内聚之证。

2.感受外邪　心气内虚，复感六淫、疫毒之邪，趁虚内犯于心，如清·叶天士《温热论》云："温邪上受，首先犯肺，逆传心包。"《素问·痹论》云："风寒湿三气杂至，合而为痹。"痹证日久，可内舍于心。心衰病常因外感诱发或加重，心气虚无以驱邪外出，日久则心体受损，心气愈虚不复，加之外邪首犯肺卫，肺主治节失司，则进一步加重心血瘀阻，而致脏腑失养，水津外泄。

3. 七情所伤　情志失调，七情内伤，致脏腑气机紊乱，血行受扰。暴怒伤肝，疏泄失职，心血为之逆乱；忧思气结伤脾，血行滞缓，化源不足，不能上资心阳，则心气内虚。七情皆通过其所应之脏影响心之气血运行，致心脉痹阻，心体失养，水饮内生。

4. 劳倦内伤　劳力过度伤脾或房劳伤肾，气血生化乏源，心体失养，而致心气内虚。劳倦内伤是心衰加重的关键诱因，《素问·举痛论》云："劳则喘息汗出，外内皆越，故气耗矣。"已虚之体，骤然气耗，则虚者愈虚，运血无力，血脉瘀滞，水津外泄。

心衰病位在心，涉及肺、肝、脾、肾等脏。慢性心衰的最根本病机为心气不足、心阳亏虚。心主血脉，肺主治节，共同协调气血运行。心虚推动无力，肺气治节失司，则血行瘀滞，水津外渗；肝之疏泄失职，气血逆乱，则心脉为之痹阻；脾失健运，化生乏源，心气内虚，心体失养，痰饮内聚；肾气亏虚，不能上资于心，则心体失荣，君火失用，进一步加重"虚、瘀、水"的恶性演变。临床表现多为本虚标实，虚实夹杂之证。本虚有气虚、气阴两虚及阳虚；标实主要为血瘀、痰浊、水饮。病变早期主要为心肺气虚，运血无力，瘀血内停；中期因气虚不复，瘀血日久，化赤生新不足，脏腑失荣而呈气阴两虚之证；后期气虚及阳，瘀血愈甚，迫津外泄，抑制水津回流而致水湿泛溢，瘀血贯穿始终，此即《血证论》"血积既久，其水乃成""瘀血化水，亦发水肿"之谓。因此，慢性心衰的病机可用"虚""瘀""水"三者概括，心气心阳亏虚是病理基础，血瘀是中心病理环节，痰浊和水饮是主要病理产物，整个病情是随着心之气阳亏虚的程度而从代偿逐步进展到失代偿阶段，失代偿的标志往往是血瘀、水饮的进行性加重。

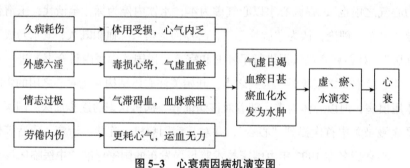

图 5-3　心衰病因病机演变图

【诊断与鉴别诊断】

（一）诊断

1. 有慢性心系疾患病史多年，反复发作，时轻时重，经久难愈。多见于中老年人。

2. 临床轻者可仅表现为气短和运动耐量下降，重者可见喘促，心悸，不能平卧，或伴咳痰，尿少肢肿，或口唇发绀，胁下癥块，颈脉显露，甚至出现端坐呼吸，喘悸不休，汗出肢冷等厥脱危象。

3. 常因外感、劳倦、情志等刺激诱发。

超声心动图、血清 B 型尿钠肽（BNP）或其前体 NT-proBNP 浓度测定有助于心衰的明确诊断。

（二）鉴别诊断

1. 喘证　心衰常见喘促短气之症，需与喘证鉴别。《素问·逆调论》云："若心气虚衰，可见喘息持续不已"，心衰一般存在心系基础病，发作时除喘促外，尚可伴见心悸、浮肿、尿少等水饮内停表现；而喘证多是由外感诱发或加重的急慢性呼吸系统疾病，实者起病急，多有表证，虚者常反复发作，遇劳尤甚，平素亦可见气怯声低、脉弱等肺肾气虚之证，多伴不同程度的呼吸功能受限。

2. 鼓胀、水肿 心衰后期出现阳虚水泛时可见浮肿、尿少，或胁下痞块坚硬，或颈脉显露等水饮内停、瘀血阻滞之证，易与鼓胀、水肿混淆。鼓胀是气、血、水结于腹中，以腹大、肢细、腹壁脉络显露为主，病在肝脾，晚期方伴肢体浮肿和尿少等症，类似《金匮要略》"五脏水"之"肝水"，其云："肝水者，其腹大，不能自转侧……小便继通"。水肿是因肺、脾、肾功能失调，全身气化功能障碍，而致水湿泛溢。五脏水之"肺水""脾水""肾水"可兼见，以身肿、腹大、小便难为主要见症，其肿多从眼睑或下肢开始，继及全身，皮肤光亮或按之如泥，病轻者无喘促、心悸表现，后期水凌心肺才并见"喘、悸"之症。病机上，心衰之肿是因心之气阳亏虚导致"先病血结而水随蓄"，水肿后期影响及心则多是"先病水肿而（心）血随败"所致。

【辨证论治】

1. 气虚血瘀

临床表现：胸闷气短，心悸，活动后诱发或加剧，神疲乏力，自汗，面色㿠白，口唇发绀，或胸部闷痛，或肢肿时作，喘息不得卧；舌淡胖或淡暗有瘀斑，脉沉细或涩、结、代。

治法：补益心肺，活血化瘀。

代表方：保元汤合血府逐瘀汤。

保元汤由人参、黄芪、肉桂、生姜、甘草组成；血府逐瘀汤由当归、生地黄、桃仁、红花、枳壳、赤芍、柴胡、甘草、桔梗、川芎、牛膝组成。若伴胸痛较著者，可酌加桂枝、檀香、降香等；心悸频作，发无定时，可酌加生龙骨、生牡蛎、醋鳖甲等，或比类"风性善行而数变"酌加僵蚕、蝉蜕之类，或加胆南星、铁落花、皂角刺；若兼肢肿尿少者，可合用防己黄芪汤或五苓散化裁；中成药可常服芪参益气滴丸。

2. 气阴两虚

临床表现：胸闷气短，心悸，动则加剧，神疲乏力，口干，五心烦热，两颧潮红，或胸痛，入夜尤甚，或伴腰膝酸软，头晕耳鸣，或尿少肢肿；舌暗红少苔或少津，脉细数无力或结、代。

治法：益气养阴，活血化瘀。

代表方：生脉散合血府逐瘀汤。

生脉散由人参、麦冬、五味子组成；血府逐瘀汤见前证。阴虚著者可加二至丸或黄精、石斛、玉竹等；内热之象明显或由外感诱发者，可酌加连翘、白花蛇舌草、重楼等；若伴肺热壅盛、咳吐黄痰者，可加清金化痰汤或越婢加半夏汤加减。

3. 阳虚水泛

临床表现：心悸，喘息不得卧，面浮肢肿，尿少，神疲乏力，畏寒肢冷，腹胀，便溏，口唇发绀，胸部刺痛，或胁下痞块坚硬，颈脉显露；舌淡胖有齿痕，或有瘀点、瘀斑，脉沉细或结、代、促。

治法：益气温阳，化瘀利水。

代表方：真武汤合葶苈大枣泻肺汤。

真武汤由炮附子、白术、芍药、茯苓、生姜组成；葶苈大枣泻肺汤由葶苈子、大枣组成。若饮邪暴盛，泛溢肌肤，宜加椒目、防己、香加皮、大腹皮等，并酌加活血药，以加强利水之力，可选用益母草、泽兰、牛膝、生大黄等；若畏寒肢冷、腰膝酸软等肾阳虚证明显者，可加仙茅、淫羊藿、鹿角霜等；若兼胁下痞块坚硬，乃血瘀日久，积块已成，可加鳖甲煎丸。中成药可服用芪苈强心胶囊、参附强心丸等。

4. 喘脱危证

临床表现：面色晦暗，喘悸不休，烦躁不安，或额汗如油，四肢厥冷，尿少肢肿；舌淡苔白，脉微细欲绝或疾数无力。

治法：回阳固脱。

代表方：参附龙骨牡蛎汤。

本方由人参、炮附子、煅龙骨、煅牡蛎、生姜、大枣等组成。若大汗不止，可加山茱萸、五味子；若肢冷如冰，为阳虚暴脱危象，急用参附注射液。

【辨治备要】

（一）辨证要点

1. 辨轻重缓急 心衰是多种慢性心系疾患的终末阶段，临床需首辨病情的轻重缓急。轻者仅表现为气短、乏力，活动耐量下降，重者则可见喘息心悸、不能平卧、尿少肢肿、口唇发绀，甚至端坐呼吸、汗出肢冷等厥脱危象。病轻者可缓治其本；病重者需急治其标。

2. 辨标本虚实 心衰的病位在心，属本虚标实之证，总以心气亏虚为本，瘀血、水饮为标，病理演变可从心、肺渐及脾、肾，并逐步损阴伤阳，但终以心虚为主。本虚需辨气、血、阴、阳及脏腑之异，标实需明瘀血的程度和饮邪的有无。气虚血瘀是本病的基本证候，随病情进展可渐次出现"瘀久成积"和"瘀血化水"的标实重症。

（二）治法方药

心衰的总体治疗原则为补气温阳，活血利水，兼顾阴津。早期以心肺气虚为主，邪实不著，投之以保元汤补益心肺，助心行血，若偶见劳倦后肢肿，酌加防己黄芪汤化裁以补气利水，平素可常服芪参益气滴丸。中期因气虚不复，运血无力而致瘀，瘀血不去，阴血难生，成气阴两虚、瘀血内阻之证，常用生脉散酌加生地黄、黄精、玉竹、丹参、檀香、三七等益气养阴活血之品。后期气虚及阳，瘀血日甚，血津外泄，水湿泛溢，见喘促心悸、肢肿尿少、腹胀纳呆等症，投之以真武汤合葶苈大枣泻肺汤或己椒苈黄丸温阳化气利水，并酌加白豆蔻、砂仁、薏苡仁等运脾开胃，但要注意祛邪需中病即止，防止因过度利水造成阴伤和血瘀加重，亦可选用益母草、猪苓、泽兰、牛膝等活血利水之品，中成药可口服参附强心丸或芪苈强心胶囊；喘脱亡阳之时需立即回阳固脱，急投参附龙骨牡蛎汤加山茱萸、五味子等增强收敛固脱之力，必要时中西医结合治疗。

【临证要点】

1. 准确识别潜在的心衰病。既往认为"喘""悸""肿"是心衰的三大普遍特征，然而，随着近年射血分数保留的心衰（HFpEF）概念被提出后，临床工作者需改变对心衰的认识。HFpEF 发病率高，起病隐匿，患者往往仅表现为活动后气短、心悸等心肺气虚的非特异性症状，需进一步结合血清脑钠肽、心脏超声或负荷试验等明确诊断。因为这类患者虽症状单一，但预后并不优于传统意义上射血分数降低的心衰，其神经体液系统的异常活化可能更显著，且循证医学证据显示"金三角"式的经典治疗方案对于 HFpEF 的预后改善并不理想，需尽早发现。临床上此类患者多属于早期的气虚血瘀证，在积极控制原发病的基础上，中医辨证论治在改善症状、阻断心室重构方面具有一定的优势。

2. 辨清心衰基础病，力求病证结合。心衰是多种心系疾病的终末阶段，不同疾病导致的心衰有其不同的病理基础和演变规律。冠心病之心衰常因冠脉阻塞或挛缩而出现胸痛时作，在辨证用药基础上，可酌加桂枝、降香、檀香、细辛等芳香温通之品；肺心病、心肌炎之心衰常因感受外邪诱发或加重，在辨证时要注重祛邪，可加清热解毒之金银花、玄参、板蓝根等；风心病之心衰多有风寒湿邪留伏，常酌加威灵仙、豨莶草、桑寄生等祛风除湿，且因其易伴房颤和血栓栓塞，可结合中药现代药理学在辨证主方中辅以苦参、甘松、葶苈子等验效药定悸复律，水蛭、土鳖虫等虫类药破血逐瘀。

3. 益气活血法贯穿心衰病治疗始终。心之气阳亏虚是心衰发生、进展及预后转归的决定性因素，为病之本。血瘀、水饮等标实证均得之于气虚，"血管无气，必停留而为瘀"，血脉瘀滞，水津外泄，发为水肿，而水之行止，亦听命于气，血瘀和气虚均会加重水液代谢障碍而致水停留饮，导致疾病进展。水饮、瘀血日久又进一步损伤心阳，而使虚者更虚，实者更实，形成恶性循环，故气虚血瘀是贯穿疾病始终的核心病机，益气活血需时时兼顾。

4. 扶正不可忽略"养阴"。心衰多发于中老年人，《黄帝内经》有云："年四十而阴气自半"，阴虚是该年龄段患者的常态；"心生血"，心气亏虚，无以奉心化赤，则新血难生，脏腑失荣；加之治疗过程每以利水大剂，伤阴耗液。临床阴虚之象常被忽略，但阴血为物质基础，"善补阳者，必于阴中求阳，则阳得阴助而生化无穷"，兼顾阴津是心阳得复的前提。

5. 养心育心，治病求本，贵在预防。心衰的发生发展本于心之体用俱病，主血司脉功能障碍，而致瘀血内停，血积化水，复因心虚无以化赤生血而进一步累及心体及他脏。故从心体本身入手，予以早期和长疗程的扶养、培育，可延缓心功能的降低和恶化，辨证用药基础上酌加红景天、刺五加、黄精等平补肾气之品以上资心阳，心阳得充，则血运有力，水饮得化。

6. 中医药在心衰"潜证"和缓解期的作用。临床部分心衰病患者因症状不著或不典型而未被明确诊断，或者还有部分处于缓解期的患者，其血流动力学异常虽不明显，但神经内分泌活化相关的心脏重构却在发展，这将直接导致心功能的恶化和不良预后，所以其治疗不应仅以血流动力学恢复为最终目标。从中医角度而言，心室重构可归属于"络积"范畴，乃正虚日久，虚气留滞，痰瘀互结，结久成积，深伏络脉所致，与心衰病程同步，但可早于症状出现，故针对性治疗需适当前移并贯彻始终，中药中益气、养阴、活血、化痰、散结之品在准确辨证的基础上均被证实可不同程度地抑制神经体液系统的异常激活，阻断心室重构。

7. 注意心脏的康复训练。心衰一直被认为是运动康复治疗的禁忌证，但目前看来，适度的运动康复治疗对心衰患者是安全有益的，尤其是在射血分数保留（HFpEF）的心衰患者中，运动康复治疗具有确切的疗效，可改善患者的运动耐力，延缓心功能恶化。

【预防调护】

心衰每因外感、情志或过劳等因素诱发或加重，故应调摄精神，避免情绪过激，保持心情平和；冬春季节交替，气候骤变时注意增减衣服，佩戴口罩，预防感冒；同时需劳逸适度，避免过度劳累造成心气骤然耗散。

平素饮食清淡，不过食咸味及膏粱之品，限烟控酒，并可适度进行有氧运动，如选择散步、太极拳、五禽戏等方式，以提高心肌对缺氧的耐受能力。做到勤监护（呼吸、尿量）、慢调理、长维持，促进病情的长期稳定。

【小结】

心衰是多种慢性心系疾患的终末阶段，发病率呈逐年上升趋势。病因以久病耗伤、感受外邪、情志、劳倦等为主，病机多遵循"虚""瘀""水"的恶性演变，病位在心，涉及肺、肝、脾、肾诸脏。轻证起病隐匿，可仅表现为劳累后气短、心悸等心肺气虚证候，易与其他心系疾患混淆而造成漏诊；重证往往"喘""悸""肿"三者并见，呈典型的心肾阳虚、水湿泛溢表现，以慢性进行性加重为发展态势，甚者可出现端坐呼吸、喘悸不休、汗出肢冷、脉微欲绝等厥脱危象。辨证论治需结合病期、病因，综合把握疾病的总体发展、演变规律，治疗原则以补气温阳、活血利水、兼顾阴津为主，治疗过程应具有连续性，加重期和缓解期需分治、并治，以达到"防、治、康、养"兼顾，减少疾病复发的目的。

【名医经验】

当代医家在治疗心衰的原则上基本达成共识，即以心为本，兼顾五脏，补气温阳，活血利水，标本同治。陈可冀院士提出，认识和治疗心衰病需病证结合，既不脱离中医理论指导，亦需结合现代医学对心衰病理生理认识的进展，使所辨之证在特定病的前提下具有更鲜活的个性，并对每个证型所涉及的脏腑、气血阴阳之变与现代医学所言的心功能分级、神经－内分泌活化程度的大致对应关系具有清晰的把握；主张以保元汤、苓桂术甘汤、真武汤等益气活血，温化水饮。

国医大师阮士怡则着重从心之本体出发，摒弃一贯强调的强心理念，认为已衰之体宜养、宜育，惟有使其得到充分的修整和恢复，心气、心阳之用才具备了必要的物质基础，主张以瓜蒌、荷叶、黄精等气味平和之品养心育心，长服久服。

【古籍摘要】

《金匮要略·水气病脉证并治》："心水者，其身重而少气，不得卧，烦而躁，其人阴肿"；"肝水者，其腹大，不能自转侧，胁下腹痛，时时津液微生，小便继通"；"肺水者，其身肿，小便难，时时鸭溏"；"脾水者，其腹大，四肢苦重，津液不生，但苦少气，小便难"；"肾水者，其腹大，脐肿腰痛，不得溺，阴下湿如牛鼻上汗，其足逆冷，面反瘦"。

《诸病源候论·心病候》："心气不足，则胸腹大，胁下与腰背相引痛，惊悸，恍惚，少颜色，舌本强，善忧悲，是为心气之虚也，则宜补之。"

《医碥·肿胀》："气血水三者，病常相因，有先病气滞而后血结者，有病血结而后气滞者，有先病水肿而血随败者，有先病血结而水随蓄者。"

【文献推介】

1. 张伯礼，范维琥，王阶，等. 慢性心力衰竭中医诊疗专家共识［J］. 中医杂志.2014，55（14）：1258-1260.

2. 李立志. 诊治心力衰竭学术思想及临证经验总结［J］. 中国中西医结合杂志.2012，32（8）：1130-1134.

3. 赵志强，毛静远，王贤良，等. 中医药在慢性心力衰竭治疗中的应用及评价. 中国中西医结合杂志，2013，33（12）：1701-1703.

4. 李七一. 心力衰竭证治思路浅见［J］. 中医杂志.2013，54（16）：1377-1379.

5.郑玲玲，杜武勋，丛紫东，等.从"脏腑－气液－玄府"管窥心衰之病机［J］.辽宁中医杂志.2014，41（10）：2088-2089.

第四节　不　寐

不寐是以经常不能获得正常睡眠为特征的一类病证，主要表现为睡眠时间、深度的不足。轻者入睡困难，或寐而不酣，时寐时醒，或醒后不能再寐；重则彻夜不寐。西医学中的神经官能症、更年期综合征、慢性消化不良、贫血、动脉粥样硬化症等以不寐为主要临床表现时均属本病范畴，可参照本病辨证论治。

不寐在《黄帝内经》中称为"不得卧""目不瞑"，认为是邪气客于脏腑，卫气行于阳，不能入阴所致。直至东汉时期，张仲景丰富了《黄帝内经》对不寐的临床证候和治法的论述，补充了阴虚火旺及虚劳病虚热烦躁的不寐证，首创黄连阿胶汤及酸枣仁汤，一直沿用至今。宋·许叔微在《普济本事方》中论述了肝经血虚，魂不守舍，影响心神不安而发生不寐的病机，在服药上提出"日午夜卧服"的观点。延至明代，张介宾《景岳全书·不寐》将不寐病机概括为有邪、无邪两种类型，并归纳总结了不寐的病因病机及辨证论治方法。李中梓《医宗必读》指出不寐的病因有气虚、阴虚、水停、胃不和、痰滞五种，并根据病因的不同采用不同的治法。戴元礼《证治要诀》提出"年高人阳衰不寐"之论，说明不寐病因与阳虚有关。秦景明《症因脉治》详细描述心血虚与心气虚所致不得卧的辨证论治。

【病因病机】

不寐每因饮食不节，情志失常，劳倦、思虑过度及病后、年迈体虚等因素，导致心神不安，神不守舍。

1.饮食不节　暴饮暴食，宿食停滞，脾胃受损，酿生痰热，壅遏于中，痰热上扰，胃气失和，而不得安寐。此外，浓茶、咖啡、酒之类的饮料也是造成不寐的因素。

2.情志失常　情志不遂，暴怒伤肝，肝气郁结，肝郁化火，邪火扰动心神，神不安而不寐；或由五志过极，心火内炽，扰动心神而不寐；或由喜笑无度，心神激动，神魂不安而不寐；或由暴受惊恐，导致心虚胆怯，神魂不安，夜不能寐。

3.劳逸失调　劳倦太过则伤脾，过逸少动亦致脾虚气弱，运化不健，气血生化乏源，不能上奉于心，以致心神失养而失眠。或因思虑过度，伤及心脾，心伤则阴血暗耗，神不守舍；脾伤则食少，纳呆，生化之源不足，营血亏虚，不能上奉于心，而致心神不安。

4.病后体虚　久病血虚，年迈血少，心血不足，心失所养，心神不安而不寐。亦可因年迈体虚，阴阳亏虚而致不寐。若素体阴虚，兼因房劳过度，肾阴耗伤，阴衰于下，不能上奉于心，水火不济，心火独亢，火盛神动，心肾失交而神志不宁。

不寐病位主要在心，与肝、脾、肾关系密切。因心主神明，神安则寐，神不安则不寐。血之来源，由水谷精微所化，上奉于心，则心得所养；受藏于肝，则肝体柔和；统摄于脾，则生化不息；调节有度，化而为精，内藏于肾，肾精上承于心，心气下交于肾，阴精内守，卫阳护于外，阴阳协调，则神志安宁。如思虑、劳倦伤及诸脏，精血内耗，心神失养，神不内守，阳不入阴，每致顽固性不寐。

NOTE

不寐的病理变化，总属阳盛阴衰，阴阳失交。一为阴虚不能纳阳，一为阳盛不得入于阴。

不寐的病理性质有虚实之分。肝郁化火，或痰热内扰，心神不安，多属实证。心脾两虚，气血不足，或由心胆气虚，或由心肾不交，水火不济，心神失养，神不安宁，多属虚证，但久病可表现为虚实兼夹，或为瘀血所致。不寐失治误治可发生病机转化，如肝郁化火证病情加重，火热伤阴耗气，则由实转虚；心脾两虚者，饮食不当，更伤脾胃，使气血愈虚，食积内停，而见虚实夹杂；如温燥太过，易致阴虚火旺；属心肾不交者，可进一步发展为心火独亢，肾水更虚之证。

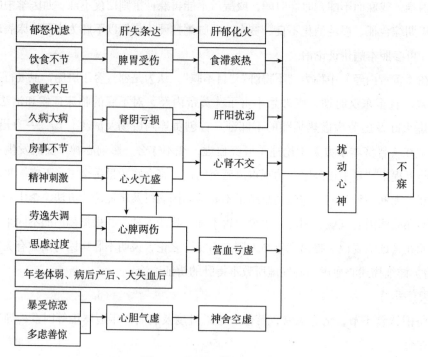

图 5-4　不寐病因病机演变图

【诊断与鉴别诊断】

（一）诊断

1. 轻者入寐困难或寐而易醒，醒后不寐，连续 3 周以上，重者彻夜难眠。

2. 常伴有头痛、头昏、心悸、健忘、神疲乏力、心神不宁、多梦等症。

3. 本病证常有饮食不节，情志失常，劳倦、思虑过度，病后体虚等病史。

多导睡眠图、脑电图等有助于本病的诊断。

（二）鉴别诊断

1. 一过性失眠　在日常生活中常见，可因一时性情志不舒、生活环境改变，或因饮用浓茶、咖啡和服用药物等引起。一般有明显诱因，且病程不长。一过性失眠不属病态，也不需任何治疗，可通过身体自然调节而复常。

2. 生理性少寐　多见于老年人，虽少寐早醒，而无明显痛苦，属生理现象。

【辨证论治】

1. 肝火扰心

临床表现：不寐多梦，甚则彻夜不眠，急躁易怒，伴头晕头胀，目赤耳鸣，口干而苦，不思饮食，便秘溲赤；舌红苔黄，脉弦而数。

治法：疏肝泻热，镇心安神。

代表方：龙胆泻肝汤。

本方由龙胆草、黄芩、泽泻、木通、车前子、当归、柴胡、生地黄、栀子、生甘草组成。若胸闷胁胀，善叹息者，加香附、郁金、佛手；若肝胆实火，肝火上炎之重症出现头痛欲裂、大便秘结，可服当归龙荟丸。

2. 痰热扰心

临床表现：心烦不寐，胸闷脘痞，泛恶嗳气，伴头重，目眩；舌偏红，苔黄腻，脉滑数。

治法：清化痰热，和中安神。

代表方：黄连温胆汤。

本方由黄连、竹茹、枳实、半夏、陈皮、茯苓、甘草、生姜、大枣组成。若心悸动惊惕不安加琥珀、珍珠母、朱砂；若痰热盛，痰火上扰心神彻夜不眠，大便秘结不通者，加大黄或用礞石滚痰丸。

3. 心脾两虚

临床表现：不易入睡，多梦易醒，心悸健忘，神疲食少，伴头晕目眩，面色少华，四肢倦怠，腹胀便溏；舌淡苔薄，脉细无力。

治法：补益心脾，养血安神。

代表方：归脾汤。

本方由人参、黄芪、白术、茯神、酸枣仁、龙眼肉、木香、炙甘草、当归、远志、生姜、大枣组成。若心血不足较甚者加熟地黄、白芍、阿胶；若不寐较重加柏子仁、五味子、夜交藤、合欢皮；若夜梦纷纭，时醒时寐加肉桂、黄连；如兼脘闷纳差，苔滑腻，加二陈汤；兼腹泻者减当归加苍术、白术之类。

4. 心肾不交

临床表现：心烦不寐，入睡困难，心悸多梦，伴头晕耳鸣，腰膝酸软，潮热盗汗，五心烦热，咽干少津，男子遗精，女子月经不调；舌红少苔，脉细数。

治法：滋阴降火，交通心肾。

代表方：六味地黄丸合用交泰丸。

六味地黄丸由熟地黄、山药、山茱萸、丹皮、泽泻、茯苓组成；交泰丸由黄连、肉桂组成。前者滋阴补肾；后者清心降火，引火归原。若心阴不足为主者，可用天王补心丹；若心烦不寐，彻夜不眠者，加朱砂、磁石、龙骨、龙齿。

5. 心胆气虚

临床表现：虚烦不寐，胆怯心悸，触事易惊，终日惕惕，伴气短自汗，倦怠乏力；舌淡，脉弦细。

治法：益气镇惊，安神定志。

代表方：安神定志丸合用酸枣仁汤。

安神定志丸由人参、石菖蒲、龙齿、茯苓、茯神、远志组成；酸枣仁汤由酸枣仁、知母、川芎、茯苓、甘草组成。前方益气、镇惊、安神；后方养血清热除烦。若心肝血虚，惊悸汗出者，重用人参，加白芍、当归、黄芪；若木不疏土，胸闷，善太息，纳呆腹胀者，加柴胡、陈皮、山药、白术；若心悸甚惊惕不安者，加生龙骨、生牡蛎、朱砂。

【辨治备要】

（一）辨证要点

1. 辨受病脏腑　由于受累脏腑不同，临床表现的兼证亦各有差别，不寐主要病位在心，但肝胆脾胃肾等脏腑若出现阴阳气血失调，亦可扰动心神而发不寐。若兼有急躁易怒多为肝火内扰；若有不思饮食、腹胀、便溏、面色少华多为脾虚不运；若有腰酸、心烦、心悸、头晕、健忘多为肾阴虚，心肾不交；嗳腐吞酸多为胃气不和。

2. 辨病情轻重久暂　本病轻者仅有少眠或不眠，病程短，舌苔腻、脉弦滑数多见，以实证为主。重者则彻夜不眠，病程长，易反复发作，舌苔较薄，脉沉细无力，多以虚证为主。

3. 辨证结合临床辅助检查　详细询问病史，患者除失眠外的其他症状和阳性体征对疾病的诊断有重要的指导意义。必要时做相关检查，排除如肿瘤疼痛、呼吸衰竭、心力衰竭、骨折等引起不寐的器质性病变。不寐的确诊可采用多导睡眠图来判断：①测定其平均睡眠潜伏期时间延长大于 30 分钟；②测定实际睡眠时间减少，小于 6.5 小时 / 夜；③测定觉醒时间增多，大于 30 分钟 / 夜。

（二）治法方药

治疗以补虚泻实，调整阴阳为原则，安神定志是本证的基本治法。实证宜清心泻火，清火化痰，清肝泻热；虚证宜补益心脾，滋阴降火，益气镇惊。

1. 辨证基础上佐以安神之品　不寐临床主要症状为睡眠障碍，其主要病因为心失所养，心神不安，故无论是何证型的不寐均应佐以安神定志之品，如茯神、柏子仁、珍珠母、龙齿、夜交藤、远志、合欢皮等，但要在辨证的基础上，实证应泻其有余，或清肝火，或消痰热，或泻心火；虚证应补其不足，或补益气血或健脾补肝益肾。

2. 调整阴阳气血　不寐的病机为脏腑阴阳失调，气血不和，用药上注重调整阴阳，补虚泻实，使阴阳达到平衡，阴平阳秘，气血调和，脏腑功能恢复正常，阴交于阳，则睡眠改善。

3. 心理治疗　对于情志不调所致不寐，在治疗上应给予患者心理指导，使其放松紧张或焦虑情绪，保持心情舒畅以调达气机。因此心理指导对不寐的治疗起着举足轻重的作用。

【临证要点】

1. 注意调整脏腑气血阴阳的平衡。如补益心脾，应佐以少量醒脾运脾药，以防碍脾；交通心肾，用引火归原的肉桂，其量宜轻；益气镇惊，常需健脾，慎用滋阴之剂；疏肝泻火，注意养血柔肝，以体现"体阴用阳"之意。"补其不足，泻其有余，调其虚实"，使气血调和，阴平阳秘，脏腑功能得以恢复。

2. 强调在辨证论治基础上施以安神镇静之法。安神的方法有养血安神、清心安神、育阴安神、益气安神、镇惊安神、安神定志等不同，可随证选用。同时消除顾虑及紧张情绪，保持精神舒畅。

3. 活血化瘀法的应用。长期顽固性不寐，临床多方治疗效果不佳，伴有心烦，舌质偏暗，有瘀点者，依据古训"顽疾多瘀血"的观点，可从瘀论治，常选用血府逐瘀汤加减。

【预防调护】

不寐属心神病变，重视精神调摄和讲究睡眠卫生具有实际的预防意义。积极进行心理情志调整，克服过度的紧张、兴奋、焦虑、抑郁、惊恐、愤怒等不良情绪，做到喜怒有节，保持精神舒畅，尽量以放松的、顺其自然的心态对待睡眠，反而能较好地入睡。

失眠患者的护理，首先帮助患者建立有规律的作息制度，从事适当的体力活动或体育锻炼，增强体质，持之以恒，促进身心健康。其次养成良好的睡眠习惯。晚餐要清淡，不宜过饱，更忌浓茶、咖啡及吸烟。睡前避免从事紧张和兴奋的活动，养成定时就寝的习惯。另外，要注意睡眠环境的安宁，床铺要舒适，卧室光线要柔和，并努力减少噪音，去除各种可能影响睡眠的外在因素。

【小结】

不寐多为情志所伤，饮食不节，劳倦思虑过度，久病，年迈体虚等因素引起的脏腑功能紊乱，气血失和，阴阳失调，阳不入阴而发病。病位主要在心，涉及肝、脾、肾，病理性质有虚有实，且虚多实少。其实证者，多因肝郁化火，痰热内扰证，引起心神不安所致，治当清肝泻火，清热化痰，佐以宁心安神；其虚证者，多由心脾两虚，阴虚火旺，心肾不交，心胆气虚，引起心神失常所致，治当补益心脾，滋阴清热，交通心肾，益气镇惊，佐以养心安神。应重视精神调摄和讲究睡眠卫生。

【名医经验】

路志正从脾胃论治不寐。路氏治疗不寐主要从五脏藏神的理论着手，尤重视脾胃对五神的影响。认为从病因病机上看，主要有虚、实和虚实夹杂三种情况，虚者为脾虚不运，心肝血虚，神失所养，不寐由生；实者或因气滞，或因湿痰阻，影响脾胃气机，扰动心神而不寐；而虚实夹杂，多为脾胃虚弱、气血不足与气滞、食滞、湿浊、痰热等邪实并存。辨证分型主要有脾胃虚弱血不养心、脾虚不运痰湿阻滞、脾虚湿阻痰热扰心、胃腑不和心神不宁等。临证常以健脾益气养心、化痰降浊、和胃温胆宁心等法调理中州，以达到安神的目的。

【古籍摘要】

《灵枢·邪客》："夫邪气之客人也，或令人目不瞑，不卧出者，何气使然？……今厥气客于五脏六腑，则卫气独卫其外，行于阳，不得入于阴。行于阳则阳气盛，阳气盛则阳跷陷；不得入于阴，阴虚，故目不瞑。黄帝曰：善。治之奈何？伯高曰：补其不足，泻其有余，调其虚实，以通其道，而去其邪，饮以半夏汤一剂，阴阳已通，其卧立至。"

《古今医统大全·不寐候》："痰火扰心，心神不宁，思虑过伤，火炽痰郁，而致不寐者多矣。有因肾水不足，真阴不升而心阳独亢，亦不得眠。有脾倦火郁，夜卧遂不疏散，每至五更随气上升而发躁，便不成寐，此宜快脾发郁，清痰抑火之法也。"

《医效秘传·不得眠》："夜以阴为主，阴气盛则目闭而安卧，若阴虚为阳所胜，则终夜烦扰而不眠也。心藏神，大汗后则阳气虚，故不眠。心主血，大下后则阴气弱，故不眠。热病邪热盛，神不清，故不眠。新瘥后，阴气未复，故不眠。若汗出鼻干而不得眠者，又为邪入表也。"

《医学心悟·不得卧》："有胃不和卧不安者，胃中胀闷疼痛，此食积也，保和汤主之；有心血空虚卧不安者，皆由思虑太过，神不藏也，归脾汤主之；有风寒邪热传心，或暑热乘心，以致躁扰不安者，清之而神自定；有寒气在内而神不安者，温之而神自藏；有惊恐不安卧者，其人梦中惊跳怵惕是也，安神定志丸主之；有湿痰壅遏神不安者，其证呕恶气闷，胸膈不利，用二陈汤导去其痰，其卧立安。"

【文献推介】

1.卢世秀，苏凤哲.路志正从脾胃论治失眠［J］.北京中医药，2011，30（1）：15-16.

2.徐云生.邓铁涛教授治疗失眠的经验［J］.新中医，2000，32（6）：5-6.

3.陈曦，孙杰，郭立中，等.周仲瑛教授治疗失眠病机与药物关系探讨［J］.辽宁中医药大学学报，2011；13（5）：57-59.

【附】多寐

多寐是以不分昼夜，时时欲睡，呼之即醒，醒后复睡为主要表现的病证，亦称"嗜睡""多卧""嗜眠""多眠"等。西医学中的发作性嗜睡病、神经官能症、某些精神病，其临床症状与本病类似，可参照本节辨证论治。

本病的病位在心、脾，与肾关系密切，多属本虚标实。本虚主要为心、脾、肾阳气虚弱，心窍失荣；标实则为湿邪、痰浊、瘀血等阻滞脉络，蒙塞心窍。李东垣在《脾胃论·肺之脾胃虚论》中指出："脾胃之虚，怠惰嗜卧。"《丹溪心法·中湿》指出："脾胃受湿，沉困无力，怠惰好卧。"指出脾胃亏虚和脾胃受湿均可导致多寐。

总之，多寐的病机关键是湿、浊、痰、瘀困滞阳气，心阳不振；或阳虚气弱，心神失荣。病变过程中各种病理机制相互影响，如脾气虚弱，运化失司，水津停聚而成痰浊，痰浊、瘀血内阻，又可进一步耗伤气血，损伤阳气，以致心阳不足，脾气虚弱，虚实夹杂。现将多寐的主要辨证论治分述如下。

1.湿盛困脾

临床表现：头蒙如裹，昏昏嗜睡，肢体沉重，偶伴浮肿，胸脘痞满，纳少，泛恶；舌苔腻，脉濡。

治法：燥湿健脾，醒神开窍。

代表方：平胃散。

本方由苍术、厚朴、橘皮、甘草、生姜、大枣组成。若湿邪久蕴而化热者，可加黄芩、通草、薏苡仁。

2.瘀血阻滞

临床表现：神倦嗜睡，头痛头晕，病程较久，或有外伤史；脉涩，舌质紫暗或有瘀斑。

治法：活血通络。

代表方：通窍活血汤。

本方由赤芍、川芎、桃仁、红花、老葱、鲜姜、大枣、麝香、酒组成。若兼有气滞者，加青皮、陈皮、枳壳、香附；若兼有热象者，加黄芩、山栀；若兼有阴虚者，加生地黄、丹皮、丹参；若兼有气虚者，加黄芪、党参；若兼有阳虚者，加肉桂、附子；若兼有痰浊者，加半夏、陈皮、白芥子。

3.脾气虚弱

临床表现：嗜睡多卧，倦怠乏力，饭后尤甚，伴纳少便溏，面色萎黄；苔薄白，脉虚弱。

治法：健脾益气。

代表方：香砂六君子汤。

本方由人参、白术、茯苓、甘草、半夏、陈皮、香附、砂仁组成。若脾虚下陷者，加黄芪、升麻、柴胡。

4. 阳气虚衰

临床表现：心神昏浊，倦怠嗜卧，精神疲乏懒言，畏寒肢冷，面色㿠白，健忘；脉沉细无力，舌淡苔薄。

治法：益气温阳。

代表方：附子理中丸合人参益气汤。

附子理中丸由炮附子、人参、白术、炮姜、炙甘草组成；人参益气汤由黄芪、生甘草、人参、白芍、炙甘草、升麻、五味子、肉桂、生地黄、熟地黄、防风组成。

第六章 脑系病证

《灵枢·海论》云："脑为髓之海，其输上在于其盖，下在风府。"头为"诸阳之会"，手足三阳经上会于头，足阳明经、足太阳经、督脉和跷脉等经络通过眼系、颠顶部、风府穴和腮部等部位出入于脑。眼、耳、口、鼻、舌等外窍皆位于头面，与脑相通。

脑的生理主要是藏髓、主元神、司知觉运动，为诸阳之会。所谓"脑为髓之海"，具有藏而不泻的功能特点，属奇恒之腑；"脑为元神之府"，主管人的精神、意识、思维活动；"脑为清阳之府"，主司人的视、听、言、嗅、动等感觉运动。诚如清·邵同珍《医易一理·脑》所云："脑者，人身之大主""脑气筋入五官脏腑，以司视听言动""人身能知觉运动，及能记忆古今，应对万物者，无非脑之权也"。

脑的病理主要表现为髓海不足，元神失养，或痰瘀火扰，脑气不通，神明不清，则发痴呆；气血逆乱，横窜经脉，脑脉痹阻或血溢脉外，则发中风；重阴重阳，神明逆乱，则癫狂；肝气逆乱，神不守舍，则癫痫；筋脉失养，虚风内动，则颤振；经气壅遏或经脉失养，则头痛眩晕；阴虚阳盛，阳不入阴，则不寐多梦。诚如《灵枢·海论》云："髓海有余，则轻劲多力，自过其度；髓海不足，则脑转耳鸣，胫酸眩冒，目无所见，懈怠安卧。"因此，脑系病证大致可分为脑体（髓减、络阻、窍闭）和脑用（智能、知觉、运动、情志失常）等类别。临床上中风、痴呆、头痛、眩晕、癫狂、痫证、颤振等皆属于脑系病证范畴。

脑系病证的诊断主要采取望、闻、问、切诊法和必要的现代技术，如神经影像学、神经心理学及神经功能检查等手段，获取相关疾病信息，根据诊断标准做出相应诊断，并在此基础上进行分期、辨证。

脑系病证的治疗当分虚实，虚证当以补虚为主，实证当以泻实为主。补虚有补肾、健脾、益气、养血诸法，泻实有息风、化痰、清热、开窍、活血、化瘀、通络诸法，临床上可针对不同病证，辨证施用。

第一节 头 痛

头痛，亦称头风，是以自觉头部疼痛为特征的一种常见病证。头痛既可单独出现，亦可伴见于多种疾病的过程中。西医学中的偏头痛、紧张性头痛、丛集性头痛及外伤性头痛等，可参考本节辨证论治。

有关头痛病名、病因病机的论述首载于《黄帝内经》。如《素问·风论》云："风气循风府而上，则为脑风。"《素问·五脏生成》曰："头痛颠疾，下虚上实，过在足少阴、巨阳，甚则入肾。"这些论述奠定了头痛病证的理论基础。

东汉时期，张仲景在《伤寒论》中论述了太阳、阳明、少阳、厥阴头痛的各自见症及治疗，如《伤寒论·辨厥阴病脉证并治》曰："干呕，吐涎沫，头痛者，吴茱萸汤主之。"这些丰富了头痛从经络辨治的理论体系。

金元时期，李东垣《兰室秘藏·头痛门》将头痛分为外感和内伤两类，并补充了太阴、少阴头痛，主张分经用药。如"太阳头痛，恶风脉浮紧，川芎、羌活、独活、麻黄之类为主"。朱丹溪强调痰与火在头痛发病中的地位，如《丹溪心法·头痛》云："头痛多主于痰，痛甚者火多，有可吐者，可下者"，将头痛病机分痰厥、气滞之别，并提出头痛"如不愈各加引经药"。这些认识至今仍对临床具有指导意义。

明清时期，对头痛的辨证论治进一步深入。明·王肯堂对头痛、头风诊治提出新的见解。《证治准绳·头痛》云："浅而近者名头痛，其痛猝然而至，易于解散速安也；深而远者为头风，其痛作止不常，愈后遇触复发也。"张介宾对头痛的辨证要点进行了归纳总结。《景岳全书·头痛》云："凡诊头痛者，当先审久暂，次辨表里，盖暂痛者必因邪气，久病者必兼元气……暂痛者，当重邪气；久病者，当重元气，此固其大纲也。"清·王清任倡导瘀血之说，创立血府逐瘀汤治疗头痛顽疾，颇有新意。《医林改错·血府逐瘀汤所治之症目》云："查患头痛者，无表证，无里证，无气虚、痰饮等证，忽犯忽好，百方不效，用此方一剂而愈。"至此，中医对头痛的认识已日趋丰富和完善。

【病因病机】

头痛的发生，一般可分为外感、内伤两类。若感受风、寒、湿、热等六淫之邪，上犯颠顶，阻遏清阳；或内伤诸疾，导致脏腑功能失调，气血逆乱，痰瘀阻窍；或外伤久病，导致气滞血瘀或气血亏虚，脑脉失养，皆可引发头痛。

1. 外感头痛　多因起居不慎，坐卧当风，感受风、寒、湿、热等外邪，尤以风邪为主。如《素问·太阴阳明论》云："伤于风者，上先受之。"外邪自肌表侵袭于经络，直犯颠顶，清阳之气受阻，气血不畅，清窍壅滞，而发为头痛。又风为百病之长，易兼夹时气而致病。若风寒袭表，寒凝血涩，则头痛且见恶寒战栗；若风热上炎，侵扰清空，则头痛且身热心烦；若风湿袭表，湿蒙清窍，则头痛且沉重胀闷。诚如《医砭·头痛》所云："六淫外邪，惟风寒湿三者，最能郁遏阳气。火暑燥三者皆属热，受气热则汗泄，非有风寒湿袭之，不为患也。然热甚亦气壅脉满，而为痛矣。"

2. 内伤头痛　"脑为髓之海""肾主骨生髓"，髓海充盈主要依赖于肝肾精血的充养及脾胃运化水谷精微的濡养，输布气血上充于脑。故内伤头痛的发生，与肝、脾、肾三脏密切相关。因于肝者，或系情志不遂，肝失疏泄，郁而化火，上扰清空，多见头痛且胀；或系肝肾阴虚，肝失濡养，水不涵木，肝阳上亢，多见头痛且眩。因于脾者，多系饮食不节，嗜食肥甘，脾失健运，痰湿内生，上蒙清空，以致清阳不升，浊阴不降，多见头痛且重；若系饥饱劳倦、产后体虚、大病久病者，中焦脾胃虚弱，气血生化不足，而致清阳不升，脑髓失养，多见头痛隐隐。因于肾者，多系禀赋不足，或房劳伤肾，以致肾精亏虚，髓海渐空，多见头痛且空；或肾亏日久，阴损及阳，肾阳衰微，清阳不展，多见头部冷痛。如《证治准绳·头痛》云："盖头象天，三阳六腑清阳之气皆会于此，三阴五脏精华之血亦皆注于此。于是天气所发六淫之邪，人气所变五贼之逆，皆能相害。"

另外，若跌仆闪挫损伤脑脉，或久病入络，皆可导致脑络瘀阻，临证多见头痛如刺，固定

NOTE

不移，经久不愈。

"头为诸阳之会"，又为"清阳之府"，故凡六淫之邪外袭，上犯颠顶，阻遏清阳，或内伤诸疾，致气血失养，瘀阻脑络者，临证均可引发头痛。头痛虽病因多端，总属外感、内伤两类。其主要病机概而论之，外感多责之于风、寒、湿、热，内伤多关乎气、血、痰、瘀、虚，其既可单独为因，也可相兼为害，导致经气不通，不通则痛，或经脉失养，不荣则痛。

本病病位在脑，常涉及肝、脾、肾诸脏。外感头痛一般起病较急，痛势剧烈，病程较短，多属实证，预后较好。内伤头痛多因脏腑功能失调所致，常起病较慢，痛势较缓，病程较长，临床有实证、有虚证，且虚实在一定条件下可相互转化。若头痛日久不愈，则可由实转虚或见本虚标实、虚实夹杂证候。内伤头痛还常常因情志、劳倦、饮食等诱因而反复发作，缠绵不愈。各种头痛若迁延不愈，可致久病入络，多见本虚标实之瘀血头痛。

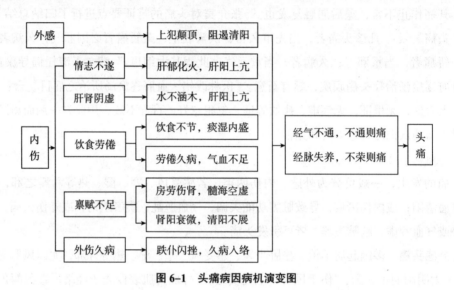

图 6-1　头痛病因病机演变图

【诊断与鉴别诊断】

（一）诊断

1. 以头部疼痛为主要症状，可发生在前额、两颞、颠顶、枕项或全头等部位，头痛较甚者，可伴见恶心呕吐、畏光、烦躁等症。

2. 一般起病较急、病势较剧，呈掣痛、跳痛、灼痛、重痛或痛无休止，且有外感史并伴外感表证，为外感头痛；一般起病缓慢、反复发作，病程较长，呈胀痛、刺痛、空痛、昏痛或隐隐而痛，多无外感史，为内伤头痛。外伤性头痛多有头部外伤史。

必要时进行精神和心理检查，同时结合头颅 CT 或 MRI 检查、脑电图检查以及腰椎穿刺脑脊液检查等，有助于对头痛原因的鉴别。

（二）鉴别诊断

1. **真头痛**　为头痛的一种特殊类型，病情危重，常呈突发性剧烈头痛，持续不解且阵发加重，多伴有喷射状呕吐，甚者可见肢厥、抽搐等症。本病凶险，应与一般头痛相区别。

2. **中风**　以突发半身不遂、肌肤不仁、口舌歪斜、言语不利，甚则突然昏仆、不省人事为主要表现，可伴有头痛等症，但头痛无半身不遂等见症。

【辨证论治】

（一）外感头痛

1. 风寒头痛

临床表现：头痛时作，连及项背，呈掣痛样，时有拘急收紧感，常伴恶风畏寒，遇风尤剧，头痛喜裹，口不渴；舌淡红，苔薄白，脉浮或浮紧。

治法：疏风散寒止痛。

代表方：川芎茶调散。

本方由川芎、荆芥、薄荷、羌活、细辛、白芷、防风、甘草组成，服时以清茶调下。若头痛，恶寒明显者，加麻黄、桂枝、制川乌；若颠顶头痛，干呕，吐涎沫，甚则四肢厥冷者，用吴茱萸汤去人参，加藁本、川芎、细辛、半夏；若见头痛，足寒，气逆，背冷，脉沉细，方用麻黄附子细辛汤加白芷、川芎。

2. 风热头痛

临床表现：头痛而胀，甚则头胀如裂，发热或恶风，面红目赤，口渴喜饮，便秘尿赤；舌尖红，苔薄黄，脉浮数。

治法：疏风清热和络。

代表方：芎芷石膏汤。

本方由川芎、白芷、石膏、菊花、藁本、羌活组成。若烦热口渴，舌红少津，可重用石膏，配知母、天花粉、芦根；若伴大便秘结，口舌生疮，可合用黄连上清丸；若伴鼻流浊涕如脓，鼻根及鼻旁疼痛，加苍耳子、辛夷、鱼腥草等。

3. 风湿头痛

临床表现：头痛如裹，肢体困重，胸闷纳呆，小便不利，大便或溏；舌淡苔白腻，脉濡。

治法：祛风胜湿通窍。

代表方：羌活胜湿汤。

本方由羌活、独活、川芎、防风、蔓荆子、藁本、甘草组成。若胸闷脘痞、腹胀便溏，加苍术、陈皮、砂仁；若恶心、呕吐，加半夏、生姜、竹茹；若纳呆食少，加麦芽、神曲、焦山楂；若小便短少者，加茯苓、薏苡仁、淡竹叶；若发于夏季，感受暑湿，见身热汗少或汗出不畅，心烦口渴，胸闷欲呕者，加藿香、佩兰、荷叶。

（二）内伤头痛

1. 肝阳头痛

临床表现：头胀痛而眩，以两侧为主，心烦易怒，口苦面红，或兼胁痛；舌红苔薄黄，脉弦数。

治法：平肝潜阳。

代表方：天麻钩藤饮。

本方由天麻、钩藤、石决明、川牛膝、桑寄生、杜仲、栀子、黄芩、益母草、朱茯神、首乌藤组成。若头痛剧烈，目赤口苦，急躁易怒，便秘尿黄者，加龙胆草、夏枯草、大黄；若头晕目涩，腰膝酸软者，酌加生地黄、何首乌、枸杞子等。

2. 血虚头痛

临床表现：头痛而晕，心悸怔忡，神疲乏力，面色少华；舌质淡，苔薄白，脉细弱。

治法：滋阴养血。

代表方：加味四物汤。

本方由白芍、当归、生地黄、川芎、菊花、蔓荆子、黄芩、甘草组成。若见神疲乏力，遇劳加重，气短懒言，汗出恶风等，可加黄芪、党参、白术；若头晕耳鸣、虚烦少寐、腰膝酸软者，可加熟地黄、五味子、山茱萸等。

3. 气虚头痛

临床表现：头痛隐隐，时发时止，遇劳则加重，纳食减少，倦怠乏力，气短自汗；舌质淡，苔薄白，脉细弱。

治法：益气升清。

代表方：益气聪明汤。

本方由黄芪、人参、升麻、葛根、蔓荆子、白芍、黄柏、甘草组成。若头痛绵绵不休，心悸，失眠者，加当归、熟地黄、何首乌；若畏寒怕冷，手足欠温，加附子、肉桂、葱白等。

4. 痰浊头痛

临床表现：头痛昏蒙沉重，胸脘痞闷，纳呆呕恶；舌淡苔白腻，脉滑或弦滑。

治法：化痰降逆。

代表方：半夏白术天麻汤。

本方由半夏、白术、天麻、橘红、茯苓、甘草、生姜、大枣组成。若痰湿中阻，胸脘满闷甚者，加厚朴、枳壳、砂仁；若见口苦，大便不畅，舌苔黄腻，脉滑数，宜去白术，加黄连、枳实、竹茹，或选用黄连温胆汤。

5. 肾虚头痛

临床表现：头痛且空，眩晕耳鸣，腰膝酸软，神疲乏力，少寐健忘，遗精带下；舌红少苔，脉细无力。

治法：补肾填精。

代表方：大补元煎。

本方由人参、山药、熟地黄、杜仲、枸杞子、当归、山茱萸、甘草组成。若头痛而晕，面颊红赤，潮热汗出，去人参，加墨旱莲、知母、黄柏；若畏寒怕冷，四肢不温，腰膝酸软，舌淡苔白，脉沉细者，加鹿角、附子。

6. 瘀血头痛

临床表现：头痛经久不愈，痛处固定不移，痛如锥刺，或有头部外伤史；舌质紫暗，可见瘀斑、瘀点，苔薄白，脉细或细涩。

治法：活血化瘀。

代表方：通窍活血汤。

本方由赤芍、川芎、桃仁、红花、麝香、老葱、大枣、酒组成。若头痛较剧，可加全蝎、蜈蚣、土鳖虫等虫类药；若久痛不已，兼见神疲乏力，少气懒言，脉细弱无力，加黄芪、党参、当归；若畏寒明显，酌加桂枝、细辛、附子等。

【辨治备要】

（一）辨证要点

1. 辨外感与内伤　外感头痛多因外邪致病，起病较急，一般疼痛较剧，病程较短，多表现为掣痛、跳痛、灼痛、重痛，痛无休止，多伴有外感表证，以实证为多。内伤头痛多起病缓慢，反复发作，病程较长，多表现为胀痛、刺痛、隐痛、空痛、昏痛，痛势绵绵，遇劳加重，时作时止，以虚证为多。如因肝阳、痰浊、瘀血等以邪实为主的内伤头痛，多表现为胀痛、重痛或刺痛，且常伴有相应脏腑损伤症状。临床亦见本虚标实，虚实夹杂者。

2. 辨头痛部位 太阳头痛，痛在脑后，下连于项；阳明头痛，在前额部及眉棱骨处；少阳头痛，在头之两侧，并连及于耳；厥阴头痛，多在颠顶部位，或连目系；太阴、少阴头痛多以全头疼痛为主。临证尚可见偏头痛，也称"偏头风"，常以一侧头痛暴作为特点，痛势剧烈，可连及眼、齿，痛止则如常人，反复发作，经久不愈，多系肝经风火上扰所致。

3. 辨头痛性质 因于风寒者，头痛剧烈且连项背；因于风热者，头胀而痛；因于风湿者，头痛如裹；因于痰湿，头痛而重；因于肝阳，头痛而胀；因于肝火，头部跳痛、灼痛；因于瘀血，头部刺痛，痛处固定不移；因于虚者，多呈隐痛、空痛或昏痛。

4. 辨病势顺逆 若起病急骤，头痛如破，短时间内出现神昏伴颈项强直，呕吐如喷，甚者旦发夕死者，属真头痛，病势凶险；因于外感，头痛剧烈而见神志变化，或肢体强痉抽搐，甚或角弓反张者，为脑髓受损或脑络破裂所致，皆属于逆证，预后不良。

（二）治法方药

头痛的发生，实者多属"不通则痛"，虚者多属"不荣则痛"。外感头痛属实证，以风邪为主，治疗当以祛风为主，兼以散寒、清热、祛湿。内伤头痛多属虚证或虚实夹杂证，虚证以补养气血或益肾填精为主；实证以平肝、化痰、行瘀为主；虚实夹杂证，宜标本兼顾，补虚泻实。

治疗头痛应重视引经药的应用。如太阳头痛选用羌活、蔓荆子、川芎；阳明头痛选用葛根、白芷、知母；少阳头痛选用柴胡、黄芩、川芎；厥阴头痛选用吴茱萸、藁本；少阴头痛选用细辛；太阴头痛选用苍术。青春期女性易患的偏头痛，多属肝气郁结而导致，临证可按实际情况酌加柴胡、川芎、全蝎等为引经方药。

【临证要点】

1. 首当准确辨病。临证需排除真头痛，其多发病突然，头痛剧烈，持续不解，阵发性加重，常伴有喷射状呕吐，甚或颈项强直，或偏瘫偏盲，或抽搐，属凶险病证，常见于高血压危象、蛛网膜下腔出血或脑部肿瘤破裂，须急行头颅 CT、MRI 或脑脊液检查，以免延误诊治。

2. 注意配伍风药。头痛时作时止，犹如风性之善行数变，又"高颠之上，惟风可到"，临证配伍风药，其性轻扬，易达病所，可直折痛势。故临床治疗头痛，无论外感内伤，均可酌情使用风药以提升疗效。常用风药有防风、白芷、蔓荆子等。但风药辛散，不宜久服。

3. 重视虫类药、引经药的应用。若头痛反复发作，经年难愈者，所谓"久病入络"。临证可加全蝎、僵蚕、地龙等虫类药，以助搜剔通络之功。同时，宜遵古创新，分经辨证用药，以助临床疗效事半功倍。

4. 勿忘活血化瘀。结合络病理论，凡久病多瘀。若头痛日久不愈者，可酌加活血化瘀药以提升临床疗效，如川芎、丹参、赤芍等可起到活血化瘀，祛瘀生新之功，且临证当辨瘀血之成因，分别佐以理气、养血、温阳之品。

【预防调护】

头痛可由多种因素诱发，罹患后易于反复发作，故宜尽早明确诊断，积极治疗，避免稽留不愈。外感头痛多因外邪侵袭所致，故要起居有常，强健体魄，注意气候变化，避免外邪侵袭，所谓"虚邪贼风，避之有时"。肝阳上亢所致头痛，当舒畅情志，避免精神紧张及噪音、强光等刺激。此外，还应避免持续过劳，合理安排作息时间，保证充足的睡眠，以免因持续头痛而诱发失眠、郁证、中风之变。

凡头痛剧烈者，宜卧床休息，保持环境安静，光线不宜过强。由焦虑和抑郁等所引起的紧张性头痛，宜佐以心理疏导及音乐疗法。风寒头痛者，要注意避邪保暖。头痛患者的饮食要避免食用辛辣刺激之品，禁止吸烟饮酒。此外，还可以酌选太极拳、游泳、慢跑等项目进行锻炼，以增强体质。

【小结】

头痛是以患者自觉头部疼痛为临床特征的常见病证。多以感受外邪，或脏腑功能失调为主因，导致经气不通，不通则痛，或经脉失养，不荣则痛。临床辨证关键在于分清外感与内伤，明辨头痛性质、部位及顺逆。外感头痛起病较急，病程较短，多与风、寒、湿、热相关，以实证为主；内伤头痛多起病较缓，病程较长，多与气、血、痰、瘀、虚相关，多属虚证或本虚标实、虚实夹杂之证。头痛病位在脑，与肝、脾、肾三脏密切相关。外感头痛治以祛风为主，兼以散寒、清热、祛湿。内伤头痛之属虚者以补养气血或益肾填精为主，属实者当以平肝潜阳、化痰除湿、活血化瘀为法。若本虚标实、虚实夹杂者，宜攻补兼施，标本兼治。此外，临床辨治头痛时还可使用引经药。

【名医经验】

历代先贤对于头痛的治疗论述颇多，且多认识独到，无头痛医头之流弊。诸如宋·严用和《济生方·头痛论治》提出治疗头痛"当推其所由而调之，无不切中者矣"。元·朱丹溪提倡"头痛须用川芎，如不愈各加引经药"，并详细列举六经的引经药，使辨治头痛的理论和实践更加完备。当代医家在此基础上多有发挥，如张学文教授从肝热血瘀论治头痛并创立"脑清通汤"，临床疗效显著。熊继柏教授治疗头痛主要经验体会有四：①以头痛部位进行辨证，并选择对证经方加减施治。②善于使用引经药物。③对久痛入络者，加用虫类药物，取其钻锥搜剔之义，使临床疗效倍增。④巧用风药直达病所。总之，在前贤经验的启迪指导下，后世对头痛的辨证论治取得了良好的疗效。

【古籍摘要】

《济生方·头痛论治》："夫头者上配于天，诸阳脉之所聚。凡头痛者，血气俱虚，风寒暑湿之邪，伤于阳经，伏留不去者，名曰厥头痛。盖厥者逆也，逆壅而冲于头上。痛引脑颠，甚而手足冷者，名曰真头痛，非药之能愈。又有风热痰厥，气虚肾厥，新沐之后，露卧当风，皆令人头痛，治法当推其所由而调之，无不切中者矣。"

《冷庐医话·头痛》："头痛属太阳者，自脑后上至颠顶，其病连项；属阳明者，上连目珠，痛在额前；属少阳者，上至两角，痛在头角。以太阳经行身之后，阳明经行身之前，少阳经行身之侧。厥阴之脉，会于颠顶，故头痛在颠顶；太阴少阴二经，虽不上头，然痰与气逆壅于膈，头上气不得畅而亦痛。"

《临证指南医案·头痛》邹时乘按："头为诸阳之会，与厥阴肝脉会于颠，诸阴寒邪不能上逆，为阳气窒塞，浊邪得以上据，厥阴风火乃能逆上作痛。故头痛一证，皆由清阳不升，火风乘虚上入所致。观先生于头痛治法，亦不外此。如阳虚浊邪阻塞，气血瘀痹而为头痛者，用虫蚁搜逐血络，宣通阳气为主。如火风变动，与暑风邪气上郁而为头痛者，用鲜荷叶、苦丁茶、蔓荆子、山栀等辛散轻清为主。如阴虚阳越而为头痛者，用仲景复脉汤、甘麦大枣法，加胶芍牡蛎镇摄益虚，和阴息风为主。如厥阴风木上触，兼内风而为头痛者，用首乌、柏仁、稆豆、甘菊、生芍、杞子辈息肝风滋肾液为主。"

【文献推介】

1. 李军.国医大师张学文临床经验实录［M］.北京：中国医药科技出版社，2015：91-93.

2. 姚欣艳，李点，刘朝圣，等.熊继柏教授辨治头痛经验［J］.中华中医药杂志，2015，30（7）：2419-2421.

3. 华荣，李郑生，张彦红，等.李振华教授辨治瘀血头痛经验［J］.中医药学刊，2006，24（7）：1212-1213.

第二节 眩 晕

眩晕是以目眩与头晕为主要表现的病证。目眩是指眼花或眼前发黑，头晕是指感觉自身或外界景物旋转。二者常同时并见，故统称为眩晕。轻者闭目即止，重者如坐车船，旋转不定，不能站立，或伴有恶心、呕吐、汗出，甚则仆倒等症状。西医学中的良性位置性眩晕、后循环缺血、梅尼埃病、高血压病等以眩晕为主症者，均可参考本节辨证论治。

有关眩晕的论述始见于《黄帝内经》，称之为"眩冒""眩"。该书对眩晕的病因病机有较多描述，认为眩晕属肝所主，与髓海不足、血虚、邪中、气郁等多种因素有关。如《灵枢·海论》曰："髓海不足，则脑转耳鸣，胫酸眩冒。"《素问·至真要大论》云："诸风掉眩，皆属于肝。"《灵枢·大惑论》说："故邪中于项，因逢其身之虚……入于脑则脑转，脑转则引目系急，目系急则目眩以转矣。"

东汉时期，对眩晕的病因、治则治法有了新的认识。张仲景认为，痰饮是眩晕的重要致病因素之一，并设有专方论治，《金匮要略·痰饮咳嗽病脉证并治》云："心下有支饮，其人苦冒眩，泽泻汤主之。"

唐宋时期，对眩晕病因的认识更为全面和丰富。宋·严用和首次提出六淫、七情致眩之说，其在《济生方·眩晕门》中指出："所谓眩晕者……六淫外感，七情内伤，皆能导致。"此语强调了眩晕致病因素的多样性。

金元时期，进一步完善对眩晕的病因病机及治法方药理论。刘完素在《素问玄机原病式·五运主病》中言："风火皆属阳，多为兼化，阳主乎动，两动相搏，则为之旋转。"主张眩晕应从风火立论。朱丹溪在《丹溪心法·头眩》中力倡"无痰则不作眩"之说，并提出当"治痰为先"。

迨至明代，对于眩晕发病又有了新的认识。张介宾在《景岳全书·眩运》指出："眩运一证，虚者居其八九，而兼火兼痰者，不过十中一二耳。"强调"无虚不能作眩"，治疗上"当以治虚"为主。虞抟《医学正传·眩运》言："大抵人肥白而作眩者，治宜清痰降火为先，而兼补气之药；人黑瘦而作眩者，治宜滋阴降火为要，而带抑肝之剂。"指出治疗眩晕当根据不同体质进行辨治。此外，该书还记载了"眩运者，中风之渐也"，已明确认识到眩晕与中风之间存在内在联系，认为眩晕是中风之先兆。

【病因病机】

眩晕的发生主要与情志不遂、年老体弱、饮食不节、久病劳倦、跌仆坠损以及感受外邪等因素有关，内生风、痰、瘀、虚，导致风眩内动、清窍不宁或清阳不升，脑窍失养而突发眩晕。主要病因病机归纳如下：

1. 情志不遂　肝为刚脏，体阴而用阳，其性主升主动。若长期忧恚恼怒，肝气郁结，气郁化火，风阳扰动，发为眩晕。如《临证指南医案·眩晕》华岫云按："经云：诸风掉眩，皆属于肝。头为六阳之首，耳目口鼻皆系清空之窍。所患眩晕者，非外来之邪，乃肝胆之风阳上冒耳，甚则有昏厥跌仆之虞。"

2. 年老体虚　肾为先天之本，主藏精生髓，脑为髓之海。若年高肾精亏虚，不能生髓，无以充养于脑；或房事不节，阴精亏耗过甚；或体虚多病，损伤肾精肾气，均可导致肾精亏耗，髓海不足，而发眩晕。如《灵枢·海论》云："脑为髓之海""髓海有余，则轻劲多力，自过其度；髓海不足，则脑转耳鸣，胫酸眩冒，目无所见，懈怠安卧"。

3. 饮食不节　若平素嗜酒无度，暴饮暴食，或过食肥甘厚味，损伤脾胃，以致健运失司，水谷不化，聚湿生痰，痰湿中阻，则清阳不升，浊阴不降，致清窍失养而引起眩晕。如《丹溪心法·头眩》曰："头眩，痰夹气虚并火，治痰为主，夹补气药及降火药。无痰则不作眩，痰因火动，又有湿痰者，有火痰者。"

4. 久病劳倦　脾胃为后天之本，气血生化之源。若久病不愈，耗伤气血；或失血之后，气随血耗；或忧思劳倦，饮食衰少，损伤脾胃，暗耗气血。气虚则清阳不升，血虚则清窍失养，皆可发生眩晕。如《灵枢·口问》曰："故上气不足，脑为之不满，耳为之苦鸣，头为之苦倾，目为之眩。"

5. 跌仆坠损　素有跌仆坠损而致头脑外伤，或久病入络，瘀血停留，阻滞经脉，而使气血不能上荣于头目，清窍失养而发眩晕，且多伴见局部疼痛、麻木固定不移，或痛如针刺等症。

此外，外感六淫之中，因"高颠之上，惟风可到"，风邪与寒、热、湿、燥等诸邪，皆可导致经脉运行失度，挛急异常，使清窍失养而发眩晕。

眩晕的病机概括起来主要有风、痰、虚、瘀诸端，以内伤为主。因于风者，多责之情志不遂，气郁化火，风阳上扰。因于痰者，多责之恣食肥甘，脾失健运，痰浊中阻，清阳不升，所谓"无痰不作眩"。因于虚者，多责之年高体弱，肾精亏虚，髓海空虚，或久病劳倦，饮食衰少，气血生化乏源，甚合"无虚不作眩"。若风、痰、虚日久，久病入络，或因跌仆外伤，损伤脑络，皆可因瘀而眩。在临床上，上述诸因常相互影响，或相兼为病。

本病病位在脑，病变与肝、脾、肾三脏密切相关。其病性有虚、实两端，临床以虚证居多。脾胃不足，肾虚髓空，皆可导致脑窍失养而作眩，是为虚证；若痰浊上蒙清窍，或瘀血痹阻经脉，导致清窍不利而作眩，是为实证。本病临床亦可见本虚标实之证。正如《类证治裁·眩晕》所言："肝胆乃风木之脏，相火内寄，其性主动主升。或由身心过动，或由情志郁勃，或由地气上腾，或由冬藏不密，或由高年肾液已衰，水不涵木，以致目昏耳鸣，震眩不定。"

总之，眩晕多反复发作，病程较长。其病因病机较为复杂，多彼此影响，互相转化，临证往往难以截然分开。如肾精亏虚本属阴虚，若因阴损及阳，或精不化气，可转为肾阳不足或阴阳俱虚之证；又如痰湿中阻，初起多为痰湿偏盛，日久因痰郁化火，扇动肝阳，形成痰火为患，甚至火盛伤阴，形成阴亏于下、痰火上蒙的证候转化；或失血过多，每致气随血脱，可出现气血俱亏之眩晕。此外，风阳每夹有痰火，肾虚可以导致肝旺，久病入络致瘀，使临床常形成虚实夹杂之证候。临证显示，眩晕频作的中老年患者，多有罹患中风的可能，临证常称之为"中风先兆"，需谨慎防范病情迁延、变化。

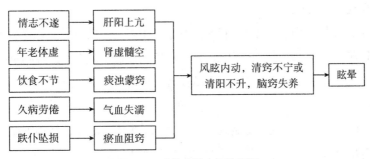

图 6-2　眩晕病因病机演变图

【诊断与鉴别诊断】

（一）诊断

1. 头晕目眩，视物旋转，轻者闭目即止，重者如坐车船，甚则仆倒。

2. 可伴有恶心、呕吐、汗出、耳鸣、耳聋、心悸，以及面色苍白、眼球震颤等表现。

3. 多见于 40 岁以上人群。起病较急，常反复发作，或慢性起病逐渐加重。

4. 多有情志不遂、年高体虚、饮食不节或跌仆损伤等病史。

颈椎 X 线片、经颅多普勒、颅脑 CT、MRI 扫描、血常规及血液系统检查等有助于对本病病因的诊断。

（二）鉴别诊断

1. 厥证　以突然昏仆，不省人事，或伴见四肢厥冷为特征，一般可在短时间内苏醒，严重者亦可一厥不复甚至死亡。眩晕发作严重者也有头眩欲仆或晕旋仆倒的表现，虽与厥证相似，但无昏迷、不省人事等症，也无四肢厥冷表现。

2. 中风　以猝然昏仆、不省人事，伴口舌歪斜、半身不遂、失语，或不经昏仆，仅以喎僻不遂为特征。眩晕仅以头晕目眩为主症，虽眩晕之甚者亦可见仆倒，与中风昏仆相似，但患者神志清楚或瞬间即清，且无半身不遂、口舌歪斜、言语謇涩等症。部分中风病人以眩晕、头痛为先兆表现，应当注意二者的区别及联系。

【辨证论治】

1. 肝阳上亢

临床表现：眩晕，耳鸣，头目胀痛，急躁易怒，口苦，失眠多梦，遇烦劳郁怒而加重，甚则仆倒，颜面潮红，肢麻震颤；舌红苔黄，脉弦或数。

治法：平肝潜阳，清火息风。

代表方：天麻钩藤饮。

本方由天麻、钩藤、石决明、川牛膝、桑寄生、杜仲、栀子、黄芩、益母草、朱茯神、首乌藤组成。若口苦目赤，烦躁易怒者，加龙胆草、川楝子、夏枯草；若目涩耳鸣，腰酸膝软者，加枸杞子、生地黄、玄参；若目赤便秘者，加大黄、芒硝或佐用当归龙荟丸；若眩晕剧烈，兼见手足麻木或震颤者，加磁石、珍珠母、羚羊角粉等。

2. 痰湿中阻

临床表现：眩晕，头重如蒙，或伴视物旋转，胸闷恶心，呕吐痰涎，食少多寐；舌苔白腻，脉濡滑。

治法：化痰祛湿，健脾和胃。

代表方：半夏白术天麻汤。

本方由半夏、白术、天麻、橘红、茯苓、甘草、生姜、大枣组成。若呕吐频作者，加胆南星、天竺黄、竹茹、旋覆花；若脘闷纳呆，加砂仁、白豆蔻、佩兰；若耳鸣重听，加郁金、石菖蒲、磁石；若头痛头胀，心烦口苦，渴不欲饮者，宜用黄连温胆汤。

3. 瘀血阻窍

临床表现：眩晕，头痛，且痛有定处，兼见健忘，失眠，心悸，精神不振，耳鸣耳聋，面唇紫暗；舌暗有瘀斑，多伴见舌下脉络迂曲增粗，脉涩或细涩。

治法：祛瘀生新，活血通窍。

代表方：通窍活血汤。

本方由赤芍、川芎、桃仁、红花、麝香、老葱、鲜姜、大枣、酒组成。若兼见神疲乏力，少气自汗等症，加入黄芪、党参；若兼心烦面赤，舌红苔黄者，加栀子、连翘、薄荷、菊花；若兼畏寒肢冷，感寒加重，加附子、桂枝；若头颈部不能转动者，加威灵仙、葛根、豨莶草等。

4. 气血亏虚

临床表现：眩晕动则加剧，劳累即发，面色㿠白，神疲自汗，倦怠懒言，唇甲不华，发色不泽，心悸少寐，纳少腹胀；舌淡苔薄白，脉细弱。

治法：补益气血，调养心脾。

代表方：归脾汤。

本方由人参、黄芪、白术、茯神、酸枣仁、龙眼肉、木香、甘草、当归、远志、生姜、大枣组成。若气短乏力，神疲便溏者，可合用补中益气汤；若自汗时出，易于感冒，当重用黄芪，加防风、浮小麦；若脾虚湿盛，腹胀纳呆者，加薏苡仁、扁豆、泽泻等；若兼见形寒肢冷，腹中隐痛，可加肉桂、干姜；若血虚较甚，面色㿠白，唇舌色淡者，可加熟地黄、阿胶；兼见心悸怔忡，少寐健忘者，可酌加柏子仁、酸枣仁、首乌藤及龙骨、牡蛎。

5. 肾精不足

临床表现：眩晕日久不愈，精神萎靡，腰酸膝软，少寐多梦，健忘，两目干涩，视力减退；或遗精滑泄，耳鸣齿摇；或颧红咽干，五心烦热；舌红少苔，脉细数；或面色㿠白，形寒肢冷；舌淡嫩，苔白，脉沉细无力，尺脉尤甚。

治法：滋养肝肾，填精益髓。

代表方：左归丸。

本方由熟地黄、山药、山茱萸、枸杞子、菟丝子、川牛膝、龟甲胶、鹿角胶组成。若见五心烦热，潮热颧红者，可加鳖甲、知母、黄柏、丹皮等；若肾失封藏固摄，遗精滑泄者，可加芡实、莲须、桑螵蛸、紫石英等；若兼失眠，多梦，健忘者，加阿胶、鸡子黄、酸枣仁、柏子仁等。若阴损及阳，见四肢不温，形寒怕冷，精神萎靡者，加巴戟天、仙灵脾、肉桂，或予右归丸；若兼见下肢浮肿，尿少等症，可加桂枝、茯苓、泽泻等；若兼见便溏，腹胀少食，可酌加白术、茯苓、薏苡仁等。

【辨治备要】

（一）辨证要点

1.辨相关脏腑 眩晕乃风眩内动、清窍不宁或清阳不升，脑窍失养所致，其病位在脑，与肝、脾、肾三脏功能失调相关，但与肝关系尤为密切。若为肝气郁结者，兼见胸胁胀痛、时有叹息；肝火上炎者，兼见目赤口苦、急躁易怒、胁肋灼痛；肝阴不足者，兼见目睛干涩、五心烦热、潮热盗汗；肝阳上亢者，兼见头胀痛、面色潮红、急躁易怒、腰膝酸软；肝风内动者，兼见步履不稳、肢体震颤、手足麻木等表现。临证以肝阳上亢者多见。因于脾者，若脾胃虚弱，气血不足者，兼见纳差乏力、面色㿠白；若脾失健运，痰湿中阻者，兼见纳呆呕恶、头重如裹、舌苔腻浊诸症。因于肾者，多属肾精不足，兼见腰酸腿软、耳鸣耳聋、健忘呆钝等症。

2.辨虚实标本 凡眩晕反复发作，症状较轻，遇劳即发，伴两目干涩、腰膝酸软，或面色㿠白、神疲乏力、形羸体弱、脉偏细弱者，多属虚证，由肾精不足或气血亏虚所致。实证眩晕，有偏痰湿、瘀血及肝阳、肝风、肝火之别。若眩晕较重，或突然发作，视物旋转，伴呕恶痰涎、头沉头痛、形体壮实、苔腻脉滑者，多属痰湿所致；眩晕日久，伴头痛固定不移、唇舌紫暗、舌有瘀斑、脉涩者，多属瘀血所致；肝阳风火所致者，眩晕、面赤、口苦、烦躁易怒、肢麻震颤，甚则昏仆，脉多弦数有力。总之，临证眩晕虚证多关乎气、血、精；实证多关乎风、痰、瘀。

3.辨缓急轻重 眩晕临证病势多缓急不一。因虚而发者，病势绵绵，症状较轻，多见于久病、老人及体虚之人；因实而发者，病势急骤，症状较重，多见于初病及壮年、肥人。若眩晕久稽不愈，亦可因实致虚或虚中夹实，而成本虚标实虚实互见之势，症状时轻时重，缠绵难愈，或有变生中风、厥证之虞。

（二）治法方药

眩晕的治疗原则是补虚泻实，调整阴阳。虚者当补益气血、滋养肝肾、填精益髓；实者当潜阳息风、清肝泻火、化痰祛瘀。

眩晕经积极施治，可较快恢复或缓解。但部分以虚证为主或虚实夹杂的患者，恢复较慢。如见肾精不足者，尚可根据阴虚、阳虚之偏倚，而选用六味地黄丸、金匮肾气丸等加减施治；若气血不足者，亦可选用补中益气汤等灵活加减；若偏于痰湿内盛者，亦可酌选泽泻汤、苓桂术甘汤等化裁；若偏于瘀血者，可酌选血府逐瘀汤加减；偏于肝气郁结者，选用柴胡疏肝散加减；偏于肝郁化火，肝火上炎者，选羚角钩藤汤加减；偏于肝阴不足者，选一贯煎加减；偏于肝风内动者，选用镇肝息风汤加减。总之，辨治眩晕始终要以抓主症、辨主症为核心，在病证相合前提下随证化裁，灵活加减。

【临证要点】

1.临证要中西合参，精准辨证。眩晕病位在脑，与肝脾肾等诸脏关系密切，或因于虚，或发于实，或标本相兼，虚实互见。故要舌、脉、症互参，先理清虚实、标本、缓急等辨证关键，再佐以经颅多普勒、X线、CT扫描，以及血脂、血糖等相关的辅助检查，方能恰当选施治。

2.遵古不泥古，创新治疗思路。基于"诸风掉眩，皆属于肝"的认识，故从肝论治眩晕有其丰富内涵。由于病人致病因素及病机演变的不同，可表现肝气郁结、肝火上炎，肝阴不足、肝阳上亢和肝风内动等不同的证候。因此，临证当根据病机选择应用疏肝、清肝、养肝、平肝、镇肝诸法。又先贤所谓"无虚不作眩""无痰不作眩"及"久病入络"等认识颇合临床实际，故临证当注重补益虚损、燥湿化痰、活血化瘀等方法的加减应用，注重痰瘀及"微癥瘕"等现代理论认识与眩晕的关联性，在辨证论治基础上，优化创新从痰、从瘀治疗眩晕的思路。

3. 警惕"眩晕乃中风之渐"。眩晕在临床较为多见，其中因肝肾阴亏，肝阳上亢而导致的眩晕最为常见，若治不及时，可导致肝阳暴亢，阳亢化风，夹痰化火，窜走经络，病患常见眩晕头胀，面赤头痛，肢麻震颤，甚则昏倒等症状，甚者可以引发中风之变。必须严密监测血压、神志、肢体肌力、感觉等方面的变化，以防病情突变。

【预防调护】

预防眩晕发生，平素要坚持适当的体育锻炼，保持心情舒畅，防止七情内伤；注意劳逸结合，避免体力、脑力和心理的过度劳累；饮食清淡有节，防止暴饮暴食，少食肥甘厚味及过咸伤肾之品，尽量戒烟戒酒，作息节律尽量合理。已罹患眩晕的病人，应当积极施治并预防中风的发生，注意避免从事高空作业。

眩晕临床渐呈多发、频发趋势，多与形体偏胖、活动偏少、持续过劳以及工作姿势单一有关。诚如《素问·宣明五气》所谓："久视伤血，久卧伤气，久坐伤肉，久立伤骨，久行伤筋，是谓五劳所伤。"临证部分眩晕因劳倦所伤，宜加强预防；若已发眩晕者，更要避免突然、剧烈的体位改变和头颈部运动，以防症状反复或加重。部分轻症病人可适当配合手法治疗，并注意颈肩部肌肉锻炼，以缓解临床症状。

【小结】

眩晕是一种多见于40岁以上人群的发作性疾病，常以头晕眼花，甚者视物旋转为主症，既可以单独出现，亦可伴见于其他疾病。病因多以情志、饮食、体质、外伤等所致肝阳上亢、痰浊内阻、气血不足、肾精亏虚以及瘀血内阻为主。病机不外虚实两端：虚者多为气、血、精不足；实者多为风、痰、瘀内扰，导致风眩内动、清窍不宁或清阳不升，脑窍失养而突发眩晕。临证亦常见本虚标实、虚实夹杂之证。眩晕病位在脑，病变涉及肝、脾、肾诸脏。结合先贤"无痰不作眩""无虚不作眩"等认识，临证治疗眩晕多用平肝潜阳、健脾化痰、补益气血、滋补肝肾以及活血化瘀等方法辨证论治。又肝为风木之脏，体阴而用阳，若眩晕频频发作者，有产生中风之虞，应予以积极施治，以免病情加重或产生变证。

【名医经验】

对于眩晕的辨治历代先贤多有卓见。肇始于《黄帝内经》之"诸风掉眩，皆属于肝"以及"髓海不足，则脑转耳鸣，胫酸眩冒"等认识，诸代医家对眩晕的治疗多有发挥。金·李东垣认为，眩晕发于"脾胃气虚，痰浊上逆"，治以半夏白术天麻汤。元·朱丹溪力倡"无痰不作眩"，主张"治痰为先"。明·张介宾认为"无虚不作眩"，主张"治虚为先"。迨至近现代，诸多医家对眩晕的治疗也取得了较为丰富的经验。如郭子光教授自拟"眩晕方"（石决明、代赭石、夏枯草、半夏、泽泻、茯苓等），寓平肝、降逆、利湿为一体，有上病下治之义。对梅尼埃病、迷路炎、前庭神经元炎，以及脑性眩晕，如脑动脉硬化、高血压病等多种内伤实证之眩晕，均有显著的临床疗效。

【古籍摘要】

《灵枢·海论》："脑为髓之海，其输上在于其盖，下在风府……髓海有余，则轻劲多力，自过其度；髓海不足，则脑转耳鸣，胫酸眩冒，目无所见，懈怠安卧。"

《丹溪心法·头眩》:"头眩,痰夹气虚并火,治痰为主,夹补气药及降火药。无痰则不作眩,痰因火动,又有湿痰者,有火痰者。"

《临证指南医案·眩晕》华岫云按:"头为诸阳之首,耳目口鼻皆系清空之窍。所患眩晕者,非外来之邪,乃肝胆之风阳上冒耳,甚则有昏厥跌仆之虞。其症有夹痰、夹火、中虚、下虚、治胆、治胃、治肝之分。"

【文献推介】

1. 王永炎,严世芸.实用中医内科学·脑系病证[M].第2版.上海:上海科技出版社,2009:424-430.

2. 刘健.路志正运用调理脾胃法治疗眩晕举隅[J].中国中医基础医学杂志,2015,21(11):1457-1459.

3. 邱仕君,邓中光.邓铁涛教授治疗眩晕的临床经验[J].广州中医学院学报,1993,10(1):31-33.

第三节　中　风

中风,又称卒中,是以半身不遂、肌肤不仁、口舌歪斜、言语不利,甚则突然昏仆、不省人事为主要表现的病证。因其发病骤然,变化迅速,有"风性善行而数变"的特点,故名中风。中风发病率高、病死率高、致残率高,严重危害着中老年人的健康。西医学中的急性脑卒中属本病范畴,可参照本节辨证论治。

春秋战国时期,有关本病始称"仆击""偏枯""薄厥""大厥",认为本病发生与虚邪外袭、膏粱饮食、情绪失控等有关。如《灵枢·刺节真邪》云:"虚邪偏客于身半……发为偏枯。"《素问·通评虚实论》云:"仆击、偏枯……肥贵人则膏粱之疾也。"《素问·生气通天论》云:"大怒则形气绝,而血菀于上,使人薄厥。"其病机乃"血之与气,并走于上"所致,预后多不良。如《素问·调经论》云:"血之与气,并走于上,则为大厥。厥则暴死。气复反则生,不反则死。"

东汉时期,张仲景《金匮要略·中风历节病脉证并治》始有"中风"病名及其专篇,对中风的病因病机、临床特征、诊断和治疗有了较为深入的论述。就病因学发展而言,唐宋以前,多以"内虚邪中"立论。如《金匮要略·中风历节病脉证并治》认为"夫风之为病,当半身不遂""络脉空虚,贼邪不泻",并有"邪在于络""邪在于经"和"邪入于腑""邪入于脏"之分类。

唐宋以后,尤其金元时期,以"内风"立论。如刘河间《素问玄机原病式·六气为病(四)火类》力主"心火暴甚",李东垣《医学发明·中风有三》认为"正气自虚",朱丹溪《丹溪心法·论中风》主张"湿痰生热",王履《医经溯洄集·中风辨》提出"因于风者,真中风也。因于火、因于气、因于湿者,类中风"。

延至明清,张介宾《景岳全书·非风》明确提出"中风非风"说,认为中风乃"内伤积损"所致。李中梓《医宗必读·卷六》又将中风重证分为闭证和脱证。清代医家叶天士、沈金鳌、尤在泾、王清任分别提出了"水不涵木""因痰而中""肝风内动""气虚血瘀"等中风的病因病机及其治法。

近代医家张伯龙、张山雷、张锡纯进一步认识到本病的发生主要是肝阳化风、气血上逆、直冲犯脑。当代对中风的诊断、治疗、康复、预防等方面逐步形成了较为规范的方法，疗效也有了较大提高。

【病因病机】

中风的发生主要因内伤积损、情志过极、饮食不节、体态肥盛等，引起虚气留滞，或肝阳暴张，或痰热内生，或气虚痰湿，引起内风旋动，气血逆乱，横窜经脉，直冲犯脑，导致血瘀脑脉或血溢脉外，发为中风。

1. 内伤积损　随着年龄老化，正气自虚，或久病迁延，或恣情纵欲，或劳逸失度，损伤五脏之气阴，气虚则无力运血，脑脉瘀滞；阴虚则不能制阳，内风动越，突发本病。如明·李东垣《医学发明·中风有三》云："凡人年逾四旬，多有此疾。"明·张介宾《景岳全书·非风》指出："非风一证，即时人所谓中风证也。此证多见卒倒，卒倒多由昏愦。本皆内伤积损颓败而然，原非外感风寒所致。"

2. 情志过极　七情所伤，肝气郁结，气郁化火，或暴怒伤肝，肝阳暴张，内风动越，或心火暴甚，风火相扇，血随气逆，引起气血逆乱，上冲犯脑，血溢脉外或血瘀脑脉而发为中风，尤以暴怒引发本病者最为多见，即《素问·生气通天论》所谓"大怒则形气绝，而血菀于上，使人薄厥"。

3. 饮食不节　过食肥甘厚味醇酒，伤及脾胃，酿生痰热，痰瘀互阻，积热生风，导致脑脉瘀滞而发中风。如《素问·通评虚实论》所云"仆击、偏枯……膏粱之疾也。"近人张山雷《中风斠诠·论昏瞀猝仆之中风无一非内因之风》所谓"肥甘太过，酿痰蕴湿，积热生风，致为暴仆偏枯，猝然而发，如有物击使之仆者，故仆击而特著其病源，名以膏粱之疾。"

4. 体态肥盛　肥盛之人多气衰痰湿，易致气血郁滞，因风阳上扰而致血瘀脑脉，发为中风。如元·王履《医经溯洄集·中风论辨》所云："凡人年逾四旬气衰之际，或因忧喜忿怒伤其气者，多由此疾，壮年之时无有也，若肥盛则兼有之。"清·沈金鳌《杂病源流犀烛·中风源流》也云："肥人多中风……人肥则腠理致密而多郁滞，气血难以通利，故多卒中也。"

本病一年四季均可发生，但与季节变化有关。入冬猝然变冷，寒邪入侵，可影响血脉运行。《素问·调经论》谓"寒独留，则血凝泣，凝则脉不通"，是以容易发中风。现代研究发现，寒冷等环境因素也是导致中风高发的诱因，即古人所谓中风之"外因"，但从临床来看，本病以"内因"为主。

中风的主要病机概而论之，有风、火（热）、痰、瘀、虚五端，在一定条件下相互影响，相互转化，引起内风旋动，气血逆乱，横窜经脉，直冲犯脑，导致血瘀脑脉或血溢脉外而发中风。风痰入络，血随气逆，横窜经脉，瘀阻脑脉，则发中风，甚则阳极化风，风火相扇，气血逆乱，直冲犯脑，血溢脉外，神明不清，可致中风神昏。此外，气虚而无力帅血，导致血液留滞不行，血瘀脑脉而发中风，即所谓"虚气留滞"；阴虚则不能制阳，内风动越，上扰清窍，也发本病。临床上，五端之间常互相影响，或兼见或同病，如气虚与血瘀并存，痰浊和瘀血互结等。

本病的病变部位在脑，涉及心、肝、脾、肾等多个脏腑。中风急性期，以半身不遂、口舌歪斜、肌肤不仁为主症而无神昏者，为病在经络，伤及脑脉，病情较轻；初起即见神志昏蒙或谵语者，为病入脏腑，伤及脑髓，病情较重。如果起病时神清，但三五日内病情逐渐加重，出现神志昏蒙或谵语者，则是病从经络深入脏腑，病情由轻转重。反之亦然。诚如《金匮要略·中风历节病脉证并治》云："夫风之为病，当半身不遂……邪在于络，肌肤不仁；邪在于经，即重不胜；邪入于腑，即不识人；邪入于脏，舌即难言，口吐涎。"然而，若风阳痰火，上冲于脑，导致气血逆乱，蒙蔽清窍，则见猝然昏倒，不省人事，肢体拘急等中脏腑之闭证；若风阳痰火炽盛，耗灼阴精，阴损及阳，阴竭阳亡，阴阳离决，则出现口开目合，手撒肢冷，气息微弱等中脏腑之脱证。这些都是中风的重证，可危及患者生命。

本病的病机演变常见于本虚标实之间。急性期以风、火（热）、痰、瘀为主，常见风痰上扰、风火相扇，痰瘀互阻，气血逆乱等"标"实之象。恢复期及后遗症期则以虚中夹实为主，多见气虚血瘀、阴虚阳亢，或血少脉涩、阳气衰微等"本"虚之征。通常情况下，若病情由实转虚，为病情趋于稳定；若病情由虚转实，常见外感或复中之证，则提示病情波动或加重。

此外，中风后可因气郁痰阻而出现情绪低落、寡言少语等郁证之象，也可因元神受损而并发智能缺损或神呆不慧、言辞颠倒等中风神呆表现，还可因风阳内动而出现发作性抽搐、双目上视等痫证表现。凡此种种，都是中风的并病或变证，可参考郁证、痴呆、痫证等章节。

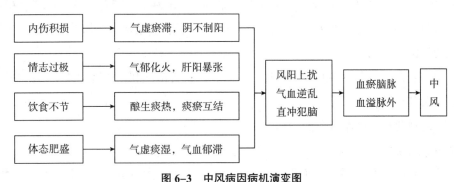

图 6-3　中风病因病机演变图

【诊断与鉴别诊断】

（一）诊断

1. 急性起病，发展迅速，具备"风性善行而数变"的特点。

2. 具备突发半身不遂、肌肤不仁、口舌歪斜、言语謇涩、神志昏蒙主症中2项，或主症1项加次症2项，如头晕、目眩、头痛、行走不稳、呛水呛食、目偏不瞬。

3. 症状和体征持续24小时以上。

4. 多发于年龄在40岁以上者。

头颅 MRI 或 CT 扫描发现责任病灶，有助于本病的诊断。

根据病灶性质可分为缺血性中风和出血性中风；根据病情程度，可分为中经络（符合中风诊断标准但无神志异常）和中脏腑（符合中风诊断标准但有神志异常）；根据病程时间，可分为急性期（发病后2周以内，中脏腑可至1个月）、恢复期（2周到6个月内）和后遗症期（6个月以上）。

（二）鉴别诊断

1. 口僻　以口眼歪斜、口角流涎、言语不清为主症，常伴外感表证或耳背疼痛，并无半身不遂、口舌歪斜等症。不同年龄均可罹患。

2. 厥证　昏仆不省人事时间一般较短，多伴有面色苍白、四肢逆冷，一般移时苏醒，醒后无半身不遂、口舌歪斜、言语不利等症。

3. 痉证 以四肢抽搐、颈项强直，甚至角弓反张为特征，甚至昏迷，但无半身不遂、口舌歪斜、言语不利等症状。

4. 痿证 一般起病缓慢，多表现为双下肢痿躄不用，或四肢肌肉萎缩，痿软无力，与中风之半身不遂不同。

【辨证论治】

（一）中经络

1. 风阳上扰

临床表现：半身不遂，肌肤不仁，口舌歪斜；言语謇涩，或舌强不语；急躁易怒，头痛，眩晕，面红目赤，口苦咽干；尿赤，便干；舌红少苔或苔黄，脉弦数。

治法：清肝泻火，息风潜阳。

代表方：天麻钩藤饮。

本方由天麻、钩藤、生石决明、川牛膝、益母草、黄芩、栀子、杜仲、桑寄生、朱茯神、首乌藤组成。若头痛较重，减杜仲、桑寄生，加川芎、木贼草、菊花、桑叶；若急躁易怒较重，可加牡丹皮、生白芍、珍珠母；若兼便秘不通，减杜仲、桑寄生，加生大黄、玄参等。

2. 风痰阻络

临床表现：肌肤不仁，甚则半身不遂，口舌歪斜；言语不利，或謇涩或不语；头晕目眩；舌质暗淡，舌苔白腻，脉弦滑。

治法：息风化痰，活血通络。

代表方：半夏白术天麻汤。

本方由天麻、半夏、橘红、茯苓、甘草、白术、生姜、大枣组成。若眩晕较甚且痰多者，加胆南星、天竺黄、珍珠粉；若肢体麻木，甚则肢体刺痛，痛处不移，加丹参、桃仁、红花、赤芍；若便干便秘，加大黄、黄芩、栀子。风痰瘀结，日久化热，不宜久服本方，以免过于温燥，助热生火。

3. 痰热腑实

临床表现：半身不遂，肌肤不仁，口舌歪斜；言语不利，或言语謇涩；头晕目眩，吐痰或痰多，腹胀、便干或便秘；舌质暗红或暗淡，苔黄或黄腻，脉弦滑或兼数。

治法：清热化痰，通腑泻浊。

代表方：星蒌承气汤。

本方由胆南星、全瓜蒌、生大黄、芒硝组成。若痰涎较多，可合用竹沥汤，即竹沥、生葛汁、生姜汁相合；若头晕较重，加天麻、钩藤、菊花、珍珠母；若舌质红而烦躁不安，彻夜不眠者，加生地黄、麦冬、柏子仁、首乌藤；少数患者服用星蒌承气汤后，仍腑气不通，痰热腑实甚者，可改投大柴胡汤治疗。

4. 气虚血瘀

临床表现：半身不遂，肌肤不仁，口舌歪斜；言语不利，或謇涩或不语；面色无华，气短乏力；口角流涎，自汗，心悸，便溏；手足或偏身肿胀；舌质暗淡或瘀斑，舌苔薄白或腻，脉沉细、细缓或细弦。

治法：益气扶正，活血化瘀。

代表方：补阳还五汤。

本方由生黄芪、当归尾、赤芍、川芎、桃仁、红花、地龙组成，且重用生黄芪。若心悸、气短、乏力明显，加党参、太子参、红参；若肢体肿胀或麻木、刺痛等血瘀重者，加莪术、水蛭、鬼箭羽、鸡血藤；若肢体拘挛，加穿山甲、水蛭、桑枝；若肢体麻木，加木瓜、伸筋草、防己；上肢偏废者，加桂枝、桑枝；下肢偏废者，加川断、桑寄生、杜仲、牛膝。

5. 阴虚风动

临床表现：半身不遂，一侧手足沉重麻木，口舌歪斜，舌强语謇；平素头晕头痛，耳鸣目眩，双目干涩，腰酸腿软；急躁易怒，少眠多梦；舌质红绛或暗红，少苔或无苔，脉细弦或细弦数。

治法：滋养肝肾，潜阳息风。

代表方：镇肝息风汤。

本方由生龙骨、生牡蛎、代赭石、白芍、天冬、玄参、龟甲、怀牛膝、川楝子、茵陈、麦芽、甘草组成。若痰盛者，可去龟甲，加加胆南星、竹沥；若心中烦热者，加黄芩、生石膏；若心烦失眠者，加黄连、莲子心、栀子、首乌藤；若头痛重者，可加生石决明、珍珠母、夏枯草、川芎，另外还可酌情加入通窍活络的药物，如地龙、全蝎、红花。

（二）中脏腑

1. 阳闭

临床表现：突然昏仆，不省人事；牙关紧闭，口噤不开，两手握固，大小便闭，肢体强痉，兼有面赤身热，气粗口臭，躁扰不宁；舌苔黄腻，脉弦滑而数。

治法：清热化痰，开窍醒神。

代表方：羚羊角汤合用安宫牛黄丸。

羚羊角汤由羚羊角粉、菊花、夏枯草、蝉衣、柴胡、薄荷、生石决明、龟甲、白芍、生地黄、丹皮、大枣组成，合用安宫牛黄丸辛凉开窍醒脑。若痰盛神昏者，可合用至宝丹或清宫汤；若热闭神昏兼有抽搐者，可加全蝎、蜈蚣，或合用紫雪丹。临床还可选用清开灵注射液或醒脑静注射液静脉滴注。

2. 阴闭

临床表现：突然昏倒，不省人事；牙关紧闭，口噤不开，两手握固，大小便闭，肢体强痉；面白唇暗，四肢不温，静卧不烦；舌苔白腻，脉沉滑。

治法：温阳化痰，开窍醒神。

代表方：涤痰汤合用苏合香丸。

涤痰汤由制胆南星、制半夏、橘红、枳实、茯苓、石菖蒲、竹茹、人参、甘草、生姜、大枣组成，合用苏合香丸。若四肢厥冷者，加桂枝；若兼风象，加天麻、钩藤；若见戴阳，乃属病情恶化，宜急进参附汤、白通加猪胆汁汤鼻饲，或参附注射液静脉滴注。

3. 脱证

临床表现：突然昏仆，不省人事，目合口张，鼻鼾息微，手撒遗尿；汗多不止，四肢冰冷；舌痿，脉微欲绝。

治法：回阳固脱。

代表方：参附汤。

本方由人参、附子、生姜组成。若汗出不止者，可加炙黄芪、生龙骨、煅牡蛎、山茱萸、醋五味子；阳气恢复后，如又见面赤足冷、虚烦不安、脉极弱或突然脉大无根，是由于真阴亏损，阳无所附而出现虚阳上浮欲脱之证，可用地黄饮子，或参附注射液或生脉注射液静脉滴注。

【辨治备要】

（一）辨证要点

1. 辨中经络与中脏腑

表 6-1　中经络与中脏腑辨别表

	中经络	中脏腑
症状特征	半身不遂，肌肤不仁，口舌歪斜	
神志表现	不伴神志昏蒙或神志恍惚	伴有神志昏蒙或神志恍惚
病变部位	病位较浅	病位较深
病情程度	病情较轻	病情较重

2. 辨闭证与脱证

表 6-2　闭证与脱证辨别表

	闭证	脱证
病性	邪闭于内，多为实证	阳脱于外，多为虚证
症状、舌、脉	神志昏蒙，牙关紧闭，肢体强痉 阳闭：兼面赤身热，口臭气粗，躁扰不宁，舌红苔黄腻，脉弦滑数 阴闭：兼面白唇暗，四肢不温，静卧不烦，痰涎壅盛，舌淡苔黄腻，脉沉滑或缓	昏愦不语，目合口张，肢体松懈，手撒遗尿，鼻鼾息微，汗多肢冷。舌痿，脉微欲绝

3. 辨顺势与逆势　中风急性期中脏腑者有顺势和逆势之象。起病即中脏腑，或突然神昏、四肢抽搐不已，或背腹骤然灼热而四肢发凉，甚至手足厥逆，或见戴阳及呕血，均属逆象，病情危重，预后不良。若神志转清，病情由中脏腑向中经络转化，病势为顺，预后多好。

中风恢复期之后，仍有半身不遂、偏身麻木、言语不利、口舌歪斜等症，均属中风后遗症范畴，多为虚实夹杂证。若渐而痴呆，或阵发癫痫，或抑郁不解等，则为中风继发症或并发症，可参考痴呆、痫证、郁证等章节。

（二）治法方药

中风急性期，当急则治其标，以祛邪为主，常用平肝息风、化痰通腑、活血通络等治法。中脏腑者，当以醒神开窍为治则，闭证宜清热开窍或化痰开窍，脱证则回阳固脱，如内闭外脱并存，则醒神开窍与扶正固本兼用。

多数患者经过积极治疗后，病情可逐渐恢复或缓解。但也有部分患者留有半身不遂、肌肤不仁、言语不利、吞咽困难等后遗症，辨证多见虚实夹杂，治宜攻补兼施。如中风瘫痪可见肢体强痉而屈伸不利之硬瘫，为阴血亏虚、筋膜拘急所致，常用建瓴汤，以育阴息风、养筋缓急；若肢体瘫软而活动不能之软瘫，为气虚血瘀、筋膜弛缓所致，常用补阳还五汤，以益气活血、强筋振痿。若两者兼夹，宜虚实并治，如大活络丹，调理气血，滋补肝肾，祛瘀化痰，息风通络。若舌强言謇，或言语不清，或舌暗不语，伸舌多偏斜，属风痰入络，舌窍不利，可用神仙解语丹以祛风除痰开窍。

【临证要点】

1. 诊断之要，首在分清中风之缺血与出血。急性中风的分类诊断，除四诊合参之外，还应及时借助头颅 MRI 或 CT 等理化检查，明确是缺血性还是出血性，这对于急性期的治疗选择极为重要。缺血性中风急性期可采用活血化瘀法为主治疗，而对于出血性中风急性期则应慎用活血化瘀法。

2. 治疗之法，需辨证论治而非偏用一法。如张锡纯《医学衷中参西录·医论》云："今之治偏枯者多主气虚之说，而习用《医林改错》补阳还五汤。"然而，中风偏瘫有因于阴血亏虚、筋膜拘急，也有因于气虚血瘀、筋膜弛缓，临床宜辨证论治，不宜偏用补气。"若不知如此治法，惟确信王勋臣补阳还五之说，于方中重用黄芪，其上升之血益多，脑中血管必将至破裂不止也，可不慎哉！"

3. 临证之师，当参悟古今而非拘泥教材。唐·孙思邈《备急千金要方·治诸风方》根据中风临床特征首分四类，"一曰偏枯，二曰风痱，三曰风懿，四曰风痹"。元末明初王履《医经溯洄集·中风辨》根据中风病因来源继分两类，即"真中风"与"类中风"。清·程国彭《医学心悟·类中风》根据中风症状特点提出分类标准，"凡真中之证，必连经络，多见歪斜偏废之候"，此即所谓"偏枯"，分型有中经络和中脏腑之别。类中风不以歪斜偏废为主要特征，分型有"风痱""风懿""风痹"之异。诚如清·林珮琴《类证治裁·中风论治》所云："千金引岐伯论中风，大法有四：一曰偏枯，半身不遂也；二曰风痱，四肢不收也；三曰风懿，奄忽不知人，舌强不能言也；四曰风痹，诸痹类风状也。"可见，本节中风的辨证论治主要针对真中风，而对于类中风尚需参阅相关文献。

【预防调护】

首先，针对中风的危险因素采取预防性干预措施，如避免内伤积损，减少情志过极，改变不良饮食习惯，控制体重，坚持适当运动等，以减少中风的发生风险。对于已经罹患中风的人群，应当积极采取治疗性干预措施，以预防中风再次发生和中风后痴呆、抑郁、癫痫等继发病证的发生，降低病残率和病死率。

其次，中风急重症患者多"五不能"，如说话、翻身、咳痰、进食、大小便均不能自主，宜采取针对性调护措施。①严密观察，精心护理，积极抢救，以促进病情向愈，减少后遗症。②采取良肢位卧床休息，同时密切观察神志、瞳神、气息、脉象等情况，若体温超过 39℃，可物理降温，并警惕抽搐、呃逆、呕血及虚脱等变证发生。③保持呼吸道通畅，防止肺部、口腔、皮肤、会阴等部位感染。④尽早进行康复训练，可采取针灸、推拿及相关功能训练，如语言、运动、平衡等训练，并指导病人自我锻炼，促进受损功能的恢复。

【小结】

中风是一种严重危害中老年人健康的常见病、多发病。病因以内伤积损、情志过极、饮食不节、体态肥盛等为主，病机多从风、火（热）、痰、瘀、虚立论，病位在脑，与肝、心、脾、肾等脏腑密切相关。中风急性期，病情较轻者，伤及脑脉，病在经络；病情较重者，伤及脑髓，病在脏腑。中风的证候属于本虚标实，急性期常以风火、痰热、血瘀等实证多见，多用平肝潜阳、化痰息风、清热通腑、活血化瘀治法。恢复期或后遗症期则以气虚血瘀、阴虚阳亢等虚证较多，多用滋阴潜阳、益气活血之法。本病常于急性期病情恶化，宜及时采取救治措施，精心护理。同时，在急性期还要积极治疗，以减少复发率，降低病死率和病残率。

【名医经验】

当代治疗中风急性期的临床经验当以化痰通腑法为最著。20世纪70年代，任继学在金元时期张从正提出的中风中脏腑用三化汤经验基础上，大胆实践，提出在中风发病72小时内先投三化汤（大黄、枳实、厚朴、羌活）加生蒲黄、桃仁、煨皂角水煎服之，得利停服，取得了显著疗效。王永炎随后研究发现，急性脑卒中半数以上存在痰热腑实，并创制了星蒌承气汤用于治疗中风急性期痰热腑实证，取得了显著疗效。他总结出化痰通腑法临床应用的三大指征：①便干便秘。②舌苔黄腻。③脉弦滑。同时指出，通下后腑气通畅的指标一是大便通泻，二是舌苔的变化，舌苔要转为薄白苔，舌质转为淡红，此为顺，可停止通下。若黄苔或黄腻苔持续不退，需继续通腑，此时可改用大柴胡汤通腑泻热。若是黄苔或黄腻苔迅速剥落而舌质转红绛，此为逆，为复中风之危候。他还指出通下不可太过，若通下过程中，患者出现心慌、气短、自汗、口干、舌红少津、脉沉缓等表现，甚或肛门总有少量大便，说明通下太过，或用通下剂过早。这些经验有力推动了中医药治疗中风的临床进展。

【古籍摘要】

《灵枢·刺节真邪》："虚邪偏客于身半，其入深，内居荣卫，荣卫稍衰，则真气去，邪气独留，发为偏枯。"

《金匮要略·中风历节病脉证并治》："夫风之为病，当半身不遂，或但臂不遂者，此为痹。脉微而数，中风使然。寸口脉浮而紧，紧则为寒，浮则为虚，寒虚相搏，邪在皮肤。浮者血虚，络脉空虚，贼邪不泻，或左或右，邪气反缓，正气即急，正气引邪，喎僻不遂。邪在于络，肌肤不仁；邪在于经，即重不胜；邪入于腑，即不识人；邪入于脏，舌即难言，口吐涎。"

《临证指南医案·中风》："今叶氏发明内风，乃身中阳气之变动。肝为风脏，因精血衰耗，水不涵木，木少滋荣，故肝阳偏亢，内风时起，治以滋液息风，濡养营络，补阴潜阳……或风阳上僭，痰火阻窍，神志不清，则有至宝丹芳香开窍，或辛凉清上痰火。"

【文献推介】

1. 王永炎，严世芸. 实用中医内科学·脑系病证 [M]. 第2版. 上海：上海科技出版社，2009：430-441.

2. 田金洲. 王永炎院士查房实录·古代中风的诊断及分类探讨 [M]. 北京：人民卫生出版社，2015：48-53.

3. 中华医学会神经病学分会脑血管病学组. 2010年中国急性缺血性脑卒中诊治指南 [J]. 中华神经科杂志，2010，43（2）：146-152.

第四节　痴　呆

痴呆，又称呆病，是一种以获得性智能缺损为主要特征的病证，其损害的程度足以干扰工作或日常生活活动。随着人口老龄化，痴呆已经成为老年人的常见病和多发病，是老年人的主要病死原因之一。西医学中的阿尔茨海默病、血管性痴呆可参照本节进行辨证论治，路易体痴呆、额颞叶痴呆、帕金森病痴呆、麻痹性痴呆、中毒性脑病等具有本病特征者，也可参考本节进行辨证论治。

明代之前，有关本病论述散见于《灵枢·天年》之"言善误"、晋代王叔和《脉经·卷二》"健忘"、隋·巢元方《诸病源候论·多忘候》"多忘"、唐·孙思邈《备急千金要方·卷十二》"好忘"等。

明代后期，始有"痴呆"病名，并对其病因、病机、病状、治法和预后有了一定认识。如张介宾《景岳全书·杂病谟》云："痴呆证，凡平素无痰，而成以郁结，或以不遂，或以思虑，或以疑贰，或以惊恐，而渐致痴呆。言辞颠倒，举动不经，或多汗，或善愁，其证则千奇万怪，无所不至……此其逆气在心或肝胆二经，气有不清而然……然此证有可愈者，有不可愈者，亦在乎胃气元气之强弱，待时而复，非可急也……此当以速扶正气为主，宜七福饮，或大补元煎主之。"

清代早期，本病又称"呆病"，并对其病机、治法和方药有了更深入的认识。如陈士铎《辨证录·呆病门》不仅设立了"呆病"专篇，而且提出了"呆病成于郁"和"呆病成于痰"两种病机学说，故"治法开郁化痰"，强调"痰气独盛，呆气最深""治呆无奇法，治痰即治呆也"，立有洗心汤、转呆丹等方。此外，陈士铎还从智能缺失角度补充了治疗思路，如"夫心肾交而智能生，心肾离而智能失……治法必须大补心肾"，颇具借鉴价值。

清代后期，一方面王清任《医林改错·脑髓说》继承李时珍《本草纲目·辛夷》"脑为元神之府"之说，明确指出"灵机记性，不在心在脑。""所以小儿无记性者，脑髓未满；高年无记性者，脑髓渐空"。邵同珍《医易一理·脑》也云："脑者人身之大主，又曰元神之府""人身能知觉运动，及能记忆古今，应对万物者，无非脑之权也"。此为痴呆的防治提供了重要理论依据。另一方面，吴鞠通《吴鞠通医案·中风》提出"中风神呆"概念，如"中风神呆不语，前能语时，自云头晕，左肢麻，口大歪"。其后张乃修《张聿青医案·中风》云"右半不遂，神呆不慧"，叶天士《临证指南医案·中风》云"初起神呆遗溺"，这可能是有关中风后痴呆的最早论述，对痴呆的分类具有重要意义。

【病因病机】

本病的发病多因先天不足，或后天失养，或年迈体虚，或久病不复，导致肾虚精少，髓海不足，元神失养，而渐致痴呆；或因久郁不解，或中风外伤，或外感热毒等，导致损伤脑络，脑气不通，神明不清，而突发痴呆。

1. 先天不足 《灵枢·经脉》云："人始生，先成精，精成而脑髓生。"先天禀赋不足或遗传因素在痴呆发病中起着重要作用。禀赋不足，髓海不充，不能继年，延至成年，或因衰老，或因情志，或因饮食，或因劳逸等后天因素影响，而致髓海渐空，元神失养，发为痴呆。

2. 后天失养 《灵枢·五癃津液别》所谓："五谷之津液，和合而为膏者，内渗入于骨空，补益脑髓。"清·陈士铎《辨证录·呆病门》云："人有一时而成呆病者，全不起于忧郁……谁知是起居失节，胃气伤而痰迷之乎。"可见，起居失宜、饮食失节、劳逸失度，或久病不复，都可导致脾胃受损，既不能化生气血精微，充养脑髓，又可能聚湿生痰，蒙蔽清窍，神明不清而成痴呆。

3. 年老肾虚 《素问·上古天真论》云："男不过尽八八，女不过尽七七，而天地之精气皆竭矣。"清·汪昂《医方集解·补养之剂》云："人之精与志皆藏于肾，肾精不足则志气衰，不能上通于心，故迷惑善忘也。"可见，人至老年，肾气日衰，精气欲竭，脑髓失充，元神失养，故发呆病。诚如陈士铎《辨证录·呆病门》所云："人有老年而健忘者，近事多不记忆，虽人述其前事，犹若茫然，此真健忘之极也，人以为心血之涸，谁知肾水之竭乎。"清·王清任《医林改错·脑髓说》更加明确指出："高年无记性者，脑髓渐空。"

4.久郁不解　明·张介宾《景岳全书·杂病谟》发现情志所伤可致痴呆，如"痴呆证，凡平素无痰，而成以郁结，或以不遂，或以思虑，或以疑贰，或以惊恐，而渐致痴呆"。清·陈士铎《辨证录·呆病门》认为在情志致呆中，尤以久郁为甚，所谓"郁之既久而成呆"。一方面，木郁土衰，痰浊内生，痰蒙清窍，发为痴呆；另一方面，久郁化火，炼液成痰，迷蒙清窍，发为痴呆。

5.中风外伤　中风后瘀血气滞而成痴呆者，乃瘀阻脑络，脑气不通，使脑气与脏气不相连接，神明不清所致。如清·吴鞠通《吴鞠通医案·中风》云："中风神呆不语，前能语时，自云头晕，左肢麻，口大歪。"此外，颅脑外伤或产道损伤或外感热毒，损伤脑络，使脑气与脏气不相连接，神明不清而发痴呆。

本病的发病机理主要有虚、痰、瘀等方面，且互为影响。一是髓海不充，脾肾亏虚，气血不足，导致髓海渐空，元神失养而致呆，即所谓"呆病成于虚"。二是木郁土衰，聚湿生痰，痰迷清窍而致呆，即所谓"呆病成于痰"。三是瘀血气滞，脑络瘀阻，脑气不通，脑气与脏气不相连接而成呆，即所谓"呆病成于瘀"。

本病的病变部位在脑髓，与心、肝、脾、肾功能失调密切相关，其中以肾虚为本。脾肾亏虚，气血不足，精髓无源，或老年肾衰，精少髓减，使髓海渐空，元神失养而发痴呆。诚如清·王学权《重庆堂随笔·卷上》："盖脑为髓海，又名元神之府，水足髓充，则元神精湛而强记不忘矣。若火炎髓竭，元神渐昏，未老健忘，将成劳损也。"与此同时，痰浊、瘀血、火热等留滞于脑，损伤脑络，导致脑气与脏气不相连接，神明不清，故发痴呆。

本病的病机演变有虚实两端，初期多虚，证候表现为髓海不足、脾肾亏虚、气血不足，临床表现以智能缺损症状为主，少见情志异常症状，病情相对稳定，即平台期特征；中期虚实夹杂，证候表现为痰浊蒙窍、瘀血阻络、心肝火旺，一般智能缺损症状较重，常伴情志异常症状，病情明显波动，即波动期特征；后期因痰浊、瘀血、火热久蕴而生浊毒所致，正衰邪盛，但证候表现多以正气虚极和热毒内盛为主，病情明显恶化，临床表现为智能丧失殆尽，且兼神愁如寐，或知动失司，或形神失控，或虚极风动症状，即下滑期特征。

临床上，由虚转实，多为病情加重；由实转虚，常为病情趋缓；而极虚极实，则提示病情恶化。临床上肾虚几乎贯穿于疾病始终，而痰浊对肾虚、髓减、气虚、血瘀等具有叠加作用，所谓"痰气独盛，呆气最深"。其预后"有可愈者，有不可愈者，亦在乎胃气元气之强弱，待时而复，非可急也"。

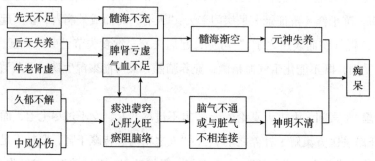

图6-4　痴呆病因病机演变图

【诊断与鉴别诊断】

（一）诊断

1.善忘，包括短期记忆或长期记忆减退。

2.智能缺损，包括失语（如找词困难、语言不连贯、错语）、失认（如不能辨认熟人或物体）、失用（如动作笨拙、系错纽扣）、执行不能（如反应迟钝或完成任务困难等）等1项或1项以上损害。

3.生活能力下降，即生活或工作能力部分或完全丧失。

4.除外引起智能缺损的其他原因，如郁证、癫狂、谵妄等。

神经心理学检查有助于本病的临床诊断和鉴别，而详问病史、MRI扫描或PET或脑脊液检查等有助于痴呆的原因鉴别。

根据痴呆的原因可分为老人呆病（隐匿起病，渐进性加重）和中风神呆（突然发病，波动样病程）。

（二）鉴别诊断

1.郁证　郁证以抑郁症状为主，如心境不佳、表情淡漠、少言寡语，也常主诉记忆减退、注意力不集中等类似痴呆的症状，临床上称之为假性痴呆。但仔细询问病史，会发现患者大多思路清晰、逻辑性强、无生活失能情况，抗抑郁治疗有明显效果。痴呆以智能症状为主，如善忘、智能缺损、生活失能，抑郁情绪或有或无，抗抑郁治疗无明显效果，可资鉴别。

2.癫狂　癫狂早期即以沉闷寡言，情感淡漠，语无伦次，或喃喃自语，静而少动等情志失常为主；或以喧扰不宁、烦躁不安、妄见妄闻、妄思妄行，甚至狂越等形神失控症状为主；迁延至后期，也会发生智能缺损。但痴呆早期即以善忘、智能缺失、生活失能等症状为主，中后期会有烦躁不安、急躁易怒、妄见妄闻、妄思离奇等形神失常症状，少见喧扰不宁、妄行狂越等严重形神失控症状。

3.健忘　健忘既是一个独立疾病，又是痴呆的早期表现或首发症状，需要鉴别。健忘是遇事善忘、不能回忆的一种病证，一般无渐进加重，也无智能缺失，生活能力始终正常。痴呆也有健忘症状，通常有渐进加重，且智能缺失，生活能力同时受损。跟踪随访，有助于鉴别。

【辨证论治】

（一）平台期

1.髓海不足

临床表现：忘失前后，兴趣缺失，起居怠惰，或倦怠嗜卧；行走缓慢，动作笨拙，甚则振掉，腰胫酸软，齿枯发焦；脑转耳鸣，目无所见；舌瘦色淡，脉沉细。

治法：滋补肝肾，生精养髓。

代表方：七福饮。

本方由熟地黄、当归、酸枣仁、人参、白术、远志、炙甘草组成，常加山茱萸、肉苁蓉、知母、鹿角胶、龟甲胶、阿胶等，以增加七福饮滋补肝肾、生精养髓之力。若心烦，溲赤，舌红少苔，脉细而弦数，可合用六味地黄丸或左归丸。若头晕，耳鸣，目眩或视物不清，加天麻、钩藤、珍珠母、煅牡蛎、菊花、生地黄、枸杞。

2.脾肾亏虚

临床表现：迷惑善忘，兴趣缺失，反应迟钝，易惊善恐；食少纳呆，或呃逆不食，口涎外溢，四肢不温；小便混浊，夜尿频多，或二便失禁；舌淡体胖大有齿痕，舌苔白或腻，脉沉细弱，两尺尤甚。

治法：温补脾肾，养元安神。

代表方：还少丹。

本方由熟地黄、山茱萸、枸杞、怀牛膝、杜仲、楮实子、肉苁蓉、巴戟天、茴香、茯苓、山药、续断、菟丝子、石菖蒲、远志、五味子组成。若呃逆不食，口涎外溢，加炒白术、生黄芪、清半夏、炒麦芽；若夜尿频多，加菟丝子、蛇床子；若二便失禁，加益智仁、桑螵蛸。

3. 气血不足

临床表现：善忘茫然，找词困难，不识人物，言语颠倒；多梦易惊，少言寡语；倦怠少动，面唇无华，爪甲苍白；纳呆食少，大便溏薄；舌淡苔白，脉细弱。

治法：益气健脾，养血安神。

代表方：归脾汤。

本方由人参、炙黄芪、炒白术、茯神、炙甘草、龙眼肉、酸枣仁、当归、大枣、远志、木香、生姜组成。若脾虚日重，加茯苓、山药；若入睡困难或夜间行为异常，加柏子仁、首乌藤、珍珠粉、煅牡蛎、莲子心。

（二）波动期

1. 痰浊蒙窍

临床表现：多忘不慧，表情呆滞，迷路误事，不言不语；忽歌忽笑，洁秽不分，亲疏不辨；口吐痰涎，纳呆呕恶，体肥懒动；舌苔黏腻浊，脉弦而滑。

治法：化痰开窍，醒神益智。

代表方：洗心汤。

本方由半夏、陈皮、茯神、甘草、人参、附子、石菖蒲、酸枣仁、神曲组成，常加郁金、制远志以增加化痰益智之力。若舌红苔黄腻，可加清心滚痰丸；若言语颠倒，歌笑不休，甚至反喜污秽，或喜食炭，可改用转呆丹。

2. 瘀阻脑络

临床表现：喜忘，神呆不慧或不语，反应迟钝，动作笨拙，或妄思离奇；头痛难愈，面色晦暗；常伴半身不遂，口眼歪斜，偏身麻木，言语不利；舌紫瘀斑，脉细弦或沉迟。

治法：活血化瘀，通窍醒神。

代表方：通窍活血汤。

本方由桃仁、红花、赤芍、川芎、麝香、葱白、生姜、大枣、黄酒组成。通血络非虫蚁所不能，常加全蝎、蜈蚣之类以助通络化瘀之力；化络瘀非天麻三七所不能，可加天麻、三七以助化瘀通络之力；病久气血不足，加当归、生地、党参、黄芪；久病血瘀化热，加钩藤、菊花、夏枯草、竹茹。

3. 心肝火旺

临床表现：急躁易怒，烦躁不安；妄闻妄见，妄思妄行，或举止异常，噩梦或梦幻游离或梦寐喊叫；头晕目眩、头痛、耳鸣如潮；口臭、口疮、尿赤、便干；舌红或绛，苔黄或黄腻，脉弦滑或弦数。

治法：清心平肝，安神定志。

代表方：天麻钩藤饮。

本方由天麻、钩藤、石决明、栀子、黄芩、杜仲、桑寄生、川牛膝、益母草、首乌藤、朱茯神组成。若失眠多梦，减杜仲、桑寄生，加莲子心、丹参、酸枣仁、合欢皮；若妄闻妄见、妄思妄行，减杜仲、桑寄生，加生地黄、山茱萸、牡丹皮、珍珠粉；若苔黄黏腻，加天竺黄、郁金、胆南星；若便秘，加酒大黄、枳实、厚朴；若烦躁不安，加黄连解毒汤或口服安宫牛黄丸。

（三）下滑期

热毒内盛

临床表现：无欲无语，迷蒙昏睡，不识人物；神呆遗尿，或二便失禁，身体蜷缩不动；躁扰不宁，甚则狂越，或谵语妄言；肢体僵硬，或颤动，或痫痉；舌红绛少苔，苔黏腻浊，或腐秽厚积，脉数。

治法：清热解毒，通络达邪。

代表方：黄连解毒汤。

本方由黄连、黄芩、黄柏、栀子组成。若痰迷热闭，神愦如寐，加石菖蒲、郁金、天竺黄，或合用至宝丹；若脾肾虚极，知动失司，合用还少丹；若火毒内盛，形神失控，合用安宫牛黄丸；若阴虚内热，虚极生风，合紫雪丹或生地黄、天麻、地龙、全蝎、蜈蚣等。

【辨治备要】

（一）辨证要点

1. 识病期

表 6-3 痴呆分期辨别表

	平台期	波动期	下滑期
临床特征	以智能缺损为主，多无行为症状，日常生活尚可自理	智能缺损较重，常见行为症状，但躯体性日常生活能力相对保留	智能丧失殆尽，且具神愦如寐、知动失司、行为失控、虚极生风症状之一，但躯体性日常生活能力相对保留
核心症状	（1）善忘； （2）迷路； （3）找词或命名困难或言语不清； （4）反应迟钝	（1）平台期症状； （2）急躁易怒，烦躁不安； （3）攻击行为，行为异常； （4）妄闻妄见，妄思离奇	（1）迷蒙昏睡，无欲无语，不识人物； （2）神呆遗尿，二便失禁，不从指令； （3）躁扰不宁，甚至狂越，谵语妄言； （4）肢体僵硬或蜷缩，或颤动或痫痉
判断标准	具备 4 项中 2 项	具备 4 项中 2 项	具备 4 项中 2 项
病情程度	轻度	中度	重度
病变性质	多见虚证	常见虚实夹杂证	呈现极虚极实之象

2. 分缓急

表 6-4 痴呆缓急辨别表

	缓者	急者
发病特点	起病缓慢，渐进加重，病程较长	起病突然，阶梯样加重，病程较短
病因病机	多与禀赋、衰老、肾虚、血少有关	多与卒中、外伤、七情、外感有关
预后	久病渐显，多属痼疾难治	新病突发，多可逐渐恢复

3. 辨虚实

表 6-5　痴呆虚实辨别表

	虚证	实证
病机	髓海不充、脾肾两虚、气虚血亏	痰浊、瘀血、火热、毒盛
舌、脉、症状	苔少、脉细无力、腰膝酸软、少气无力、汗出心悸、面色不华等	苔厚、脉弦滑、头晕目眩、心烦易怒、目干口苦、大便秘结等

（二）治法方药

辨证论治是本病治疗的基本原则。髓海不足，常用七福饮滋补肝肾，生精养髓。脾肾两虚，常用还少丹温补脾肾。气血不足，常用归脾汤益气健脾。痰浊蒙窍，常用洗心汤化痰开窍。瘀阻脑络，常用通窍活血汤活血化瘀。心肝火旺，常用天麻钩藤饮清心平肝。热毒内盛，常用黄连解毒汤清热解毒。

分期论治指引了本病不同阶段的治疗重点。平台期以肾虚为主，补肾为法；波动期以痰浊为主，重在治痰；下滑期以热毒为主，解毒为急。各期常相互交叉或重叠，治法方药应随机调整，如波动期常因脾虚而痰盛，化痰时须兼补脾；下滑期常因虚极而毒盛，重剂清热解毒时，勿忘大补元气。

【临证要点】

1. 痴呆的诊断大概分三个步骤：首先，确认是否有智能缺损，可从病史和临床表现来判断；其次，判断是否智能缺损严重到干扰了日常生活活动，可通过询问患者和照料者获得；再次，排除引起智能缺损的其他原因，如郁证、癫狂等。临床上，诊断在前，分期紧随，最后辨证。痴呆有两个主要类型，即老人呆病和中风神呆。痴呆分期有平台期、波动期和下滑期。

2. 老人呆病发病之初，多见肾虚之象，随着病情发展，可见痰气独盛，呆气愈深，因此早期治疗应以补肾为主，中期化痰为法。中风神呆发病之始，多见血瘀之象，随着病情进展，或痰浊，或阳亢，或肾虚，常交替重叠，因此早期治疗常用化瘀之法，中期或化痰或潜阳或补肾，兼而有之。但无论老人呆病还是中风神呆，其末期都不外正气虚极和邪气极盛两端，治疗当清热解毒而佐以大补元气，或大补元气而佐以清热解毒。

【预防调护】

痴呆的预防首先是针对痴呆的危险人群，即在无症状期采取必要的措施干预痴呆的危险因素，可以减缓发病和延缓发展。清淡饮食、常喝绿茶、快步行走等具有延缓或预防痴呆的作用。其次是针对痴呆的前驱期人群，即轻度认知损害阶段，其表现以轻微的健忘为特征，应积极治疗并跟踪随访，对延缓其发展为痴呆具有重要意义。

痴呆的调护是一项繁重的劳动，调护内容包括精神调理、智能训练、饮食调节、身体运动等，这些也是治疗必不可少的辅助方法。帮助病人维持或恢复有规律的生活习惯，饮食宜清淡。同时，要帮助病人正确认识和对待疾病，解除情志因素刺激。对轻症病人，应进行耐心细致的智能训练，使之逐渐恢复或掌握一定的生活和工作技能；对重症病人，应进行生活照料，防止因大小便自遗及长期卧床引发褥疮、感染等；要防止病人自伤或他伤，防止跌倒而发生骨折，或外出走失等。

【小结】

痴呆已经成为老年人的常见病、多发病。本病多因先天不足，或后天失养，或年老肾虚，导致髓海渐空，元神失养；或久郁，或卒中，或外伤，或外感等，导致邪留于脑，脑络不通，脑气与脏气不相连接，神明不清。临床表现以善忘、智能缺损、生活失能为核心特征。临床上采取分期论治：平台期，呆症初现，肾虚为主，重在补肾，如七福饮、还少丹、归脾汤等；波动期，痰气愈盛，呆气愈深，重在治痰，如洗心汤、清心滚痰丸、转呆丹等；下滑期，正虚毒盛，重在解毒，如黄连解毒汤加味等。本病属慢性病，宜坚持长期治疗。

【名医经验】

民国之前尚未形成痴呆治疗的完整体系。直至1994年王永炎发表《老年性痴呆辨治》一文，首次提出了痴呆的辨证论治方案。该方案将痴呆分为6个证候类型，即髓海不足、肝肾阴虚、脾肾不足、痰浊阻窍、瘀血内阻、心肝火旺，分别给予补肾益髓汤（验方）补肾养髓、填精养神，知柏地黄丸滋阴养血、补益肝肾，还少丹或归脾汤或肾气丸补肾健脾、益气生精，转呆丹或洗心汤健脾化痰、豁痰开窍，通窍活血汤或桃红四物汤活血化瘀、开窍醒神，黄连解毒汤清热泄火、安神定志。21世纪初，王永炎与张伯礼共同完成了益肾化浊法治疗轻中度血管性痴呆的临床研究，并指导完成了补肾化痰法治疗轻中度阿尔茨海默病的临床研究，从临床上验证了益肾化浊法或补肾化痰法治疗痴呆的有效性，对痴呆防治具有一定的指导意义。

【古籍摘要】

《千金翼方·卷第十二》："人年五十以上，阳气日衰，损与日至，心力渐退，忘前失后，兴居怠惰，计授皆不称心。"

《寿世保元·健忘》："夫健忘者……盖主于心脾二经。心之官则思，脾之官亦主思，此由思虑过度，伤心则血耗散，神不守舍；伤脾则胃气衰惫，而疾愈深。"

《辨证录·呆病门》："大约其始也，起于肝气之郁；其终也，由于胃气之衰。肝郁则木克土，而痰不能化，胃衰则土不制水而痰不能消，于是痰积于胸中，盘踞于心外，使神明不清，而成呆病矣。"

【文献推介】

1. 王永炎，张伯礼.血管性痴呆现代中医临床与研究·三期七证对治疗的提示［M］.北京：人民卫生出版社，2003：120-127.

2. 田金洲，王永炎，张伯礼，等.中国痴呆诊疗指南·诊断标准与评估量表［M］.北京：人民卫生出版社，2012：12-65.

3. 田金洲，王永炎，时晶，等.王永炎院士查房实录·痴呆分期辨证施治共识方案［M］.北京：人民卫生出版社，2015：141-142.

第五节　癫　狂

癫狂是临床常见的一组精神失常疾患。癫证以精神抑郁、表情淡漠、沉默呆钝、语无伦次、静而少动为特征；狂证以精神亢奋、狂躁刚暴、喧扰不宁、毁物打骂、动而多怒为特征。二者在临床上症状并存，相互转化，不能截然分开，故以癫狂并称。西医学精神分裂症、躁狂抑郁症，可参照本节辨证论治。情感障碍中的抑郁症及某些精神性疾病，凡临床表现与本病类似者，也可参考本节辨证论治。

癫狂病名首见于《黄帝内经》，《灵枢·癫狂》曰："癫疾始生，先不乐，头重痛，视举目赤，甚作极，已而烦心""狂始发，少卧、不饥，自高贤也，自辩智也，自尊贵也，善骂詈，日夜不休"。其已对癫狂的症状、病因病机及治疗均有较系统描述。在症状描述方面，《素问·脉要精微论》又说："衣被不敛，言语善恶，不避亲疏者，此神明之乱也。"在病因病机方面，《素问·至真要大论》说，"诸躁狂越，皆属于火"，指出了火邪扰心可致发病。《灵枢·癫狂》又有"得之忧饥""得之大恐""得之有所大喜"等记载，明确指出情志因素可以致病。《素问·脉解》云，"阳尽在上而阴气从下，下虚上实，故狂癫疾也"，指出阴阳失调可以发病。《素问·奇病论》云，"人生而有病癫疾者，此得之在母腹中时"，指出有先天遗传因素致病。在治疗方面，《素问·病能论》云："治之奈何？岐伯曰：夺其食即已……使之服以生铁落为饮。"《灵枢·癫狂》"治癫疾者常与之居"的护理方法，对观察病情变化有借鉴意义。至《难经》则指出了癫和狂的病机不尽相同，《难经·二十难》有"重阴者癫""重阳者狂"。

东汉时期对本病的病机认识进一步深入。汉·张仲景《金匮要略·五脏风寒积聚病脉证并治》云，"邪哭使魂魄不安者，血气少也……阴气衰者为癫，阳气衰者为狂"，提出心虚而血气少，阴气病则为癫，阳气病则为狂。

唐代对癫狂的症状描述更加确切。唐·孙思邈《备急千金要方·风癫》云："示表癫邪之端，而见其病，或有默默而不声，或复多言而谩说，或歌或哭，或吟或笑，或眠坐沟渠，啖食粪秽，或裸形露体，或昼夜游走，或嗔骂无度，或是蛊蛊精灵，手乱目急。"

金元时期对癫狂的病因病机的认识更为深刻。金·刘完素《素问玄机原病式·五运主病》云："经注曰多喜为癫，多怒为狂，然喜为心志，故心热甚则多喜而为狂，况五志所发，皆为热，故狂者五志间发。"《河间六书·狂越》云，"心火旺，肾阳衰，乃失志而狂越"，提出火热之邪可以致病。元·朱丹溪《丹溪心法·癫狂》云，"癫属阴，狂属阳……大率多因痰结于心胸间"，提出因"痰"致病理论，其"痰迷心窍"之说对临床有重要的指导意义。此时对于癫狂的治疗也积累了一些经验，如《丹溪心法·癫狂》："治当镇心神，开痰结……狂病宜大吐下除之。"

明清时期对癫狂的认识又有了新的发展。明·王肯堂始将癫、狂、痫详细分辨，《证治准绳·癫狂痫总论》云："癫者，或狂或愚，或歌或笑，或悲或泣，如醉如痴，言语有头无尾，秽洁不知，积年累月不愈……狂者，病之发时猖狂刚暴，如伤寒阳明大实发狂，骂詈不避亲疏，甚则登高而歌，弃衣而走。"其为后世辨病治疗提供了正确方向。清·王清任《医林改错·癫狂症有瘀血说》认为，"癫狂……乃气血凝滞脑气"，认识到癫狂与脑有密切联系，并开创了以活血化瘀法治疗癫狂的先河。

【病因病机】

癫狂的发生与七情内伤、饮食失节、禀赋异常相关，损及脏腑功能，导致阴阳失衡，"重阳者狂，重阴者癫"。火热扰窍，神明错乱而发狂；痰气瘀结，蒙蔽脑窍或心肝脾虚，神明失养而发癫。

1.先天不足　因禀赋异常，或胎儿在母腹中有所大惊，胎气被扰，升降失调，阴阳失衡，致使元神虚损，生后一有所触，则气机逆乱，而发为本病。

2. 七情内伤 久郁、久思、大怒等情志因素，一方面久郁气滞，渐致血行瘀滞，脑气凝滞，元神之府失于充养；另一方面思虑过度，损伤心脾，生化乏源，气血不能上荣于脑，元神失养而发癫狂；此外，猝受惊恐，损伤肝肾，或大怒伤肝，引动肝火，上冲犯脑，致使元神逆乱，发为癫狂，即《素问·至真要大论》所谓"诸躁狂越，皆属于火"。

3. 饮食不节 过食肥甘膏粱之品，损伤脾胃，酿成痰浊，复因心火暴张，痰随火升，蒙蔽心窍；或贪杯好饮，素有内湿，郁而化热，充斥胃肠，腑热上冲，扰动元神而发病。《景岳全书·癫狂痴呆》云："癫病多由痰气，凡气有所逆，痰有所滞，皆能壅闭经络，格塞心窍。"《素问·宣明五气》云："邪入于阳则狂，邪入于阴则痹，搏阳则为癫疾。"

癫狂的主要病机为阴阳失调，《难经·二十难》谓"重阳者狂，重阴者癫"。重阳者乃火热亢盛及其所致狂证，重阴者乃痰气瘀结或心肝脾虚及其所致癫证。

癫狂的病位在脑，累及肝、心、胆、脾，久而伤肾。癫证属阴，狂证属阳，故二者有所不同。癫证起病多缓，发病多有痰气作祟，病位在脑，涉及肝、心、脾；狂证起病多急，发病多伴痰火之邪，病位在脑，与心、肝、胆、胃有关。

癫狂发病初期均多为实证，癫证痰气郁结，日久心脾耗伤，气血不足；狂证痰火壅盛，火盛伤阴，阴液耗损；或炼液成痰，日久痰瘀互结，可出现由实转虚，虚实夹杂证候。癫狂二者常相互转化，癫证痰气郁而化火，可转化为狂证；狂证日久，郁火宣泄，或痰热伤阴而致气阴两伤，又往往转化为癫证。

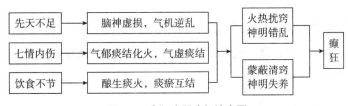

图 6-5 癫狂病因病机演变图

【诊断与鉴别诊断】

（一）诊断

1.癫证以神情抑郁、表情淡漠、沉默呆钝、语无伦次或喃喃自语、静而少动或静而多喜为主要症状；狂证以神情亢奋、狂躁刚暴、喧扰不宁、毁物打骂、动而多怒为主要症状。

2.有癫狂家族史，或暴受惊恐，或突遭变故，或脑外伤史，或久郁、久思、易怒病史。

3.不同年龄和性别均可发病，但青壮年女性多见。

4.排除药物、中毒、外感原因所致。

（二）鉴别诊断

1. 痫证 痫证是以突然仆倒、昏不知人、两目上视、口吐涎沫、四肢抽搐为特征的发作性病证，与本病不难鉴别。

2. 谵语、郑声 谵语是以神志不清、胡言乱语为特征的急性重症，郑声是疾病晚期出现的神志不清、不能自主、语声低怯、断续重复而语不成句的垂危征象，与癫狂之神志错乱、喃喃自语、出言无序或躁狂骂詈自有不同。

3. 郁证（脏躁） 郁证以心情抑郁、情绪不宁、胸胁胀闷、急躁易怒、心悸失眠、喉中如有异物等自我感觉异常为主要特征，脏躁则表现为悲伤欲哭、数欠伸，如神灵所作，然神志清楚，有自制能力，不会自伤或伤及他人。癫证亦见喜怒无常，多语或不语等症，但一般已失去自我控制力，神明逆乱，神志不清。

【辨证论治】

（一）癫证

1. 痰气郁结

临床表现：精神抑郁，表情淡漠，沉默痴呆，时时太息，言语无序，或喃喃自语，多疑多虑，喜怒无常，秽洁不分，不思饮食；舌红苔腻而白，脉弦滑。

治法：疏肝解郁，化痰醒神。

代表方：逍遥散合涤痰汤。

逍遥散由柴胡、白术、芍药、当归、茯苓、炙甘草、薄荷、煨姜组成；涤痰汤由制半夏、制南星、橘红、枳实、茯苓、人参、石菖蒲、竹茹、甘草、生姜、大枣组成。前方疏肝解郁；后方化痰开窍。痰浊甚者，可加用控涎丹，临卧姜汤送下。若痰浊壅盛，胸膈督闷，口多痰涎，脉滑大有力，形体壮实者可暂用三圣散取吐，劫夺痰涎，盖药性猛悍，自当慎用。倘吐后形神俱乏，宜以饮食调养。如神思迷惘，表情呆钝，言语错乱，目瞪不瞬，舌苔白腻，为痰迷心窍，用苏合香丸。如不寐易惊，烦躁不安，舌红苔黄，脉滑数者，可加入黄连、黄芩、栀子；若病程日久，舌质紫暗或有瘀点、瘀斑，脉弦涩，加丹参、郁金、红花、川芎等；若神昏志乱，动手毁物，为火盛欲狂之征，当从狂证论治。

2. 气虚痰结

临床表现：情感淡漠，不动不语，甚至呆若木鸡，目瞪如愚，傻笑自语，灵机混乱，妄闻妄见，自责自罪，面色萎黄，食少便溏；舌淡苔白腻，脉细滑或细弱。

治法：益气健脾，涤痰宣窍。

代表方：四君子汤合涤痰汤。

四君子汤由人参、白术、茯苓、甘草组成；涤痰汤由制半夏、制南星、橘红、枳实、茯苓、人参、石菖蒲、竹茹、甘草、生姜、大枣组成。如若痰郁日久化热，则加黄连；伴心悸易惊者，加龙骨、牡蛎。

3. 心脾两虚

临床表现：神思恍惚，魂梦颠倒，心悸易惊，善悲欲哭，肢体困乏，言语无序，面色苍白；舌淡苔薄白，脉细弱无力。

治法：健脾养心，解郁安神。

代表方：养心汤合越鞠丸。

养心汤由当归、茯神、人参、酸枣仁、柏子仁、五味子、远志、黄芪、茯苓、川芎、半夏曲、肉桂、炙甘草组成；越鞠丸由香附、苍术、川芎、栀子、神曲组成。前方健脾养心安神；后方行气解郁，调畅气机。兼见畏寒蜷缩，卧姿如弓，小便清长，下利清谷者，属肾阳不足，应加补骨脂、巴戟天、肉苁蓉等；兼心气耗伤，营血内亏，悲伤欲哭者，仿甘麦大枣汤之意加淮小麦、大枣。

（二）狂证

1. 痰火扰神

临床表现：起病常先有性情急躁，头痛失眠，两目怒视，面红目赤，突然狂暴无知，逾垣上屋，骂詈叫号，不避亲疏，或毁物伤人，或哭笑无常，登高而歌，弃衣而走，不食不眠；舌质红绛，苔多黄腻，脉弦滑数。

治法：镇心涤痰，清肝泻火。

代表方：生铁落饮。

本方由生铁落、钩藤、胆南星、贝母、橘红、石菖蒲、远志、茯神、朱砂、天冬、麦冬、玄参、连翘、茯苓、丹参组成。痰火壅盛而舌苔黄腻垢者，可加礞石、黄芩、大黄，再用安宫牛黄丸；脉弦实，肝胆火盛者，可用当归龙荟丸。

2. 火盛伤阴

临床表现：狂证日久，病势较缓，时作时止，精神疲惫，情绪焦虑，烦躁不眠，形瘦面红，五心烦热；舌质红，少苔或无苔，脉细数。

治法：滋阴降火，安神定志。

代表方：二阴煎合琥珀养心丹。

二阴煎由生地黄、麦冬、酸枣仁、生甘草、玄参、黄连、茯苓、木通、灯心草、竹叶组成；琥珀养心丹由琥珀、龙齿、远志、牛黄、石菖蒲、茯神、人参、枣仁、生地黄、归身、黄连、柏子仁、朱砂、金箔组成。前方重在滋阴降火，安神宁心；后方偏于滋养肾阴，镇惊安神。痰火未平，舌苔黄腻，质红，加胆南星、天竺黄；心火亢盛者，加朱砂安神丸；睡不安稳者，加孔圣枕中丹。

3. 痰热瘀结

临床表现：癫狂日久不愈，面色晦滞而秽，情绪躁扰不安，多言无序，恼怒不休，甚至登高而歌，弃衣而走，妄见妄闻，妄思离奇，头痛，心悸而烦；舌质紫暗或有瘀斑，苔少或薄黄而干，脉弦细或细涩。

治法：豁痰化瘀，调畅气血。

代表方：癫狂梦醒汤。

本方由半夏、陈皮、柴胡、香附、青皮、桃仁、赤芍、木通、大腹皮、桑白皮、苏子、甘草组成。蕴热者，加黄连、黄芩；有蓄血内结者，加服大黄䗪虫丸；不饥不食者，加白金丸。

【辨治备要】

（一）辨证要点

1. 辨癫证与狂证 癫证以精神抑郁、表情淡漠、沉默呆钝、语无伦次，或喃喃自语、静而少动为主要症状。若病情进一步发展，可出现思维障碍、情绪低下、沉默寡言，逐渐丧失学习、生活和工作能力。病情更甚者，可出现淡漠不知、终日闭户、不知饥饱。狂证以精神亢奋、狂躁刚暴、喧扰不宁、毁物打骂、动而多怒为主要症状，病情进一步发展可出现气力逾常、登高而歌、弃衣而走等症。

2. 辨虚证与实证 癫证初发时，精神抑郁、表情淡漠、寡言呆滞、喜怒无常、喃喃自语、语无伦次、舌苔白腻，此为痰气郁结，属实。若病情迁延日久，痰气结甚，正气渐耗，可见呆若木鸡、目瞪如愚、灵机混乱、舌苔白厚而腻，以虚实夹杂为主。狂证初起是以狂暴无知、情感高涨为主要表现，概由痰火实邪扰乱神明而成，属实。病久则火灼阴液渐成阴虚火旺之证，可见情绪焦躁、多言不眠、形瘦面赤、舌红少苔等征象，属虚。一般而言，亢奋症状突出、舌苔黄腻、脉弦滑数者，以痰火实邪为主，而焦虑、不眠、精神疲惫、舌红少苔或无苔、脉细数者，以正虚为主。

3. 辨病情之轻重　癫证初发，起病较缓，病情较轻，此期当积极治疗。若病情迁延日久，正气渐耗，痰气郁结日深，则愈发愈频，正气愈衰，痰气郁结日重，两者互为因果，病深难复。狂证初起，病情相对较急，表现为精神亢奋、狂躁、喧扰不宁、毁物大骂等症，病情尚轻；若病情未及时控制，进一步发展，可发展为登高而歌、弃衣而走、不避亲疏、不避水火等严重的症状。

（二）治法方药

癫证与狂证治疗总以调整阴阳为主要原则，以平为期。本病初期多以实邪为主，治当理气解郁，泻火豁痰，化瘀通窍；后期以正虚为主，治当补益心脾，滋阴养血，调整阴阳。具体而言，癫证初期痰气郁结，治疗以化痰理气解郁为主；后期气虚痰结，治当益气健脾涤痰，兼以宣窍；若心脾两虚，治疗以气血双补为主。狂证初期痰火上扰，治疗以泻火涤痰镇心为主；后期火盛伤阴，治当以滋阴降火为主，兼化痰安神，若兼有血瘀，则需行气化瘀。

【临证要点】

1. 注意癫狂的先兆症状。癫狂患者在发病前，往往有精神异常的先兆出现。如患者平素性格内向，心情抑郁，遇有志意不遂或猝受惊恐而出现神情淡漠，沉默不语，或喜怒无常，坐立不安，睡眠障碍，夜梦多，饮食变化等症状者，均应考虑癫狂的可能，应及时就诊，力争早诊断早治疗，可避免病情严重发展及避免复发。

2. 掌握吐下逐痰法的应用。癫狂的基本病理因素为痰，或痰凝气滞，或痰郁化火。故初病体实，饮食不衰者，可予吐下劫夺，荡涤痰浊，如大黄、礞石、芒硝、芫花之类。若痰浊壅盛，胸膈督闷，口多痰涎，脉滑大有力，形体壮实者，可先用三圣散取吐，劫夺痰涎，以吐为度，不必尽剂，以免中毒。倘吐后形神俱乏，宜及时饮食调养，亦可用人参扶正。必要时可用验方龙虎丸（牛黄、巴豆霜、辰砂、白矾、米粉），使痰涎吐下而出，临床有经吐下而神清志定者。无论涌吐或攻下，皆应中病即止，以免伤正。此法现虽罕用，但不可不知。

3. 注意活血化瘀法在癫狂病中的应用。癫狂日久，气滞痰凝，影响血行，形成痰瘀胶结，痰为瘀之基，瘀亦能变生痰浊，痰夹瘀血，形成宿疾，潜伏脏腑经络之中，每因触动而发，遂成灵机逆乱，神志失常。为此学者将癫狂责之痰浊血瘀为主而加以辨证论治，选用活血化瘀法治疗，常用破血下瘀的桃仁承气汤，理气活血的血府逐瘀汤、癫狂梦醒汤、通窍活血汤等，并常配合化痰宣窍的涤痰汤等。

4. 注意开窍法的应用。本病总由痰闭心窍，蒙蔽神志所致，故开窍法的应用十分重要。癫属痰气为主，可予温开，药用苏合香丸；狂属痰火上扰，可予凉开，药用安宫牛黄丸、至宝丹等。

【预防调护】

癫狂之病多由内伤七情引起，故注意精神调摄最为关键，重视精神呵护，避免精神刺激。加强母孕期间的卫生，避免受到惊恐等精神刺激，对明显有阳性家族史者应当劝其不再生子女。同时注意幼儿的发育成长，一旦发现有精神异常表现，应尽早找专科医生诊治，早期治疗。

应正确对待病人的病态表现。不应讥笑和讽刺病人，鼓励病人参加社会交往、读报、听收音机或看轻松娱乐性电视，移情易性。对于有适应环境能力的病人，其合理要求尽量满足，其不合理要求应耐心解释，并注意采用七情相胜法调节。如若病人拒食，先找出原因并解决，如若反复劝导、督促、喂食等病人仍拒绝，可采取鼻饲饮食，以保证营养。对重症病人应严密观察和看护，对打人、骂人、自伤、毁物等行为，及早采取防护措施，将危险品，如刀、剪、绳索、药品等远离患者，防止意外。

【小结】

癫狂是一种精神失常疾病，系由七情内伤，饮食失节，禀赋不足，致痰气郁结，气滞血瘀，痰气上扰，使脏气不平，阴阳失调，神机逆乱。其病位在脑，与心、肝、胆、脾、胃、肾关系密切。癫证以精神抑郁，表情淡漠，沉默呆钝，喃喃自语，语无伦次，静而多喜少动为特征，治以理气化痰解郁，畅达气血为其大法；狂证以精神亢奋，狂躁刚暴，喧扰不宁，骂詈毁物，动而多怒少静为其特征，镇心降（泻）火豁痰以治其标，滋阴调畅气血治其本。同时，移情易性不但是防病治病的需要，也是防止病情反复或发生意外的措施。

【名医经验】

近代著名医家张锡纯《医学衷中参西录·治癫狂方》认为，本病"乃痰火上泛，瘀塞其心与脑相连窍络，以致心脑不通，神明皆乱"。在选方用药上选用荡涤汤（生赭石2两、大黄1两、朴硝6钱、清半夏3钱、郁金3钱）。赭石"性微凉，能生血兼能凉血，而其性重坠，又善镇逆气，降痰涎，止呕吐，通燥结"；大黄"味苦，气香，性凉，能入血分，破一切瘀血""能开心下热痰以愈疯狂，降肠胃实热以通燥结"；朴硝"味咸，微苦，性寒，禀天地寒水之气以结晶，水能胜火，寒能胜热，为心火炽盛有实热者之要药，疗心热生痰，精神迷乱，五心潮热，烦躁不眠"；半夏辛温，降逆气，祛除痰涎，"为降胃安冲之要药"；郁金苦寒，能入心肝二经，清心解郁，破瘀凉血；赭石用量独重，是前人所未有，意在"以赭石重坠之力，能引痰火下行"。观其全方，有清热泻火、降逆气、祛痰涎、通燥结、化瘀滞之功，可使热清、火降、痰除、瘀去，"俾心脑相通之路毫无滞碍，则脑中元神，心中识神，自能相助为理，而不至有神明瞀乱之时也"。"凡狂病多因于火……故治此者，当以治火为先，而或痰或气，察其甚而兼治之。若只因火邪而无胀闭热结者，但当清火，宜抽薪饮、黄连解毒汤、三补丸之类主之。若水不制火而兼心肾微虚者，宜朱砂安神丸，或服蛮煎、二阴煎主之。若阳明火盛者，宜白虎汤、玉泉散之类主之。若心脾受热，叫骂失常而微兼闭结者，宜清心汤、凉膈散、三黄丸、当归龙荟丸之类主之。若因火致痰者，宜清膈饮、抱龙丸、生铁落饮主之，甚者宜滚痰丸。若三焦邪实热甚者，宜大承气汤下之。若痰饮壅闭，气道不通者，必须选用吐法，并当清其饮食，此治狂之要也"。

【古籍摘要】

《素问·阳明脉解》："帝曰：善。病甚则弃衣而走，登高而歌，或至不食数日，逾垣上屋，所上之处，皆非其素所能也，病反能者何也？岐伯曰：四肢者，诸阳之本也，阳盛则四肢实，实则能登高也。"

《素问玄机原病式·六气为病》："多喜为癫，多怒为狂；然喜为心志，故心热甚则多喜而为癫也，怒为肝志，火实制金，不能平木，故肝实则多怒而为狂也，况五志所发皆为热，故狂者五志间发，但怒多尔。"

《证治汇补·癫狂》："二症之因，或大怒而动肝火，或大惊而动心火，或痰为火升，升而不降，壅塞心窍，神明不得出入，主宰失其号令，心反为痰火所役。一时发越，逾垣上屋，持刀杀人，裸体骂詈，不避亲疏，飞奔疾走，涉水如陆，此肝气太旺，木来乘心，名之曰狂，又谓之大癫。法当抑肝镇心，降龙丹主之。若抚掌大笑，言出不伦，左顾右盼，如见神灵，片时正性复明，深为赧悔，少顷态状如故者，此膈上顽痰，泛滥洋溢，塞其道路，心为之碍。痰少降则正性复明，痰复升则又举发，名之曰癫。法当利肺安心，安神滚痰丸主之。"

【文献推介】

1. 徐天朝，苏晶. 从气机升降出入论癫狂［J］. 新中医，2008，40（3）：91–98.

2. 赵永厚，赵玉萍，于明，等. 从"痰迷心窍"到"痰滞脑神"的癫狂病机嬗变［J］. 辽宁中医杂志，2013，40（5）：885–888.

3. 郝伟，于欣. 精神病学［M］. 北京：人民卫生出版社，2013：43–47，93–106.

第六节　痫　证

痫证，又称为"癫痫"，是以发作性神情恍惚，甚则突然仆倒，昏不知人，口吐涎沫，两目上视，肢体抽搐，或口中怪叫，移时苏醒，一如常人为主要临床表现的一种病证。发作前可伴眩晕、胸闷等先兆，发作后常有疲倦乏力等症状。西医学的癫痫与痫证的临床表现基本相同，无论大发作、小发作，还是局限性发作或精神运动性发作等，均可参照本节辨证论治。

春秋战国时期，有关本病始称"巅疾"，属"胎病"。如《素问·奇病论》曰："人生而有病癫疾者……病名为胎病，此得之在母腹中时，其母有所大惊，气上而不下，精气并居，故令子发为癫疾也。"《灵枢·癫狂》云："癫疾始作，先反僵，因而脊痛。"其认为发病与先天因素有关，还指出了痫证发作时先肌肉僵直后脊背痛的临床表现。

隋唐时期，首次提出"癫痫"或"痫"病名，对痫证的病名及症状有更明确的记载。巢元方《诸病源候论·痫候》曰，"其发病之状，或口眼相引而目睛上摇，或手足瘈疭，或背强直，或颈项反折"，并按不同病因分为风痫、惊痫、食痫等。《诸病源候论·癫狂候》曰："卒发仆也，吐涎沫、口喝、目急、手足缭戾，无所觉知，良久乃苏。"其对本病临床症状描述详细。《诸病源候论·五癫病候》指出其有反复发作的特点。孙思邈《备急千金要方·论治病略例第三》首次提出"癫痫"或"痫"病名，并将癫痫症状归纳为 20 条。《备急千金要方·惊痫第三》则强调重视癫痫发作之前的精神状态表现。

宋金元时期，对本病的病因病机有较深刻的认识。如陈言《三因极一病证方论·癫痫叙论》云："夫癫痫病，皆由惊动，使脏气不平，郁而生涎，闭塞诸经，厥而乃成，或在母胎中受惊，或少小感风寒暑湿，或饮食不节，逆于脏气。"其指出惊恐、痰涎、外感、饮食不节等多种因素导致脏气不平，阴阳失调，神乱而病。严用和《济生方·癫痫论治》，"此五痫应乎五畜，五畜应乎五脏者也"，对痫证按五脏分类。张子和《儒门事亲·卷十一》谓："大凡风痫病发，项强直视，不省人事，此乃肝经有热也。"朱震亨《丹溪心法·痫》中指出"无非痰涎壅塞，迷闷孔窍"引发本病，主张"大率行痰为主"。

明清时期，逐渐完善本病的理法方药。龚信《古今医鉴·五痫》中认为，其多由七情郁结、感受外邪、惊恐等因素致痰迷心窍而发病，治宜豁痰顺气，清火平肝。明·王肯堂《证治准绳·癫狂痫总论》将癫狂痫三者加以区别，是痫证认识上的大飞跃。程国彭《医学心悟·癫狂痫》创制定痫丸，至今仍为痫证治疗的代表方剂。李用粹在《证治汇补·痫病》提出阳痫、阴痫的分证方法及相应治则治法。叶天士《临证指南医案·癫痫》云："痫之实者，用五痫丸以攻风，控涎丸以劫痰，龙荟丸以泻火；虚者当补助气血，调摄阴阳，养营汤、河车丸之类主之。"主张从虚实论治本病。王清任《医林改错·痹症有瘀血说》则认为，痫证的发生与"元气虚"和"脑髓瘀血"有关，并创龙马自来丹、黄芪赤风汤治疗本病证属气虚血瘀者，至今对本病的治疗仍具有参考价值。

【病因病机】

痫证的病因可分为先天因素和后天因素两大类。先天因素主要为先天禀赋不足或禀赋异常，后天因素包括情志失调、饮食不节、跌仆外伤或患他病致脑窍损伤等。二者均可造成脏腑功能失调，风、火、痰、瘀闭塞清窍，积痰内伏，偶遇诱因触动，则脏气不平，阴阳失衡而致气机逆乱，元神失控而发病。

1. 禀赋异常　痫证之始于幼年者多见，与先天因素有密切关系，所谓"羊癫风，系先天之元阴不足"。胎儿在母腹时，母亲突受惊恐而致气机逆乱，精伤肾亏，或妊娠期间母体多病、过度劳累、服药不当等原因损及胎儿，使胎气受损，胎儿出生后发育异常，发为本病。另外，父母体质虚弱致胎儿先天禀赋不足，或父母本患痫证而脏气不平，胎儿先天禀赋异常，后天亦容易发生痫证。

2. 情志失调　七情中主要责之于惊恐，如《证治汇补·痫病》："或因卒然闻惊而得，惊则神出舍空，痰涎乘间而归之。"由于突受惊恐，致气机逆乱，痰浊随气上逆，蒙蔽清窍；或五志过极化火生风，或肝郁日久化火生风，风火夹痰上犯清窍，元神失控，发为本病。小儿脏腑娇嫩，元气未充，神气怯弱，更易因惊恐而发生本病。

3. 饮食不节　过食肥甘厚味，损伤脾胃，脾失健运，聚湿生痰，痰浊内蕴；或气郁化火，火邪炼津成痰，积痰内伏，一遇诱因，痰浊蒙蔽元神清窍，发为本病。

4. 脑窍损伤　由于跌仆撞击，或出生时难产，或患他病，如温疫（颅内感染）、中毒等导致脑脉瘀阻或脑窍损伤，而致神志逆乱，昏不知人，而发为本病。

本病病位在脑，与心、肝、脾、肾等脏密切相关，基本病机为积痰内伏，经风火触动，痰瘀互结，上蒙清窍而发病。《医学纲目·癫痫》所云"癫痫者，痰邪逆上也"即是此意。病位在脑，与心、肝、脾、肾等脏密切相关。病理因素涉及风、火、痰、瘀等，尤以痰邪作祟最为重要。痫证之痰，具有随风气而聚散和胶固难化两大特点，痰聚气逆，闭阻清窍，则痫证发作；痰降气顺，则发作休止；若风阳痰火逆而不降，则见痫证大发作。至于发作时间的久暂，间歇期的长短，则与气机顺逆和痰浊内聚程度有密切关系。因痰胶固难化，故痫证久发难愈，反复不止。

本病的病理性质属虚实夹杂。早期以实为主，主要表现为风痰闭阻，或痰火阻窍，或痰瘀互结。后期因病情迁延，正气损伤，多为虚实夹杂。幼年即发病者多为先天禀赋不足，病性多属虚或虚中夹实。痫证发作期多实或实中夹虚，休止期多虚或虚中夹实。休止期仅是风、火、痰、瘀等邪气暂时安静，但由于病因未除，宿痰未净，脏腑功能未能恢复，随时可能再次发作。

本病的病机转化取决于正气的盛衰及痰邪的深浅。发病初期，痰瘀阻窍，肝郁化火生风，风痰闭阻或痰火炽盛等，因正气尚足，痰邪尚浅，瘀血尚轻，易于康复；若日久不愈，痰瘀凝结胶固，损伤正气，可转为虚实夹杂之证，痰邪深伏难去，治愈较难。因本病常时发时止，且时有反复，若久治不愈，必致脏腑愈虚，痰浊愈深，而成顽痰；顽痰难除，则痫证反复发作，乃成痼疾。

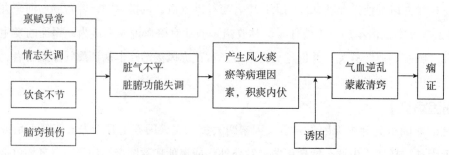

图6-6 痫证病因病机演变图

【诊断与鉴别诊断】

（一）诊断

1. 慢性、反复发作性、短暂性神情恍惚，甚则突然仆倒，昏不知人，口吐涎沫，两目上视，肢体抽搐，或口中怪叫，移时苏醒，一如常人，且苏醒后对发作时情况全然不知。

2. 任何年龄、性别均可发病，但多在儿童期、青春期或青年期发病。

3. 发作前可有眩晕、胸闷、叹息等先兆症状，发作后常伴疲乏无力。

4. 多有家族史或产伤史或脑部外伤史，老年人可有中风史，每因惊恐、劳累、情志过极等诱发。

脑电图是诊断痫证的主要方法，可检测到发作间期较慢的不规则棘–慢波或尖–慢波。脑CT、MRI等可以排除中风、占位等病变。

根据发作特征，可分为大发作、小发作、局限性发作。大发作以神志障碍、全身抽搐为特点；小发作临床表现为短暂意识丧失，多见于儿童和少年期；局限性发作，可见多种形式，如口、眼、手等局部抽搐而不伴意识障碍，多数在数秒至数分钟即止。

（二）鉴别诊断

1. 中风 痫证典型大发作与中风均有突然仆倒、昏不知人等症状，但痫证有慢性、反复发作史，发时口吐涎沫、两目上视、四肢抽搐，或口中怪叫，可自行苏醒，无半身不遂、口舌歪斜等症状，而中风无口吐涎沫、两目上视、四肢抽搐，或口中怪叫等症状，醒后常有半身不遂等后遗症。

2. 厥证 厥证除见突然仆倒、昏不知人等症状外，还有面色苍白、四肢厥冷，而无痫证之口吐涎沫、两目上视、四肢抽搐和口中怪叫等症状，临床上不难区别。

3. 痉证 两者都具有时发时止、四肢抽搐拘急症状，但痫证多兼有口吐涎沫、口中怪叫、醒后如常人，多无发热，而痉证多见身体强直、角弓反张、不能自止，常伴发热，多有原发疾病的存在。

【辨证论治】

（一）发作期

1. 阳痫

临床表现：突然昏仆，不省人事，面色潮红、紫红，继之转为青紫或苍白，口唇青紫，牙关紧闭，两目上视，项背强直，四肢抽搐，口吐涎沫，或喉中痰鸣，或发怪叫，甚则二便自遗，移时苏醒；病发前多有眩晕，头痛而胀，胸闷乏力，喜欠伸等先兆症状；平素多有情绪急躁，心烦失眠，口苦咽干，便秘尿黄等症；舌质红，苔白腻或黄腻，脉弦数或弦滑。

治法：急以开窍醒神，继以泻热涤痰息风。

代表方：黄连解毒汤合定痫丸。

黄连解毒汤由黄芩、黄连、黄柏、栀子组成；定痫丸由天麻、川贝母、半夏、茯苓、茯神、胆南星、石菖蒲、全蝎、甘草、僵蚕、琥珀、陈皮、远志、丹参、麦冬、辰砂、生姜、竹沥组成。前方能清上、中、下三焦之火；后方能化痰开窍、息风定痫。二方合用，共奏清热息风、涤痰开窍之功。热甚者可选用安宫牛黄丸或紫雪丹；大便秘结，加生大黄、芒硝、枳实、厚朴。

2. 阴痫

临床表现：突然昏仆，不省人事，面色晦暗青灰而黄，手足清冷，双眼半开半合，肢体拘急，或抽搐时作，口吐涎沫，一般口不啼叫，或声音微小，醒后周身疲乏，或如常人；或仅表现为一过性呆木无知，不闻不见，不动不语，数秒至数分钟即可恢复，恢复后对上述症状全然不知，多则一日数次或十数次发作；平素多见神疲乏力，恶心泛呕，胸闷咳痰，纳差便溏等症；舌质淡，苔白腻，脉多沉细或沉迟。

治法：急以开窍醒神，继以温化痰涎，顺气定痫。

代表方：五生饮合二陈汤。

五生饮由生南星、生半夏、生白附子、川乌、黑豆组成；二陈汤由橘红、半夏、茯苓、甘草、生姜、乌梅组成。前方温阳散寒化痰；后方理气化痰。时有恶心欲呕者加生姜、苏梗、竹茹；胸闷痰多者，加瓜蒌、枳实、胆南星；纳差便溏者，加党参、炮姜、诃子。

痫证重症，持续不省人事，频频抽搐者，属病情危重，应予以中西医结合抢救治疗，注意及时防治其急性并发症。偏阳衰者，见面色苍白，汗出肢冷，鼻鼾息微，脉微欲绝等表现，可辅以参附注射液静脉滴注；偏阴虚者，见面红身热，躁动不安，息粗痰鸣，呕吐频频等表现，可辅以参麦注射液静脉滴注；抽搐甚者，可予紫雪丹，或配合针灸疗法，促其苏醒。

（二）休止期

1. 肝火痰热

临床表现：平时急躁易怒，面红目赤，心烦失眠，咳痰不爽，口苦咽干，便秘溲黄；发作时昏仆抽搐，吐涎，或有吼叫；舌红，苔黄腻，脉弦滑而数。

治法：清肝泻火，化痰宁心。

代表方：龙胆泻肝汤合涤痰汤。

龙胆泻肝汤由龙胆草、黄芩、栀子、泽泻、木通、车前子、当归、生地、柴胡、生甘草组成；涤痰汤由制半夏、制南星、橘红、枳实、茯苓、人参、石菖蒲、竹茹、甘草、生姜、大枣组成。前方以清泻肝火为主；后方涤痰开窍见长。有肝火动风之势者，加天麻、钩藤、地龙、全蝎；大便秘结者，加大黄、芒硝；彻夜难寐者，加酸枣仁、柏子仁、五味子。

2. 脾虚痰盛

临床表现：平素神疲乏力，少气懒言，胸脘痞闷，纳差便溏；发作时面色晦滞或㿠白，四肢不温，蜷卧拘急，呕吐涎沫，叫声低怯；舌质淡，苔白腻，脉濡滑或弦细滑。

治法：健脾化痰。

代表方：六君子汤。

本方由人参、半夏、茯苓、陈皮、白术、甘草组成。痰浊盛，呕吐痰涎者，加胆南星、瓜蒌、旋覆花；便溏者，加薏苡仁、炒扁豆、炮姜等；脘腹胀满，饮食难下者，加神曲、谷芽、麦芽；兼见心脾气血两虚者，合归脾汤加减；若精神不振，久而不复，宜服河车大造丸。

3. 肝肾阴虚

临床表现：痫证频发，神思恍惚，面色晦暗，头晕目眩，伴两目干涩，耳轮焦枯不泽，健忘失眠，腰膝酸软，大便干燥；舌红，苔薄白或薄黄少津，脉沉细数。

治法：滋养肝肾，填精益髓。

代表方：大补元煎。

本方由人参、山药、熟地黄、杜仲、当归、山茱萸、枸杞、炙甘草组成。若神思恍惚，持续时间长者，可合酸枣仁汤加阿胶、龙眼肉；恐惧、焦虑、忧郁者，可合甘麦大枣汤；若水不制火，心肾不交者，合交泰丸；大便干燥者，加玄参、肉苁蓉、火麻仁。

4. 瘀阻脑络

临床表现：平素头晕头痛，痛有定处，常伴单侧肢体抽搐，或一侧面部抽动，颜面口唇青紫；舌质暗红或有瘀斑，舌苔薄白，脉涩或弦。多继发于中风、颅脑外伤、产伤、颅内感染性疾患后。

治法：活血化瘀，息风通络。

代表方：通窍活血汤。

本方由麝香、桃仁、红花、赤芍、川芎、老葱、红枣、鲜姜、黄酒组成。临证多加用石菖蒲、远志；全蝎、地龙、僵蚕；龙骨、牡蛎。肝阳上亢者，加钩藤、石决明、白芍；痰涎偏盛者，加半夏、胆南星、竹茹；纳差乏力，少气懒言，肢体瘫软者，加黄芪、党参、白术。

【辨治备要】

（一）辨证要点

1. 辨病情轻重　痫证发作有轻重之别。判断本病之轻重，可从以下几个方面加以区分。从时间方面看，一是病发持续时间之长短，一般持续时间长则病重，短则病轻；二是发作间隔时间之久暂，即间隔时间短则病重，间隔时间长则病轻。从症状方面看，轻者仅有呆若木鸡，不闻不问，不动不语，可无抽搐，或见筋惕肉眴，可突然中断活动，手中物体突然落下，或头突然向前倾下而又迅速抬起，或短暂时间眼睛上翻，或两目上视，经数秒钟或数分钟后即可恢复。重者则来势迅急，猝倒嚎叫，四肢抽搐，小便自遗，昏不知人。从病机方面看，病情轻重与痰浊浅深和正气盛衰密切相关，病初正气未衰，痰浊不重，病情相对较轻，多易愈。如若反复发作，正气衰弱，痰浊不化，愈发愈频，正气更衰，互为因果，病情亦渐重。

2. 辨病性虚实　痫证发病初期多属实证，反复发作日久则为虚实夹杂。发作期多实或实中夹虚，休止期多虚或虚中夹实。阳痫发作多实，阴痫发作多虚。实者当辨风、痰、火、瘀之别，如来势急骤，神昏猝倒，不省人事，口噤牙紧，颈项强直，四肢抽搐者，属风；发作时口吐涎沫，气粗痰鸣，呆木无知，发作后或有情志错乱，幻听错觉，或有梦游者，属痰；如猝倒啼叫，面赤身热，口流血沫，平素或发作后有大便秘结，口臭苔黄者，属火；发作时面色潮红、紫红，继则青紫，口唇紫绀，或有颅脑外伤、产伤等病变者，属瘀。虚者则当区分脾虚不运、心脾两虚、心肾两虚、肝肾阴虚等不同。

3. 辨阳痫、阴痫　痫证发作时有阳痫、阴痫之分。发作时牙关紧闭，伴面红、痰鸣声粗、舌红、脉数有力者多为阳痫；面色晦暗或萎黄、肢冷、口无怪叫或叫声低微者多为阴痫。阳痫发作多属实，阴痫发作多属虚。

（二）治法方药

急则治其标，缓则治其本，痫证治疗首当分清标本虚实，轻重缓急。发作期开窍醒神定痫以治其标，发作时急以针刺人中、十宣、合谷等穴以醒神开窍，继之灌服汤药，旨在缓解发作，治宜清泻肝火，豁痰息风，开窍定痫。若有持续发作状态，可配合抗癫痫西药。休止期祛邪补虚以治其本，治宜健脾化痰，滋补肝肾，养心安神等。投以滋补肝肾之品，既可育阴潜阳息风，又可柔筋，对防治痫证反复发作具有一定作用。

【临证要点】

1.治疗遵循"间者并行，甚者独行"原则。发作时应"急则治其标""甚者独行"，采用豁痰顺气法，顽痰胶固需辛温开导，痰热胶着需清化降火，治疗着重在风、痰、火、虚四个字上，当控制病情后，一般不应随意更改方药，否则易致大发作。在痫证发作缓解后应"缓则治其本""间者并行"，坚持标本并治，守法守方，坚持服药，服药3～5年后再逐步减量，方能避免或减少发作。

2.巧用辛热开破法。痰浊闭阻，气机逆乱是本病的主要病机，故治疗多以涤痰、行痰、豁痰为大法。然痫证之痰，异于一般痰邪，具有深遏潜伏，胶固难化，随风气而聚散之特征，非一般祛痰与化痰药物所能涤除。辛热开破法是针对痫证顽痰难化这一特点而制定的治法，采用大辛大热的川乌、半夏、南星、白附子等具有振奋阳气、推动气化作用的药物，以开气机之闭塞，破痰邪之积聚，捣沉痼之胶结，从而促进顽痰消散，痫证缓解。

3.注重虫类药及芳香开窍药的应用。小发作为病邪入络称为"络风"，虫类药具较好的入络搜风、祛风化痰止痉之功，其力非草本药所能代替，临床实践证明其具有良好减轻和控制发作的效果。在各类证候中均可在辨证基础上酌情使用虫类药，常用药有全蝎、蜈蚣、地龙、僵蚕、蝉衣等，并可配合应用平肝镇潜药物，如钩藤、石决明等。如另取研粉吞服效果尤佳，每服1～1.5g，每日2次，小儿剂量酌减。芳香开窍类药物性多辛散走窜，能通善开，是醒神开窍佳品，芳香药物气味芳香，且有解内生痰毒之功，临证时应酌情选用，尤其是在发作期需紧急缓解病情时，常用药有人工麝香、冰片、人工牛黄、菖蒲、郁金等。

【预防调护】

保持精神愉快，避免精神刺激，怡养性情，劳逸适度。妇女在怀孕前积极治疗原发病，避免胎儿头颅外伤、颅内感染等发生。休止期患者应避免近水、近火、近电、高空作业及驾驶车辆，以免突然发病时发生危险。调理饮食、情志和起居，饮食宜清淡，多吃素菜，少食肥甘之品，切忌过冷过热、辛温刺激的食物，如羊肉、酒浆等，以减少痰涎及火热的滋生。可选用山药、薏苡仁、赤小豆、绿豆、小米煮粥，可收健脾化湿化痰之功效。应针对患者病后存在不同程度的正虚参以调补，如调脾胃，和气血，健脑髓，顺气涤痰，活血化瘀等，切忌不加辨证，一概投人参、鹿茸大补之品或其他温燥补品。

对昏仆抽搐的病人，注意保持呼吸道通畅，凡有义齿均应取出，放置牙垫，以防窒息和咬伤，同时加用床栏，以免翻坠下床。应耐心坚持长期服药，以图根治。

【小结】

痫证多因先天禀赋不足或禀赋异常，骤受惊恐，情志失调，饮食不节，脑部跌仆外伤或患他病致脑窍损伤等，致使脏腑功能失调，风火痰瘀等邪闭塞清窍，积痰内伏，偶遇诱因触动，则气血逆乱，蒙蔽清窍而引发痫证。病位在脑，与心、肝、脾、肾等脏密切相关。治疗当急则

NOTE

开窍醒神以治其标，控制其发作，多以开窍定痫、豁痰息风、清泻肝火、通络镇惊等法治之；缓则祛邪补虚以治其本，多以健脾化痰、滋养肝肾、宁心安神等法治之。突然发作或持续不得缓解者以针刺及外治法开窍醒神以促苏醒，再投以煎剂。平日当根据疾病症状辨证论治，调其脏腑气血阴阳，以求根治，防止复发。加强生活的调理及发作的护理，以免发生意外，这点至关重要。

【名医经验】

当代治疗痫证发作期的临床经验以辛热开破法为最著。辛热开破法是针对痫痰难化这一特点而制定的治法。陈百平老中医认为痰浊闭阻，气机逆乱是本病核心病机，故治疗多以涤痰、行痰、豁痰为大法。然而，痫证之痰，异于一般痰邪，具有深遏潜伏、胶固难化、随风气而聚散之特征，非一般祛痰与化痰药物所能涤除，辛热开破法则采用大辛大热的川乌、半夏、南星、白附子等具有振奋阳气、推动气化作用的药物，以开气机之闭塞，破痰邪之积聚，捣沉痼之胶结，从而促使顽痰消散。

胡建华老中医认为："癫痫不离惊风痰瘀，用药宜选蝎蜈蚕蚓。"胡老指出，癫痫的病因病机常与"惊""风""痰""瘀"有关，故其治疗法则，不外镇惊、息风、豁痰、化瘀。常选用全蝎、蜈蚣、僵蚕、地龙、胆南星等药物。全蝎、蜈蚣为虫类药物中息风镇惊（痉）之要药，且能化瘀散结。地龙即蚯蚓，咸寒而能息风通络，僵蚕咸辛平，除息风解痉外，还有较强的化痰散结的作用。四虫相配，确有镇惊（痉）、息风、豁痰、化瘀之功，且针对性强。

【古籍摘要】

《古今医鉴·五痫》："夫痫者有五等，而类五畜，以应五脏，发则猝然倒仆，口眼相引，手足搐搦，背脊强直，口吐涎沫，声类畜叫，食倾乃苏。原其所由，或因七情之气郁结，或为六淫之邪所干，或因受大惊恐，神气不守，或自幼受惊，感触而成，皆由痰迷心窍，如痴如愚。治之不需分五，俱宜豁痰顺气，清火平肝。"

《寿世保元·痫症》："盖痫疾之原，得之惊，或在母腹之时，或在有生之后，必因惊恐而致疾。盖恐则气下，惊则气乱，恐气归肾，惊气归心，并于心肾，则肝脾独虚，肝虚则生风，脾虚则生痰。蓄极而通，其发也暴，故令风痰上涌而痫作矣。"

《证治准绳·癫狂痫总论》："痫病，发则昏不知人，眩仆倒地，不省高下，甚至瘛疭抽掣，目上视，或口眼㖞斜，或口作六畜之声。"

《证治准绳·痫》："痫病与卒中、痉病相同，但痫病仆时口中作声，将醒时吐涎沫，醒后又复发，有连日发者，有一日三五发者。中风、中寒、中暑之类则仆时无声，醒时无涎沫，醒后不复再发。痉病虽亦时发时止，然身强直反张如弓，不如痫之身软，或如猪犬牛羊之鸣也。"

【文献推介】

1. 牛志勇. 从痰论治痫证［J］. 中医研究，2005，18（9）：6-7.

2. 闫禹竹，程为平. 程为平教授从虚论治痫证体会［J］. 中医药信息，2010，27（6）：28-29.

3. 中华医学会神经病学分会脑电图与癫痫学组. 抗癫痫药物应用专家共识［J］. 中华神经科杂志，2011，44（1）：56-65.

4. 中华医学会神经病学分会脑电图与癫痫学组. 非惊厥性癫痫持续状态的治疗专家共识［J］. 中华神经科杂志，2013，46（2）：133-137.

第七章 脾胃系病证

脾胃在中焦，为后天之本，气血生化之源，五脏六腑、四肢百骸皆赖以所养。脾胃的生理主要表现为：脾主运化，主升清，主统血，主肌肉，主四肢；胃主受纳、腐熟水谷，主通降。脾为太阴湿土之脏，喜温燥而恶寒湿，得阳气温煦则运化健旺；胃为多气多血之腑，有喜润恶燥之特性，既需阳气蒸化，亦需津液濡润，以助腐熟水谷、通降胃气。脾胃互为表里，一纳一化，一升一降，燥湿相济，共同完成水谷的受纳、精微化生、输布及升降、统摄等功能。

脾胃的病理主要表现为运化、受纳、升降、统摄等功能的异常。若脾运化水谷精微的功能减退，则消化吸收功能失常，出现泄泻、腹胀等病证；运化水湿功能下降，则可产生湿、痰、饮等病理产物，发生痰饮、泄泻等病证。若胃受纳、腐熟水谷及通降功能失常，可致食欲不振，并影响中气之运行，以致发生胃痛、胃痞及便秘等病证；若胃失和降、胃气上逆，则可出现嗳气、恶心、呕吐、呃逆等病证。

脾胃为病，可影响其他脏腑；他脏异常，亦可影响脾胃功能。其中尤与肝肾关系最为密切。脾为后天之本，肾为先天之本，相互为用。若脾虚化源不足，五脏之精少而肾失所养，肾阳虚衰则脾失温煦，运化失职，可致泄泻、水肿等病证。肝木疏土，助其运化之功；脾土营木，利其疏泄之用。若肝郁气滞，乘侮脾胃，则脾胃不健，可致胃痛、腹痛等病证。因此，胃痛（吐酸、嘈杂）、胃痞、呕吐、噎膈（反胃）、呃逆、腹痛、泄泻、痢疾、便秘等病证虽归属于脾胃，与肝肾等其他脏腑亦相关。此外，脾胃与气血津液代谢有关，如脾虚生痰、上渍于肺之咳嗽，脾气虚弱、水湿停聚之鼓胀等。

脾胃之为病，需辨寒热虚实，但各证往往可相互转化或兼杂，如寒热错杂、虚中夹实、气血同病等。临证辨治应注意各脏腑病机间的关联，组方遣药需兼顾脾胃生理特点，灵活辨治。

需要指出的是，胃痛、胃痞、反酸、嘈杂、呕吐、反胃等作为脾胃病的临床表现，分则可分，合则可合。书中各病证所列病因病机、证候表现、治疗方药或有所不同，但其证治均可互相参照，不必拘执。同理，泄泻可与腹痛同见，泄泻亦可与便秘交替出现，更有便秘而见便质较稀者，便溏而伴后重不尽者，在确定治疗原则、选方用药以及确定药物剂量等方面均需斟酌推敲。

第一节 胃 痛

胃痛，又称胃脘痛，是以上腹胃脘部近心窝处疼痛为主症的病证。临床主要表现为上腹疼痛不适。西医学中急性胃炎、慢性胃炎、胃溃疡、十二指肠溃疡等病以上腹部疼痛为主要症状者，属于中医学胃痛范畴，均可参考本节进行辨证论治。

"胃脘痛"之名最早记载于《黄帝内经》，如《灵枢·邪气脏腑病形》指出："胃病者，腹䐜胀，胃脘当心而痛。"首先提出胃痛的发生与肝、脾有关。如《素问·六元正纪大论》说："木郁之发……民病胃脘当心而痛。"《灵枢·经脉》说："脾足太阴之脉……入腹属脾络胃……是动则病舌本强，食则呕，胃脘痛，腹胀善噫，得后与气则快然如衰。"

唐宋以前文献多称胃脘痛为心痛，与属于心经本身病变的心痛相混。如东汉·张仲景《伤寒论·辨太阳病脉证并治》说："伤寒六七日，结胸热实，脉沉而紧，心下痛，按之石硬，大陷胸汤主之。"这里的心下痛实是胃脘痛。又如唐·王焘《外台秘要·心痛方》说："足阳明为胃之经，气虚逆乘心而痛，其状腹胀归于心而痛甚，谓之胃心痛也。"这里说的心痛也是指胃脘痛。宋代之后医家对胃痛与心痛混谈提出质疑，如宋·陈言《三因极一病证方论·九痛叙论》曰："夫心痛者，在《方论》有九痛，《内经》则曰举痛，一曰卒痛，种种不同，以其痛在中脘，故总而言曰心痛，其实非心痛也。"

直至金元时代，金·李东垣《兰室秘藏》首立"胃脘痛"一门，将胃脘痛的证候、病因病机和治法明确区分于心痛，使胃痛成为独立的病证。

此后，明清时代进一步澄清了心痛与胃痛相互混淆之论，提出了胃痛的治疗大法，丰富了胃痛的内容。如王肯堂《证治准绳·心痛胃脘痛》曰："或问丹溪言痛即胃脘痛然乎？曰：心与胃各一脏，其病形不同，因胃脘痛处在心下，故有当心而痛之名，岂胃脘痛即心痛者哉？"虞抟《医学正传·胃脘痛》："古方九种心痛……详其所由，皆在胃脘，而实不在于心也。"又曰："气在上者涌之，清气在下者提之，寒者温之，热者寒之，虚者培之，实者泻之，结者散之，留者行之。"其同时指出，要从辨证去理解和运用"通则不痛"之法："夫通者不痛，理也。但通之之法，各有不同。调气以和血，调血以和气，通也；下逆者使之上行，中结者使之旁达，亦通也；虚者助之使通，寒者温之使通，无非通之之法也。"此为后世辨治胃痛奠定了基础。叶天士在胃痛治疗方面重视通阳化浊，滋养胃阴，注重调理气机，强调脾胃分治，同时对于久痛入络者重视活血化瘀通络。近代张锡纯、章次公等认识到本病与邪侵膜损有关。当代对胃痛有更全面的认识，中医宏观辨证结合消化内镜下微观辨病，在诊断、治疗方面更加成熟与完善，疗效大幅提高。

【病因病机】

胃痛的发生，主要由外邪犯胃、饮食伤胃、情志不畅和脾胃素虚等，导致胃气郁滞，胃失和降，而发生胃痛。

1. 感受外邪　外感寒、热、湿诸邪，内客于胃，皆可致胃脘气机阻滞，不通则痛。其中尤以寒邪为多，如《素问·举痛论》说："寒气客于肠胃之间，膜原之下，血不能散，小络急引，故痛。"寒邪伤胃可引起胃气阻滞，胃失和降而发生胃痛，正所谓"不通则痛"。

2. 内伤饮食　饮食不节，或过饥过饱，损伤脾胃，胃气壅滞，致胃失和降，不通则痛。五味过极，辛辣无度，肥甘厚腻，饮酒如浆，则蕴湿生热，伤脾碍胃，气机壅滞。如《医学正传·胃脘痛》说："致病之由，多由纵恣口腹，喜好辛酸，恣饮热酒煎煿，复餐寒凉生冷，朝伤暮损，日积月深……故胃脘疼痛。"宿食积滞胃脘，久则郁而化热，湿热相搏，阻遏中焦气机，气机升降失和，发为胃痛。

3. 情志失调　忧思恼怒，伤肝损脾，肝失疏泄，横逆犯胃，脾失健运，胃气阻滞，均致胃失和降，而发胃痛。如《沈氏尊生书·胃痛》所说："胃痛，邪干胃脘病也……惟肝气相乘为尤甚，以木性暴，且正克也。"气滞日久或久痛入络，可致胃络血瘀。如《临证指南医案·胃脘痛》云："胃痛久而屡发，必有凝痰聚瘀。"肝气久郁，既可出现化火伤阴，又能导致瘀血内结，病情至此，则胃痛加重，每每缠绵难愈。

4.体虚久病 脾胃为仓廪之官，主受纳及运化水谷，若素体脾胃虚弱，运化失职，气机不畅，或中阳不足，中焦虚寒，失其温养而发生疼痛。若禀赋不足，后天失调，或饥饱失常，劳倦过度，以及久病正虚不复等，均能引起脾气虚弱，脾阳不足，则寒自内生，胃失温养，致虚寒胃痛。

本病病位在胃，与肝、脾密切相关，基本病机为胃气郁滞，胃失和降，不通则痛。胃痛早期由外邪、饮食、情志所伤者，多为实证；后期常为脾胃虚弱，但往往虚实夹杂，如脾胃虚弱夹湿、夹瘀等。胃痛的病理因素主要有气滞、寒凝、热郁、湿阻、血瘀。胃痛的病理变化比较复杂，胃痛日久不愈，脾胃受损，可由实证转为虚证。若因寒而痛者，寒邪伤阳，脾阳不足，可成脾胃虚寒证；若因热而痛，邪热伤阴，胃阴不足，则致阴虚胃痛。虚证胃痛又易受邪，如脾胃虚寒者易受寒邪；脾胃气虚又可饮食停滞，出现虚实夹杂证。

此外，胃痛还可以衍生变证，如胃热炽盛，迫血妄行，或瘀血阻滞，血不循经，或脾气虚弱，不能统血，而致便血、呕血。大量出血，可致气随血脱，危及生命。若脾胃运化失职，湿浊内生，郁而化热，火热内结，腑气不通，腹痛剧烈拒按，导致大汗淋漓，四肢厥逆的厥脱危证，或日久成瘀，气机壅塞，胃失和降，胃气上逆，致呕吐、反胃。若胃痛日久，痰瘀互结，壅塞胃脘，可形成噎膈。

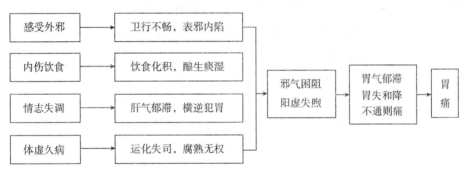

图7-1 胃痛病因病机演变图

【诊断与鉴别诊断】
（一）诊断

1.上腹近心窝处胃脘部发生疼痛为特征，其疼痛有胀痛、刺痛、隐痛、钝痛等不同的性质。

2.常伴食欲不振，恶心呕吐，嘈杂泛酸，嗳气吞腐等上消化道症状。

3.以中青年居多，多有反复发作病史，发病前多有明显的诱因，如天气变化、恼怒、劳累、暴饮暴食、饥饿、进食生冷干硬辛辣醇酒，或服用有损脾胃的药物等。

电子胃镜、上消化道造影等有助于本病的诊断。

（二）鉴别诊断

1.真心痛 真心痛是心经病变所引起的心痛证。多见于老年人，为当胸而痛，其多刺痛，动辄加重，痛引肩背，常伴心悸气短、汗出肢冷，病情危急。正如《灵枢·厥论》曰："真心痛，手足青至节，心痛甚，且发夕死，夕发旦死。"其病变部位、疼痛程度与特征、伴有症状及预后等方面，与胃痛有明显区别。

2. 胁痛　胁痛是以胁部疼痛为主症，可伴发热恶寒，或胸闷太息，极少伴嘈杂泛酸、嗳气吐腐。肝气犯胃的胃痛有时亦可攻痛连胁，但仍以胃脘部疼痛为主症，两者具有明显的区别。

3. 腹痛　腹痛是以胃脘部以下，耻骨毛际以上整个位置疼痛为主症。胃痛是以上腹胃脘部近心窝处疼痛为主症，两者仅就疼痛部位来说，是有区别的。但胃处腹中，与肠相连，因而胃痛可以影响及腹，而腹痛亦可牵连于胃，这就要从其疼痛的主要部位和如何起病来加以辨别。

【辨证论治】

1. 寒邪客胃

临床表现：胃痛暴作，恶寒喜暖，得温痛减，遇寒加重，口淡不渴，或喜热饮；舌淡苔薄白，脉弦紧。

治法：温胃散寒，行气止痛。

代表方：香苏散合良附丸。

香苏散由香附、紫苏叶、陈皮、甘草组成；良附丸由高良姜、香附组成。若恶寒、头痛者，加防风、藿香等；若胸脘痞闷，胃纳呆滞，嗳气或呕吐者，加枳实、神曲、鸡内金、制半夏、生姜等。

2. 宿食积滞

临床表现：胃脘疼痛，胀满拒按，嗳腐吞酸，或呕吐不消化食物，其味腐臭，吐后痛减，不思饮食，大便不爽，得矢气及便后稍舒；舌苔厚腻，脉滑。

治法：消食导滞，和胃止痛。

代表方：保和丸。

本方由山楂、神曲、半夏、茯苓、陈皮、连翘、莱菔子组成。若脘腹胀甚者，加枳实、砂仁、槟榔；若呃逆较甚者，加旋覆花、代赭石等；若胃脘胀痛而便闭者，加黄连、大黄、火麻仁。

3. 肝胃郁热

临床表现：胃脘灼痛，烦躁易怒，烦热不安，胁胀不舒，泛酸嘈杂，口干口苦；舌红苔黄，脉弦或数。

治法：平逆散火，泄热和胃。

代表方：化肝煎。

本方由青皮、陈皮、白芍、丹皮、栀子、泽泻、浙贝母组成。若胃痛甚者，加延胡索、川楝子；若胸胁胀满，烦躁易怒甚者，加柴胡、香附、川芎等；若口干、口苦、小便短赤者，加玉竹、麦冬、淡竹叶等。

4. 肝气犯胃

临床表现：胃脘胀痛，痛连两胁，遇烦恼则痛作或痛甚，嗳气、矢气则痛舒，胸闷嗳气，喜长叹息，大便不畅；舌苔多薄白，脉弦。

治法：疏肝解郁，理气止痛。

代表方：柴胡疏肝散。

本方由柴胡、芍药、川芎、香附、陈皮、枳壳、甘草组成。若胃痛较甚者，加川楝子、延胡索等；若嗳气较频者，加沉香、半夏、旋覆花等；若泛酸者，加乌贼骨、煅瓦楞子。

5. 湿热中阻

临床表现：胃脘疼痛，痛势急迫，脘闷灼热，口干口苦，口渴而不欲饮，纳呆恶心，小便色黄，大便不畅；舌红，苔黄腻，脉滑数。

治法：清化湿热，理气和胃。

代表方：清中汤。

本方由黄连、栀子、半夏、茯苓、陈皮、草豆蔻、甘草组成。若湿偏重者，加苍术、藿香；若热偏重者加蒲公英、黄芩；若恶心呕吐者，加竹茹、橘皮；若大便秘结不通者，可加大黄；若气滞腹胀者，加厚朴、枳实；若纳呆少食者，加神曲、炒谷芽、炒麦芽。

6. 瘀血停滞

临床表现：胃脘刺痛，痛有定处，按之痛甚，食后加剧，入夜尤甚，或见吐血、黑便；舌质紫暗或有瘀斑，脉涩。

治法：化瘀通络，理气和胃。

代表方：失笑散合丹参饮。

失笑散由蒲黄、五灵脂组成；丹参饮由丹参、檀香、砂仁组成。前方活血行瘀，散结止痛；后方调气化瘀。若胃痛甚者，加延胡索、木香、郁金、枳壳；若四肢不温，舌淡脉弱者，加党参、黄芪；便黑加三七、白及；若口干咽燥，舌光无苔，加生地、麦冬。

7. 胃阴不足

临床表现：胃脘隐隐灼痛，似饥而不欲食，口燥咽干，五心烦热，消瘦乏力，口渴思饮，大便干结；舌红少津，脉细数。

治法：养阴益胃，和中止痛。

代表方：一贯煎合芍药甘草汤。

一贯煎由沙参、麦冬、生地、枸杞子、当归、川楝子组成；芍药甘草汤由芍药、甘草组成。若胃脘灼痛，嘈杂泛酸者，加珍珠粉、牡蛎、海螵蛸；胃脘胀痛较剧，兼有气滞，加厚朴花、玫瑰花、佛手；大便干燥难解，加火麻仁、瓜蒌仁；若阴虚胃热，加石斛、知母、黄连。

8. 脾胃虚寒

临床表现：胃痛隐隐，绵绵不休，喜温喜按，空腹痛甚，得食则缓，劳累或受凉后发作或加重，泛吐清水，神疲纳呆，四肢倦怠，手足不温，大便溏薄；舌淡苔白，脉虚弱或迟缓。

治法：温中健脾，和胃止痛。

代表方：黄芪建中汤。

本方由黄芪、桂枝、芍药、生姜、甘草、大枣、饴糖组成。泛吐清水较多，加干姜、制半夏、陈皮、茯苓；泛酸，可去饴糖，加黄连、炒吴茱萸、乌贼骨、煅瓦楞子；胃脘冷痛，里寒较甚，呕吐，肢冷，加理中丸；若兼有形寒肢冷，腰膝酸软，可用附子理中汤；无泛吐清水，无手足不温者，可改用香砂六君子汤。

【辨治备要】

（一）辨证要点

1. 辨虚实　实者多痛剧，固定不移，拒按，脉盛；虚者多痛势徐缓，痛处不定，喜按，脉虚。

2. 辨寒热　胃痛遇寒则痛甚，得温则痛减，为寒证；胃脘灼痛，痛势急迫，遇热则痛甚，得寒则痛减，为热证。

3. 辨在气在血　一般初病在气，久病在血。在气者，有气滞、气虚之分。其中，气滞者，多见胀痛，或涉及两胁，或兼见恶心呕吐、嗳气频频，疼痛与情志因素显著相关；气虚者，指脾胃气虚，除见胃脘疼痛或空腹痛显外，兼见饮食减少、食后腹胀、大便溏薄、面色少华、舌淡脉弱等。在血者，疼痛部位固定不移，痛如针刺，舌质紫暗或有瘀斑，脉涩，或兼见呕血、便血。

4. 辨兼夹证　各证往往不是单独出现或一成不变的，而是互相转化和兼杂，如寒热错杂、虚中夹实、气血同病等。

（二）治法方药

1. 疏肝理气　肝疏泄功能正常，气顺则通，胃自安和，即所谓"治肝可以安胃"。素体脾胃虚弱，或饮食、劳累损伤脾胃，中焦运化失职，气机壅滞，也会影响肝之疏泄功能，即"土壅木郁"，此时当培土泄木。而调肝之品多属于辛散理气药，理气药亦可和胃行气止痛，或顺气消胀，最适用于胃病之胃痛脘痞，嗳气恶心，故有"治胃病不理气非其治也"之说。治疗常应用柴胡、香附、香橼等疏肝理气药。

2. 活血通络　肝失疏泄，木郁土壅，气滞则血瘀。故胃病初起在气，气滞日久影响血络通畅，可致血瘀胃络。从症状辨析，可见胃痛固定、持续，时而刺痛，舌质暗红或有瘀斑、瘀点等瘀象。治疗应重视丹参、莪术等活血祛瘀药的运用。

3. 清解郁热　宿食、痰饮积于中焦，气机不畅，日久郁而化热，当病人出现口干口苦，潮热自汗，大便干结或黏腻，舌苔变黄之时，显示郁热在内。治疗可适当选用清热药，如蒲公英、连翘、黄连等。

4. 健脾益胃　慢性胃痛病程长，病情缠绵，多见虚象。治疗需补虚以固本。慢性胃痛的虚证主要有脾气虚弱和胃阴不足，可分别选用补中益气汤或沙参麦冬汤加减。对于同时存在脾气虚弱和胃阴不足，具有气阴两虚之候者，可益气养阴、健脾养胃并举。治疗常选用麦冬、玉竹、石斛等。

【临证要点】

胃痛的临证要点按"脏腑阴阳升降－在经（气）、入络（血）－奇经（肾）"这条轴线展开。

1. 胃痛的基本病机是胃气郁滞，胃失和降，"不通则痛"。在病变过程中，各种病理因素可直接导致脾胃升降反常、纳运失调、燥湿不济，而纳运失调和燥湿不济最终可导致中焦气机升降反常，临证治疗应重视调畅气机。

2. 机体感受外邪，饮食不节，七情内伤，伤及于胃，胃气失和，气机郁滞，不通则痛；若素体脾胃虚弱，胃失濡养，不荣则痛，此为疾病发展前期；胃痛日久不愈，病及血分，血行不畅，内生瘀血，阻遏胃络，可见胃痛如针刺，痛处固定，夜间痛甚，舌质见瘀点、瘀斑，舌下脉络迂曲，还可衍生变证，例如瘀阻胃络，阻碍气血正常运行，不能循常道而外溢，可伴见呕血、黑便。大量出血，气随血脱，亡阳厥脱，甚至危及生命，临证治疗应辨证准确，如有久病入络之象，应及早投以活血化瘀之品。

3.《素问·水热穴论》曰："肾者胃之关也。"肾为先天之本，脾胃为后天之本，肾之命门火有温养脾胃之土的作用，肾水亦能滋土，而肾功能的正常发挥也离不开脾胃滋养之功。《脾胃论》中指出："内伤脾胃，百病由生。"胃痛久之不愈，多次发作，脾胃受损，则实证变为虚证，脾胃虚则不能化生充足的精微津液，易发展为脾肾两虚，在脾虚症状的基础上，往往伴随腰膝酸软、畏寒肢冷、五更泻等肾虚症状，临证应重视"久病及肾"，治疗上兼顾脾肾，温肾以健脾之升运，滋肾以助胃之和降。

【预防调护】

本病发病，多与情志不遂、饮食不节有关，故在预防上要重视精神与饮食的调摄。患者要养成有规律的生活与饮食习惯，忌暴饮暴食，饥饱不匀。

胃痛时作者，尤需注意饮食调护，以清淡易消化的食物为宜，避免辛辣刺激、煎炸之品。同时保持乐观的情绪，避免过度劳累与紧张，亦有助于预防胃痛反复。此外，若胃痛衍生变证，如合并呕血或便血等病证者，应绝对卧床休息，紧密观察其神志、肌肤温度等情况，以防病证急变。

【小结】

胃痛，又称胃脘痛，是以上腹胃脘部近心窝处疼痛为主症的病证。病因以外邪犯胃、饮食伤胃、情志不畅和脾胃素虚为主，胃痛的基本病机是胃气郁滞，胃失和降，"不通则痛"。病位在胃，亦与肝、脾两脏有密切关系。胃痛早期由外邪、饮食、情志所伤者，多为实证，治疗以疏肝理气、活血化瘀、清解郁热为主；后期常为脾胃虚弱，治以健脾益胃为主，寒凝则温胃散寒，气阴虚则益气养阴；胃痛久之不愈，往往虚实夹杂，如脾胃虚弱夹湿、夹瘀等，治疗当补虚泻实，重视调畅中焦气机。

【名医经验】

当代治疗胃痛当以疏肝和胃之法最多。情志与五脏的生理活动息息相关，而与肝胃的关系更为密切。国医大师徐景藩临床重视肝胃关系，强调"肝为起病之源，胃为传病之所"，认为慢性胃痛，肝郁气滞证多见，当重视疏肝之法，除柴胡疏肝散外，常参以理气开郁之品。若疼痛局限于胃脘，未及两胁，徐老每以苏梗易柴胡，取得明显疗效。董建华在诊治胃痛过程中善用气血辨证。在 448 例胃痛病案中，用理气药物者达 95% 以上。董老治疗胃痛气分之病，常采用理气通降、泄热通腑、疏肝和胃、通降胆胃等调气之法。可见疏肝和胃之法在胃痛一病中应用广泛，极大提高中医药治疗胃痛的临床疗效。

【古籍摘要】

《素问·至真要大论》："厥阴司天，风淫所胜……民病胃脘当心而痛""太阳之胜，凝栗且至……寒厥入胃，则内生心痛"。

《三因极一病证方论·九痛叙论》："若十二经络外感六淫，则其气闭塞，郁于中焦，气与邪争，发为疼痛，属外所因；若五脏内动，汩以七情，则其气痞结，聚于中脘，气与血搏，发为疼痛，属内所因；饮食劳逸，使脏气不平，痞隔于中，食饮遁疰，变乱肠胃，发为疼痛，属不内外因。"

《景岳全书·心腹痛》："胃脘痛证，多有因食、因寒、因气不顺者……因虫、因火、因痰、因血者……惟食滞、寒滞、气滞者最多，因虫、因火、因痰、因血者，皆能作痛，大多暴痛者多由前三证，渐痛者多由后四证。"

《丹溪心法》："郁而生热，或素有热，虚热相搏，结郁于胃脘而痛，或有食积痰饮；或气与食相郁不散，停结胃口而痛。"

《临证指南医案·胃脘痛》："夫痛则不通，通字须究气血阴阳，便是看诊要旨意""初病在经，久痛入络，以经主气，络主血，则可知其治气治血之当然也。凡气既久阻，血亦应病，循行之脉络自痹，而辛香理气，辛柔和血之法，实为对待必然之理"。

【文献推介】

1. 李军祥.胃痛中医诊疗专家共识意见［J］.中医杂志，2016（1）：87-90.

2. 张万岱，李军祥，陈治水，等.消化性溃疡中西医结合诊疗共识意见（2011年，天津）［J］.中国中西医结合杂志，2012，32（6）：733-737.

3. 陆为民，周晓波，徐丹华，等.徐景藩治疗胃痛验案分析及辨治特色［J］.辽宁中医杂志，2010，37（7）：1368-1370.

4. 杨晋翔.董建华诊治胃痛的学术经验探讨［J］.北京中医药，1991（1）：8-9.

【附一】吐酸

吐酸是指胃中酸水上泛，又称泛酸。若随即咽下称为吞酸，若随即吐出者称为吐酸，可单独出现，但常与胃痛兼见。

《素问·至真要大论》曰，"诸呕吐酸，暴注下迫，皆属于热"，认为本病证多属于热。元·朱丹溪《丹溪心法·吞酸》曰，"吞酸者，湿热郁积于肝而出，伏于肺胃之间"，说明吞酸与肺气有关。明·龚廷贤《寿世保元·吞酸》曰，"夫酸者肝木之味也，由火盛制金，不能平木，则肝木自甚，故为酸也"，说明与肝气有关。清·李用粹《证治汇补·吞酸》曰，"大凡积滞中焦，久郁成热，则木从火化，因而作酸者，酸之热也，若客寒犯胃，顷刻成酸，本无郁热，因寒所化者，酸之寒也"，说明吐酸不仅有热而且亦有寒，并与胃有关。本证有寒热之分，以热证多见。

吐酸属热者，多由肝郁化热，热犯肺胃，肺胃气逆所致，因寒者，多因脾胃虚弱，肝气以强凌弱犯胃而成，但总以肝气横逆、邪犯肺胃、气机失和为基本病机。吐酸的病因、病机与胃痛相同，且常为胃痛的伴随症状，故临床辨证论治可参照胃痛进行。

1. 热证

临床表现：吞酸时作，嗳腐气秽，胃脘闷胀，两胁胀满，时有呛咳，心烦易怒，口干口苦，咽干口渴；舌红，苔黄，脉弦数。

治法：清泄肝火，和胃降逆。

代表方：左金丸。

本方由黄连、吴茱萸组成。热甚者加黄芩、山栀子；反酸明显者加乌贼骨、煅瓦楞子；呛咳、痰多者加瓜蒌、射干、枇杷叶。

2. 寒证

临床表现：吐酸时作，嗳气酸腐，胸脘胀闷，喜唾涎沫，饮食喜热，四肢不温，大便溏泄；舌淡苔白，脉沉迟。

治法：温中散寒，宽胸下气。

代表方：香砂六君子汤。

本方由人参、白术、茯苓、甘草、陈皮、半夏、砂仁、香附组成。胃寒明显者加干姜、吴茱萸；吐涎多者加益智仁、炒苍术；咳嗽者加紫苏子、紫菀。

【附二】嘈杂

嘈杂是指胃中空虚，似饥非饥，似辣非辣，似痛非痛，莫可名状，时作时止的病证。可单独出现，又常与胃痛、吞酸兼见。

本证始于元·朱丹溪《丹溪心法·嘈杂》，其曰："嘈杂，是痰因火动，治痰为先。"又谓："食郁有热。"明·张介宾《景岳全书·嘈杂》云："嘈杂一证，或作或止，其为病也，则腹中空空，若无一物，似饥非饥，似辣非辣，似痛非痛，而胸膈懊恼，莫可名状，或得食而暂止，或食已而复嘈，或兼恶心，而渐见胃脘作痛。"

嘈杂病证常有胃热、胃虚之不同，但作为脾胃系病证常见症状，嘈杂可与胃痛、胃痞等多种病证兼见。临床辨证论治可参照胃痛、胃痞等进行，不必仅拘执于胃热、胃虚证治。

1. 胃热

临床表现：嘈杂而兼恶心吞酸，口渴喜冷，口臭心烦，脘闷痰多，多食易饥，或似饥非饥；舌质红，苔黄干，脉滑数。

治法：清热化痰，降逆和中。

代表方：黄连温胆汤。

本方由半夏、陈皮、茯苓、甘草、枳实、竹茹、黄连、大枣、生姜组成。烧心、反酸明显者加煅瓦楞、乌贼骨；口渴甚者加麦冬、玉竹；口中异味重者加蒲公英、公丁香等。

2. 胃虚

临床表现：嘈杂时作时止，口淡无味，食后脘胀，体倦乏力，不思饮食；舌质淡，脉虚。

治法：益气健脾，调畅气机。

代表方：四君子汤。

本方由人参、白术、茯苓、炙甘草组成。腹胀明显者加炒枳壳、木香、砂仁；大便溏泄加莲子、炒苍术、薏苡仁等；嗳气者加半夏、生姜。

3. 血虚

临床表现：嘈杂而兼面白唇淡，头晕心悸，失眠多梦；舌质淡，脉细弱。

治法：益气养血，健脾和胃。

代表方：归脾汤。

本方由人参、黄芪、白术、茯神、龙眼肉、酸枣仁、木香、炙甘草、当归、远志、生姜、大枣组成。口干者加麦冬、玉竹；呃逆者加半夏、竹茹；畏寒者加干姜、甘松、荜澄茄。

第二节 胃 痞

胃痞，又称痞满，是指以自觉心下痞塞，触之无形，按之柔软，压之无痛为主要症状的病证。临床主要表现为上腹胀满不舒，如延及中下腹部则称为脘腹胀满。西医学中的慢性胃炎、胃下垂和功能性消化不良等属于本病范畴，可参照本节辨证论治。

春秋战国时期，本病始称为"否""否塞""否隔"等，如《素问·五常政大论》云："备化之纪……其令湿，其藏脾……其病否""卑监之纪……其发濡滞，其藏脾……其病留满否塞"，并认为其病因是饮食不节、起居不时和寒气为患等。如《素问·太阴阳明论》云："饮食不节，起居不时者，阴受之。阴受之则入五脏，入五脏则䐜满闭塞。"《素问·异法方宜论》云："脏寒生满病。"《素问·至真要大论》云："太阳之复，厥气上行……心胃生寒，胸膈不利，心痛否满。"

东汉·张仲景《伤寒论》中首见痞满病名，《伤寒论·辨太阳病脉证并治下》云："若心下……但满而不痛者，此为痞，柴胡不中与之，宜半夏泻心汤。"在本条中，张仲景创制半夏泻心汤治疗误下所导致的邪热内陷，脾胃受伤，湿浊壅聚之胃痞，并通过硬痛与否把它与结胸进行了鉴别，同时创诸泻心汤治疗不同类型的胃痞，一直为后世医家所效法。

隋唐至金元时期，医家对胃痞的理解逐渐深刻而具体。隋·巢元方《诸病源候论·诸痞候》在病机病位的角度阐述道，"诸否者，营卫不和，阴阳隔绝，脏腑否塞而不宣，故谓之否""其病之候，但腹内气结胀满，闭塞不通"。金元时期，朱震亨《丹溪心法·痞》则简明云，"痞者与否同，不通泰也"，并与胀满进行了鉴别，"胀满内胀而外亦有形，痞者内觉痞闷，而外无胀急之形也"。至明代，张介宾在《景岳全书·痞满》中更明确地指出："痞者，痞塞不开之谓；满者，胀满不行之谓。盖满则近胀，而痞则不必胀也。"其通过辨证虚实提出不同的治法："凡有邪有滞而痞者，实痞也；无物无滞而痞者，虚痞也。有胀有痛而满者，实满也；无胀无痛而满者，虚满也。实痞实满者，可消可散；虚痞虚满者，非大加温补不可。"此对后世痞满诊治颇有指导意义。

【病因病机】

胃痞的发生主要因感受外邪、内伤饮食、情志失调、体虚久病等，引起营卫不和，气机不畅，或食滞内停，痰湿中阻，或肝郁气滞，横逆犯脾，或运化无力，气机呆滞，进而导致脾胃纳运失职，清阳不升，浊阴不降，升降失司，发为胃痞。

1. 感受外邪 外感寒邪，卫行不畅，气滞于内，或误下伤中，邪气乘虚内陷，结于胃脘，阻塞中焦气机，升降失司，遂成痞满。如《伤寒论·辨太阳病脉证并治下》云："脉浮而紧，而复下之，紧反入里，则作痞，按之自濡，但气痞耳""伤寒大下后，复发汗，心下痞"。

2. 内伤饮食 饮食不节，恣足口欲，纵享冷饮生鲜，嗜食肥甘厚味，贪饮酒浆醪醴，越脾胃运化之权，饮食化积，痰湿内生，气机被阻，而生痞满。《兰室秘藏·中满腹胀》云："或多食寒凉及脾胃久虚之人，胃中寒则胀满，或脏寒生满病。"又曰："亦有膏粱之人，湿热郁于内而成胀满者。"又如《赤水玄珠·痞气门》云："至于酒积杂病，下之太过，亦作痞。"

3. 情志失调 抑郁恼怒，情志不遂，肝气郁滞，失于疏泄，横逆乘脾犯胃，脾胃升降失常，或忧思伤脾，脾气受损，运化不利，胃腑失和，气机不畅，发为痞满。如《景岳全书·痞满》言："怒气暴伤，肝气未平而痞。"《诸病源候论》云："由忧恚气积，或坠堕内损所致。"

4. 体虚久病 先天禀赋不足，素体脾胃气虚，中焦升降无力，或气虚日久渐至阳虚，寒邪伤中，中焦失于温运，或痰湿之邪、肝气郁滞日久化火伤阴，阴津伤则胃失濡养，受纳腐熟无权，而成虚痞。《普济方·虚劳心腹痞满》云："夫虚劳之人，气弱血虚，荣卫不足，复为寒邪所乘，食饮入胃，不能消化，停积于内，故中气痞塞，胃胀不通，故心腹痞满也。"

胃痞的主要病机，概括起来包括外邪、积滞、痰湿、气滞、体虚，既可单独出现，又可相兼为患，致使邪气困阻，脾不升清，胃不降浊，中焦气机壅滞，发为胃痞，即《素问·阴阳应象大论》云，"浊气在上，则生膹胀"。外邪误治，入里伤中；湿邪困脾，暑湿交阻；饮食化积，气滞不行，兼生痰湿，困阻中焦，升降失职，发为胃痞。此外，久病愈后，或禀赋不足，脾胃虚弱，不耐邪扰，气虚运化无力，饮食不消，滞于中焦，而发胃痞。甚则阳虚自寒，触冷即作；阴虚之胃和降失司，阴火上扰，浊气不降，壅滞中焦，而致胃痞。临床上虚实兼夹、寒热错杂更为多见。

本病发病部位在胃，与肝、脾关系密切。胃痞初期，多为实证，因外邪入里，食滞内停，痰湿中阻等诸邪干胃，胃痞的同时可兼有恶寒发热、嗳腐吞酸、纳呆呕恶、身重困倦等相关症状；肝郁气滞，横逆犯胃，还可见胸胁胀满、心烦易怒、口苦咽干等症状。实痞日久，正气日渐消耗，可由实转虚，兼见神疲乏力、少气懒言，甚或四肢不温，按揉觉舒等气虚阳虚之证，或饥不欲食，大便秘结的胃阴虚之证。脾胃虚弱，易招致病邪内侵，形成虚实夹杂、寒热错杂之证。

此外，胃痞日久不愈，可因气血运行不畅，不通则痛，兼见胃痛，或脉络瘀滞，血络损伤，出见吐血、黑便；亦可因津液耗损，痰热内结，瘀浊内阻而生积聚、噎膈等病变，可参考相关章节。

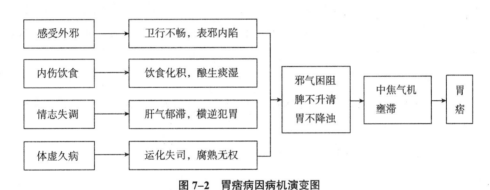

图 7-2　胃痞病因病机演变图

【诊断与鉴别诊断】

（一）诊断

1.临床以胃脘痞塞，满闷不舒为主症，或伴纳呆、早饱、嗳气，并有按之柔软，压之不痛，望无胀形的特点。

2.发病缓慢，时轻时重，反复发作，病程漫长。

3.多由饮食、情志、寒温等因素诱发。

电子胃镜、X 线钡餐检查、B 超、腹部 CT、病理组织活检、幽门螺杆菌检查有助于临床诊断与鉴别诊断。

（二）鉴别诊断

1.聚证　以腹中气聚、攻窜胀痛、时作时止为主症，发作时可见腹部有气聚胀满的表现，但一般扪不到包块。与胃痞鉴别明显。

2.气鼓　以腹部胀大如鼓，中空无物，小便不利为主症，甚或全身肿胀，但按之皮肉不如泥。从病位及表现不难鉴别。

【辨证论治】

（一）实痞

1. 外寒内滞

临床表现：脘腹痞闷，不思饮食，嗳气呕恶，恶寒发热，头痛无汗，身体疼痛，大便溏薄；舌苔薄白或白腻，脉浮紧或濡。

治法：理气和中，疏风散寒。

代表方：香苏散。

本方由苏叶、香附、陈皮、炙甘草组成。若脘痞较甚，痰多苔腻者，加藿香、木香、半夏、砂仁；纳呆食少，加焦三仙、鸡内金、佛手；鼻塞声重，时欲叹息者，加羌活、苍术、紫苏梗、防风；头痛较甚，可加川芎、白芷、细辛。

2. 饮食内停

临床表现：脘腹痞胀，进食尤甚，嗳腐吞酸，恶食呕吐，或大便不调，矢气频作，臭如败卵；舌苔厚腻，脉滑。

治法：消食和胃，行气消痞。

代表方：保和丸。

本方由山楂、神曲、半夏、茯苓、陈皮、连翘、莱菔子组成。若食积较重，加鸡内金、谷芽、麦芽；脘腹胀满，加枳实、厚朴、槟榔；食积化热，大便秘结，加大黄、枳实，或合用枳实导滞丸；脾虚便溏，加白术、扁豆，或合用枳实消痞丸。

3. 痰湿中阻

临床表现：脘腹痞塞不舒，胸膈满闷，头晕目眩，身重困倦，呕恶纳呆，口淡不渴，小便不利；舌苔白厚腻，脉沉滑。

治法：燥湿健脾，化痰理气。

代表方：二陈平胃散。

本方由半夏、茯苓、陈皮、甘草、苍术、厚朴组成。若痰湿盛而胀满甚，加枳实、紫苏梗、桔梗；气逆不降，嗳气不止者，加旋覆花、代赭石、枳实、沉香；痰湿郁久化热而口苦、舌苔黄者，改用黄连温胆汤；嘈杂不舒，苔黄腻，脉滑数，改用大黄黄连泻心汤合连朴饮；兼脾胃虚弱者加党参、白术、砂仁。

4. 寒热错杂

临床表现：心下痞满，纳呆呕恶，嗳气不舒，肠鸣下利；舌淡苔腻，脉濡或滑。

治法：辛开苦降，寒热平调。

代表方：半夏泻心汤。

本方由半夏、黄芩、干姜、人参、黄连、炙甘草、大枣组成。恶心呕吐明显者，加生姜、竹茹、旋覆花；纳呆不食，加鸡内金、谷芽、麦芽；嘈杂不舒，可合用左金丸；舌苔厚腻，可去人参、大枣，加砂仁、枳实、瓜蒌；下利较甚，完谷不化者，重用炙甘草，可配合陈皮、炒白术、茯苓。

5. 肝郁气滞

临床表现：脘腹痞闷，胸胁胀满，心烦易怒，善太息，呕恶嗳气，或吐苦水，大便不爽；舌淡红，苔薄白，脉弦。

治法：疏肝解郁，和胃消痞。

代表方：越鞠丸合枳术丸。

越鞠丸由苍术、香附、川芎、神曲、栀子组成；枳术丸由枳实、白术组成。前方长于疏肝解郁，善解气、血、痰、火、湿、食六郁；后方消补兼施，长于健脾消痞。若气郁明显，胀满较甚者，酌加柴胡、郁金、厚朴等，或加用五磨饮子；郁而化火，口苦而干者，加黄连、黄芩；呕恶明显，加制半夏、生姜；嗳气甚者，加竹茹、沉香。

（二）虚痞

1. 脾胃虚弱

临床表现：脘腹满闷，时轻时重，喜温喜按，纳呆便溏，神疲乏力，少气懒言，语声低微；舌质淡，苔薄白，脉细弱。

治法：补气健脾，升清降浊。

代表方：补中益气汤。

本方由人参、黄芪、白术、炙甘草、当归、陈皮、升麻、柴胡组成。若闷胀较重者，加枳壳、木香、厚朴；四肢不温，便溏泄泻者，加制附子、干姜，或合用理中丸；纳呆厌食者，加砂仁、神曲；舌苔厚腻，湿浊内蕴，加制半夏、茯苓，或改用香砂六君子汤。

2. 胃阴不足

临床表现：脘腹痞闷，嘈杂，饥不欲食，恶心嗳气，口燥咽干，大便秘结；舌红少苔，脉细数。

治法：养阴益胃，调中消痞。

代表方：益胃汤。

本方由沙参、麦冬、生地、玉竹、冰糖组成。若津伤较重者，加石斛、花粉；腹胀较著者，加枳壳、香橼、厚朴花；食滞者加谷芽、麦芽；便秘者，加火麻仁、玄参。

【辨治备要】

（一）辨证要点

1. 辨实痞与虚痞

表 7-1　实痞与虚痞辨别表

	实痞	虚痞
症状特征	因受邪不同，可见嗳腐吞酸，身重困倦，口苦口干，心烦易怒，舌腻，脉滑或弦	脾胃气虚，神疲乏力，面色苍白或黄，舌淡脉弱；脾胃阴虚，饥不欲食，舌红少苔，脉细
易发人群	青壮年	中老年
病情特点	邪去则正安，易得易愈	虚不耐邪扰，容易反复

2. 辨热痞与寒痞　热痞多因饮食、痰湿、气郁阻于胃腑，而阳明热盛，化为热邪，兼见面色潮红、自汗面垢、嗳腐吞酸、口中异味、口干口苦、矢气臭秽、大便秘结或黏腻不爽等症；或胃阴不足，兼见饥不欲食、口干咽燥、形体消瘦等症。治当泻热消痞或养阴。寒痞多因外寒直中，如表寒入里，饮食生冷，寒邪凝滞，困阻脾阳，气机不利，兼见面色㿠白、口润泛恶、形寒肢冷、后背拘紧、大便稀溏等症；或脾阳不足，兼见喜温喜按、神疲乏力、精神不振。治当温中消痞。

3. 辨在经（气）与在络（血）　初得病者，气机不畅，病位表浅，责之在经，或每于情志不畅时加重，嗳气觉舒；失治误治，气滞血瘀，病位入里，络脉瘀阻，舌质紫暗，或见瘀斑瘀点，身体消瘦，甚则聚为有形实邪，产生噎膈等变证。

4. 辨胃痞与腹胀　胃痞病位在胃脘，属上腹部，腹胀病位在中下腹部，若二者同时出现，则称为脘腹胀满。腹胀的病机为腑气不畅，传导失司，故治疗上总以行气消胀为法则，使气下行，通畅腑气。

（二）治法方药

胃痞的基本病机为中焦气机不利，脾胃升降失宜。所以，治疗总以调理脾胃升降，行气除痞消满为基本法则。根据其虚、实分治，实者泻之，虚者补之，虚实夹杂者补消并用，寒热错杂者寒热平调。扶正重在健脾益胃，补中益气，或养阴益胃。驱邪则视具体证候，分别施以消食导滞、除湿化痰、理气解郁、清热除湿之法。

不同治法中，又有相同之法。《临证指南医案·脾胃》云："总之脾胃之病，虚实寒热，宜燥宜润，固当详辨，其于升降二字，尤为紧要。"所以治疗胃痞，应注意"升、降、通、燥"四字的运用。①升指升发脾气，可选荷叶、升麻等。②降是指胃以降为顺，可选枳实、沉香等。③通指六腑以通为用，可选大黄。④燥指燥湿运脾，可选厚朴等。

【临证要点】

1. 胃痞的治疗应重视调畅气机。除健脾益气外，还应注意胃气和降，脾胃虚寒者应重视温中祛寒。土得木而达，肝主疏泄的作用对于胃痞病证的发生、发展具有关键作用。因此，治疗胃痞勿忘调畅肝气。如《血证论·脏腑病机论》云："木之性主于疏泄，食气入胃，全赖肝木之气以疏泄之，而水谷乃化。设肝之清阳不升，则不能疏泄水谷，渗泄中满之证，在所不免。"临证除搭配应用香橼、佛手、玫瑰花等疏肝理气药物外，怡情纾解亦是调畅肝气之必须，对于肝胃不和之胃痛的缓解与预防，有着重要的意义。

2. 久痞虚实夹杂，寒热并见者，治宜温清并用，辛开苦降。胃痛日久，病人常出现胃脘痞满、疲倦纳呆、口苦而干、舌质淡而苔微黄腻等寒热错杂、虚实互见等证候。对此，应效法仲景诸泻心汤法，温清并用，辛开苦降，虚实兼顾。温补辛开可健脾运脾，苦降清泄可解除郁热。辛药多热，苦药多寒，辛热与苦寒药配伍组合，开散升降，通泄降浊，清热而不患寒，散寒而不忧热，相反相成，相激相制，从而平衡阴阳，斡旋气机，开结消痞。

【预防调护】

首先，从病因着手，饮食上注意不能暴饮暴食、嗜食辛辣生冷、醇酒厚味；情绪上尽量保持心平气和，注意调畅情志，减少暴怒忧思；日常生活要慎起居，适寒温，防六淫，适当锻炼，增强体质。对于已患病者，除注意上述几点外，用药上不要过用苦寒之品，以防克伤脾胃之阳，虚弱者不要一味温补，应配合理气之药，使补而不滞，以防滋腻碍胃，加重胃痞，或生他变。

其次，护理时可结合针灸、推拿。选取脾经、胃经、肝经等经上的相关穴位，施以针刺、艾灸、穴位贴敷、烤灯等治疗，以及在耳部行耳穴压豆，或在不同的穴位、部位施以按、柔、推等推拿手法。

【小结】

胃痞是人群常见病，病因以感受外邪、内伤饮食、情志失调、体虚久病为主，病机以营卫不和、食积内停、痰湿内生、气机阻滞、郁久化热、血行不畅、气阴不足为主要演变，病理改变为中焦气机不利，脾胃升降失常。主要表现为胃脘痞塞，满闷不痛，按之柔软无物，外无胀形。病位在胃，与肝、脾等脏腑相关。初病多为实证，久病不愈耗气伤阴而为虚证，临床多为虚实兼夹，寒热错杂。治疗以调和脾胃，行气消痞为基本法则，遵照"虚则补之，实则泻之"的原则，辨证施以理气和中、消食和胃、燥湿健脾、清热化湿、疏肝解郁、益气养阴等治法。本病容易迁延反复，若能注意饮食、情志、起居的调摄，适当体育锻炼，病后坚持积极治疗，一般预后较好。

【名医经验】

当代治疗胃痞在继承历代医家经验的基础上，可从微观角度加以发展。李寿山认为，本病乃虚实兼夹，寒热错杂，清浊相干，中焦气机升降失调所致。故治疗应标本兼顾，虚实同疗，寒热平调，畅达气机为其眼目。同时尚须注意用药法度，切记五忌，即补而勿壅，切忌滞胃；清勿过寒，防伤中阳；温忌辛热，勿耗胃阴；消忌峻伐，莫戕中气；和中有疏，慎用辛燥。若胃镜检查及病理诊断为慢性萎缩性胃炎伴有胃黏膜不典型增生和肠上皮化生者，选加乌梅、鸡内金、薏苡仁、山慈菇、白花蛇舌草、莪术等。胃黏膜充血明显者，重加丹参，酌加连翘。伴有胆汁反流者，选加柴胡、枳壳、郁金、竹茹等。总之，中医的宏观整体辨证与现代科学的微观定性定量局部辨证相结合，对临床研究会大有裨益。这也是中医望诊的延伸。

【古籍摘要】

《金匮要略·腹满寒疝宿食病脉证治》："夫瘦人绕脐痛，必有风冷，谷气不行，而反下之，其气必冲，不冲者，心下则痞。"

《张氏医通·诸气上门》："肥人心下痞闷，内有痰湿也；瘦人心下痞闷，乃郁热在中焦；老人、虚人脾胃虚弱，运转不及。"

《类证治裁·痞满》："伤寒之痞，从外之内，故宜苦泄；杂病之痞，从内之外，故宜辛散""痞虽虚邪，然表气入里，热郁于心胸之分，必用苦寒为泻，辛甘为散，诸泻心汤所以寒热互用也。杂病痞满，亦有寒热虚实之不同""饮食寒凉，伤胃致痞者，温中化滞""有湿热太甚，土乘心下为痞者，分消上下，与湿同治""脾虚失运，食少虚痞者，温补脾元；胃虚气滞而痞者，行气散满""寒热往来，胸胁痞满者，和解半表半里；热郁心胸之分，必用苦寒为泻，辛甘为散"。

【文献推介】

1.凌继荣.黄连温胆汤加减治疗脾胃湿热型痞满证疗效观察［J］.中医临床研究，2011，（1）：46-47.

2.黄开泰.痞满之寒症辨治体会［J］.实用中医药杂志，2003（3）：154-155.

3.黄穗平.中医古籍论痞满证治［J］.新中医，2001（10）：5-7.

NOTE

第三节 呕 吐

呕吐是由于胃失和降、气逆于上，迫使胃内容物从口而出的病证。古代文献将呕与吐进行了区别：有物有声谓之呕，有物无声谓之吐，无物有声谓之干呕。临床呕与吐常同时发生，很难截然分开，故统称为"呕吐"。呕吐可以单独出现，亦可伴见于多种急慢性疾病中。西医学中的急慢性胃炎、幽门梗阻、食源性呕吐、神经性呕吐、十二指肠壅积症等可参考本病证辨证论治。另外，如肠梗阻、急性胰腺炎、急性胆囊炎、尿毒症、颅脑疾病、酸碱平衡失调、电解质紊乱以及一些急性传染病早期，以呕吐为主要临床表现时，亦可参考本病辨证论治，同时结合辨病处理。对于喷射性呕吐应重视查找病因，采取综合诊疗措施。

呕吐病名最早见于《黄帝内经》，并对其发生的原因论述甚详，认为外邪、火热、食滞及肝胆气逆犯胃等均可导致呕吐。如《素问·举痛论》曰："寒气客于肠胃，厥逆上出，故痛而呕也。"《素问·至真要大论》曰："久病而吐者，胃气虚不纳谷也""诸呕吐酸，暴注下迫，皆属于热""诸逆冲上，皆属于火"。《素问·脉解》云："食则呕者，物盛满而上溢，故呕也。"《灵枢·四时气》云："邪在胆，逆在胃，胆液泄，则口苦，胃气逆，则呕苦。"

东汉·张仲景在《金匮要略》中设有"呕吐哕"专篇，根据不同病因、症状而立法遣方，至今仍被临床广泛应用。他还认识到呕吐又是人体排出胃中有害物质的保护性反应，提出某些情况不能止呕的治疗禁忌。如《金匮要略·呕吐哕下利病脉证治》曰："夫呕家有痈脓，不可治呕，脓尽自愈。"唐·孙思邈《备急千金要方·呕吐哕逆》推崇生姜的止呕作用，指出："凡呕者，多食生姜，此是呕家圣药。"元·朱震亨《丹溪心法·呕吐》也指出："大抵呕吐以半夏、橘皮、生姜为主。"

明·张介宾将呕吐分为虚实两大类，《景岳全书·呕吐》云："呕吐一证，最当详辨虚实。实者有邪，去其邪则愈；虚者无邪，则全由胃气之虚也，补其虚则呕吐可止。"这一分法提纲挈领，对后世影响很大。清·叶天士在《临证指南医案》中提出"泄肝安胃"为呕吐治疗纲领，在用药方面强调"以苦辛为主，以酸佐之"，治疗方药丰富。

【病因病机】

胃居中焦，为仓廪之官，主受纳和腐熟水谷，其气下行，以和降为顺。外邪犯胃、饮食不节、情志失调、素体脾胃虚弱等病因，扰动胃腑或胃虚失和，气逆于上则出现呕吐。

1. 外邪犯胃 多由风、寒、暑、湿、秽浊之邪侵犯胃腑，胃失和降，水谷随逆气上出，均可发生呕吐。但由于季节不同，感受的病邪亦不同。如冬春易感风寒，夏秋易感暑湿秽浊。因寒邪最易损耗中阳中气，凝敛气机，扰动胃腑，故寒邪致病者居多。

2. 饮食不节 饱餐过量，暴饮暴食，偏嗜酒辣，过食生冷油腻，可导致食滞不化，物盛满而上溢；或进食馊腐不洁，或误食异物、毒物等，致使清浊混杂，胃失通降，上逆为呕吐；或饮食不节，脾胃受伤，水谷不归正化，变生痰饮，停积胃中，饮邪上逆，则发生呕吐。

3. 情志失调 恼怒伤肝，肝失条达，横逆犯胃，或气郁化火，气机上逆而致呕吐。《景岳全书·呕吐》云："气逆作呕者，多因郁怒，致动肝气，胃受肝邪，所以作呕。"情志抑郁，忧思伤脾，脾失健运，食停难化，胃失和降，亦可发生呕吐。

4. 脾胃虚弱　由于先天禀赋薄弱，脾胃素虚，或病后损伤脾胃，中阳不振，纳运失常，胃气不降则吐；或胃阴不足，胃失润降，不能承受水谷，亦可发生呕吐。《古今医统大全·呕吐哕门》谓："久病而吐者，胃气虚不纳谷也。"

呕吐病位在胃，与肝脾关系密切，其基本病机为胃失和降，胃气上逆。脾主运化，以升为健，与胃互为表里，若脾阳素虚，或饮食所伤，则脾失健运，饮食难化，或水谷不归正化，聚湿为痰为饮，停蓄于胃，胃失和降而为吐。肝主疏泄，有调节脾胃升降的功能，若情志所伤，肝气郁结，或气郁化火，横逆犯胃，胃气上逆，亦可致吐。

呕吐病性之虚实可相互转化与兼夹。如实证呕吐剧烈，津气耗伤，或呕吐不止，饮食水谷不能化生精微，易转为虚证。虚证呕吐复因饮食、外感时邪犯胃，可呈急性发作，表现为标实之证。临床上须详加辨别。

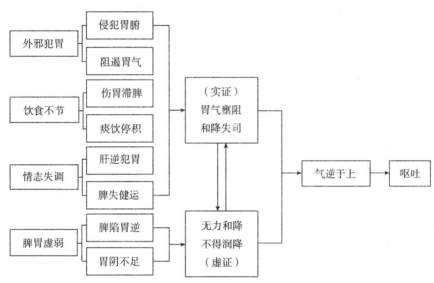

图 7-3　呕吐病因病机演变图

【诊断与鉴别诊断】

（一）诊断

1. 临床以饮食、痰涎、水液等胃内容物从胃中上涌，自口而出为主症，也有干呕无物者。

2. 常兼有脘腹疼痛或胀满不适，恶心纳呆，泛酸嘈杂，腹泻等症。

3. 体格检查依据疾病不同，可出现上腹部或中上腹压痛阳性，胃肠型、蠕动波及震水音，肠鸣音亢进或减弱等体征。

4. 起病或缓或急，常先有恶心欲吐之感，多由饮食、情志、寒温不适，闻及不良气味等因素而诱发，也有由服用化学药物、误食毒物所致者。

上消化道造影、电子胃十二指肠镜检查、呕吐物的实验室检查、颅脑 CT 或 MRI 等，有助于不同疾病的诊断。

（二）鉴别诊断

1. 反胃　因脾胃虚寒，胃中无火，难于腐熟，食入不化所致。以朝食暮吐，暮食朝吐，终致完谷尽吐出而始感舒畅为主症。

2. 噎膈　因气、痰、瘀交结，阻隔于食管所致。以进食哽噎不顺或食不得入，或食入即吐，甚则因噎废食为特征。病程较长，治疗困难，预后不良。

3. 关格 以小便不通与呕吐并见为临床特征，病机为脾肾衰惫，气化不利，湿浊毒邪内蕴三焦。本病病程较长，病情危重，治疗困难，预后极差。

4. 霍乱 以猝然发作上吐下泻，吐泻物为米泔水样，腹痛或不痛为主症，本病病位在肠腑，一般发病急，病程短，病情较重，且具有很强的传染性，若治疗不及时，预后欠佳。

【辨证论治】

1. 外邪犯胃

临床表现：突然呕吐，频频泛恶，胸脘痞闷，或心中懊恼，伴有恶寒发热，头身疼痛；舌苔白腻，脉濡。

治法：疏邪解表，化浊和中，降逆止呕。

代表方：藿香正气散。

本方由藿香、厚朴、苏叶、陈皮、大腹皮、白芷、茯苓、白术、半夏曲、桔梗、甘草、生姜、大枣组成。若暑湿犯胃者，可用新加香薷饮。秽浊犯胃者，可用玉枢丹吞服。若见壮热口渴，便秘尿赤者，可加黄芩、黄连、栀子。

2. 饮食停滞

临床表现：呕吐酸腐量多，或吐出未消化的食物，嗳气厌食，脘腹胀满，得食更甚，吐后反快，大便秘结或溏泄，气味臭秽；舌苔厚腻，脉滑实有力。

治法：消食化滞，和胃降逆。

代表方：保和丸。

本方由山楂、神曲、半夏、茯苓、陈皮、连翘、莱菔子组成。若因肉食而吐者，重用山楂；因米食而吐者，加谷芽；因面食而吐者，重用莱菔子，加麦芽；因酒食而吐者，加蔻仁、葛花，重用神曲；因食鱼、蟹而吐者，加苏叶、生姜；因豆制品而吐者，加生萝卜汁。

3. 痰饮内阻

临床表现：呕吐物多为清水痰涎，或胃部如囊裹水，胸脘痞闷，纳食不佳，头眩，心悸，或逐渐消瘦，或呕而肠鸣；舌苔白滑而腻，脉沉弦滑。

治法：温化痰饮，和胃降逆。

代表方：小半夏汤合苓桂术甘汤。

小半夏汤由半夏、生姜组成；苓桂术甘汤由茯苓、白术、桂枝、甘草组成。前方以和胃降逆为主；后方则以温阳化饮为主。脘腹胀满，舌苔厚腻者，可加苍术、厚朴；脘闷不食者，加白蔻仁、砂仁；胸膈烦闷、口苦、失眠、恶心、呕吐者，可去桂枝，加黄连、陈皮。

4. 肝气犯胃

临床表现：呕吐吞酸，或干呕泛恶，脘胁胀痛，烦闷不舒，嗳气频频，每因情志不遂而发作或加重；舌边红，苔薄腻或微黄，脉弦。

治法：疏肝和胃，降逆止呕。

代表方：四七汤。

本方由半夏、厚朴、茯苓、苏叶、生姜、大枣组成。若胸胁胀满疼痛较甚，加川楝子、郁金、香附、柴胡；若呕吐酸水，心烦口渴，可加山栀子、黄连等；若兼见胸胁刺痛，或呕吐不止，诸药无效，舌有瘀斑者，可酌加桃仁、红花。

5. 脾胃虚寒

临床表现：饮食稍多即欲呕吐，时发时止，食入难化，胸脘痞闷，不思饮食，面色㿠白，倦怠乏力，四肢不温，口干不欲饮或喜热饮，大便稀溏；舌质淡，苔薄白，脉濡弱或沉。

治法：温中健脾，和胃降逆。

代表方：理中丸。

本方由人参、白术、干姜、甘草组成。若呕吐较甚，加砂仁、半夏；若呕吐清水不止，可加吴茱萸、生姜；若久呕不止，呕吐之物完谷不化，汗出肢冷，腰膝酸软，舌质淡胖，可加制附子、肉桂等。

6. 胃阴亏虚

临床表现：呕吐反复发作，或时作干呕，恶心，胃中嘈杂，似饥而不欲食，口燥咽干；舌红少津，苔少，脉细数。

治法：滋养胃阴，和胃降逆。

代表方：麦门冬汤。

本方由人参、麦冬、半夏、粳米、大枣、甘草组成。若呕吐较剧者，可加竹茹、枇杷叶；若口干、舌红，热甚者，可加黄连；大便干结者，加瓜蒌仁、郁李仁、火麻仁；伴倦怠乏力，纳差舌淡，加太子参、山药、薏苡仁。

【辨治备要】

（一）辨证要点

本病的辨证当以虚实为纲。

如病程短，来势急，呕出物较多，多偏于邪实，治疗较易，治疗及时则预后良好。属实者应进一步辨别外感、食滞、痰饮及气火的不同。若发病较急，伴有表证者，属于外邪犯胃；呕吐酸腐量多，气味难闻者，为宿食留胃；呕吐清水痰涎，胃脘如囊裹水者，属痰饮内停；呕吐泛酸，抑郁善怒者，则多属肝气郁结；呕吐苦水者，多因胆热犯胃。惟痰饮与肝气犯胃之呕吐，易于复发。

若病程较长，来势徐缓，吐出物较少，伴有倦怠乏力等症者，多属虚证。属于虚证者当辨别脾胃气虚、脾胃虚寒和胃阴不足之区别。若反复发作，纳多即吐者，属脾胃虚弱，失于受纳；干呕嘈杂，或伴有口干、似饥不欲饮食者，为胃阴不足。

呕吐日久，病情可由实转虚，或虚实夹杂，病程较长，且易反复发作，较为难治。如久病、大病之中出现呕吐不止，食不能入，面色㿠白，肢厥不回，或为滑泄，脉细微欲绝，此为阴损及阳，脾胃之气衰败，真元欲脱之危证，易变生他证，或致阴竭阳亡。

（二）治法方药

呕吐以和胃降逆止呕为基本治法，但尚需结合标本虚实进行辨治。属实者，重在祛邪，分别施以解表、消食、化痰、理气之法，以求邪去胃安呕止之效。虚者重在扶正，分别以益气、温阳、养阴之法，以求正复胃和呕止之功。属虚实夹杂者，应适当兼顾治之。在辨证的基础上，合理使用和胃降逆药物，以芳香醒脾之剂为宜，药如半夏、生姜、苏梗、黄连、砂仁、丁香、旋覆花、代赭石等。历代医家认为降逆止呕中，以半夏、代赭石效力最著。而于辛开苦降一法中，生姜味辛，黄连味苦，为该治法中具有代表性的药物，值得参用。避免使用臭浊味厚之品，服药也应少量频服，并根据病情采取热服或冷服，或加入少量生姜或姜汁，以免格拒难下。

如暑热犯胃，症见壮热口渴，烦躁不安，口干舌燥，神乱不眠，便秘尿赤，脉象洪数，治宜降火止呕，可用黄连解毒汤加减。饮食停滞，若胃中积热上冲，症见食已即吐，口臭而渴，舌苔黄，脉数，治宜清胃降逆，可用竹茹汤加减。如变生阳明腑实证，症见呕吐，腹胀拒按，大便秘结，伴发热，苔黄腻，为食积与湿热交阻，治宜导滞通腑，兼以清热利湿，可用枳实导滞丸加减。痰饮内阻蒙蔽清阳，症见眩晕较甚，呕吐频作，舌苔白腻，脉濡滑，治宜燥湿祛痰、健脾和胃，可用半夏白术天麻汤加代赭石以镇逆。若痰郁化热，症见眩晕，胸膈烦闷，口苦，失眠，恶心呕吐，舌苔黄腻，脉弦滑者，治宜化痰泄热，和胃止呕，可用黄连温胆汤加减。肝气犯胃日久气郁化火，症见呕吐酸水，心烦口渴，治宜清肝和胃，辛开苦降，可用左金丸加柴胡、青皮、郁金、栀子、黄芩之属。若气郁化火致腑气不通，症见呕吐，口苦，嘈杂，大便秘结，治宜通腑降浊，可用调胃承气汤加减。若郁火伤阴症见呕吐，口燥咽干，胃中灼热，舌红少苔者，治宜清热养阴降逆，可用沙参麦冬汤加减。若气滞日久，瘀血内结，症见呕吐，胸胁刺痛，或呕吐不止，舌质暗红，或有瘀斑、瘀点，脉弦或涩，治宜疏肝理气，活血化瘀，可用血府逐瘀汤加减。若脾胃虚弱致中气大亏，症见呕吐，气短懒言，体倦乏力，脉虚弱，治宜补中益气，可用补中益气汤加减。若脾胃阳虚病深及肾，肾阳亦虚，可见呕吐，完谷不化，汗出肢冷，腰膝酸软，舌质淡胖，脉沉细，治宜温补脾肾之阳，可用附子理中汤加肉桂、吴茱萸等。若胃阴亏虚较甚者，症见口干，大便燥结，舌红无苔，舌有裂纹，甚或为镜面舌者，治疗当以甘寒养胃，用益胃汤加石斛、竹茹、知母、天花粉。

另外，合理运用下法。若呕吐属虚者，下之更有"虚虚"之弊。但下法又非所有呕吐之禁忌。胃与肠相连，胃主受纳，肠主传导，若呕吐因于胃肠实热，又兼大便秘结者，应及时使用下法，通其大便可折其上逆之势。大黄不但是通腑主药，亦是降胃良药，故《金匮要略·呕吐哕下利病脉证治》有"食已即吐者，大黄甘草汤主之"的记载。

【临证要点】

1. 注意区别不同疾病所致的呕吐。呕吐最常见于消化系统疾病，如急性胃炎、慢性胃炎急性发作、急性胃肠炎、各种原因的幽门梗阻、肠系膜上动脉综合征、肠梗阻、病毒性肝炎等。其次，呕吐可见于神经系统病变，如颅脑外伤、各种脑炎、脑膜炎、脑部肿瘤等，神经性呕吐主要由于颅内压升高所致，呕吐多呈喷射样，伴有头痛等其他症状。妊娠呕吐约见于半数的孕妇，多发生于妊娠期5～6周，一般可持续数周后消失。其他，如放射性呕吐、化学药物所致呕吐、神经官能症性呕吐等。在临床上当详细询问病史，根据相关辅助检查鉴别诊断。剧烈呕吐或顽固性呕吐日久，多伤津耗液，甚至引起气随津脱等变证，应积极采取纠正脱水，调整水、电解质平衡等措施，防治变证。由于呕吐可涉及多种疾病，在辨证论治的同时，应结合辨病，明确发病原因，对因治疗以消除致呕之源。相关病证的辨证论治请参见相关章节。

2. 临证时应当注意不可见呕止呕，见吐止吐。呕吐既是病态，又是人体祛除病邪的一种保护性反应，吐法又为八法之一，如遇饮食腐秽，停饮积痰，或误吞毒物，邪停上脘，欲吐不能或吐而未净者，不应止吐，当因势利导，给予探吐以祛除病邪。

【预防调护】

饮食失调是导致呕吐最常见的原因，因此要养成良好的饮食习惯，不暴饮暴食，不食变质腐秽食物；脾胃素虚者勿过食生冷、肥甘厚腻等食品；胃中有热者忌食辛辣、香燥之品。保持心情舒畅，避免精神刺激，对肝气犯胃者尤当注意。嘱患者适当体育锻炼以增强体质。

呕吐患者应少食多餐，以清淡流质或半流质饮食为主，并注意营养的均衡。忌食肥甘厚腻、生冷粗硬、腥膻异味及辛辣刺激之品，必要时禁食。对呕吐不止的患者，应卧床休息，加强护理，密切观察患者病情变化。重症、昏迷或体力差的患者要侧卧，防止呕吐物进入气道。吐后用温水漱口，清洁口腔。在选药方面，凡是具有腥恶气味者，均非治呕所宜，否则随服随吐，重伤胃气，病情加重。服药应以少量频服为佳，以减少胃之负担，使之逐渐得到药力，并可根据患者之喜恶，或热饮或冷饮，以免格拒难下，逆而复出。应注意做好情志调护，对情志抑郁或易怒患者可予以必要的心理疏导。

【小结】

呕吐是由于胃失和降、气逆于上，迫使胃内容物从口而出的病证，可出现在许多疾病的过程中。临床辨证以虚实为纲。实证多见于外邪犯胃、饮食停滞、肝气犯胃、痰饮内阻，前两者所致多表现为突然发病，后两者则反复发作。虚证多见于脾胃气虚、脾胃阳虚及胃阴不足，多见呕吐时作时止，伴有恶寒怕冷，或口舌干燥，或倦怠乏力等不同症状。虚实之间常可相互转化或相互兼夹。治疗呕吐，当以和胃降逆为原则，但须根据虚实不同情况分别处理。一般暴病呕吐多属邪实，治宜祛邪为主；久病呕吐多属正虚，治宜扶正为主。一般实证易治，虚证及虚实夹杂者，病程长，且易反复发作，较为难治。

【名医经验】

当代治疗呕吐的临床经验以和胃降逆为主。国医大师方和谦治疗脾胃系疾病强调胃气以下行为顺，脾气以上升为和，脾升则水谷之精得以输布，胃降则水谷之糟粕得以下行。方老诊治呕吐病人，首分虚实，实者祛其邪，虚者培其中；虚中有实者，先祛邪再培中；虚而难以受药者，先顾元气。他认为若因脾胃禀赋不足，后天调养欠佳，导致脾胃气虚，气损及阳，致中阳不振，胃阳不足，无腐熟之力，而使胃中浊阴上泛，食后易呕，日久纳谷失常，水谷精微无以化生。针对虚呕，属中阳不足，升降失调所致者，善用吴茱萸汤加减。此外，方老一向重视"保胃气，存津液"，呕吐之后，施以健脾和胃的四君子汤化裁，培补中元，以养后天。

国医大师李士懋善用连苏饮治疗湿热型或胃热型呕吐。呕吐的原因很多，非皆连苏饮所宜，此呕吐乃胃中郁热所致。临证当有胸脘痞满、口苦咽干、烦躁不寐、舌红、苔黄、脉沉而数等表现；若夹湿浊，则苔当黄腻，脉当沉数而濡，伴头沉身困等症。临床见呕吐而兼此舌脉者，无论外感致肺胃不和、内伤致气郁化火，还是胎热上攻，胃气上逆，均可诊为胃中郁热，以连苏饮主之。若无呕吐，仅见胸脘满闷、嗳气吞酸、烦躁不眠等症，属胃中郁热、肺胃不和者，亦可予连苏饮治之。李老强调，采用开水冲泡之法，乃取"治上焦如羽，非轻不举"之意。

清初名医傅山在《傅青主男女科》中则提出呕吐病在脾胃，根本在心肾的脏腑相关、五行相生学说，从心、肾论治，遣方施药，效验卓著。傅山在男科呕吐门首列脾胃证辨，根据脾肾和心胃脏腑相关、五行相生学说论述补脾胃，强调治脾胃关键在于治心肾，谓"殊不知胃之虚寒责之心，脾之虚寒责之肾，不可不辨也"。此学说的建立奠定了傅山从心肾论治呕吐大法的理论基础。

【古籍摘要】

《金匮要略·呕吐哕下利病脉证治》："呕而胸满者，茱萸汤主之""呕而肠鸣，心下痞者，半夏泻心汤主之""诸呕吐，谷不得下者，小半夏汤主之""食已即吐者，大黄甘草汤主之"。

《三因极一病证方论·呕吐叙论》："病者胃中寒，心下澹澹，四肢厥冷，食即呕吐，名曰寒呕，或因伤食多，致伤胃气，或因病曾经汗下，致胃气虚冷之所为也。"

《医学正传·呕吐》："外有伤寒，阳明实热太甚而吐逆者；有内伤饮食，填塞太阴，以致胃气不得宣通而吐者；有胃热而吐者；有胃寒而吐者；有久病气虚，胃气衰甚，闻谷气则呕哕者；有脾湿太甚，不能运化精微，致清痰留饮郁滞上中二焦，时时恶心吐清水者。宜各以类推而治之，不可执一见也。"

《景岳全书·呕吐》："呕吐一证，最当详辨虚实。实者有邪，去其邪则愈；虚者无邪，则全由胃气之虚也。所谓邪者，或暴伤寒凉，或暴伤饮食，或因胃火上冲，或因肝气内逆，或以痰饮水气聚于胸中，或以表邪传里，聚于少阳阳明之间，皆有呕证，此皆呕之实邪也。所谓虚者，或其本无内伤，又无外感，而常为呕吐者，此既无邪，必胃虚也，或遇微寒，或遇微劳，或遇饮食少有不调，或肝气微逆即为呕吐者，总胃虚也。"

《临证指南医案·呕吐》华岫云按："今观先生之治法，以泄肝安胃为纲领。用药以苦辛为主，以酸佐之。如肝犯胃而胃阳不衰有火者，泄肝用芩、连、楝之苦寒。如胃阳衰者，稍减苦寒，用苦辛酸热，此其大旨也。若肝阴胃汁皆虚，肝风扰胃呕吐者，则以柔剂滋液养胃，息风镇逆。若胃阳虚，浊阴上逆者，用辛热通之，微佐苦降。若但中阳虚，而肝木不甚亢者，专理胃阳，或稍佐椒、梅。若因呕伤，寒郁化热，劫灼胃津，则用温胆汤加减。若久呕延及肝肾皆虚，冲气上逆者，用温通柔润之补下焦主治。若热邪内结，则用泻心法。若肝火冲逆伤肺，则用养金制木，滋水制火。"

【文献推介】

1. 中华中医药学会. 中医内科常见病诊疗指南中医病证部分［M］. 北京. 中国中医药出版社，2008：69-71.

2. 董颖，张翼宙. 五脏辨证论治呕吐［J］. 江西中医药大学学报，2014，26（1）：22-24.

3. 王晓杨. 中医治疗化疗后恶心呕吐研究进展［J］. 亚太传统医药，2015，11（17）：52-55.

4. 中华中医药学会脾胃病分会. 胃食管反流病中医诊疗共识意见（2009，深圳）［J］. 中医杂志，2010，51（9）：844-847.

第四节 噎膈

噎膈是由于食管干涩或食管狭窄导致吞咽食物哽噎不顺，饮食难下，或食而复出的疾患。噎即噎塞，指吞咽之时哽噎不顺；膈为格拒，指饮食不下。噎虽可单独出现，而又每为膈的前驱表现，故临床往往以噎膈并称。根据噎膈的临床表现，西医学中的食管癌、贲门癌、贲门痉挛、食管－贲门失弛缓症、食管憩室、食管炎、胃食管反流病、食管狭窄等，均可参照本节内容辨证论治。

膈之名，首见于《黄帝内经》。《素问·阴阳别论》云："三阳结，谓之隔。"《素问·通评虚实论》云："隔塞闭绝，上下不通，则暴忧之病也。"这些论述对后人探讨噎膈的病因病机、立法处方启迪很大。

隋·巢元方《诸病源候论》将噎膈分为气、忧、食、劳、思五噎和忧、恚、气、寒、热五膈，指出精神因素对本病的影响甚大。宋·严用和《济生方·五噎五膈论治》认为："阳气先结，阴气后乱，阴阳不和，脏腑生病，结于胸膈，则成膈气，留于咽嗌，则成五噎。"其同时提出了"调顺阴阳，化痰下气"的治疗原则。元·朱丹溪《脉因证治·噎膈》云："血液俱耗，胃脘亦槁，在上近咽之下……名之曰噎。其槁在下，与胃为近……名之曰膈。"其提出"润养津血，降火散结"的治法，侧重以润为通。

明·张介宾对噎膈进行了较为全面的论述，指出噎膈与反胃是两个不同的病证，认为脾主运化，肾为化生之本，运化失职，精血枯涸为噎膈病机所在，从而提出温脾滋肾之治疗大法。清·叶天士在《临证指南医案·噎膈反胃》中指出"脘管窄隘"为本病的主要病机，这一观点对现在的临床治疗仍具有重要意义。

近代张锡纯《医学衷中参西录·论胃病噎膈（即胃癌）治法及反胃治法》认为，噎膈"不论何因，其贲门积有瘀血者十之七八"，强调活血化瘀在治疗中的重要性，并指出预后与"瘀血之根蒂未净，是以有再发之"有关。

【病因病机】

噎膈主要与七情内伤、酒食不节、久病年老有关，致气、痰、瘀交阻，津气耗伤、胃失通降而成。

1. 情志失调　恼怒伤肝，肝失条达，忧思过度，脾伤气结，均可导致气滞、血瘀。

2. 饮食不节　嗜酒无度，过食肥甘，恣食辛辣，损伤脾胃，脾阳亏虚，健运失职，水湿内停，聚湿生痰，痰气交阻或痰瘀互结，可使食管狭窄，胃失通降。

3. 年老体弱　年老肾虚或他病日久耗伤精血，不能濡养咽嗌；若阴损及阳，肾阴亏虚累及肾阳，肾阳亏虚不能温运脾土，温煦失职，气不化津，津液干涸失濡，而成为噎膈。

本病病位在食管，属胃所主，与肝、脾、肾密切相关，其基本病机为气、痰、瘀交结，阻隔食管、胃脘所致。

本病初期，以痰气交阻于食管和胃为主，病情较轻，多属实证，继则瘀血内结，痰、气、瘀三者交结，进而化火伤阴，或痰瘀生热，伤阴耗液，则病情由轻转重。病之晚期，阴津日益枯槁，胃腑失其濡养，或阴损及阳，脾肾阳气衰败，而致气虚阳微，不能蒸津、化津、运津，痰气瘀结益甚，发展成为虚实夹杂之候。

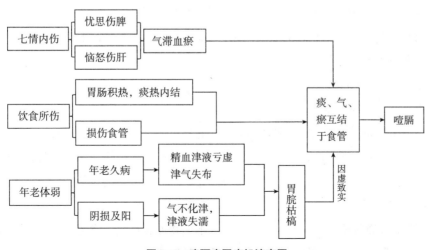

图7-4　噎膈病因病机演变图

【诊断与鉴别诊断】

（一）诊断

1.轻症患者主要为胸骨后不适、烧灼感或疼痛，食物通过有滞留感或轻度梗阻感，咽部干燥或有异物感。重症患者见持续性、进行性吞咽困难，咽下梗阻，食入即吐，吐出黏液或白色泡沫黏痰，严重时伴有胸骨后或背部肩胛区持续性钝痛，进行性消瘦。

2.常伴有胃脘不适、胸膈疼痛，甚则形体消瘦、肌肤甲错、精神疲惫等。

3.患者常有情志不畅、酒食不节、年老体弱、进食霉变食物等病史。

4.体格检查轻症患者一般无明显阳性体征；病程较久者可出现消瘦、上腹部压痛等非特异性阳性体征。

上消化道造影检查、内窥镜及病理组织学检查、食管脱落细胞检查及胸部 CT 或 MRI 等有助于病变的诊断。

（二）鉴别诊断

1.反胃 因脾胃虚寒，胃中无火，难于腐熟食入之谷物，以朝食暮吐，暮食朝吐，终致完谷尽吐出而始感舒畅为主症。本病病位在胃脘部，病情较轻，预后良好。

2.梅核气 以自觉咽中有异物感，吐之不出，咽之不下，但饮食咽下顺利，无噎塞感为主症。因气逆痰阻结于咽部，是为无形之邪。如《证治汇补·噎膈》云："梅核气者，痰气窒塞于咽喉之间，咯之不出，咽之不下，状如梅核。"

【辨证论治】

1.痰气交阻

临床表现：吞咽梗阻，胸膈痞满，或疼痛，情志抑郁时加重，嗳气呃逆，呕吐痰涎，口干咽燥，大便秘结；舌质红，苔薄腻，脉弦滑。

治法：开郁化痰，润燥降气。

代表方：启膈散。

本方由丹参、沙参、川贝母、茯苓、郁金、荷叶蒂、砂仁壳、杵头糠组成。嗳气呕吐明显者，加旋覆花、代赭石；泛吐痰涎甚多者，加半夏、陈皮，或含化玉枢丹；大便不通，加生大黄、莱菔子；若心烦口渴，气郁化火者，加山豆根、栀子。

2.津亏热结

临床表现：吞咽梗涩而痛，食入即复出，甚则水饮难进，心烦口干，胃脘灼热，五心烦热，形体消瘦，皮肤干燥，小便短赤，大便干结如羊粪；舌质光红，干燥少津，脉细数。

治法：滋阴清热，润燥生津。

代表方：沙参麦冬汤。

本方由沙参、麦冬、玉竹、天花粉、生扁豆、冬桑叶、生甘草组成。胃火偏盛者，加栀子、黄连；肠腑失润，大便干结，坚如羊矢者，宜加火麻仁、全瓜蒌；热盛阴伤者，症见烦渴咽燥，噎食难下，或食入即吐，吐物酸热，苔黄燥，舌质红而少津，脉大有力等，可改用竹叶石膏汤加大黄。

3.瘀血内结

临床表现：饮食梗阻难下，食不能下，甚或呕出物如赤豆汁，或便血，胸膈疼痛，固定不移，面色晦暗，肌肤甲错，形体羸瘦；舌质紫暗，脉细涩。

治法：破结行瘀，滋阴养血。

代表方：通幽汤。

本方由生地、熟地、当归、桃仁、红花、升麻、炙甘草组成。瘀阻显著者，酌加三棱、莪术、炙穿山甲；呕吐较甚，痰涎较多者，加海蛤粉、法半夏、瓜蒌；呕吐物赤如豆汁者，可另服云南白药。

4.气虚阳微

临床表现：吞咽受阻，饮食不下，泛吐涎沫，面浮足肿，面色㿠白，形寒气短，精神疲惫，腹胀便溏；舌质淡，苔白，脉细弱。

治法：温补脾肾。

代表方：补气运脾汤。

本方由黄芪、人参、白术、茯苓、甘草、陈皮、砂仁、半夏曲、生姜、大枣组成。若中阳不足，痰凝瘀阻，可用理中汤加姜汁、竹沥；胃虚气逆，呕吐不止者，可加旋覆花、代赭石；阳伤及阴，口干咽燥，形体消瘦，大便干燥者，可加石斛、麦冬、沙参；泛吐白沫，加吴茱萸、丁香、白蔻仁；肾阳虚明显者，可用右归丸或加附子、肉桂、鹿角胶、肉苁蓉。

【辨治备要】

（一）辨证要点

1.辨病性的虚实 病之初期，多以实证为主，有情志失调和饮食不节之别。久病多为本虚标实，虚中夹实之证。本虚与脾肾亏虚，津液枯槁，不能濡养有关；标实为气滞、痰凝、血瘀阻于食管和胃，致使哽噎不顺，格塞难下或食而复出。

2.辨病邪的偏重 大凡由忧思恼怒等引起，出现吞咽之时哽噎不顺，胸胁胀痛，情志抑郁时加重，属气郁；如有吞咽困难，胸膈痞满，呕吐痰涎，属痰湿；若饮食梗阻难下，胸膈疼痛，固定不移，面色晦暗，肌肤甲错者，属血瘀。

3.辨病变的预后 若病情始终停留在噎证的阶段，不向膈证发展，一般预后尚好。由噎转膈者按其病发展快慢之不同，其发展快而治疗效果差，可在较短时间危及生命。如病情发展慢而治疗见效者，可延缓生命，少数患者，可达到临床治愈。古代文献对本病危重证候皆有描述。如《景岳全书·噎膈》谓："凡年高患此者多不可治，以血气虚败故也。粪如羊矢者不可治，大肠无血也。吐痰如蟹沫者不可治，脾气败也。腹中疼痛，杂如刀割者不可治，营虚之极，血竭于中也。"

（二）治法方药

噎膈初期重在治标，宜理气、消瘀、化痰、降火为主；后期重在治本，宜滋阴润燥，或补气温阳为法。噎膈为病渐积而成，阴津亏耗为本，即使病处初期亦需顾护阴津。后期津液枯槁，阴血亏损，法当滋阴补血，可选沙参、麦冬、玉竹等，少用生地、熟地之辈，并配合白术、木香、砂仁健脾益气，以防腻胃碍气。若胃气一绝，则诸药罔投。

痰气交阻证若兼脾胃虚弱者，症见胸膈痞满，情志抑郁时加重，嗳气呃逆，呕吐痰涎者，可用木香顺气散。若痰热郁结，症见吞咽梗阻，胸脘痞闷，按之疼痛，舌苔黄腻，脉滑而数等，治宜清化痰热，方拟小陷胸汤。若痰瘀互结，症见吞咽困难，泛吐黏痰，胸背疼痛，固定不移，形体消瘦，舌质紫暗等，治宜化痰软坚，活血散瘀，方拟桃红饮加川贝、昆布、海藻等以助化痰软坚之力。瘀血内结症见吞咽困难，胸膈胀痛或刺痛，痛处固定或痛引两胁，嗳气不舒或食入即吐，舌质紫暗，脉弦涩，治宜疏肝理气，活血化瘀，方用血府逐瘀汤。若血瘀津枯症见食入即吐，饮水不下，大便干结，咽喉干燥，胸膈刺痛，舌红少津，或舌色青紫，脉细涩等，治宜活血消瘀，养阴润燥，方以桃红四物汤去川芎，加沙参、麦冬、石斛。若中气不足症见噎食不下，肢体倦怠，动则气喘，脉大无力，舌淡苔薄等，治宜健脾益气，方拟补中益气汤。若脾虚血亏症见胸脘膈塞，饮食不下，面色萎黄，心悸不寐，舌淡苔白，脉沉细等，治宜健脾补血，方拟归脾汤。对于气虚阳微证，临床需强调气虚不一定阳微，气阴两虚均可见到，要注意灵活运用。

【临证要点】

1. 噎膈之病，症状表现与西医的食管癌、贲门癌相似，但二者不能完全等同。因噎膈是根据症状命名的，故噎膈的范围广，病机复杂，多兼有顽痰、瘀血、气滞、热郁诸多因素，少有单一证型，应及早做相关检查，明确疾病的性质，在治疗时应通权达变，灵活遣方用药。而食管癌、贲门癌是根据局部病理命名的，临床表现虽类似于噎膈，但只是噎膈范畴中的一个西医病名，故食管癌、贲门癌的范围较窄，属于恶性肿瘤，早期无转移及严重并发症，应积极采用手术治疗，配合中药益气扶正、化痰活血、解毒散结。食管 - 贲门失弛缓症则属于功能性疾病，食管炎、贲门炎属于炎症性疾病，这三种疾病性质不同，治疗方法不同，预后转归也不同，应把握病性，采用相应的治疗方法，以提高临床疗效。

2. 祛邪应重痰瘀气热毒结。噎膈之病病机复杂，多兼有瘀血、顽痰、气滞、热郁诸多因素，阻碍胃气，单一证型出现的机会很少，所以在治疗时应统筹兼顾。若久病瘀血在络，化瘀用三棱、莪术、桃仁、红花，宜配合虫类药物搜络祛邪，方中可加用全蝎、蜂房、蜈蚣、壁虎等，搜剔削坚，散结避恶解毒。若顽痰凝结，宜咸味药，可加用海藻、昆布、海蛤壳、瓦楞子等以化痰消积。若气机阻滞，胸膈痞满者，可加用枳实、厚朴、柿蒂、刀豆子等开胸顺气，降逆和胃。若津伤热结者，可加白花蛇舌草、山慈菇、半枝莲、山豆根、白英等清热解毒、和胃降逆。

【预防调护】

要养成良好的饮食习惯，戒烟酒，避免进食烫食、吃饭太快、咀嚼不足及喜食酸菜和泡菜等。避免食用发霉的食物，注意饮水来源。加强营养，多食新鲜水果。避免经常性的情志刺激，如忧思恚怒，以防气血的郁滞和痰浊的滋生，适当体育锻炼，增强体质。

结合现代检查手段，做到早期诊断、早期治疗。及时治疗食管慢性疾病，如食管炎、食管溃疡等，防止癌变。加强护理，嘱患者每餐进食后，可喝少量的温开水或淡盐水，以冲淡食管内积存的食物和黏液，预防食管黏膜损伤和水肿。饮食宜清淡，易消化，避免辛辣刺激性食品，戒烟酒。做好心理护理工作，帮助病人克服悲观、紧张、恐惧等不良情绪，关心帮助患者树立信心和勇气，积极配合治疗。嘱患者保持心情舒畅，病后适当锻炼身体，增强体质，有助于尽早康复。

【小结】

噎膈之病以吞咽困难，甚则食而复出为主要表现。病因虽有多端，但主要责之于情志内伤、酒食不节等因素，致使气、痰、瘀结于食管，阻塞不通，故饮食难下，吞咽梗阻。继则郁火伤阴，生化乏源，而成阴津枯槁之证，病情由实转虚。终则阴损及阳，气虚阳微，病情危笃。本病属本虚标实，辨证时当分本虚与标实之别。初期属实，症见痰气交阻、瘀血内停、火郁热结，久则以本虚为主，见阴亏、气虚、阳微。若病情只停留在噎的阶段，其病轻，预后良好。若由噎致膈，其病重，预后皆为不良。在治疗方面，应根据具体病情立法遣方，并注意精神调摄，保持乐观情绪，少思静养，避免不良刺激，禁食辛辣刺激之品等。

【名医经验】

当代治疗噎膈的临床经验当以解郁化痰、降逆养阴为主。清·吴静峰在噎膈专著《医学噎膈集成》中认为，噎膈强调肝郁津亏气逆，治疗重在解郁降逆养津，提出"首在解郁，次在补水，三在引上焦之液以下行"。解郁重在疏肝郁，养津重在补脾阴、滋肾水，降逆气重在救胃阳、降冲气上逆。书中记载了不少开噎验方，如开噎启闭膏（川木瓜、皂刺、千公猫儿眼草）。关于调摄，吴氏提出"节饮食以调脏腑，戒酒色以养精神，消烦恼则气自平，谢事物则心不劳"，颇具现实意义。书中介绍的一些方法可以看成是饮食调养，如服竹沥汁、藕汁、姜汁、梨汁、萝卜汁、甘蔗汁、白果汁、蜂蜜、牛羊乳等。

清·王旭高认为，由于七情郁结或饮食不节，导致痰气交阻于胸膈胃脘，气机不利，是导致反胃或噎膈的关键病机。因此，化痰镇逆是证治之策。就镇逆化痰而言，镇逆为标，化痰为本。脾胃为气机升降枢纽，为生痰之源，因此噎膈病机多为本虚标实。脾胃气虚，痰饮内生，遂致升降失司，气逆以重坠之品降之，痰饮以温药和之，从长远看治本尚需温脾和胃，补益中气。在选方用药上王氏首选经方旋覆代赭汤化裁，并常合用理中汤、四七汤、二陈汤、丁香柿蒂汤等。王氏认为，胃肾阴虚、气火上逆则会出现"咽喉不利，胸痛食噎""心膈至咽，如火之焚"等症，因此，在治疗上不惟采用苦降之法，还注重滋养胃阴。其擅长使用清润之剂滋养胃阴，并清降肺气，使金水相生，阴液得生而气火自消。王氏认为，噎膈虽病位在中焦脾胃，然而关乎上、中、下三焦。在治疗方面主张"化上焦之痰，运中焦之气，益下焦之火，俾得三焦各司其权"。在药物治疗的同时，其必定反复要求患者注重心理调节，"幸勿躁急""病关情志，非徒药饵可瘳，宜自怡悦，庶几可延"，表明治疗噎膈应身心并重。

国医大师李玉奇认为："噎膈为病，病在上焦，气多血少，重在利膈。"如症见咽下噎感，食物通过食管感觉困难，用力方能咽下，此为食管憩室；如咽下缓慢，时觉胸痛，伴反流，多为食管裂孔疝；如症见咽下困难、噎感，食入即吐，多为食管癌；如进食不顺，频频从口中吐出黏液，多为胃贲门癌。故辨证用药首先应查胃镜，以免误诊误治延误时机。经谓，三阳结谓之膈。小肠热结则血脉燥，大肠热结则便秘，膀胱热结则津液涸。三阳既结，便秘不通，火迫上行，因而噎膈不下。李老云："初则养阴清肺，久则滋肾益脾，脾旺则心肾得交，脾健则气生津润。"故本病总的治则为润燥生津，行气化痰，方用五君汤（威灵仙、昆布、枇杷叶、青皮、桃仁）加减，兼顾其气滞、血瘀、火郁、痰凝、食积之偏颇，灵活化裁。

【古籍摘要】

《景岳全书·噎膈》："凡治噎膈大法，当以脾肾为主。盖脾主运化，而脾之大络布于胸膈；肾主津液，而肾之气化主乎二阴。故上焦之噎膈，其责在脾；下焦之闭结，其责在肾。治脾者宜从温养，治肾者宜从滋润，舍此二法，他无快捷方式矣。"

《济生方·呕吐翻胃噎膈门》："五膈者，忧、恚、寒、热、气也；五噎者，忧、思、劳、食、气也。其为病也，令人胸膈痞闷，呕逆噎塞，妨碍饮食，胸痛彻背，或胁下支满，或心忡喜忘，咽气不舒。治疗之法，调顺阴阳，化痰下气，阴阳平匀，气顺痰下，膈噎之疾，无由作矣。"

NOTE

《医学心悟·卷三》："凡噎膈症，不出胃脘干槁四字。槁在上脘者，水饮可行，食物难入，槁在下脘者，食虽可入，久而复出。"

《玉机微义·卷二十五》："夫治此疾也，咽嗌闭塞，胸膈痞闷，似属气滞，然有服耗气药过多，中气不运而致者，当补气而自运。大便燥结如羊矢，似属血热，然服通利药过多，致血液耗竭而愈结者，当补血润血而自行。有因火逆冲上，食不得入，其脉洪大而数者，或痰饮阻滞而脉结涩者，当清痰泄热，其火自降。有因脾胃阳火亦衰，其脉沉细而微者，当以辛香之药温其气，仍以益阴养胃为之主，非如《局方》之惟务燥烈也。若夫不守戒忌厚味房劳之人，及年高无血者，皆不能疗也。"

【文献推介】

1. 王爱菊. 辨证施护噎膈证 [J]. 实用中医内科杂志，2011，25（10）：95-97.

2. 李迎霞，司富春. 古医籍中关于噎膈方药用药规律的文献研究 [J]. 中华中医药杂志，2012，27（1）：47-48.

3. 林清，贾永森，马会霞，等. 中医学古籍文献中噎膈的病机与用药浅析 [J]. 新中医，2014，46（9）：228-229.

4. 章程鹏，孙易娜，戴天木. 王旭高噎膈、反胃治法特色及临床运用浅析 [J]. 南京中医药大学学报，2015，31（2）：108-109.

【附】反胃

反胃是指饮食入胃，宿食不化，经过良久，由胃反出之病。东汉·张仲景《金匮要略》称为"胃反"。北宋《太平圣惠方·第四十七卷》称为"反胃"，指出："夫反胃者，为食物呕吐，胃不受食，言胃口翻也。"后世也多以反胃名之。

本病的临床特征是朝食暮吐，暮食朝吐。病因多由饮食不当，饥饱无常，或嗜食生冷，损及脾阳，或忧愁思虑，有伤脾胃，中焦阳气不振，寒从内生，致脾胃虚寒，不能腐熟水谷，饮食入胃，停留不化，逆而向上，终至尽吐而出。如《景岳全书·反胃》所说："或以酷饮无度，伤于酒湿；或以纵食生冷，败其真阳；或因七情忧郁，竭其中气。总之，无非内伤之甚，致损伤胃气而然。"

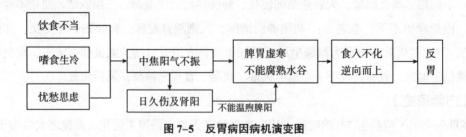

图 7-5　反胃病因病机演变图

治疗原则在于温中健脾，降逆和胃。若反复呕吐，津气并虚，可加益气养阴之品；日久不愈，宜加温补肾阳之法。

脾胃虚寒

临床表现：食后脘腹胀满，朝食暮吐，暮食朝吐，宿谷不化，吐后则舒，神疲乏力，面色清白，手足不温，大便溏少；舌淡，苔白腻，脉细缓无力。

治法：温中健脾，和胃降逆。

代表方：丁香透膈汤。

本方由丁香、木香、麦芽、青皮、肉豆蔻、白豆蔻、沉香、藿香、陈皮、厚朴、半夏、人参、茯苓、砂仁、香附、白术、甘草、草果、神曲组成。若胃虚气逆，呕吐甚者，加旋覆花、代赭石；若肾阳虚弱者，加附子、肉桂；吐甚而气阴耗伤者，去丁香、砂仁、白豆蔻，酌加沙参、麦冬。

第五节　呃　逆

呃逆是指以喉间频发短促呃呃声响、不能自制为主要表现的病证。西医学的单纯性膈肌痉挛，其他如胃炎、胃肠神经官能症、胃扩张，以及胸腹手术后等引起的膈肌痉挛出现呃逆，均可参考本病辨证论治。

春秋战国时期就有关于本病记载。《黄帝内经》称本病为"哕"，认为是胃气上逆而发病。《素问·宣明五气》曰，"胃为气逆，为哕"，认为与寒气及胃、肺有关。《灵枢·口问》："谷入于胃，胃气上注于肺，今有故寒气与新谷气，俱还入于胃，新故相乱，真邪相攻，气并相逆，复出于胃，故为哕。"《灵枢·杂病》载有简易疗法："哕，以草刺鼻，嚏，嚏而已；无息，而疾迎引之，立已；大惊之，亦可已。"

东汉时期，张仲景《金匮要略·呕吐哕下利病脉证治》中将其分为实证、寒证、虚热证，并有橘皮汤、橘皮竹茹汤等治方。宋元时代，对本病有了更明确认识，陈言在《三因极一病证方论·哕逆论证》中说，"大率胃实即噫，胃虚则哕，此由胃中虚，膈上热，故哕"，指出发病与膈相关。朱丹溪则首先将本病称为"呃逆"，《丹溪心法·呃逆》："古谓之哕，近谓之呃，乃胃寒所生，寒气自逆而呃上，亦有热呃，亦有其他病发呃者，视其有余不足治之。"

明清时期在辨治方面进一步发展。张介宾在《景岳全书·呃逆》述："呃之大要，亦惟三者而已，一曰寒呃，二曰热呃，三曰虚脱之呃。寒呃可温可散，寒去则气自舒也；热呃可降可清，火静而气自平也；惟虚脱之呃则诚危殆之证。"此为后世寒热虚实辨证分类及治法奠定了基础。李用粹在《证治汇补·呃逆》系统地提出治疗法则："治当降气化痰和胃为主，随其所感而用药。气逆者，疏导之；食停者，消化之；痰滞者，涌吐之；热郁者，清下之；血瘀者，破导之；若汗吐下后，服凉药过多者，当温补；阴火上冲者，当平补；虚而夹热者，当凉补。"此至今乃有参考价值。

【病因病机】

呃逆的发生多由外邪犯胃、饮食不当、情志不遂、正气亏虚等，导致胃失和降、胃气上逆、动膈冲喉而发病。

1. 外邪犯胃　外感寒凉之邪，内客脾胃，寒遏中阳，胃气失和，寒气上逆动膈可导致呃逆之证。

2. 饮食不当　过食生冷，或过用寒凉药物，寒气客于胃，循手太阴肺经犯膈，膈间不利，胃气不降，肺失宣肃，气逆上冲咽喉而呃；过食辛热厚味，滥用温补之剂，燥热内盛，或进食太快太饱，致气不顺行，气逆动膈，发生呃逆。

3. 情志不遂　恼怒伤肝，肝失疏泄，横逆犯胃；忧思伤脾或肝郁克脾，脾失健运，聚生痰湿，或素有痰湿，或肝火炼津化痰等，均可形成痰湿夹肝逆之气或肝郁之火致胃失和降，动膈而呃逆。

4. 正气亏虚　因大病久病、失治误治，或素体衰弱、产后体虚，而有胃阴耗伤，脾胃俱虚，若复加各种内伤外感因素触动，可使胃失和降；亦或病深及肾，肾元耗损，胃气衰败，肾不固摄，浊气上乘动膈则呃。

呃逆病位以胃、膈为主，与肝、脾、肺、肾密切相关。其病性有虚有实，且虚实寒热之间可相互兼夹或转化。一般偶然发作或属单纯性的呃逆，预后良好；若伴发于久病、重病之时，常属胃气衰败之候。

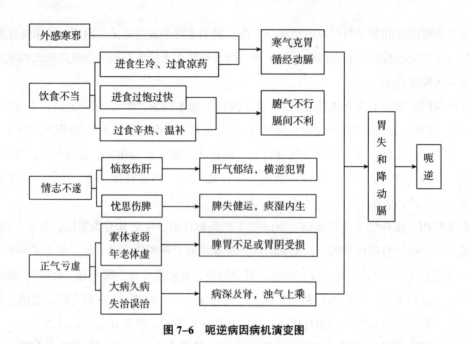

图 7-6　呃逆病因病机演变图

【诊断与鉴别诊断】

（一）诊断

1. 呃逆以气逆上冲，喉间呃呃连声，声短而频，不能自止为主症。其呃声或高或低，或疏或密，间歇不定。

2. 常伴有胸膈痞闷、胃脘不适，或情绪不定。

3. 多有饮食不当、情志不遂、感受冷凉等诱发因素，或有正虚体衰病史。

（二）鉴别诊断

1. 干呕　呃逆为胃气上逆，膈间不利，气逆上冲咽喉，以呃呃作声，声短而频，不能自止为主要表现。干呕乃胃气上逆发出呕声，无物吐出，其声长短不一，呈不规则性发作。

2. 嗳气　嗳气因饮食物不消化，胃中浊气蕴积上逆而发生，其声低而缓，常伴有酸腐气味，多在饱餐后出现，又称为"噫气"，与呃逆频频发出的呃呃响声有显著区别。

干呕与嗳气多是脾胃疾病的症状，与疾病转归和预后无明显关联。但呃逆出现在危重患者时，可能是胃气衰败的征兆。

【辨证论治】

1. 胃中寒冷

临床表现：呃声沉而有力，胃脘部及膈间不舒，得热则减，遇寒则甚，进食减少，喜食热饮，口淡不渴；舌淡苔薄而润，脉迟缓。

治法：温中散寒，降逆止呃。

代表方：丁香散。

本方由丁香、柿蒂、高良姜、炙甘草组成。若寒气较重者，加吴茱萸、肉桂；若寒凝气滞，脘腹痞满者，加枳壳、厚朴、香附、陈皮；若寒凝食滞，脘闷嗳腐者，加莱菔子、制半夏、槟榔；若有表寒之邪者，可加紫苏、荆芥、防风、生姜。

2. 胃火上逆

临床表现：呃声洪亮有力，冲逆而出，口臭烦渴，多喜冷饮，脘腹满闷，大便秘结，小便短黄；舌红苔黄或燥，脉滑数。

治法：清火降逆，和胃止呃。

代表方：竹叶石膏汤。

本方由竹叶、石膏、人参、麦冬、半夏、甘草、粳米组成。若呃逆甚，加柿蒂；腑气不通，脘腹痞满者，可加生大黄、厚朴；胸膈烦热，大便秘结者，可用凉膈散。

3. 气机郁滞

临床表现：呃逆连声，常因情志不畅而诱发或加重，胸胁满闷，脘腹胀满，或有嗳气纳呆，肠鸣矢气；苔薄，脉弦。

治法：理气解郁，降逆止呃。

代表方：五磨饮子。

本方由木香、沉香、槟榔、枳实、乌药组成。原方中可加用丁香、代赭石。若肝郁明显者，加川楝子、郁金；若心烦口苦，气郁化火者，加栀子、丹皮；若气逆痰阻，昏眩恶心者，可用旋覆代赭汤加陈皮、茯苓；若痰蕴化热者，加黄连、竹茹、瓜蒌；若气滞日久成瘀，瘀血内结，胸胁刺痛，久呃不止者，可以血府逐瘀汤加减；若脘腹刺痛者宜膈下逐瘀汤。

4. 脾胃阳虚

临床表现：呃声低长无力，气不得续，泛吐清水，脘腹不舒，喜暖喜按，手足不温，食少乏力，大便溏薄；舌质淡，苔薄白，脉沉细。

治法：温补脾胃，和中止呃。

代表方：理中丸。

本方由人参、白术、干姜、炙甘草组成。可加用吴茱萸、丁香、柿蒂等。若食滞，嗳腐吞酸者，加神曲、麦芽、莱菔子；若脘腹胀满，脾虚气滞者，加半夏、陈皮；若呃声难续，气短乏力，中气大亏者，加黄芪，并增加人参用量；若病久及肾，肾阳亏虚，形寒肢冷，腰膝酸软，呃声难续者，可加肉桂、紫石英、补骨脂、山萸肉、刀豆子。

5. 胃阴不足

临床表现：呃声短促而不连续，口舌干燥，不思饮食，或有烦渴，或食后饱胀，大便干结；舌红苔少，脉细数。

治法：养胃生津，降逆止呃。

代表方：益胃汤。

本方由生地、麦冬、沙参、玉竹、冰糖组成。可加用橘皮、竹茹、枇杷叶、柿蒂等。若阴虚火旺，胃火上炎者，可加知母、石斛；若神疲乏力，气阴两虚者，可加党参或西洋参、生山药；大便干结者，加当归、蜂蜜。

【辨治备要】

（一）辨证要点

1. 辨生理或病理性呃逆 呃逆应首先分清是生理现象还是疾病状态。普通人因情绪影响或快速吞咽食物，或吸入冷凉空气，可发生一时性气逆而作呃，经饮水，或闭气，或分散注意力而消失，无持续或反复发作者，为生理现象。若呃逆时常反复发作，或持续且难以自制，同时伴有其他症状者，为病理表现。

2. 辨虚实、寒热 呃逆有虚实之分。实证多为寒凝、火郁、气滞、痰阻等致胃失和降而产生，其呃声响亮有力，连续发作；虚证每由胃阴耗损，或脾肾亏虚等使正虚气逆引起，其呃声时断时续，气怯乏力。寒证因寒邪内舍，胃失和降，上逆动膈，呃声沉缓有力，遇寒凉更甚；热证属燥热伤胃，阳明腑气不顺，胃气上逆，呃声高响且短，气涌而出。

（二）治法方药

1. 呃逆总由胃气上逆动膈而成，所以理气和胃、降逆止呃为基本治法。轻者可以不治而愈，但呃逆屡犯，或病深及脾肾者，务要究其所由，正确施治。

2. 凡呃逆声强气盛而脉见滑实者，多宜清降。若声小息微，脉见微弱者，宜多温补。若属寒呃可温可散，寒去气自舒；热呃可清可降，火静而气自平。气滞痰阻而呃，应化痰顺气。阳明腑实肠腑不通者可下，阳气虚弱宜温补脾肾，胃阴不足宜养胃生津。总之，依据病邪之所在，而和之、清之、利之。

3. 各证均可适当选加柿蒂、丁香、制半夏、竹茹、旋覆花、刀豆子等理气和胃、降逆平呃之品以治其标，提高疗效。宣肃肺气亦有助于胃气和降，遣方时可加入枇杷叶、杏仁等。

4. 呃逆亦可据其病机不同，选用其他方剂治之。如膈肌痉挛，胃气上逆者，可用芍药甘草汤；胃火上逆证时需要通腑泄热，用承气汤类；有痰湿火者，用温胆汤、礞石滚痰丸等。还可结合穴位按压、取嚏、针灸、熏蒸等，如配合针灸足三里、中脘、膈俞、内关等穴，或拔罐、局部外用药物敷贴，也可用雄黄、黄蜡等加热烟熏口鼻。穴位按压、眼眶按压、牵舌、取嚏等对于轻症患者亦能取效。对顽固性呃逆要注重理气活血。还可应用药物封闭膈神经阻滞疗法、体外膈肌起搏器治疗等。在重病中出现的呃逆，为元气衰败之证，当大补元气，急救胃气，或用益气养阴温阳等法，以顾其本。

【临证要点】

1. 呃逆的发病是以气逆动膈为要点。胃居膈下，以降为顺，"动膈"即是指膈间气机不利，又为胃气之逆所触动。故而本病重要病变部位在胃和膈。二者又与肺、脾、肝、肾相关致病。如肺处膈上，主肃降，手太阴肺之经脉还循胃口，上膈属肺，肺之宣肃影响胃气和降，膈居肺胃之间，肺胃受影响时，膈间气机不利，气逆上冲于喉间；胃之和降有赖于脾气健运和肝之条达，若脾失健运或肝失条达，则胃失和降，气逆动膈，遂成呃逆；肺之肃降与胃之和降，亦有赖肾之摄纳，若肾气不足，肾失摄纳，肺胃之气，失于和降，浊气上冲，夹胃气上逆动膈，亦可形成呃逆之病。故在临证之时必须辨清共病脏腑，协同治疗方能取得佳效。

2.诊断呃逆，先要详细询问发作史，了解诱因，以辨别是否为一过性气逆而作，亦或因外感、内伤及脏腑功能失调而致。若属一时性气逆而呃，无持续或反复发作，且无明显兼证，可采用一些简便措施处理，无须药物治疗。若呃逆持续或反复发作，兼证明显，或出现在其他急、慢性病证过程中，应给服药物或他法治之。

3.对于久病、重病、大病或年老正虚患者发生呃逆，表现出断续不继，呃声低微，饮食难进且脉沉细伏者，俗称"败呃"，是胃气衰败之危笃证候，提示病情严重，预后不良。正如严用和在《济生方·咳逆论治》云："大抵老人、虚人、久病人及妇人产后，有此症者，皆是病深之候，非佳兆也。"务须悉心观察病情变化，慎重处置。

【预防调护】

预防本病，平时要注意寒温适宜，避免外邪犯胃。注意饮食调节，不应过食生冷及辛热之物。患热证时不要过服寒凉，罹寒证时不要妄投温燥。须保持情绪愉悦，避免精神刺激。对频发者要解除恐惧心理。若呃逆并发于急慢性疾病过程中，应积极治疗原发病证，此为重要的预防措施。

呃逆轻症，多能逐渐自愈，无须特别的护理。若呃逆频频发作，则饮食要进易消化食物，粥面中可加姜汁少许，以和胃降逆。一些虚弱病人，如服食补气药过多而频频呃逆者，可用橘皮、竹茹煎水温服。

【小结】

呃逆，《黄帝内经》称为"哕"，朱丹溪始称"呃"，明末以后统称呃逆。本病发生，是由于外感、内伤各种因素导致胃失和降、胃气动膈上逆而成。以喉间频发短促呃呃声响、不能自制为主要表现。临证以虚、实为纲，统括诸证。其治疗应遵照实证宜祛邪、虚证宜扶正、寒者温之、热者清之、气逆宜调气、痰郁宜除痰、阳虚温阳、阴虚滋阴等原则，并要适当配合运用降气平呃的药物，如生姜、丁香、柿蒂、橘皮、竹茹、枇杷叶、旋覆花、代赭石等，视其属寒、属热而适当选用。

呃逆一证，病情轻重差别很大，轻者可自发自止，预后良好，而重者常缠绵难愈。特别是并发在一些严重疾病中，常为元气衰败，胃气将绝的征象，应予特别重视。

【名医经验】

降逆止呃为治疗呃逆的基本治法，但亦可随病情变化应用不同方药。于己百教授以小半夏汤加味（半夏、生姜、砂仁、荔枝核、白酒）熏吸内服治疗顽固性呃逆。前四药打碎，白酒浸泡一小时，文火煎煮数沸，待酒气上升时，患者张嘴频频吸纳。轻者熏吸后呃立止。数沸后，取下待温，分二次服用。小半夏汤原为张仲景为治疗"呕反不渴，心下有支饮"及"诸呕吐谷不得下"的病证而设。因呕吐、呃逆皆因胃气上逆所致，故于氏取其和胃散饮、降逆止呕之功用治本病，乃异病同治是也。砂仁温胃宽中，除脾胃之滞气。荔枝核性温，主入肝经，行散滞气，解肝经之寒凝。此四药皆为治呃常用之品，用之无奇。该方妙在用白酒煎药，可升发阳气，透达通阳，促进肝胃寒凝之滞气迅速消散，抑郁之气机舒畅，上下宣通，清阳自生，浊阴自降，肝胃得和，故可使呃逆覆杯立止。于氏不拘泥于常规用药，对辨治呃逆之病颇具启迪作用。

【古籍摘要】

《诸病源候论·哕候》："脾胃俱虚，受于风邪，故令新谷入胃，不能传化，故谷之气与新谷相干，胃气则逆，胃逆则脾胀气逆，因遇冷折之则哕也。"

《万病回春·呃逆》："若胃火上冲而逆，随口应起于上膈，病者知之，易治也；自脐下上冲，直出于口者，阴火上冲，难治。"

《景岳全书·呃逆》："然致呃之由，总由气逆。气逆于下，则直冲于上，无气则无呃，无阳亦无呃，此病呃之源所以必由气也。"

《医方集解·理气之剂》："此病有因痰阻气滞者，有因血瘀者，有因火郁者，有因胃热失下者，此皆属实。有因中气大虚者，有因大下胃虚阴火上冲者，此皆属虚。寒热虚实治法不一。呃在中焦，谷气不运，其声短小，得食发呃也。在下焦真气不定，其声长大，不食亦然。"

《证治汇补·呃逆》："火呃，呃声大响，乍作乍止，燥渴便难，脉数有力；寒呃，朝宽暮急，连续不已，手足清冷，脉迟无力；痰呃，呼吸不利，呃有痰声，脉滑有力；虚呃，气不连续，呃气大转，脉虚无力；瘀呃，心胸刺痛，水下即呃，脉芤沉涩。"

【文献推介】

1.唐立朋，王开成，张莹，等.中医治疗呃逆的临床研究进展［J］.中国中医药科技，2014，21（3）：343-344.

2.司徒红林，洪宋贞，聂莹，等.林毅教授治疗顽固性呃逆验案［J］.新中医，2006，38（12）：82-83.

3.张鸿泰.程士德教授治疗顽固性呃逆验案［J］.北京中医药大学学报，1994，17（3）：35.

第六节　腹　痛

腹痛是指胃脘以下、耻骨毛际以上部位发生的疼痛。西医中的肠易激综合征、消化不良、胃肠痉挛、不完全性肠梗阻、肠粘连、肠系膜和腹膜病变、腹型过敏性紫癜、泌尿系结石、急慢性胰腺炎、肠道寄生虫等以腹痛为主要表现的疾病均属本病范畴，可参照本节辨证论治。

先秦时期，"腹痛"一词最早见于《山海经》，但腹痛是作为一个临床症状，而不是一个独立的疾病出现的。在马王堆汉墓出土的《足臂十一脉灸经》中，描述了腹痛、腹胀、不嗜食等脾胃虚寒症状。

此后，腹痛从一个症状逐渐向一个病名演变。《黄帝内经》对腹痛的病因病机有较为全面认识。如《素问·举痛论》云："寒气客于小肠，小肠不得成聚，故后泄腹痛矣""寒气客于肠胃之间，膜原之下，血不得散，小络急引故痛""热气留于小肠，肠中痛，瘅热焦渴，则坚干不得出，故痛而闭不通矣"。《素问·气交变大论》云，"岁土太过，雨湿流行，肾水受邪，民病腹痛"，指出了寒邪、湿邪、热邪等是导致腹痛发生的主要原因。《素问·举痛论》云，"经脉流行不止，环周不休，寒气入经而稽迟，泣而不行，客于脉外则血少，客于脉中则气不通，故卒然而痛"，阐明了疼痛发生的部位。

东汉张仲景《金匮要略》中，有绕脐痛、少腹急结、少腹里急、少腹弦急等名称，并对腹痛已有了较为全面的论述，明确指出腹痛虚实辨证的具体方法和实者当下之法。如《金匮要略·腹满寒疝宿食病脉证》云："病者腹满，按之不痛为虚，痛者为实，可下之。舌黄未下者，下之黄自去。""腹中寒气，雷鸣切痛，胸胁逆满、呕吐"的脾胃虚寒、水湿内停证及寒邪攻冲证分别提出用附子粳米汤及大建中汤治疗，开创了腹痛论治的先河。

隋唐时期，腹痛已经作为一个独立病名出现。巢元方《诸病源候论》将腹痛作为一个独立的病名，并总结了前人提出的腹痛其他名称，比如腹中痛、绕脐痛、腹满痛、腹疼痛、腹急痛、腹绞痛等名称。在这些名称中，有的描述了腹痛的性质和疼痛程度，有的表述了腹痛的病位。

宋金元时期，各个医家对腹痛的相关病名又有了不同的论述。如杨士瀛《仁斋直指方论》中的肚皮痛，朱肱《类证活人书》中的腹满时痛，朱丹溪《丹溪心法》中的腹冷疼，危亦林《世医得效方》中的冷气腹痛，赵佶《圣济总录》、刘完素《素问病机气宜保命集》中的腹中虚痛，李东垣《脾胃论》中的腹中刺痛，王佑、陈昭遇、郑奇《太平圣惠方》中的腹内坚痛等名称。杨士瀛《仁斋直指方论》对不同腹痛提出分类鉴别，"气血、痰水、食积、风冷诸证之痛，每每停聚而不散，惟虫痛则乍作乍止，来去无定，又有呕吐清沫之可验"。李东垣在《医学发明·泄可去闭葶苈大黄之属》强调"痛则不通"的病理学说，并在治疗原则上提出"痛随利减，当通其经络，则疼痛去矣"，对后世产生很大影响。

明代以前，胃脘痛和腹痛经常混称，明代以后将两者明确分开，专立腹痛病名。秦景明《症因脉治·腹痛论》指出："痛在胃之下，脐之四旁，毛际之上，名曰腹痛。若痛在胁肋，曰胁痛。痛在脐上，则曰胃痛，而非腹痛。"其明确了腹痛与胃痛及胁痛的区别。龚信《古今医鉴》针对各种病因提出不同的治疗法则，"是寒则温之，是热则清之，是痰则化之，是血则散之，是虫则杀之，临证不可惑也"。唐宗海《血证论》曰，"血家腹痛，多是瘀血"，并指出瘀血在中焦，可用血府逐瘀汤，瘀血在下焦，应以膈下逐瘀汤治疗，对腹痛辨治提出新的创见。

【病因病机】

腹痛的病因多为感受外邪、饮食所伤、情志失调及素体虚弱、劳倦内伤等，致气机阻滞、脉络痹阻或经脉失养而发生腹痛。

1. 外感时邪　外感风、寒、暑、热、湿邪，侵入腹中，均可导致气机阻滞，气血经脉受阻。感受寒邪则寒凝气滞，脉络绌急，不通则痛。感受暑热或湿热之邪则肠道传导失职，腑气不通而发生腹痛。

2. 饮食不节　暴饮暴食，损伤脾胃，饮食停滞，腑气阻滞不通；过食肥甘厚腻辛辣刺激食物，导致湿热阻滞肠胃，中焦气机不畅；恣食生冷损伤脾胃，脾胃升降失常，腑气通降不利，气机阻滞不通。饮食不洁，肠虫滋生，阻滞肠腑，传导失司，导致不通则痛。

3. 情志失调　情志不畅，则肝失疏泄，肝气郁结，气机阻滞，不通则痛；或忧思伤脾，脾失健运，土壅木郁，气机不畅而发生腹痛。日久则血行不畅，导致气滞血瘀，络脉痹阻，疼痛加重，固定不移，且病情进一步加重，可造成腹中癥瘕痞块。

4. 禀赋不足，劳倦内伤　素体虚弱，脏腑亏虚，或劳倦内伤，导致脾失健运，气血化生不足，经脉失养，或者大病久病之后，中阳不足或脾肾阳虚，经脉失于温煦，均可出现不荣则痛。

5. 跌仆损伤，腹部手术　跌仆损伤、腹部手术，导致血络受损，血溢脉外，脏器粘连，可形成腹中瘀血，经络不畅，中焦气机阻滞，不通则痛。

腹痛病机为脏腑气机不利，气血阻滞，"不通则痛"；或气血不足，经脉失养，脏腑失煦，"不荣则痛"。总之，本病的基本病机为"不通则痛"或"不荣则痛"。其病位在脾、胃、肝、胆、肾、膀胱及大肠、小肠等多个脏腑。

腹痛发病过程中病机变化复杂，往往互为因果，互相转化，互相兼夹。脏腑气机阻滞，气血运行不畅，经脉痹阻，"不通则痛"，多为实证；脏腑经脉失养，则"不荣而痛"，多为虚证。气血不足夹杂气滞血瘀，或脾胃虚弱与肝胆湿热互见，多为虚实夹杂证。病初多为实证，病久多为虚证或虚实夹杂证。如湿热困脾，或肝郁克脾，日久则脾胃虚弱，甚至脾阳不振，脾肾两虚；脾胃虚弱，脾失健运，则水湿不化，土壅木郁，气机阻滞，日久气滞血瘀；或虚证复感诸邪，导致气滞、血瘀、痰浊、食积、湿热等阻滞。寒痛缠绵发作，可以郁而化热，热痛日久不愈，可以转化为寒，成为寒热交错之证。

若腹痛失治误治，气血逆乱，可致厥脱之证；若虫邪聚集，或术后气滞血瘀，日久可变生积聚。

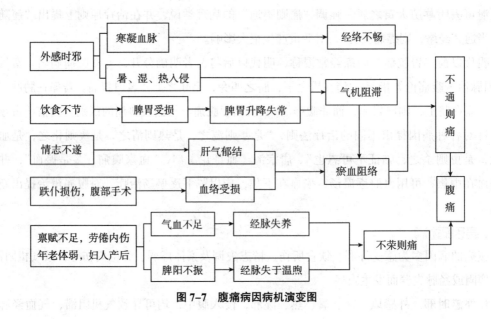

图 7-7　腹痛病因病机演变图

【诊断与鉴别诊断】

（一）诊断

1. 凡是在胃脘以下、耻骨毛际以上部位的疼痛，即为腹痛。

2. 根据性别、年龄、婚况，与饮食、情志、受凉等关系，起病经过，其他伴发症状，鉴别何脏腑受病，明确病理性质。

血、尿、便常规检查，血、尿淀粉酶检测，电子胃镜、肠镜、腹腔镜、腹部 X 线、CT、MRI、B 超等检查有利于明确诊断。

（二）鉴别诊断

1. 胃痛　部位不同，胃痛在心下胃脘之处，腹痛在胃脘以下，耻骨毛际以上；其次伴随症状不同，胃痛常伴有恶心、嗳气等胃病见症，腹痛可伴有便秘、腹泻或尿频、尿急等症状。

2. 积证　腹痛瘀血型腹中无结块，积证腹中有结块，且结块固定不移。腹痛可伴有便秘、腹泻或尿频、尿急等症状；积证可伴有胁痛、黄疸、鼓胀等病证。

【辨证论治】

1. 寒邪内阻

临床表现：腹痛拘急，痛势急暴，遇寒痛甚，得温痛减，口淡不渴，形寒肢冷，小便清长，大便清稀或秘结；舌质淡，苔白腻，脉沉紧。

治法：温中散寒，理气止痛。

代表方：良附丸合正气天香散。

良附丸由高良姜、香附组成；正气天香散由乌药、香附、陈皮、紫苏、干姜组成。前方温里散寒；后方理气温中。服药后腹痛仍不缓解者加乌药、细辛、荜茇；伴恶心、呕吐者，加陈皮、砂仁；兼风寒感冒者，加紫苏、防风、荆芥穗；兼暑湿感冒者，加藿香、佩兰；大便秘结严重者加大黄。

2. 湿热壅滞

临床表现：腹痛拒按，烦渴引饮，大便秘结，或溏滞不爽，潮热汗出，小便短黄；舌质红，苔黄燥或黄腻，脉滑数。

治法：泄热通腑，行气导滞。

代表方：大承气汤合（或）枳实导滞丸。

大承气汤由大黄、枳实、厚朴、芒硝组成；枳实导滞丸由大黄、枳实、黄芩、黄连、神曲、白术、茯苓、泽泻组成。若燥结不甚，湿热较重，大便不爽者，可去芒硝，加栀子、黄芩、黄柏；若少阳阳明合病，两胁胀痛，大便秘结者，可用大柴胡汤。

3. 饮食积滞

临床表现：脘腹胀满，疼痛拒按，嗳腐吞酸，厌食呕恶，痛而欲泻，泻后痛减，或大便秘结；舌苔厚腻，脉滑。

治法：消食导滞，理气止痛。

代表方：枳实导滞丸。

本方由大黄、枳实、黄芩、黄连、神曲、白术、茯苓、泽泻组成。腹胀甚者加木香、莱菔子、槟榔，轻者可用保和丸。

4. 肝郁气滞

临床表现：腹痛胀闷，痛无定处，痛引少腹，或兼痛窜两胁，时作时止，得嗳气或矢气则舒，遇忧思恼怒则剧，善太息；舌质红，苔薄白，脉弦。

治法：疏肝解郁，理气止痛。

代表方：木香顺气散。

本方由木香、青皮、橘皮、甘草、枳壳、川朴、乌药、香附、苍术、砂仁、桂心、川芎组成。若气滞较重，胁肋胀痛者，加川楝子、郁金；若痛引少腹睾丸者，加橘核、荔枝核、川楝子；若腹痛肠鸣、腹泻者，可用痛泻要方；若少腹绞痛，阴囊寒疝者，可用天台乌药散。

5. 瘀血内停

临床表现：腹痛较剧，痛如针刺，痛处固定，经久不愈，入夜尤甚；舌质紫暗，脉细涩。

治法：活血化瘀，和络止痛。

代表方：少腹逐瘀汤。

本方由小茴香、干姜、延胡索、当归、川芎、官桂、赤芍、蒲黄、五灵脂、没药组成。若腹部术后作痛，可加泽兰、红花、桃仁；若跌仆损伤作痛，可加丹参、王不留行或服三七粉、云南白药、血竭；若下焦蓄血，大便色黑，可用桃核承气汤；若胁下积块，疼痛拒按，可用膈下逐瘀汤。

6.中虚脏寒

临床表现：腹痛绵绵，时作时止，喜暖喜按，畏寒怯冷，神疲乏力，气短懒言，纳食不佳，面色萎黄，大便溏薄；舌质淡，苔白，脉弱或沉缓。

治法：温中补虚，缓急止痛。

代表方：大建中汤或小建中汤。

大建中汤由川椒、干姜、人参、饴糖组成；小建中汤由桂枝、生姜、芍药、饴糖、炙甘草、大枣组成。若腹痛下痢，脉微肢冷，脾肾阳虚者，可用附子理中汤；若大肠虚，积冷便秘者，可用温脾汤；若中气大虚，少气懒言，可用补中益气汤。还可根据辨证选用当归四逆汤、黄芪建中汤等。

【辨治备要】

（一）辨证要点

1.辨虚实 实证腹痛，起病急，病程短，痛势急剧，暴痛拒按，其中气滞痛多表现为时轻时止，痛无定处，攻冲走窜，伴情志不畅，胸胁不舒，善太息，嗳气腹胀，得嗳气或矢气则胀痛减轻；血瘀痛多表现为刺痛拒按，痛处固定不移，甚至可扪及包块，痛无休止，入夜尤甚，伴面色晦暗发青，舌质紫暗有瘀点或瘀斑；食积痛多表现为脘腹胀痛，嗳腐吞酸，嗳气频作，嗳气或矢气后腹痛稍舒，痛甚欲便，便后痛减，或可见便秘。虚证腹痛，起病缓，病程长，痛势绵绵不绝，喜暖喜按，时缓时急，为虚痛。

2.辨寒热 疼痛暴作，痛势拘急，遇冷痛剧，得热则减者，为寒痛；痛势急迫，痛处灼热，拒按，口渴，喜冷饮食，得凉痛减，或伴发热，或有便秘者，为热痛。

（二）治法方药

腹痛治疗以"通"字立法，但"通"并不是仅指通下之法，在临床上应根据辨证的虚实寒热，实则攻之，虚则补之，热者寒之，寒者热之，滞者通之。对于虚实夹杂及寒热错杂证，应随病机兼夹变化，或寒热并用，或攻补兼施，灵活运用。如《医学真传》云："夫通则不痛，理也，但通之之法，各有不同。调气以和血，调血以和气，通也；下逆者使之上行，中结者使之旁达，亦通也。虚者，助之使通，寒者，温之使通，无非通之之法也。若必以下泄为通，则妄矣。"

1.兼气滞，以肝郁气滞为代表，治当疏肝理气，常加柴胡、香附、枳壳、木香、青皮、莪术等。理气药气味多香燥，具有耗气伤津之弊，所以用药中病即止；或在理气药运用时加柔肝养阴之品，如白芍、当归、枸杞子、沙参、麦冬等以反佐行气药的香燥之性。因行气药中多有挥发油，故不宜久煎。

2.兼血瘀，多用桃仁、红花、川芎、五灵脂、蒲黄、徐长卿、鬼箭羽、三七、血竭等，严重者可用虫类药加强通络作用，如全蝎、蜈蚣、水蛭、土鳖虫等。此类药有耗气伤血之弊，故应中病即止，或加补血养血药以防攻伐太过。瘀血腹痛多与气滞有关，可酌加行气药，如元胡、川楝子、乌药、九香虫、枳实等。血瘀腹痛偏寒者用蒲黄、五灵脂、桂枝、川芎；偏温者则用丹皮、赤芍、酒大黄等。

3.兼食积，常加用焦三仙、鸡内金、炒谷芽、炒麦芽、炒稻芽、枳实、厚朴、槟榔、莱菔子等。体虚病人应以健脾益胃为主，宜服香砂六君子汤、枳术丸、保和丸等。同时注意饮食清淡、少食多餐，平时宜进食容易消化的食物。

4.腹痛若由腑气不通，肠胃积滞所致者，应清除中焦郁热，荡涤肠腑积滞，可选用承气汤类。常用药有大黄、芒硝、枳实、厚朴等，便秘明显者大黄应后下，芒硝宜冲服，中病则止。对于年老体弱不任攻下者，可用缓下之剂，如黑芝麻、肉苁蓉、火麻仁等，并酌加太子参、党参、生黄芪、白术、茯苓等药健脾益胃，热盛伤津，无水舟停者可用增液汤加黑芝麻、肉苁蓉、当归等滋阴润肠。

5.若肠痈腹痛，见小腹右侧疼痛，可用大黄牡丹汤、大柴胡汤、薏苡附子败酱散等。

【临证要点】

1.腹痛可见于多种病证。腹痛不是一个独立的疾病，而是很多疾病的一种证候表现，所以应注意查找原发病证。腹痛在内科疾病中，如痢疾之腹痛，伴有里急后重，下痢赤白脓血；霍乱之腹痛，吐泻交作，起病急骤，病情凶险，常发生厥脱等变证；积聚之腹痛，以腹中包块为特征；腹泻之腹痛，伴有大便次数增多，每日三次以上，大便稀溏甚至如水样；便秘之腹痛，伴有大便干结，排便次数减少，至少三天以上排便一次。内科腹痛一般不剧，痛无定处，压痛不显，无腹肌紧张、反跳痛等，无外伤史。外科腹痛多疼痛剧烈，痛有定处，压痛明显，可见腹痛拒按，腹肌紧张，反跳痛或腹部包块等。若小腹右侧疼痛，为肠痈。应注意体格检查及询问病史。妇科腹痛多在小腹，与经、带、胎、产有关，如痛经、先兆流产、宫外孕、输卵管破裂等，应及时进行妇科检查并询问月经史，以明确诊断。

2.虚实夹杂、寒热错杂等灵活辨治。虚实夹杂者临床见患者腹痛，畏寒怯冷，神疲乏力，纳食不佳，又见情志不畅、善太息、腹胀或两胁胀满等气滞证，或见脘腹胀痛，嗳腐吞酸，嗳气频作等食积痛。寒热错杂者寒痛缠绵发作，日久郁而化热，临床见腹痛，遇寒痛甚，得温痛减，形寒肢冷，又见大便秘结，或溏滞不爽，小便短黄，心烦易怒，口干胁痛等热证。热痛日久不愈，也可转化为寒，成为寒热交错之证。临床见腹痛势急迫，拒按，口渴，舌质红，苔黄燥或黄腻，脉滑数，又见腹痛，畏寒肢冷，大便清稀等寒证。对于虚实夹杂及寒热错杂证，应随病机兼夹变化，或寒热并用，或攻补兼施，灵活运用。

【预防调护】

平素注意起居有常，饮食有节（洁），勿食生冷、肥甘厚味及不洁食物，戒烟忌酒。避风寒，畅情志。

腹痛剧烈应禁食，缓解后宜饮食清淡，忌食生冷辛辣、肥甘厚腻食品。虚寒证或寒实证可予热敷疗法。若患者出现腹痛甚、腹痛拒按、冷汗淋漓、四肢不温、呕吐不止、暴泻不止或大便数日不通等症状，应警惕出现脱证，立即中西医结合急诊治疗处理，以免贻误病情。

【小结】

腹痛是指胃脘以下、耻骨毛际以上部位发生的疼痛。病因为感受外邪、饮食所伤、情志失调及素体虚弱、劳倦内伤，跌仆损伤、腹部手术等。病机为气机阻滞、脉络痹阻，或经脉失养。病位在脾胃、肝胆、肾、大小肠、膀胱等多个脏腑。病性，疾病初期多为实证，病久多为虚证或虚实夹杂证。腹痛治疗以"通"字立法，临床分为寒邪内阻、湿热壅滞、饮食积滞、肝郁气滞、瘀血内停、中虚脏寒证等，以实者攻之、虚者补之、热者寒之、寒者热之为治疗大法。

【名医经验】

对于重症胰腺炎的治疗，黄宗文教授根据中医"六腑以通为用"的原理，采用"益活清下"法为主的中西医结合疗法，疗效显著。他认为，其关键在于"通"，在西医基础治疗的基础上，加用中医中药通里攻下，即所谓的"釜底抽薪"之法，相当于西医的"内引流"。急性期运用中药汤剂"柴芩承气汤"为基础方加减，实行中药"灌肠－胃管注入－口服"三步骤疗法模式，通里攻下，清热解毒，活血化瘀。此外，配合六合丹（生大黄、生黄柏、白及、乌梅、薄荷、白芷等）湿敷腹部及腰部。对于重度腹膜炎、重度肠麻痹，及早采用中药灌肠；中药汤剂胃管注入；静脉滴注参麦液益气养阴，丹参酮、血栓通或灯盏细辛活血化瘀，新斯的明足三里穴位注射促进肠道排空；另外可配合电针针刺双侧足三里、内关、中脘、合谷、上脘、天枢等，能解除平滑肌痉挛，特别是乳头肌痉挛，有利于胆汁和胰液的排泄，从而有利于胰腺功能的恢复。恢复期以六君子汤加金铃子散加丹参饮加减等健脾和胃、芳香化湿、活血化瘀；若假性囊肿形成，则活血散结力量加强；若脓肿形成，以手术为主，中药应加重清热解毒、托毒排脓的力量，如蒲公英、败酱草、白花蛇舌草、金银花等。

【古籍摘要】

《灵枢·邪气脏腑病形》："大肠病者，肠中切痛而鸣濯濯，冬日重感于寒即泄，当脐而痛……小肠病者，小腹痛，腰脊控睾而痛，时窘之后……膀胱病者，小腹偏肿而痛，以手按之，即欲小便而不得。"

《景岳全书·心腹痛》："痛有虚实，凡三焦痛证，惟食滞、寒滞、气滞三者最多，其有因虫、因火、因痰、因血者，皆能作痛。大多暴痛者，多前三证，渐痛者，多由后四证……可按者为虚，拒按者为实。久痛者多虚，暴痛者多实。得食稍可者为虚，胀满畏食者为实。痛徐而缓，莫得其处者多虚，痛剧而坚，一定不移者为实。"

《丹溪心法·腹痛》："初得时，元气未虚，必推荡之，此通因通用之法。久必难，壮实与初病宜下。虚弱衰与久病，宜升之消之。"

《寿世保元·腹痛》："治之皆当辨其寒热虚实。随其所得之证施治，若外邪者散之，内积者逐之，寒者温之，热者清之，虚者补之，实者泻之，泄则调之，闭则通之，血则消之，气则顺之，虫则迫之，积则消之，加以健理脾胃，调养气血，斯治之要也。"

【文献推介】

1. 孙理军.《黄帝内经》脘腹痛病症诊治思想研究［J］.陕西中医学院学报,2014,37（1）:81-83.

2. 王礼凤.朱丹溪脘腹痛文献研究［J］.天津中医药,2013,30（2）:96-98.

3. 武嘉兴，王义国，于明珠，等.中医腹痛的35个临床特征［J］.中国中医基础医学杂志,2010,16（5）:410-411.

第七节　泄　泻

泄泻是以排便次数增多、粪便稀溏，甚至泻出如水样为主要表现的病证。古代将大便溏薄而势缓者称为泄，大便清稀如水而势急者称为泻，现统称为"泄泻"。泄泻是一个病证，西医中器质性疾病，如急性肠炎、炎症性肠病、吸收不良综合征、肠道肿瘤、肠结核等，功能性疾病如肠易激综合征、功能性腹泻等以泄泻为主症的疾病，可以参照本节辨证论治。

本病最早记载于《黄帝内经》，为后世奠定了泄泻的理论基础。《素问·气交变大论》中有"鹜溏""飧泄""注下"等病名。指出风、寒、湿、热皆可致泻，如《素问·举痛论》曰："寒气客于小肠，小肠不得成聚，故后泄腹痛矣。"《素问·阴阳应象大论》有："湿盛则濡泄""春伤于风，夏生飧泄"等。对于病机，《素问·至真要大论》提出："暴注下迫，皆属于热。"对于泄泻所涉及的脏腑及临证表现，《素问·宣明五气》曰："大肠小肠为泄。"《素问·脏气法时论》谓："脾病者……虚则腹满肠鸣，飧泄食不化。"《素问·脉要精微论》曰："胃脉实则胀，虚则泄。"

东汉·张仲景在《金匮要略·呕吐哕下利病脉证治》中将泄泻与痢疾统称为下利，至隋·巢元方《诸病源候论》始明确将泄泻与痢疾分述之。宋代以后才统称为泄泻。宋·陈无择在《三因极一病证方论·泄泻叙论》中提出情志失调亦可引起泄泻，如"喜则散，怒则激，忧则聚，惊则动，脏气隔绝，精神夺散，以致溏泄"。

关于泄泻的治疗，明·张介宾提出分利之法是治疗泄泻的原则，《景岳全书·泄泻》云："凡泄泻之病，多由水谷不分，故以利水为上策。"明·李中梓在《医宗必读·泄泻》中提出治泻九法，即淡渗、升提、清凉、疏利、甘缓、酸收、燥脾、温肾、固涩，对后世治疗泄泻影响巨大。清代医家对泄泻的论著颇多，认识日趋完善。

【病因病机】

泄泻的病因主要为感受外邪，饮食所伤，情志不调，禀赋不足及年老体弱、大病久病之后脏腑虚弱。

1. 感受外邪　外感寒湿暑热之邪伤及脾胃，使脾胃升降失司，脾不升清；或直接损伤脾胃，导致脾失健运，水湿不化，引起泄泻。因湿邪易困脾土，以湿邪最为多见，故有"湿多成五泄""无湿不成泻"之说。如清·沈金鳌《杂病源流犀烛·泄泻源流》云："是泄虽有风、寒、热、虚之不同，要未有不源于湿者也。"

2. 饮食所伤　饮食不洁，使脾胃受伤，或饮食不节，暴饮暴食或恣食生冷辛辣肥甘，使脾失健运，脾不升清，小肠清浊不分，大肠传导失司，发生泄泻。如明·张介宾《景岳全书·泄泻》曰："若饮食不节，起居不时，以致脾胃受伤，则水反为湿，谷反为滞，精华之气不能输化，乃至合污下降而泻痢作矣。"

3. 情志失调　抑郁恼怒，易致肝失调达，肝气郁结，横逆克脾，或忧思伤脾，均可致脾失健运，水湿不化，发生泄泻。如明·张介宾《景岳全书·泄泻》曰："凡遇怒气便作泄泻者，必先以怒时夹食，致伤脾胃。"长期忧思伤脾，脾失健运，清阳不升，水谷不化，也可引发本病。

4. 禀赋不足，病后体虚　年老体弱，脏腑虚弱，脾肾亏虚；或大病久病之后，脾胃受损，肾气亏虚；或先天禀赋不足，脾胃虚弱，肾阳不足，均可导致脾胃虚弱或命门火衰。脾胃虚弱，不能腐熟水谷、运化水湿，积谷为滞，湿滞内生，清浊不分，混杂而下，遂成泄泻。如明·张介宾《景岳全书·泄泻》曰："泄泻之本，无不由于脾胃。"命门火衰则脾失温煦，运化失职，水谷不化，湿浊内生，遂成久泻，甚至是五更泻。如明·张介宾《景岳全书·泄泻》

曰："肾为胃关，开窍于二阴，所以二便之开闭，皆肾脏之所主，今肾中阳气不足，则命门火衰，而阴寒独盛，故于子丑五更之后，当阳气未复，阴气盛极之时，即令人洞泄不止也。"

泄泻基本病机为脾虚湿盛，脾失健运，水湿不化，肠道清浊不分，传化失司。同时与肝、肾也有相关。明·李中梓《医宗必读·泄泻》有"无湿不成泻"之说。

泄泻病性有虚实之分，实证多因湿盛伤脾，或饮食伤脾，暴泻以实证为主。虚证见于劳倦内伤、大病久病之后，或他脏及脾，如肝木克脾，或肾阳亏虚，不能温煦脾脏，久泻以虚证为主。急性泄泻，经及时治疗，可在短期内痊愈。一些急性泄泻因失治或误治，迁延日久，可由实转虚，转为久泻。

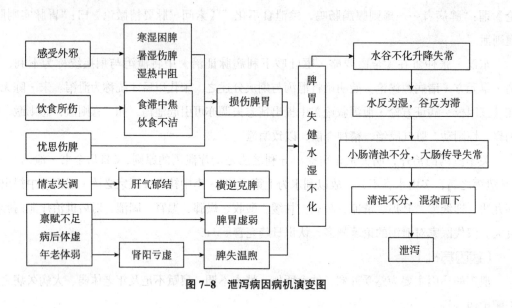

图7-8　泄泻病因病机演变图

【诊断与鉴别诊断】

（一）诊断

1.大便稀溏或如水样，次数增多，每日三次以上。

2.常伴有腹胀腹痛、肠鸣纳呆。多由寒热、饮食、情志等因素诱发。

3.急性泄泻起病急，病程短，有感寒受凉、暴饮暴食或误食不洁之物的病史，多伴有恶寒、发热等症状。久泻起病缓，病程长，时发时止，多为禀赋不足，或由急性泄泻失治误治，迁延日久而成，常因受凉、饮食生冷或情志不畅而诱发。

便常规、便培养、X线钡剂灌肠、肠道内镜、腹部B超及CT有助于临床明确诊断。

（二）鉴别诊断

1.痢疾　泄泻与痢疾共同特点是大便稀溏，大便次数增加，可伴有腹痛发作，完谷不化。但泄泻发作时大便中无脓血，不伴里急后重。而痢疾是以腹痛、便下赤白脓血、里急后重为特征。

2.霍乱　霍乱是一种上吐下泻并作的病证，发病特点是来势急骤，变化迅速，病情凶险，有饮食不洁史或病人接触史，呈地区流行。起病时常突然腹痛，继则吐泻交作，所吐之物均为未消化之食物，气味酸腐热臭，所泻之物多为黄色粪水，或吐下如米泔水，可伴恶寒、发热，无里急后重。部分病人在剧烈吐泻之后，迅速出现皮肤松弛，目眶凹陷，下肢痉挛转筋，可伴心烦口渴，精神萎靡，少尿或尿闭，腹中绞痛，面色苍白，汗出肢冷等津竭阳衰之危候，预后很差。而泄泻是以大便稀溏、次数增多为特征，一般预后良好。

【辨证论治】

（一）暴泻

1. 寒湿内盛

临床表现：泄泻清稀，甚则如水样，脘闷食少，腹痛肠鸣，或兼恶寒，发热，头痛，肢体酸痛；舌苔白或白腻，脉濡缓。

治法：芳香化湿，解表散寒。

代表方：藿香正气散。

本方由藿香、厚朴、苏叶、陈皮、大腹皮、白芷、茯苓、白术、半夏曲、桔梗、甘草、生姜、大枣组成。若表邪偏重，寒热身痛，可加荆芥、防风，或用荆防败毒散；若湿邪偏重，腹满肠鸣，小便不利，可用胃苓汤；若寒重于湿，腹胀冷痛者，可用理中丸。

2. 湿热中阻

临床表现：泄泻腹痛，泻下急迫，或泻而不爽，粪色黄褐臭秽，肛门灼热，烦热口渴，小便短黄；舌质红，苔黄腻，脉滑数或濡数。

治法：清热燥湿，分消止泻。

代表方：葛根芩连汤。

本方由葛根、炙甘草、黄芩、黄连组成。若偏湿重宜加薏苡仁、厚朴；夹食滞者加神曲、山楂、麦芽；如有发热、头痛、脉浮等风热表证，可加金银花、连翘、薄荷；如在夏暑期间，症见发热头重，烦渴自汗，小便短赤，脉濡数等，是暑湿入侵，表里同病，可用新加香薷饮合六一散。

3. 食滞肠胃

临床表现：腹痛肠鸣，泻下粪便臭如败卵，泻后痛减，脘腹胀满，嗳腐酸臭，不思饮食；舌苔垢浊或厚腻，脉滑。

治法：消食导滞，和中止泻。

代表方：保和丸。

本方由山楂、神曲、半夏、茯苓、陈皮、连翘、莱菔子组成。若食滞较重，脘腹胀满，可因势利导，据"通因通用"的原则，用枳实导滞丸，以大黄、枳实为主。

（二）久泻

1. 肝气乘脾

临床表现：平时心情抑郁，或急躁易怒，每因抑郁恼怒，或情绪紧张而发泄泻，伴有胸胁胀闷，嗳气食少，腹痛攻窜，肠鸣矢气；舌淡红，脉弦。

治法：抑肝扶脾。

代表方：痛泻要方。

本方由白术、白芍、防风、陈皮组成。若肝郁气滞，胸胁脘腹胀痛者，可加枳壳、香附、元胡、川楝子；若脾虚明显，神疲食少者，加黄芪、党参、扁豆；若久泻不止，可加酸收之品，如乌梅、诃子、石榴皮等。

2. 脾胃虚弱

临床表现：大便时溏时泻，迁延反复，稍进油腻食物，则大便溏稀，次数增加，或完谷不化，伴食少纳呆，脘闷不舒，面色萎黄，倦怠乏力；舌质淡，苔白，脉细弱。

治法：健脾益气，化湿止泻。

代表方：参苓白术散。

本方由人参、白术、茯苓、甘草、山药、莲肉、扁豆、砂仁、苡仁、桔梗、大枣组成。若脾阳虚衰，阴寒内盛，亦可用附子理中汤；若久泻不愈，中气下陷，而兼有脱肛者，可用补中益气汤，并重用黄芪、党参；还可以辨证选用升阳益胃汤、黄芪建中汤等。

3. 肾阳虚衰

临床表现：黎明前腹部作痛，肠鸣即泻，泻后痛减，完谷不化，腹部喜暖喜按，形寒肢冷，腰膝酸软；舌淡苔白，脉沉细。

治法：温肾健脾，固涩止泻。

代表方：附子理中丸合四神丸。

附子理中丸由炮附子、人参、白术、炮姜、炙甘草组成；四神丸由补骨脂、肉豆蔻、吴茱萸、五味子、生姜、大枣组成。若年老体弱，久泻不止，中气下陷，加黄芪、升麻、柴胡，亦可合桃花汤。

【辨治备要】

（一）辨证要点

1. 辨轻重　泄泻而饮食如常，说明脾胃未败，多为轻证，预后良好；泻而不能食，形体消瘦，或暴泻无度，或久泄滑脱不禁，转为厥脱，津液耗伤，阴阳衰竭，均属重证。

2. 辨缓急　暴泻者起病较急，病程较短，一般在数小时至二周以内，泄泻次数每日三次以上；久泻者起病较缓，病程较长，持续时间多在二个月以上甚至数年，泄泻呈间歇性发作。

3. 辨寒热　大便色黄褐而臭，泻下急迫，肛门灼热者，多属热证；大便清稀甚至水样，气味腥秽者，多属寒证；大便溏垢，臭如败卵，完谷不化，多为伤食之证。

4. 辨虚实　急性暴泻，病势急骤，脘腹胀满，腹痛拒按，泻后痛减，小便不利者，多属实证；慢性久泻，病势较缓，病程较长，反复发作，腹痛不甚，喜暖喜按，神疲肢冷，多属虚证。

（二）治法方药

明·李中梓在《医宗必读·泄泻》提出"治泻九法"，认为"夫是九者，治泻之大法，业无遗蕴，至如先后缓急之权，岂能预设，须临证之顷，圆机灵变"。

暴泻宜运脾化湿，重用化湿，佐以分利。运脾者，燥湿之意，可用芳香化湿之类，如苍术、藿香、佩兰、白豆蔻、草豆蔻、砂仁等。暴泻以驱邪为主，不可骤用补涩，以免关门留寇；气虚下陷之久泻宜健脾益气、提升中阳，方如补中益气汤；滑泄不禁者宜温涩固脱，方如赤石脂禹余粮汤，或加诃子、石榴皮、乌梅等；大便含食物残渣，宜消食化积，方用保和丸；泄泻如水，宜利小便以实大便，方如五苓散等；寒热错杂，久治不愈的慢性泄泻，宜寒温并用，温清消补，方用乌梅丸。

【临证要点】

1. 注意风药的临床运用。脾气不升是慢性泄泻的主要病机之一。风药轻扬升散，同气相召，脾气上升，运化乃健，泄泻可止。湿是形成泄泻的病理因素之一，湿见风则干，风药具有燥湿之性。湿邪已去，脾运得复，清气上升，泄泻自止。风药尚具有促进肝之阳气升发的作用，肝气升发条达，疏泄乃治。临床常用药有藿香、葛根、荆芥、防风、桔梗、白芷、藁本、升麻、柴胡、蝉蜕、羌活等。方剂可选藿香正气散、荆防败毒散、羌活胜湿汤等，如运用得当，效果明显。

2. 虚实夹杂者，寒热并用。慢性泄泻纯虚纯实者少，虚实夹杂者多。脾虚与湿盛是本病的两个主要方面。脾气虚弱，清阳不升，运化失常则生飧泄，治疗可用参苓白术散、理中汤等；若脾虚生湿，或外邪内侵，引动内湿，则虚中夹实，治当辨其湿邪夹热与夹寒之不同，临床一般以肠腑湿热最为常见，治疗当理中清肠，寒热并用，加用败酱草、红藤、黄柏、猪苓、茯苓等；寒湿偏重者则用苍术、厚朴、肉桂、陈皮、白术等。

3. 掌握通法在慢性泄泻中的运用时机。泄泻一证，其病位在肠腑。大肠为"传导之官"，小肠为"受盛之官"，前者司"变化"，后者主"化物"，一旦肠腑发生病变，必然"变化"无权，"化物"不能，于是肠曲盘旋之处易形成积滞痰饮浊毒。久则中焦脾胃渐亏，难以运化，积饮痰浊愈甚，或陈积未去，新积又生。故此，治疗诸多方法无效者，必有痰饮浊毒积滞肠腑。倡导攻邪已病的张从正提倡以攻为补，"损有余即是补不足"，而且"下中自有补"，"不补之中有真补存焉"。当代名家韦献贵认为："久泻亦肠间病，肠为腑属阳，腑病多滞多实，故久泻多有滞，滞不除则泻不止。"因此，攻除积滞痰饮浊毒，攻补兼施，掌握好攻补的孰多孰少，乃为治疗难治性泄泻的出奇制胜之法。

4. 久泻使用化瘀之法，值得重视。辨证上应注意血瘀征象的有无。王清任的诸逐瘀汤，结合临床，变通使用得当，往往可以获效。

【预防调护】

避风寒，慎起居，调饮食，调情志。忌生冷油腻、肥甘厚味。注意保暖。调节情志，勿悲恐忧伤，暴泻者要减少饮食，可给予米粥以养护胃气。若虚寒腹泻，可予姜汤饮之，以振奋脾阳，调和胃气。如有泄泻严重者，甚至一日十余次者，应及时就医，防止发生厥脱重症。暴泻停止后也要注意清淡饮食，调养脾胃至少一周时间。久泻者尤应注意平素避风寒，勿食生冷食物。脾胃素虚患者可食用药食同源的食疗方以健脾补气，如将山药、薏米、莲子、扁豆、芡实、大枣等熬粥，日常服用以调理脾胃，亦可艾灸或隔姜灸足三里、神阙等穴位，以温中健脾。

【小结】

泄泻常因外邪侵袭，饮食所伤，情志失调，禀赋不足，劳倦内伤等而发病。基本病机变化为脾虚湿盛，也与肝、肾相关。泄泻病性有虚实之分，实证多因湿盛伤脾，或饮食伤脾，暴泻以实证为主，治疗多用芳香化湿，解表散寒，清热燥湿，分消止泻，消食导滞，和中止泻；虚证见于劳倦内伤、大病久病之后，或他脏及脾。久泻以虚证为主，治疗多用健脾益气，化湿止泻，温肾健脾，固涩止泻，或抑肝扶脾为主。暴泻失治误治，迁延日久，可发展为久泻。

【名医经验】

徐景藩、颜德馨等多位国医大师认为，久泻根本病机为脾胃虚弱，湿邪是其主要病理因素，情志失调、饮食所伤、感受外邪等病因须在此基础上才可导致久泻。辨治以健脾化湿理气为主，佐以清利、固涩为基本治法。遣方以四君子汤作为底方，常加砂仁、薏苡仁等化湿，必用木香、陈皮等行气之品令补而不滞，气行湿亦行。不过用辛温、苦寒、淡渗、行气活血之品，病愈后又以香砂六君丸、理中丸、参苓白术散等健脾以巩固疗效。主要经验包括以下几点：①强调"利小便实大便"。②强调气机升降，常拟"辛开苦降"以升脾之清气降胃之浊气。③通涩相济，收敛固涩之品既可留驻补益之力于体内，也可收敛脏腑外泄之精气，可直接止泻，兼夹湿、热、痰、瘀者慎用。④讲究药物炮制，久泻常用炒法，缓和药物寒性和辛散之性，还可增强健脾、固涩止泻的作用。⑤注重自我养护。⑥治疗顽泻应沉着守方，重用药物（如重用白术、仙鹤草、茯苓、薏苡仁或伏龙肝等）和活血化瘀等法。

【古籍摘要】

《素问·生气通天论》："因于露风，乃生寒热，是以春伤于风，邪气留连，乃为洞泄。"

《素问·举痛论》："怒则气逆，甚则呕血及飧泄。"

《伤寒论·辨太阳病脉证并治下》："伤寒服汤药，下利不止，心下痞硬。服泻心汤已，复以他药下之，利不止，医以理中与之，利益甚。理中者，理中焦，此利在下焦，赤石脂禹余粮汤主之，复不止者，当利其小便。"

《丹溪心法·泄泻》："泄泻有湿、火、气虚、痰积。湿用四苓散加苍术，甚者苍白二术同加，炒用燥湿兼渗泄。火用四苓散加木通、黄芩，伐火利小水。痰积宜豁之，用海粉、青黛、黄芩、神曲糊丸服之。"

《医学入门·泄泻》："凡泻皆兼湿，初宜分理中焦，渗利下焦。久则升提，必滑脱不禁，然后用药涩之，其间有风胜兼以解表，寒胜兼以温中，滑脱涩住，虚弱补益，食积消导，湿则淡渗，陷则升举，随证变用，又不拘于次序，与痢大同。且补虚不可纯用甘温，太甘则生湿，清热亦不可太苦，苦则伤脾。每兼淡剂利窍为妙。"

【文献推介】

1. 中华中医药学会脾胃病分会. 肠易激综合征中医诊疗共识意见［J］. 中华中医药杂志，2010，25（7）：1062-1065.

2. 李乾构，张声生. 李乾构带徒小课128讲［M］. 第1版. 北京：中国中医药出版社，2014.

第八节　痢　疾

痢疾，是以腹痛，里急后重，下痢赤白脓血为主症的病证。是一类或具有传染性的疾病，多发于夏秋季节。西医学中的细菌性痢疾、阿米巴痢疾、溃疡性结肠炎等属本病范畴，可参照本节辨证论治。

春秋战国时期，《黄帝内经》称本病为"肠澼""赤沃"，对其病因及临床特点进行了简要论述，指出感受外邪和饮食不节是两个致病的重要环节。如《素问·太阴阳明论》云："食饮不节，起居不时者，阴受之……入五脏则䐜满闭塞，下为飧泄，久为肠澼。"《素问·至真要大论》曰："少阴之胜……呕逆躁烦，腹满痛溏泄，传为赤沃。"《难经》称之为"大瘕泄"，指出，"大瘕泄者，里急后重，数至圊而不能便"。

东汉末年，张仲景在《伤寒论》《金匮要略》将痢疾与泄泻统称为"下利"，其治疗痢疾的有效方剂白头翁汤等一直为后世沿用。

唐宋时期，孙思邈《备急千金要方·脾脏下》称本病为"滞下"。严用和《济生方·痢疾论治》正式用"痢疾"病名，"今之所谓痢疾者，古所谓滞下是也"，一直沿用至今。朱丹溪《丹溪心法·痢病》进一步阐明痢疾具有流行性、传染性，指出，"时疫作痢，一方一家，上下相染相似"，并论述痢疾的病因以"湿热为本"，提出通因通用的治痢原则。

明清时期，李中梓《医宗必读·痢疾》指出："至治法，须求何邪所伤，何脏受病。如因于湿热者，去其湿热；因于积滞者，去其积滞。因于气者调之；因于血者和之。新感而实者，可以通因通用；久病而虚者，可以塞因塞用。"喻昌创"逆流挽舟"之法，并在《医门法律·痢疾论》中云，"引其邪而出之于外"，创活人败毒散。蒋宝素将痢疾称为内痈，《医略十三篇·痢疾》云："治痢之法，当参入治痈之义。"特别是《名医指掌·痢疾》中指出："善治者，审其冷、热、虚、实、气、血之证，而行汗、吐、下、清、温、补、兜、涩之法可也。"这些治疗原则，一直指导着今天的临床。

明清以后，对痢疾的认识更加深入，《类证治裁·痢证》认为，"症由胃腑湿蒸热壅，致气血凝结，夹糟粕积滞，进入大小腑，倾刮脂液，化脓血下注"，切中痢疾的发病机理。清代的一些痢疾专著，如吴道琼的《痢症参汇》、孔毓礼的《痢疾论》等，可谓集痢疾辨证治疗之大成。

【病因病机】

痢疾的发生多由外感湿热、疫毒之邪，内伤饮食，损及脾胃与肠，邪气客于大肠，与气血搏结，肠道脂膜血络受伤，传导失司，而致下痢。

1. 外感时邪疫毒　夏秋季节，暑湿秽浊、疫毒易于滋生。若起居不慎，劳作不休，湿热或暑湿之邪内侵肠道，湿热郁蒸，气血与之搏结于肠之脂膜，化为脓血而成湿热痢。疫毒之邪侵及阳明气分，进而内窜营血，甚则进迫下焦厥阴、少阴，而致急重之疫毒痢。素体阳虚之人，感受寒湿，或感受湿邪后，湿从寒化，寒湿伤中，胃肠不和，气血壅滞，发为寒湿痢。正如《景岳全书·痢疾》云："痢疾之病，多病于夏秋之交，古法相传，皆谓炎暑大行，相火司令，酷热之毒蓄积为痢。"

2. 内伤饮食　平素嗜食肥甘厚味者，酿生湿热，在夏秋季节内外湿热交蒸之时，饮食不洁或暴饮暴食，湿热毒邪，直趋中道，蕴结肠之脂膜，邪毒繁衍与气血搏结，腐败化为脓血，则成湿热痢或疫毒痢。若湿热内郁不清，易伤阴血，形成阴虚痢。若其平素恣食生冷瓜果，伤及脾胃，中阳不足，湿从寒化，寒湿内蕴，再贪凉饮冷或不洁食物，寒湿食积壅塞肠中，气机不畅，气滞血瘀，气血与肠中腐浊之气搏结于肠之脂膜，化为脓血而成寒湿痢。如《景岳全书·痢疾》云："因热贪凉者，人之常事也，过食生冷，所以致痢。"脾胃素弱之人，屡伤寒湿，或湿热痢过服寒凉之品，克伐中阳，每成虚寒痢。

痢疾的主要病机是邪蕴肠腑，气血壅滞，传导失司，脂膜血络受伤而成痢。湿热、疫毒、寒湿、食积等内蕴肠腑，与肠中气血相搏结，大肠传导功能失司，通降不利，气血瘀滞，肠络受损，腐败化为脓血而痢下赤白；气机阻滞，腑气不通，故见腹痛，里急后重。

痢疾病位在肠，与脾、胃相关，可涉及肾。因肠与胃密切相连，肠病及胃，故常曰在肠胃。如《医碥·痢》所说："不论何脏腑之湿热，皆得以入肠胃，以胃为中土，主容受而传之肠也。"痢疾日久，不但损伤脾胃而且影响及肾，导致肾气虚惫或脾肾阳虚，下痢不止。

本病的病理性质分寒热虚实，病机演变多端。初期多为实证，因湿热或寒湿所致。外感湿热或湿热内生或疫毒内侵，壅滞腑气，熏灼肠道，下痢鲜紫脓血，壮热口渴，皆属热证。寒湿阴邪所致者为寒证。下痢日久，可由实转虚或虚实夹杂，寒热并见。如痢疾失治，迁延日久，或收涩太早，关门留寇，正虚邪恋，可发展为下痢时发时止，日久难愈的休息痢。

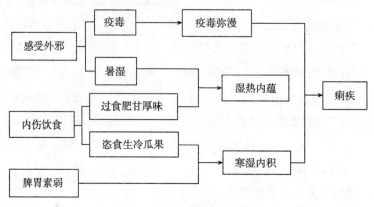

图 7-9　痢疾病因病机演变图

【诊断与鉴别诊断】

（一）诊断

1. 以腹痛，里急后重，下痢赤白脓血为主症。

2. 急性痢疾起病急骤，可伴有恶寒发热；慢性痢疾则反复发作，迁延不愈。

3. 常见于夏秋季节，多有饮食不洁史，或具有传染性。

大便常规检查，可帮助确立诊断。血常规检查，对急性菌痢具有诊断意义。必要时行 X 线钡剂造影及直肠、结肠镜检查，有助于诊断。

（二）鉴别诊断

泄泻　两者多发于夏秋季节，病位在胃肠，病因亦有相似之处，症状都有腹痛、大便次数增多，但痢疾大便次数虽多而量少，排赤白脓血便，腹痛伴里急后重感明显。而泄泻大便溏薄，粪便清稀，或如水，或完谷不化，而无赤白脓血便，腹痛多伴肠鸣，少有里急后重感。正如《景岳全书》所说："泻浅而痢重，泻由水谷不分，出于中焦，痢以脂血伤败，病在下焦。"当然，泻、痢两病在一定条件下又可以相互转化，或先泻后痢，或先痢而后转泻。一般认为先泻后痢病情加重，先痢后泻为病情减轻。

【辨证论治】

1. 湿热痢

临床表现：腹部疼痛，里急后重，痢下赤白脓血，黏稠如胶冻，腥臭，肛门灼热，小便短赤；舌苔黄腻，脉滑数。

治法：清肠化湿，调气和血。

代表方：芍药汤。

本方由芍药、当归、黄连、槟榔、木香、炙甘草、大黄、黄芩、肉桂组成。若痢下赤多白少，口渴喜冷饮，属热重于湿者，配白头翁、秦皮、黄柏；若瘀热较重，痢下鲜红者，加地榆、丹皮、苦参；若痢下白多赤少，舌苔白腻，属湿重于热者，可去当归，加茯苓、苍术、厚朴、陈皮等；若兼饮食积滞，嗳腐吐酸，腹部胀满者，加莱菔子、神曲、山楂等；若食积化热，痢下不爽，腹痛拒按者，可加用枳实导滞丸。

2. 疫毒痢

临床表现：起病急骤，壮热口渴，头痛烦躁，恶心呕吐，大便频频，痢下鲜紫脓血，腹痛剧烈，后重感特著，甚者神昏惊厥；舌质红绛，舌苔黄燥，脉滑数或微欲绝。

治法：清热解毒，凉血除积。

代表方：白头翁汤合芍药汤。

白头翁汤由白头翁、黄连、黄柏、秦皮组成；芍药汤由芍药、当归、黄连、槟榔、木香、炙甘草、大黄、黄芩、肉桂组成。前方以清热凉血解毒为主；后方能增强清热解毒之功，并有调气行血导滞作用。若见热毒秽浊壅塞肠道，腹中满痛拒按，大便滞涩，臭秽难闻者，加大黄、枳实、芒硝；神昏谵语，甚则痉厥，舌质红，苔黄糙，脉细数，属热毒深入营血，神昏高热者，用犀角地黄汤、紫雪丹；若热极风动，痉厥抽搐者，加入羚羊角、钩藤、石决明。

3. 寒湿痢

临床表现：腹痛拘急，痢下赤白黏冻，白多赤少，或为纯白冻，里急后重，口淡乏味，脘胀腹满，头身困重；舌质或淡，舌苔白腻，脉濡缓。

治法：温中燥湿，调气和血。

代表方：不换金正气散。

本方由苍术、陈皮、半夏、厚朴、藿香、甘草、生姜、大枣组成。若痢下白中兼紫者，加当归、芍药；脾虚纳呆者加白术、神曲；寒积内停，腹痛，痢下滞而不爽，加大黄、槟榔，配炮姜、肉桂。

4. 阴虚痢

临床表现：痢下赤白，日久不愈，脓血黏稠，或下鲜血，脐下灼痛，虚坐努责，食少，心烦口干，至夜转剧；舌红绛少津，苔少或花剥，脉细数。

治法：养阴和营，清肠化湿。

代表方：黄连阿胶汤合驻车丸。

黄连阿胶汤由黄连、黄芩、白芍、阿胶、鸡子黄组成；驻车丸由黄连、阿胶、当归、炮姜组成。若虚热灼津而见口渴、尿少、舌干者，可加沙参、石斛；如痢下血多者，可加丹皮、旱莲草；若湿热未清，有口苦、肛门灼热者，可加白头翁、秦皮。

5. 虚寒痢

临床表现：腹部隐痛，缠绵不已，喜按喜温，痢下赤白清稀，无腥臭，或为白冻，甚则滑脱不禁，肛门坠胀，便后更甚，形寒畏冷，四肢不温，食少神疲，腰膝酸软；舌淡苔薄白，脉沉细弱。

治法：温补脾肾，收涩固脱。

代表方：桃花汤合真人养脏汤。

桃花汤由赤石脂、干姜、粳米组成；真人养脏汤由诃子、罂粟壳、肉豆蔻、人参、当归、白术、木香、肉桂、炙甘草、白芍组成。前方温中涩肠，后方兼能补虚固脱。若积滞未尽，应少佐消导积滞之品，如枳壳、山楂、神曲等；若痢久脾虚气陷，导致少气脱肛，可加黄芪、柴胡、升麻、党参。

6. 休息痢

临床表现：下痢时发时止，迁延不愈，常因饮食不当、受凉、劳累而发，发时大便次数增多，夹有赤白黏冻，腹胀食少，倦怠嗜卧；舌质淡苔腻，脉濡软或虚数。

治法：温中清肠，调气化滞。

代表方：连理汤。

本方由人参、白术、干姜、炙甘草、黄连、茯苓组成。临床可加槟榔、木香、枳实以调气化滞。

【辨治备要】

（一）辨证要点

1.辨久暴，察虚实主次　暴痢发病急，病程短，腹痛胀满，痛而拒按，痛时窘迫欲便，便后里急后重暂时减轻者为实；久痢腹痛绵绵，时轻时重，病程长，腹痛绵绵，痛而喜按，便后里急后重不减，坠胀甚者，常为虚中夹实。

2.辨寒热偏重　大便排出脓血，色鲜红，甚则紫黑，稠厚腥臭，腹痛，里急后重明显，口渴，口臭，小便黄赤，舌红苔黄腻，脉滑数者属热；大便排出赤白清稀，白多赤少，腹痛喜按，里急后重不明显，面白肢冷形寒，舌淡苔白，脉沉细者属寒。

3.辨伤气、伤血　下痢白多赤少，湿邪伤及气分；赤多白少，或以血为主者，热邪伤及血分。

4.辨邪正盛衰　凡痢疾经治疗后，痢下脓血次数减少，腹痛、里急后重减轻，为气血将和，正能胜邪，向愈；凡下痢脓血，兼有粪质者轻，不兼有粪质者重；凡下痢脓血次数虽减少，而全身症状不见减轻，甚而出现烦躁、腹胀、精神萎靡、手足欠温、脉症不符，皆预示病情恶化，应引起高度重视。如凡下痢次数逐渐减少，而反见腹胀痛，呕吐，烦躁口渴，气急，甚或神昏谵语，为邪毒内炽上攻之象；凡下痢，噤口不食，精神萎靡，或呕逆者，为胃气将败；凡下痢脓血，烦渴转筋，甚或面色红润，唇如涂朱，脉数疾大者，为阴液将涸或阴阳不交之候；凡下痢不禁，或反不见下痢，神萎蜷卧，畏寒肢冷，自汗，气息微弱，脉沉细迟，或脉微欲绝，为阳气将脱，阴阳欲离之象。

（二）治法方药

热痢清之，寒痢温之，初痢实则通之，久痢虚则补之，寒热交错者清温并用，虚实夹杂者攻补兼施。痢疾初起之时，以实证、热证多见，宜清热化湿解毒；久痢虚证、寒证，应予补虚温中，调理脾胃，兼以清肠，收涩固脱。如下痢兼有表证者，宜合解表剂，外疏内通，夹食滞可配合消导药消除积滞。刘河间提出："调气则后重自除，行血则便脓自愈。"调气和血之法，可用于痢疾的多个证型，赤多重用血药，白多重用气药，而在掌握扶正祛邪的辨证治疗过程中，始终应顾护胃气。治疗痢疾之禁忌：忌过早补涩，忌峻下攻伐，忌分利小便。

热痢初起，兼见表证者，用荆防败毒散；如表邪未解，里热已盛，症见身热汗出，脉象急促者，则用葛根芩连汤。若暴痢致脱，症见面色苍白，汗出肢冷，唇舌紫暗，尿少，脉微欲绝者，应急服独参汤或参附汤，加用参麦注射液等。暑天感寒湿而痢者，可用藿香正气散加减。若脾阳虚极，肠中寒积不化，遇寒即发，症见下痢白冻，倦怠少食，舌淡苔白，脉沉者，用温脾汤加减；若久痢兼见肾阳虚衰，关门不固者，宜加四神丸；如久痢脱肛，神疲乏力，少气懒言，属脾胃虚弱，中气下陷者，可用补中益气汤加减；若下痢时作，大便稀溏，心中烦热，饥不欲食，四肢不温，证属寒热错杂者，可用乌梅丸加减。

【临证要点】

1. 喻嘉言"逆流挽舟"之法用于痢疾初起兼有表证者，以下痢，憎寒壮热，头身重痛，咳嗽，鼻塞声重，脉浮重取欠力为辨证要点。治以人参败毒散疏散表邪，表气疏通，里滞亦除，其痢自愈。

2. 清热解毒是治痢的主要方法，尤其是湿热痢、疫毒痢更为重要。对热毒炽盛的疫毒痢，宜重用清热解毒药，常用药如白头翁、黄连、黄柏、秦皮、金银花、马齿苋等，若下痢脓血，可加生地、赤芍、地榆以凉血养阴。在清热化湿解毒的同时，还可加调气和血之药。

3. 古人称痢为滞下，亦有无积不成痢之说，所以痢因积滞而成者，亦为常见。症见下痢腹胀腹痛，纳呆，肛门坠胀等，临床常用消导、化滞之法。如山楂、枳实、陈皮、神曲、麦芽之类，偏湿加苍术、茯苓，偏寒加肉桂、干姜。因积滞而腹痛甚者，可佐大黄以通积滞，乃通因通用之法。

4. 噤口痢的治疗。痢疾不能进食，或呕不能食者，称为噤口痢。实证多由湿热、疫毒蕴结肠中，上攻于胃，胃失和降所致，宜用开噤散煎水少量多饮，不居时，徐徐咽下，以苦辛通降，泄热和胃。若汤剂不受，可先用玉枢丹磨汁少量与服，再与前方徐徐咽下。若实证治疗中，胃阴大伤，频繁呕吐，舌质红绛无苔，脉细数者，与方中酌加人参、麦冬、石斛、沙参以扶养气阴，并可用人参与姜汁炒黄连同煎，频频呷之，再吐再呷，以开噤为止，或外用田螺捣烂，入麝香少许，纳入脐中，以引热下行。虚证多由素体脾胃虚弱或久痢以致胃虚气逆，出现呕恶不食或食入即吐，口淡不渴，舌质淡，脉弱，治宜健脾和胃为主，方用六君子汤加石菖蒲、姜汁以醒脾开胃。若下痢无度，饮食不进，肢冷脉微，为病势危重，急用独参汤或参附汤或参附注射液以益气回阳救逆。

5. 灌肠疗法。凡下痢赤白脓血，里急后重者，常用清热凉血、解毒祛湿药水煎取液150毫升保留灌肠，每日一次，疗程一般7日，以脓血尽、里急后重除为度。

6. 注意痢疾治疗禁忌。忌过早补涩，忌峻下攻伐，忌分利小便，以免留邪或伤正气。

【预防调护】

首先，注意饮食卫生，避免过食生冷和进食不洁及变质食物，节制饮食，忌过食辛辣、肥甘厚味。对于具有传染性的细菌性及阿米巴痢疾，应采取积极有效的预防措施，以控制痢疾的传播和流行，如加强水、粪的管理及饮食管理，消灭苍蝇等。在痢疾流行季节，可适当食用生蒜瓣，每次1～3瓣，每日2～3次；或将大蒜瓣放入菜食之中食用；亦可用马齿苋、绿豆适量，煎汤饮用。这些对防止感染有一定作用。

其次，痢疾患者，饮食宜清淡，忌食荤腥油腻难消化之品。治病宜早，疫毒痢要中西医结合抢救治疗。

【小结】

痢疾是以腹痛，里急后重，下痢赤白脓血为临床特征。主要病因是外感时邪疫毒，内伤饮食不洁。病位在肠，与脾胃有密切关系。病机为湿热、疫毒、寒湿结于肠腑，气血壅滞，脂膜血络受损，化为脓血，大肠传导失司，发为痢疾。暴痢多为实证，久痢多属虚证。实证以湿热痢多见，亦见于寒湿痢。疫毒痢因病势凶险，应及早救治。虚证又有阴虚痢和虚寒痢之不同。若下痢不能进食，或入口即吐，又称噤口痢。对于日久迁延不愈的休息痢，因病情缠绵，往往形成虚实夹杂之势，宜采取综合措施，内外同治。痢疾的治疗，以初痢宜通，久痢宜涩，热痢宜清，寒痢宜温，寒热虚实夹杂者宜通涩兼施、温清并用。对具传染性的细菌性痢疾和阿米巴痢疾，应重在预防，控制传播。

【名医经验】

痢疾的临床辨证以辨湿热和气血为主，治疗初起以祛邪为主。熊继柏教授辨治痢疾指出关键有两点：一辨湿热。陈修园《医学三字经》云，"湿热伤，赤白痢，热胜湿，赤痢溃，湿胜热，白痢坠"，意思是说痢疾为感受湿热疫毒所致，凡痢下赤多白少者为热胜湿，痢下赤少白多者为湿胜热，当然还要参合舌脉予以确诊。二分气血。唐容川在《痢证三字诀》中指出，"痢为病，发秋天，金木沴，湿热煎，肝迫注，故下逼，肺收摄，故滞塞"，意思是说痢疾乃湿热煎迫，导致肝肺两脏气机失调所致里急后重，这是他对里急后重的解释，虽然此解释不十分确切，但古人对里急后重一症无更好解释了。由于肺主气，肝藏血，所以他进一步指出，"白气腐，红血溃……治白痢，主肺气，白虎汤，银菊贵，治红痢，主肝血，白头汤，守圭臬"，认为白属湿，红属热，白痢伤气，红痢伤血，故用芍药汤清湿热、调气血。同时他还指出，治痢疾初起必须祛邪，最忌收涩，收涩则会闭门留寇。故有表邪者必祛表邪，有积滞者必祛积滞，邪去则正安，邪不去则正不安。喻嘉言曾提出"逆流挽舟"之法，即在痢疾初起，表邪重者，予人参败毒散，使陷里之邪，还从表出而愈。

【古籍摘要】

《证治要诀·痢》："痢疾古名滞下，以气滞成积，积之成痢。治法当以顺气为先，须当开胃，故无饱死痢病也。"

《丹溪心法·痢》："下痢不治之证，下如鱼脑者半死半生，下如尘腐色者死，下纯血者死，下如屋漏水者死，下如竹筒注者不治。"

《寿世保元·痢疾》："凡痢初患，元气未虚，必须下之，下后未愈，随症调之。痢稍久者，不可下，胃气败也。痢多属热，亦有虚与寒者，虚者宜补，寒者宜温。年老及虚弱人，不宜下，大便了而不了者，血虚也，数至圊而不便者，气虚也。"

《类证治裁·痢疾论治》："痢多发于秋，即《内经》之肠澼也，症由胃腑湿蒸热壅，致气血凝结，夹糟粕积滞，进入大小腑，倾刮脂液，化脓血下注，或痢白，痢红，痢瘀紫，痢五色，腹痛呕吐，口干，溺涩，里急后重，气陷肛坠，因其闭滞不利，故亦名滞下也。"

【文献推介】

1. 刘超，刘敬霞，虎喜成，等. 中医药治疗慢性结肠炎的临床研究进展［J］. 中华中医药杂志，2016，31（4）：1365-1367.

2. 郑红斌. 溃疡性结肠炎中医辨治六法［J］. 辽宁中医杂志，2015，42（12）：2333-2335.

3. 张艳红，董尚朴. 金元时期对痢疾认识的探讨［J］. 时珍国医国药，2009，20（2）：501-502.

4. 孙东. 头孢噻肟钠/舒巴坦钠联合中药治疗细菌性痢疾的疗效观察［J］. 中国医药指南，2013，11（20）：518-519.

第九节　便　秘

便秘，是以大便排出困难，排便周期延长，或周期不长，但粪质干结，排出艰难，或粪质不硬，虽频有便意，但排便不畅为主要表现的病证。西医学中的功能性便秘、肠易激综合征、肠炎恢复期之便秘、药物性便秘、内分泌及代谢性疾病所致的便秘均属本病范畴，可参照本节辨证论治。

"便秘"病名首见于《黄帝内经》，指出便秘与脾胃、小肠、肾有关，如《素问·厥论》曰："太阴之厥，则腹满䐜胀，后不利。"《素问·举痛论》曰："热气留于小肠，肠中痛，瘅热焦竭，则坚干不得出，故痛而闭不通矣。"

东汉时期，张仲景则称便秘为"脾约""闭""阴结""阳结"，认为其病与寒、热、气滞有关，提出了便秘寒、热、虚、实不同的发病机制，设立了承气汤的苦寒泻下，麻子仁丸的养阴润下，厚朴三物汤的理气通下，以及蜜制药挺"内谷道中"、猪胆汁和醋"以灌谷道内"诸法，为后世医家认识和治疗本病确立了基本原则，有的方药至今仍广泛应用于临床。《诸病源候论·大便难候》曰："大便难者，由五脏不调，阴阳偏有虚实，谓三焦不和则冷热并结故也。"又云："邪在肾亦令大便难。""渴利之家，大便亦难"，指出引起便秘的原因很多，与五脏不调、阴阳虚实寒热均有关系。

金元时代，《丹溪心法·燥结》则认为便秘是由于血少，或肠胃受风，涸燥秘涩所致。

直至明清，张介宾按仲景之法把便秘分为阴结、阳结两类，认为有火为阳结，无火是阴结。《景岳全书·秘结》云："秘结一证，在古方书有虚秘、风秘、气秘、热秘、寒秘、湿秘等说，而东垣又有热燥、风燥、阳结、阴结之说，此其立名大烦，又无确据，不得其要，而徒滋疑惑，不无为临证之害也。不知此证之当辨者惟二，则曰阴结、阳结而尽之矣。"《石室秘录·大便秘结》曰："大便秘结者，人以为大肠燥甚，谁知是肺气燥乎？肺燥则清肃之气不能下行于大肠。"《杂病源流犀烛·大便秘结源流》则强调："大便秘结，肾病也。"以上指出大便秘结与肺、肾均有密切关系。

【病因病机】

便秘主要是由外感寒热之邪，内伤饮食情志，病后体虚，阴阳气血不足等，热结、气滞、寒凝、气血阴阳亏虚，致使邪滞胃肠、壅塞不通；肠失温润，推动无力，糟粕内停，大便排出困难，发为便秘。

1. 素体阳盛　素体阳盛，或热病之后，余热留恋，或肺热肺燥，下移大肠，或过食醇酒厚味，或过食辛辣，或过服热药，均可致肠胃积热，耗伤津液，肠道干涩失润，粪质干燥，难于排出，形成所谓"热秘"。如《景岳全书·秘结》曰："阳结证，必因邪火有余，以致津液干燥。"

2. 情志失调　忧愁思虑，脾伤气结，或抑郁恼怒，肝郁气滞，或久坐少动，气机不利，均可导致腑气郁滞，通降失常，传导失职，糟粕内停，不得下行，或欲便不出，或出而不畅，或大便干结而成气秘。如《金匮翼·便秘》曰："气秘者，气内滞而物不行也。"

3. 感受外邪　恣食生冷，凝滞胃肠，或外感寒邪，直中肠胃，或过服寒凉，阴寒内结，均可导致阴寒内盛，凝滞胃肠，传导失常，糟粕不行，而成冷秘。如《金匮翼·便秘》曰："冷秘者，寒冷之气，横于肠胃，凝阴固结，阳气不行，津液不通。"

4.年老体虚　素体虚弱，或病后、产后及年老体虚之人，阴阳气血亏虚，阳气虚则温煦传送无力，阴血虚则润泽荣养不足，皆可导致大便不畅。如《景岳全书·秘结》曰："凡下焦阳虚，则阳气不行，阳气不行则不能传送，而阴凝于下，此阳虚而阴结也。"《医宗必读·大便不通》说："更有老年津液干枯，妇人产后亡血及发汗利小便，病后血气未复，皆能秘结。"

便秘病位主要在大肠，涉及脾、胃、肺、肝、肾等多个脏腑，基本病机为大肠传导失常。胃与肠相连，胃热炽盛，下传大肠，燔灼津液，大肠热盛，燥屎内结，可成便秘；肺与大肠相表里，肺之燥热下移大肠，则大肠传导功能失常，而成便秘；肝主疏泄气机，若肝气郁滞，则气滞不行，腑气不能畅通；肾主五液而司二便，若肾阴不足，则肠道失润，若肾阳不足则大肠失于温煦而传送无力，大便不通。以上原因均可发为本病。

便秘的病性可概括为虚、实两个方面。热秘、气秘、冷秘属实，气血阴阳亏虚所致者属虚。虚实之间常常相互兼夹或相互转化。如肠胃积热与气机郁滞可以并见，阴寒积滞与阳气虚衰可以相兼，气秘日久，久而化火，可转化成热秘。阳虚秘者，如温燥太过，津液耗伤，可转化为阴虚秘，或久病阳损及阴，则可见阴阳俱虚之证。

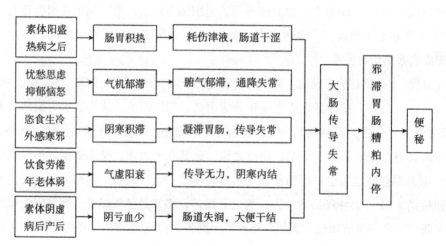

图 7-10　便秘病因病机演变图

【诊断与鉴别诊断】

（一）诊断

1.排便次数每周少于 3 次，或周期不长，但粪质干结，排出艰难，或粪质不硬，虽频有便意，但排便不畅。

2.粪便的望诊及腹部触诊、大便常规、潜血试验、肛门指诊、钡灌肠或气钡造影、纤维结肠镜检查等有助于便秘的诊断。

（二）鉴别诊断

1.肠结　两者皆有大便秘结。肠结多为急病，因大肠通降受阻所致，表现为腹部疼痛拒按，大便完全不通，且无矢气和肠鸣音，严重者可吐出粪便。而便秘多为慢性久病，因大肠传导失常所致，表现为大便干结难行，偶伴腹胀，饮食减少，恶心欲吐，有矢气和肠鸣音。

2.积聚　两者皆有腹部包块。积聚的包块在腹部各处均可出现，形状不定，多与肠形不一致，与排便无关。而便秘者所致包块常出现在左下腹，可扪及条索状物，与肠形一致，压之变形，排便后消失或减少。

【辨证论治】

（一）实秘

1. 热秘

临床表现：大便干结，腹胀或痛，口干口臭，面红心烦，或有身热，小便短赤；舌质红，苔黄燥，脉滑数。

治法：泻热导滞，润肠通便。

代表方：麻子仁丸。

本方由麻子仁、芍药、枳实、大黄、厚朴、杏仁组成。若津液已伤，可加生地、玄参、麦冬；若肺热气逆，咳喘便秘者，可加瓜蒌仁、苏子、黄芩；若兼郁怒伤肝，易怒目赤者，加服更衣丸；若燥热不甚，或药后大便不爽者，可用青麟丸；若兼痔疮、便血，可加槐花、地榆；若热势较盛，痞满燥实坚者，可用大承气汤。

2. 气秘

临床表现：大便干结，或不甚干结，欲便不得出，或便后不爽，肠鸣矢气，嗳气频作，胁腹痞满胀痛；舌苔薄腻，脉弦。

治法：顺气导滞，降逆通便。

代表方：六磨汤。

本方由沉香、木香、槟榔、乌药、枳实、大黄组成。若腹部胀痛甚，可加厚朴、柴胡、莱菔子；若便秘腹痛，舌红苔黄，气郁化火，可加黄芩、栀子、龙胆草；若气逆呕吐者，可加半夏、陈皮、代赭石；若七情郁结，忧郁寡言者，加白芍、柴胡、合欢皮；若跌仆损伤，腹部术后，便秘不通，属气滞血瘀者，可加红花、赤芍、桃仁等药。

3. 冷秘

临床表现：大便艰涩，腹痛拘急，胀满拒按，胁下偏痛，手足不温，呃逆呕吐；苔白腻，脉弦紧。

治法：温里散寒，通便止痛。

代表方：温脾汤合用半硫丸。

温脾汤由附子、人参、大黄、甘草、干姜组成；半硫丸由半夏、硫黄组成。若便秘腹痛，可加枳实、厚朴、木香；若腹部冷痛，手足不温，加高良姜、小茴香。

（二）虚秘

1. 气虚秘

临床表现：大便干或不干，虽有便意，但排出困难，用力努挣则汗出短气，便后乏力，面白神疲，肢倦懒言；舌淡苔白，脉弱。

治法：补脾益肺，润肠通便。

代表方：黄芪汤。

本方由黄芪、陈皮、火麻仁、白蜜组成。若乏力出汗者，可加白术、党参；若排便困难，腹部坠胀者，可合用补中益气汤；若气息低微，懒言少动者，可加用生脉散；若肢倦腰酸者，可用大补元煎；若脘腹痞满，舌苔白腻者，可加白扁豆、生薏苡仁；若脘胀纳少者，可加炒麦芽、砂仁。

2. 血虚秘

临床表现：大便干结，面色无华，皮肤干燥，头晕目眩，心悸气短，健忘少寐，口唇色淡；舌淡苔少，脉细。

治法：养血滋阴，润燥通便。

代表方：润肠丸。

本方由当归、生地、麻仁、桃仁、枳壳组成。若面白，眩晕甚，加玄参、何首乌、枸杞子；若手足心热，午后潮热者，可加知母、胡黄连等；若阴血已复，便仍干燥，可用五仁丸。

3. 阴虚秘

临床表现：大便干结，形体消瘦，头晕耳鸣，两颧红赤，心烦少寐，潮热盗汗，腰膝酸软；舌红少苔，脉细数。

治法：滋阴增液，润肠通便。

代表方：增液汤。

本方由玄参、生地、麦冬组成。若口干面红，心烦盗汗者，可加芍药、玉竹；便秘干结如羊矢状，加火麻仁、柏子仁、瓜蒌仁；若胃阴不足，口干口渴者，可用益胃汤；若肾阴不足，腰膝酸软者，可用六味地黄丸；若阴亏燥结，热盛伤津者，可用增液承气汤。

4. 阳虚秘

临床表现：大便干或不干，排出困难，小便清长，面色㿠白，四肢不温，腹中冷痛，腰膝酸冷；舌淡苔白，脉沉迟。

治法：补肾温阳，润肠通便。

代表方：济川煎。

本方由肉苁蓉、当归、牛膝、枳壳、泽泻、升麻组成。若寒凝气滞、腹痛较甚，加肉桂、木香；胃气不和，恶心呕吐，可加半夏、砂仁。

【辨治备要】

（一）辨证要点

依据病人的排便周期、粪质、舌象分清寒热虚实。大便干燥坚硬，肛门灼热，舌苔黄厚，多属肠胃积热；素体阳虚，排便艰难，舌体胖而苔白滑者，多为阴寒内结；大便不干结，排便不畅，或欲便不出，舌质淡而苔少者，多为气虚；若粪便干燥，排出艰难，舌质红而少津无苔者，多属血虚津亏。

1. 辨冷秘与热秘

表7-2　冷秘与热秘辨别表

	冷秘	热秘
症状特征	粪质干结，排出艰难	粪质干燥坚硬，便下困难，肛门灼热
舌象	舌淡苔白滑	舌苔黄燥或垢腻
脉象	脉沉紧或沉迟	脉滑数或细数
主要病机	阴寒内结	燥热内结

2. 辨实证与虚证

表 7-3 便秘实证与虚证辨别表

		症状特征	舌脉象
实证		粪质不甚干结，排出断续不畅，腹胀腹痛，嗳气频作，面赤口臭	舌苔厚，脉实
虚证	气虚	粪质并不干硬，虽有便意，临厕努挣乏力，挣则汗出，神疲肢倦	舌淡苔白，脉弱
	血虚	大便燥结难下，面色萎黄无华，头晕目眩，心悸	舌淡苔少，脉细
	阴虚	大便干结，如羊矢状，形体消瘦，潮热盗汗	舌红少苔，脉细数
	阳虚	大便艰涩，排出困难，面色㿠白，四肢不温	舌淡苔白，脉沉迟

（二）治法方药

便秘治疗当分虚实而治，实证邪滞大肠，腑气闭塞不通。其原则以祛邪为主，据热、冷、气秘之不同，分别施以泻热、温通、理气之法，辅以导滞之品，标本兼治，邪去便通。虚证肠失温润，推动无力，治以养正为先，依阴阳气血亏虚的不同，主用滋阴养血、益气温阳之法，酌用甘温润肠之药，标本兼治，正盛便通。

虚实夹杂者，当攻补兼施。如热秘兼有气虚者，又当攻下泻热与补益气血同用。热秘往往兼有津液耗伤，故又需加入生地、玄参等养阴生津之品。由于热盛便燥，又可兼痔疮便血，常加槐花、地榆以清肠凉血。若痰热壅肺，肺气不降，致大肠热结便秘者亦属常见，又当加入黄芩、瓜蒌等清肺润肠之药。

六腑以通为用，大便干结，解便困难，可用下法，但应在辨证论治基础上以润下为基础，个别证候虽可暂用攻下之药，也以缓下为宜，以大便软为度，不得一见便秘，便用大黄、芒硝、巴豆、牵牛之属。

【临证要点】

1. 便秘多为慢性久病，表现为大便干结难行，故润肠通便是治疗便秘的基本法则，在此基础之上，结合其气血阴阳之表现进行辨证论治。因气虚而秘者，宜益气润肠；因血虚而秘者，宜养血润燥；因阴虚而秘者，宜滋阴增液；因阳虚而秘者，宜温通开秘。在选择润肠通便相关药物时，火麻仁、杏仁、桃仁、瓜蒌仁等可酌情使用，并依据患者不同临床表现进行选择。阴血不足可选择麦冬、桑椹、当归、生地等；舌苔腻者，生白术较大剂量应用；伴见湿热表现者，加虎杖等。

2. 六腑者泻而不藏，以通为常。邪与食结，留滞胃肠，当通下以除邪滞，但不可单用通下，必须审证求因，审因论治，才能从根本上治愈。大承气汤是通下法的代表方剂，本方泻下药与行气药并用，具有峻下热结的功效，适用于以痞、满、燥、实四证及脉实为辨证依据的阳明腑实证、热结旁流证等。尤适于辨证论治效果欠佳的肠道热结者。本方使用时注意芒硝冲服，生大黄后下，方能起到峻下作用。因本方作用峻猛，气虚阴亏，或表证未解者均不宜使用，且应中病即止，过则伤正。

3. 便秘日久，气机阻滞，腹胀而痛，呕吐者，应辨寒热，或温下，或寒下，年老体弱者，还需配合扶正。便秘有时往往引起头晕、头胀痛、失眠、烦躁易怒等，又宜清肝通便，草决明、芦荟为常用之品。大便干燥，除引起肛裂出血外，还因过度用力努挣，诱发疝气，又需随证施治。

4. 对于年老体虚，服药不应的便秘患者，目前临床多采用中药灌肠的方法，将相应的口服方剂煎成 150～200 毫升，去渣，温度控制在 37℃左右，把导管插入肛门内约 15cm，缓慢推注或滴注药液，保留 20 分钟后，排出大便。

【预防调护】

首先，注意饮食调理，合理膳食，以清淡为主，避免过食辛辣厚味或饮酒无度，勿过食寒凉生冷，多吃粗粮果蔬，多饮水。避免久坐少动，宜多活动，以疏通气血。养成定时排便习惯。避免过度精神刺激，保持心情舒畅。

其次，便秘不可滥用泻药，使用不当，反而加重便秘。热病之后，由于进食甚少而不大便者，不必急以通便，只需扶养胃气，待饮食渐增，大便自然正常。对于年老体弱及便秘日久的患者，为防止过度用力努挣，而诱发痔疮、便血，甚至真心痛等病证，可配合灌肠等外治法治疗。饮食方面，可采用食饵疗法，如黑芝麻、胡桃肉、松子仁等分，研细，稍加白蜜冲服，对阴血不足之便秘，颇有功效。

【小结】

便秘是以大便排出困难，排便周期延长，或周期不长，但粪质干结，排出艰难，或粪质不硬，虽频有便意，但排便不畅为主要表现的病证。临床分证虽较复杂，但不外虚实两类。实证有热结、气滞、寒积，虚证有气虚、血虚、阴虚和阳虚，总由大肠传导失职而成。其病位在大肠，又常与脾、胃、肺、肝、肾等脏腑有关。在治法上实证予以通泻，虚证予以滋补。属热结者宜泻热通腑，气滞者宜行气导滞，寒积者宜散寒通里，气虚者宜益气润肠，血虚者宜养血润燥，阴虚者宜滋阴润下，阳虚者宜温阳通便。上述各证，有时单独可见，有时相兼并见，辨证时不可忽略。如气虚和血虚便秘，往往相兼出现，治疗时，应根据气血偏虚轻重，采用益气养血，润肠通便之法。气虚而兼阳虚者，则宜益气润肠，佐以温阳通便之法。血虚而兼燥热者，则宜养血润燥，佐以泻热通腑之法。故临证时应慎审其因，详辨其病，权衡轻重主次，灵活变通治疗。

【名医经验】

治疗便秘，临床上辨证很重要。熊继柏名老中医指出，便秘的病位在大肠，但与脾胃肺肝肾密切相关。便秘多因大肠积热、气滞、寒凝、阴阳气血亏虚等多种因素所致。基本病机是邪滞大肠，腑气闭塞不通，或肠失温润，推动无力，导致大肠传导功能失常。辨治便秘首分虚实，再辨寒热、气血。冷秘、热秘、气秘属实证，阴阳气血不足所致的虚秘则属虚证。年轻气盛，腹胀腹痛，嗳气频作，面赤口臭，舌苔厚，多属实。年高体弱，或久病新产之后，粪质不干，欲便不出，便下无力，心悸气短，腰膝酸软，四肢不温，舌淡苔白，多属气虚。大便干结，潮热盗汗，五心烦热，舌红少苔，脉细数，多属阴血不足。粪质干结，排出艰难，舌淡苔白滑，多属寒。粪质干燥坚硬，便下困难，肛门灼热，舌苔黄燥或垢腻，则属热。这些经验有助于中医药治疗便秘的临床进展。

【古籍摘要】

《伤寒论·辨脉法》："问曰：脉有阳结阴结者，何以别之？答曰：其脉浮而数，能食不大便者，此为实，名曰阳结也，期十七日当剧；其脉沉而迟，不能食，身体重，大便反硬，名曰阴结也，期十四日当剧。"

《金匮要略·五脏风寒积聚病脉证并治》："趺阳脉浮而涩，浮则胃气强，涩则小便数，浮涩相搏，大便则坚，其脾为约，麻子仁丸主之。"

《景岳全书·秘结》："秘结证，凡属老人、虚人、阴脏人及产后、病后、多汗后，或小水过多，或亡血失血大吐大泻之后，多有病为燥结者，盖此非气血之亏，即津液之耗。凡此之类，皆须详察虚实，不可轻用芒硝、大黄、巴豆、牵牛、芫花、大戟等药及承气、神芎等剂。虽今日暂得痛快，而重虚其虚，以致根本日竭，则明日之结，必将更甚，愈无可用之药矣。"

《万病回春·大便闭》："身热烦渴，大便不通者，是热闭也；久病人虚，大便不通者，是虚闭也；因汗出多大便不通者，精液枯竭而闭也；风证大便不通者，是风闭也；老人大便不通者，是血气枯燥而闭也；虚弱并产妇及失血大便不通者，血虚而闭也；多食辛热之物，大便不通者，实热也。"

【文献推介】

1. 孙纪峰，陈懿. 中医药治疗功能性便秘的临床研究进展［J］. 中华中医药学刊，2014，32（9）：2268-2270.

2. 魏玮，杨俭勤，史海霞. 便秘型和混合型肠易激综合征中医药疗效评价策略［J］. 中医杂志，2016，57（2）：122-125.

3. 丁超，占海思，王慧，等. 从"腑病脏治"思路以益气养阴润肠法论治慢传输型便秘 30 例［J］. 辽宁中医杂志，2016，43（2）：298-300.

4. 罗戈，冯德魁. 温阳健脾汤治疗脾肾阳虚型泻药性便秘［J］. 中国实验方剂学杂志，2015，21（15）：184-187.

5. 徐华芳，张红星，张唐法. 便秘案［J］. 中国针灸，2015，35（11）：1094.

NOTE

第八章　肝胆系病证

　　肝胆的生理主要表现为：肝主疏泄，其性刚强，喜条达而恶抑郁，凡精神情志之调节功能，与肝密切相关；肝主藏血，有贮藏和调节血量的作用；肝主筋，司全身筋骨关节之屈伸；肝开窍于目，目受肝血滋养而视明。胆附于肝，与肝互为表里，其内藏"精汁"，主要功能为贮存和排泄胆汁，主决断。

　　肝胆的病理主要表现为调畅气机、贮藏血液、胆汁疏泄功能的异常。若肝气郁结，气滞血瘀，或血不养肝，常使肝脉阻滞，而导致胸胁苦满、胁痛等病证；湿邪壅滞，肝胆失泄，胆汁泛溢，则发生黄疸病证；气血壅结，肝体失和，腹内结块，形成积聚病证；肝脾肾失调，气血水互结，则酿生鼓胀病证；肝郁气滞，痰瘀互结，颈前喉结两旁结块肿大，发为瘿病；疟邪伏于少阳，出入营卫，邪正相争，发为疟疾。

　　肝与其他脏腑密切相关：肝气郁结，肝木乘土，可致肝胃不和、肝脾不和；肾藏精，肝藏血，精血互生，若肾精不足，肝失滋养，可致肝肾不足、肝阳上亢；脾生血，心主血，若心脾不足，肝血亦可亏虚，可导致血不养筋、血虚生风等。肝胆与气血、经络、情志方面的病证亦多相关。如肝气失调所致郁证、厥证，肝气逆肺可致喘证，肝火内扰可致不寐，肝气郁滞影响三焦水液运行、气化功能失常，可致淋证（气淋）、癃闭等病证。

　　肝胆之为病，临证需辨虚实。实证有肝气郁结，肝火上炎，肝风内动，寒滞肝脉；虚证为肝阴不足，肝脉失养。但肝气、肝火、肝阳、肝风每多兼夹或可相互转化。阴血不足，肝失濡润，又可与实证的肝风、肝火并见。临证当灵活运用疏肝、清肝、泻肝、平肝以及养肝、柔肝等法，并注意病证整体相关性及各个脏腑之间的关联，掌握主次，随证施治。

　　以上胁痛、黄疸、积聚、鼓胀诸病证，既可单独出现，也可合并出现，更可互相转变甚至变生血证、神昏等病证，致使临床诊断与治疗用药十分复杂，必须在综合考量的基础上抓主要矛盾，分清先后轻重缓急。

　　中医肝病包括但远不止于现代医学的肝胆系统疾病，凡瘿病、厥证、癫狂、头痛、眩晕、中风、痉证、颤证，以及乳癖、疝气等妇科、外科病证多有属于肝病者。由于肝主疏泄情志，郁证亦多肝病。

第一节　胁　痛

　　胁痛是指以一侧或两侧胁肋部疼痛为主要表现的病证，属临床较常见自觉症状。急慢性肝炎、胆囊炎、胆系结石、胆道蛔虫、肋间神经痛等多种现代医学疾病以胁痛为主要表现者，均可参考本节辨证论治。

早在《黄帝内经》中即有胁痛的记载，明确指出胁痛的发生主要与肝胆有关。如《素问·脏气法时论》："肝病者，两胁下痛引少腹。"《素问·刺热》："肝热病者，小便先黄……胁满痛，手足躁，不得安卧。"其均有肝之病变导致胁痛的记载。亦有胆腑病变导致胁痛者，如《灵枢·经脉》："胆，足少阳之脉，是动则病口苦，善太息，心胁痛，不能转侧。"

后世医家对胁痛病因病机等的认识在此基础上又有进一步的发挥。隋·巢元方《诸病源候论·胸胁痛候》指出胁痛的发生主要与肝、胆、肾有关。其曰："胸胁痛者，由胆与肝及肾之支脉虚，为寒所乘故也……此三经之支脉并循行胸胁，邪气乘于胸胁，故伤其经脉。邪气之与正气交击，故令胸胁相引而急痛也。"宋·严用和《济生方·胁痛评治》指出，胁痛病因主要是由情志不遂所致："夫胁痛之病……多因疲极嗔怒，悲哀烦恼，谋虑惊忧，致伤肝脏。肝脏既伤，积气攻注，攻于左，则左胁痛，攻于右，则右胁痛，移逆两胁，则两胁俱痛。"

延至明清，胁痛病因病机、治则等描述更为全面、系统。明·张介宾指出，胁痛的病因主要与情志、饮食、房劳等关系最为紧切，并将胁痛病因分为外感、内伤两大类。如《景岳全书·胁痛》曰："胁痛有内伤外感之辨，凡寒邪在少阳经……然必有寒热表证者方是外感，如无表证，悉属内伤。但内伤胁痛者十居八九，外感胁痛则间有之耳。"清·李用粹《证治汇补·胁痛》对胁痛的治疗原则进行归纳："治宜伐肝泻火为要，不可骤用补气之剂，虽因于气虚者，亦宜补泻兼施……故凡木郁不舒，而气无所泄，火无所越，胀甚惧按者，又当疏散升发以达之，不可过用降气，致木愈郁而痛愈甚也。"

【病因病机】

胁痛的发生主要由情志不遂、饮食不节、跌仆损伤、久病体虚等因素所致。上述因素引起肝气郁结、肝失条达，或瘀血停着、痹阻胁络，或湿热蕴结、肝失疏泄，或肝阴不足、络脉失养等诸多病理变化，最终发为胁痛。

1. 情志不遂　各类情志所伤，如暴怒伤肝，抑郁忧思，可致肝失条达，疏泄不利，气阻络痹，发为肝郁胁痛。如清·尤怡《金匮翼·胁痛统论》云："肝郁胁痛者，悲哀恼怒，郁伤肝气。"气郁日久，又可致血行不畅，瘀血渐生，阻于胁络，出现瘀血胁痛。《临证指南医案·胁痛》云："久病在络，气血皆窒。"

2. 跌仆损伤　跌仆外伤或因强力负重，使胁络受伤，瘀血阻塞，可发为胁痛。如《金匮翼·胁痛统论》谓："污血胁痛者，凡跌仆损伤，污血必归胁下故也。"

3. 饮食失宜　饮食不节，过食肥甘，脾失健运，湿热内生，进而致肝胆失于疏泄，可发为胁痛。如《景岳全书·胁痛》："以饮食劳倦而致胁痛者，此脾胃之所传也。"清·张璐《张氏医通·胁痛》："饮食劳动之伤，皆足以致痰凝气聚……然必因脾气衰而致。"

4. 外邪内侵　湿热之邪外袭，郁结少阳，枢机不利，肝胆经气失于疏泄，可致胁痛。《素问·缪刺论》言："邪客于足少阳之络，令人胁痛不得息。"

5. 劳欲久病　久病耗伤或劳欲过度，使精血亏虚，肝阴不足，血虚不能养肝，故脉络失养，拘急而痛。《景岳全书·胁痛》指出："凡房劳过度，肾虚羸弱之人，多有胸胁间隐隐作痛，此肝肾精虚。"《金匮翼·胁痛统论》谓："肝虚者，肝阴虚也。阴虚则脉细急，肝之脉贯膈布胁肋，阴血燥则经脉失养而痛。"

综上，胁痛病位主要责之于肝胆，亦与脾胃及肾有关。病因涉及情志不遂或饮食不节、外邪入侵等，病理因素包括气滞、血瘀、湿热，基本病机属肝络失和，可概括为"不通则痛"与

NOTE

"不荣则痛"两类。其中，因肝郁气滞、瘀血停着、湿热蕴结所致的胁痛多属实证，为"不通则痛"，较多见；因阴血不足、肝络失养所致的胁痛则为虚证，属"不荣则痛"。

胁痛病机有其演变特点。一般说来，胁痛初病在气，由气滞为先，气机不畅致胁痛。气滞日久，则血行不畅，由气滞转为血瘀，或气滞血瘀并见。实证日久，因肝郁化火、耗伤肝阴，或肝胆湿热、耗伤阴津，或瘀血不去、新血不生，致精血虚少，即可由实转虚。同时，阴血不足、肝络失养之虚证，又可在情志、饮食等因素的影响下产生虚中夹实的变化，最终出现虚实夹杂之证。同时，注意胁痛一证与其他病证间的兼见、转化情况。如湿热瘀阻肝胆之胁痛，若湿热交蒸，胆汁外溢，则可并见黄疸；肝郁气滞或瘀血停着之胁痛，可转化为积聚；肝失疏泄、脾失健运，病久及肾，致气血水停于腹中，则可转化为鼓胀等。

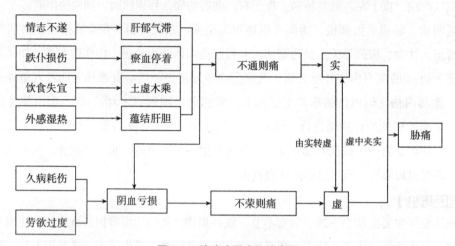

图 8-1 胁痛病因病机演变图

【诊断与鉴别诊断】

（一）诊断

1. 以一侧或两侧胁肋部疼痛为主要表现者，可以诊断为胁痛。胁痛的性质可以表现为刺痛、胀痛、灼痛、隐痛、钝痛等不同特点。

2. 部分病人可伴见胸闷、腹胀、嗳气、呃逆、急躁易怒、口苦纳呆、厌食恶心等症。

3. 常有饮食不节、情志内伤、感受外湿、跌仆闪挫或劳欲久病等病史。

相关血液生化检测及影像学检查有助于诊断。

（二）鉴别诊断

1. 悬饮　悬饮亦可见胁肋疼痛，但其表现为饮留胁下，胸胁胀痛，持续不已，伴见咳嗽、咳痰，呼吸时疼痛加重，常喜向病侧睡卧，患侧肋间饱满，叩诊呈浊音，或兼见发热，一般不难鉴别。

2. 胃痛　一般来说，胁痛与胃痛的疼痛部位及伴随症状有别。胁痛以一侧或两侧胁肋部（侧胸部，腋以下至第十二肋骨部）疼痛为主要表现，可伴有口苦、目眩、善呕等肝胆病证症状；胃痛则表现为上腹部胃脘处胀痛为主，常伴有反酸、嘈杂、嗳气、呃逆等胃部不适，多与饮食有关。肝气犯胃所致胃痛，有时可表现为攻痛连胁，但仍以胃脘部疼痛为主，与胁痛有别。

3. 胸痛　胸痛以胸膺部疼痛为主，病位多在心、肺，存在相应心系、肺系表现，如伴有胸闷不舒、心悸短气、咳嗽喘息、痰多等症。肝郁气滞或邪郁少阳亦致胸胁满痛，表现为胸胁苦满，或胁肋胀痛延及胸背肩臂，范围较广，但仍以胁肋不适为主，与胸痛有别。

【辨证论治】

1. 肝郁气滞

临床表现：胁肋胀痛，走窜不定，甚则引及胸背肩臂，疼痛每因情志变化而增减，胸闷腹胀，嗳气频作，得嗳气而胀痛稍舒，纳少口苦；舌苔薄白，脉弦。

治法：疏肝理气。

代表方：逍遥散或柴胡疏肝散。

逍遥散由柴胡、白术、白芍、当归、茯苓、炙甘草、薄荷、煨姜组成；柴胡疏肝散由陈皮、柴胡、枳壳、芍药、炙甘草、香附、川芎组成。若胁痛甚，可加青皮、郁金、木香、延胡索、川楝子；若气郁化火，症见胁肋掣痛，口干口苦，烦躁易怒，溲黄便秘，舌红苔黄，脉弦数者，可加金铃子散，或选用加味逍遥散、龙胆泻肝汤；若兼见胃失和降，恶心呕吐者，可加半夏、陈皮、旋覆花等；若气滞兼见血瘀者，可加郁金、丹皮、赤芍、当归尾、延胡索、青皮等。

2. 邪郁少阳

临床表现：胸胁苦满疼痛，兼寒热往来，口苦咽干，头痛目眩，心烦喜呕；舌苔薄白或微黄，脉弦。

治法：和解少阳。

代表方：小柴胡汤。

本方由柴胡、黄芩、半夏、人参、炙甘草、生姜、大枣组成。若见肝郁气滞表现者，可去人参，加郁金、枳壳、香附；若心烦明显，可加栀子、豆豉；若呕吐甚，可加陈皮、竹茹。若见右胁肋部绞痛难忍，伴往来寒热，身目发黄，恶心呕吐，口苦纳呆，便秘溲赤，苔黄腻，脉弦数者，治以和解少阳、内泻热结，可选用大柴胡汤，酌加通腑泻下之芒硝等。

3. 肝胆湿热

临床表现：胁肋胀痛或灼热疼痛、剧痛，口苦口黏，胸闷纳呆，恶心呕吐，小便黄赤，大便不爽，或兼有身热恶寒，身目发黄；舌红苔黄腻，脉弦滑数。

治法：清热利湿。

代表方：龙胆泻肝汤。

本方由龙胆草、黄芩、栀子、泽泻、木通、车前子、当归、生地黄、柴胡、生甘草组成，可加川楝子、青皮、郁金等品。若兼见发热、黄疸者，加茵陈、黄柏；若热重于湿，大便不通，腹胀腹满者，加大黄、芒硝；若湿重于热，脘腹痞胀，纳呆乏力者，可加白术、茯苓、薏苡仁；若湿热煎熬，结成砂石，阻滞胆道，症见胁肋剧痛，连及肩背者，可加金钱草、海金沙、鸡内金、郁金、川楝子等，或选用硝石矾石散；若胁肋剧痛，呕吐蛔虫者，先以乌梅丸安蛔，再予驱蛔。

4. 瘀血阻络

临床表现：胁肋刺痛，痛有定处，痛处拒按，入夜痛甚，胁肋下或见有癥块；舌质紫暗，脉象沉涩。

治法：祛瘀通络。

代表方：膈下逐瘀汤。

本方由桃仁、红花、当归、赤芍、川芎、枳壳、甘草、五灵脂、丹皮、乌药、延胡索、香附组成。若瘀血较轻，亦可选用旋覆花汤。若瘀血较重，或有明显外伤史者，以逐瘀为主，选用复元活血汤，亦可加三七粉或云南白药另服。若胁肋下有癥块，而正气未衰者，可加三棱、莪术、地鳖虫，或配合服用鳖甲煎丸。

5. 肝络失养

临床表现：胁肋隐痛，悠悠不休，遇劳加重，口干咽燥，心中烦热，头晕目眩；舌红少苔，脉细弦而数。

治法：养阴柔肝。

代表方：一贯煎。

本方由北沙参、麦冬、当归、生地黄、枸杞、川楝子组成。若阴亏过甚，舌红而干，口渴多饮者，可加石斛、玉竹、天花粉、玄参、天冬；若心神不宁，心烦不寐者，可加酸枣仁、五味子、炒栀子、合欢皮；若肝肾阴虚，头目失养，见头晕目眩、视物昏花者，可加女贞子、墨旱莲、黄精、熟地、桑椹、菊花等；若阴虚火旺，可加黄柏、知母、地骨皮；若神疲乏力明显者，可加太子参。

【辨治备要】

（一）辨证要点

1. 辨气血　大抵胀痛多属气郁，且疼痛游走不定，时轻时重，症状轻重与情绪变化有关；刺痛多属血瘀，且痛处固定不移，疼痛持续不已，局部拒按，入夜尤甚。《景岳全书·胁痛》云："但察其有形无形，可知之矣。盖血积有形而不移，或坚硬而拒按，气痛流行而无迹，或倏聚而倏散。"此明言从痛的不同情况来分辨属气、属血。

2. 辨虚实　胁痛实证之中以气滞、血瘀、湿热为主，多病程短，来势急，症见疼痛较重而拒按，脉实有力。虚证多为阴血不足，脉络失养，症见其痛隐隐，绵绵不休，且病程长，来势缓，并伴见全身阴血亏耗之证。

（二）治法方药

胁痛之治疗原则根据"通则不痛""荣则不痛"的理论，以疏肝和络止痛为基本治则，结合肝胆的生理特点，灵活运用。

1. 实证以祛邪疏通为主。实证之胁痛，根据其肝郁气滞、瘀血停着或湿热蕴结等病因，采用理气、活血、清热、利湿之法，亦可多法并用，以达祛邪、疏通肝胆气机之效。需要注意的是，清热、利湿、通腑药味的应用宜视患者体质强弱、病情轻重及所处阶段等灵活裁定，不可一味祛邪疏通而过用伤阳。

2. 虚证以扶正柔肝为要。虚证之胁痛，宜补中寓通，采用滋阴、养血、柔肝之法，亦可适当加入疏肝理气之品，以疏通、调畅肝气，提高临床疗效。同样，疏肝理气药大多辛温香燥，若久用或配伍不当，易于耗伤肝阴，甚至助热化火。可选用辛平调气、轻灵平和之品，如香附、苏梗、佛手片、绿萼梅之类，并注意配伍柔肝养阴药物，以固护肝阴，以利肝体。对于病程较长，正气渐虚之虚实夹杂胁痛者，除重视补虚扶正外，活血化瘀等祛邪类药物用量亦不宜过大，以免伤正。

3. 灵活应用止痛方药。如疏肝泄热、活血止痛之金铃子散，滋阴柔肝、缓急止痛之芍药甘草汤，对于缓解胁肋疼痛效果较佳。临证可灵活加减运用。

【临证要点】

1.胁痛部位勿拘于右侧。受现代医学解剖位置肝胆居于右胁的影响，易将胁痛理解为多发于右上腹。然《灵枢·五邪》指出，"邪在肝，则两胁中痛"，明言中医肝系胁痛病证可为双胁疼痛。另外，《素问·刺禁论》有"肝生于左，肺藏于右"之说，指肝气主升，生发于左，肺气主降，肃降于右。后逐渐形成"左升右降"理论，强调肝肺气机一升一降，为人体气机升降运动之调节。故有身体左侧病变从肝论治，身体右侧病变从肺论治之记载。如《诸病源候论》："肺之积气在于右胁，肝之积气在于左胁。"临证可见中医肝病表现为左胁疼痛者，非独右侧，可从肝之气机着手调治。如《古今医彻·胁痛》云："左者肝也，肝藏血，性浮，喜条达而上升，有以抑之，则不特木郁而火亦郁，故为痛。治之宜疏肝清火理血，左金兼桃仁、红花、钩藤、青皮之属。"

2.重视情志性病因病机所致胁痛。情志不遂是胁痛主要病因之一，历代论述颇多。如元·朱丹溪《脉因证治·胁痛》："肝木气实火盛，或因怒气大逆，肝气郁甚，谋虑不决，风中于肝。皆使木气大实生火，火盛则肝急，瘀血、恶血停留于肝，归于胁下而痛。"随着现代社会生活节奏加快、压力增加，情志性病因病机在当今中医临床中具有更为突出的意义。故胁痛之临床诊治，勿忘情志性病因病机所致胁肋疼痛不适，属中医郁证范畴。此类因情志因素所致胁痛等躯体症状者，具有"通则不痛""不通则痛"特点，即郁则痛起，解郁畅达则痛消。临床亦可见因胁痛日久影响情志舒畅，情志不畅又反之加重躯体不适感受的"病郁同存"者。通过疏肝理气解郁等从郁论治之法结合心理疏导等，有助于患者胁痛缓解。

【预防调护】

应针对胁痛的不同病因予以预防。在情绪方面，注意保持情绪稳定及心情的愉快，减少不良的精神刺激，如过怒、过悲及过度紧张等；在饮食方面，注意饮食清淡，切忌过度饮酒或嗜食辛辣肥甘，以防止湿热内生、脾失健运，从而影响肝胆疏泄功能。

关于本病的调护，精神调护亦是非常重要的部分。通过安慰、鼓励等方式振奋患者精神、稳定情绪，有助于缓解和消除躯体疼痛感，减少因疼痛所带来的情绪波动，并注意劳逸结合，起居有常，顺应四时变化。注意饮食卫生，忌食肥甘辛辣、生冷不洁的食物，勿嗜酒过度，脾虚湿热内蕴的胁痛患者，饮食调护更为关键。可适当参加体育活动，如散步、打太极拳等，有利于气血运行，恢复正气。

【小结】

胁痛主要由情志不遂、饮食不节、外邪入侵、跌仆损伤、久病体虚等因素所致，是以一侧或两侧胁肋部疼痛为主症的一类疾病。其病位主要责之于肝胆，亦与脾胃及肾有关。基本病机属肝络失和，可概括为"不通则痛"与"不荣则痛"两类。其辨证当着重辨气血、虚实。实证为肝气郁结，瘀血停着，肝胆湿热之邪阻肝络；虚证为肝阴不足，肝脉失养。在治疗上，以疏肝和络止痛为基本治则。实证多采用疏肝理气，活血通络，清利湿热之法；虚证则多以滋阴养血柔肝为治，同时佐以理气和络之品。若胁痛日久兼见或转化为黄疸、积聚、鼓胀等，可参考有关章节进行辨治。

【名医经验】

历代医家在治疗胁痛的临床实践中积累了丰富的经验。

董建华临证重视胁痛之肝胆郁滞的病机，兼顾考虑气滞血瘀、湿热蕴阻、肝病及脾、肝气犯胃等病机之兼并，喜以柴胡剂为主，随证加减用药。

徐景藩在胁痛的主要病理因素气滞、湿热、血瘀中，较为强调湿热的作用，总结出部分胁痛患者具有湿或湿热的证候表现，认为其乃湿邪困遏，经久所致脾虚。

姜春华归纳胁痛辨治14法，分别为：平肝健脾法、养阴柔肝法、平肝降逆法、疏养和胃法、化瘀软坚法、和解泻下法、利胆排石法、制蛔泻下法、疏肝散结法、温阳化瘀法、利胆攻下法、凉血解毒法、和解安神法、清肝护肺法。临证强调肝的疏泄功能与肝体密切相关，主张治疗慢性肝炎胁痛应重视疏养结合，常用四逆散及一贯煎加减。

【古籍摘要】

《灵枢·经脉》："胆足少阳之脉……是动则病口苦，善太息，心胁痛，不能转侧。"

《丹溪心法·胁痛》："有气郁而胸胁痛者，看其脉沉涩，当作郁治。痛而不得伸舒者蜜丸龙荟丸最快。胁下有食积一条杠起，用吴茱萸、炒黄连、控涎丹。一身气痛及胁痛，痰夹死血，桃仁泥，丸服。"

《古今医鉴·胁痛》："脉双弦者，肝气有余，两胁作痛。夫病胁痛者，厥阴肝经为病也，其病自两胁下痛引小腹，亦当视内外所感之邪而治之。"

《医学正传·胁痛》："外有伤寒，发寒热而胁痛者，足少阳胆、足厥阴肝二经病也，治以小柴胡汤，无有不效者。或有清痰食积，流注胁下而为痛者，或有登高坠仆，死血阻滞而为痛者，又有饮食失节，劳役过度，以致脾土虚乏，肝木得以乘其土位，而为胃脘当心而痛，上支两胁痛，膈噎不通，食饮不下之证。"

《症因脉治·胁痛论》："内伤胁痛之因……或死血停滞胁肋，或恼怒郁结，肝火攻冲，或肾水不足……皆成胁肋之痛矣。"

【文献推介】

1. 王芩.张景岳对胁痛的辨证论治经验［J］.时珍国医国药，2006，17（1）：126.

2. 戴克敏.姜春华治疗胁痛的经验［J］.山西中医，2009，25（3）：5-7.

3. 邱志济，邱江东，邱江峰.朱良春治疗肝病顽固胁痛的廉验特色发挥——著名老中医学家朱良春教授临床经验（57）［J］.辽宁中医杂志，2004，31（11）：892-893.

4. 魏民，储载农，于峥，等.中医治疗胁痛集萃［J］.中国中医基础医学杂志，2008，14（10）：759-760.

第二节 黄 疸

黄疸是以目黄、身黄、小便黄为主症的一种病证，其中尤以目睛黄染为主要特征。本病证与西医所述黄疸意义相同，可涉及西医学中肝细胞性黄疸、阻塞性黄疸和溶血性黄疸。临床常见的急慢性病毒性肝炎、自身免疫性肝炎、药物性肝炎、肝硬化、胆囊炎、胆石症等，以及蚕豆病、钩端螺旋体病、消化系统肿瘤等以黄疸为主要表现的疾病，均可参照本节辨证论治。

春秋战国时期即有关于黄疸病名和主要症状的记载。如《素问·平人气象论》云："溺黄赤，安卧者，黄疸……目黄者曰黄疸。"《灵枢·论疾诊尺》云："身痛面色微黄，齿垢黄，爪甲上黄，黄疸也。"

东汉时期，张仲景《金匮要略·黄疸病脉证并治》始有黄疸的分类，将黄疸分为黄疸、谷疸、酒疸、女劳疸、黑疸五种，并对各种黄疸的形成机理、症状特点进行了探讨，其创制的茵陈蒿汤、茵陈五苓散、麻黄连翘赤小豆汤等方剂成为历代治疗黄疸的重要方剂。

至隋·巢元方《诸病源候论·黄疸诸候》根据本病发病情况和所出现的不同症状，区分为二十八候。宋《圣济总录·黄疸门》又分为九疸、三十六黄。两书都记述了黄疸的危重证候"急黄"，并提到了"阴黄"一证。宋·韩祗和《伤寒微旨论·阴黄证》除论述了黄疸的"阳证"外，并详述了阴黄的辨证论治，指出："伤寒病发黄者，古今皆为阳证治之……无治阴黄法。"元·罗天益在《卫生宝鉴·发黄》中又进一步把阳黄与阴黄的辨证论治加以系统化，对临床具有重要指导意义。

延至明清，明·张介宾《景岳全书·黄疸》提出了"胆黄"的病名，认为"胆伤则胆气败，而胆液泄，故为此证"，初步认识到黄疸的发生与胆液外泄有关。清·程钟龄《医学心悟·发黄》创制茵陈术附汤，至今仍为治疗阴黄的代表方剂，并提出"瘀血发黄"的理论，指出"祛瘀生新而黄自退"。清·沈金鳌《杂病源流犀烛·诸疸源流》有"又有天行疫疠，以致发黄者，俗称之瘟黄，杀人最急"的记载，对黄疸可有传染性及严重的预后转归有所认识。

【病因病机】

黄疸病因分为外感、内伤两个方面，外感多属湿热疫毒所致，内伤常与饮食、劳倦、病后有关，内外病因又互有关联。其病理因素有湿邪、热邪、寒邪、疫毒、气滞、瘀血六种，但其病机关键是湿。如《金匮要略·黄疸病脉证并治》指出："黄家所得，从湿得之。"由于湿邪壅阻中焦，脾胃失健，肝气郁滞，疏泄不利，致胆汁输泄失常，外溢肌肤，下注膀胱，而发为目黄、肤黄、小便黄之病证。

1. 感受外邪　夏秋季节，暑湿当令，或因湿热偏盛，由表入里，内蕴中焦，湿郁热蒸，不得泄越，而致发病。若湿热夹时邪疫毒伤人，则病势尤为暴急，具有传染性，表现热毒炽盛，内及营血的危重现象，称为急黄。如《诸病源候论·急黄候》指出："脾胃有热，谷气郁蒸，因为热毒所加，故卒然发黄，心满气喘，命在顷刻，故云急黄也。"

2. 饮食所伤　长期嗜酒无度，或过食肥甘厚腻，或饮食污染不洁，脾胃损伤，运化失职，湿浊内生，郁而化热，湿热熏蒸，胆汁泛溢而发为黄疸。如《金匮要略·黄疸病脉证并治》云："谷气不消，胃中苦浊，浊气下流，小便不通……身体尽黄，名曰谷疸。"《圣济总录·黄疸门》云："大率多因酒食过度，水谷相并，积于脾胃，复为风湿所搏，热气郁蒸，所以发为黄疸。"

3. 脾胃虚寒　长期饥饱失常，或恣食生冷，或劳倦太过，或病后脾阳受损，都可导致脾虚寒湿内生，困遏中焦，壅塞肝胆，致使胆液不循常道，外溢肌肤而为黄疸。如清·林珮琴《类证治裁·黄疸》云："阴黄系脾脏寒湿不运，与胆液浸淫，外渍肌肤，则发而为黄。"《医学心悟·黄疸》云："复有久病之人，及老年人，脾胃亏损，面目发黄，其色黑暗而不明。"

4. 病后续发　胁痛、癥积或其他疾病之后，瘀血阻滞，湿热残留，日久损肝伤脾，湿遏瘀阻，胆汁泛溢肌肤，也可产生黄疸。如清·张璐《张氏医通·杂门》指出："以诸黄虽多湿热，然经脉久病，不无瘀血阻滞也。"并云："有瘀血发黄，大便必黑，腹胁有块或胀，脉沉或弦。"

5. 其他　亦有因砂石、虫体阻滞胆道而导致胆汁外溢而发黄者。

黄疸的发生主要是湿邪为患，病位主要在脾胃肝胆，由于致病因素不同及个体素质差异，湿邪可从热化或寒化，表现为湿热、寒湿两端。因于湿热所伤或过食甘肥酒热，或素体胃热偏盛，则湿从热化，湿热交蒸，发为阳黄。由于湿和热偏盛不同，阳黄又有热重于湿和湿重于热的区别。火热极盛谓之毒，若湿热蕴积化毒，疫毒炽盛，充斥三焦，深入营血，内陷心肝，可见猝然发黄，神昏谵妄，痉厥出血等危重症，为急黄。若因寒湿伤人或素体脾胃虚寒，或久病脾阳受伤，则湿从寒化，发为阴黄。

黄疸以速退为顺，如《金匮要略·黄疸病脉证并治》指出："黄疸之病，当以十八日为期，治之十日以上瘥，反剧为难治。"从色泽而言，黄疸色泽鲜明，神清气爽，为顺证，病轻；颜色晦滞，烦躁不宁，为逆证，病重。若色泽逐渐加深，提示病势加重；色泽逐渐变浅淡，表明病情好转。一般说来，阳黄病程较短，消退较易；阴黄病程缠绵，收效较慢。阳黄、急黄、阴黄在一定条件下可以相互转化。若阳黄治疗不当，病状急剧加重，侵犯营血，内蒙心窍，发为急黄。急黄若救治得当，亦可转危为安。若阳黄误治失治，迁延日久，脾阳损伤，湿从寒化，则可转为阴黄。阴黄复感外邪，湿郁化热，又可呈阳黄表现。倘若湿浊瘀阻肝胆脉络，黄疸可能数月或经年不退，可伤及肝脾，有酿成癥积、鼓胀之可能。

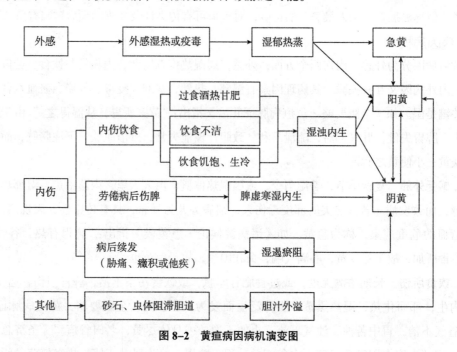

图 8-2　黄疸病因病机演变图

【诊断与鉴别诊断】

（一）诊断

1.目黄、肤黄、小便黄，其中目睛黄染为本病的重要特征。

2.常伴食欲减退，恶心呕吐，胁痛腹胀等症状。

3.常有外感湿热疫毒，内伤酒食不节，或有胁痛、癥积、鼓胀等病史。

4.相关血液生化检测及影像学检查有助于诊断。

（二）鉴别诊断

萎黄　萎黄主症为肌肤萎黄不泽，目睛及小便均不黄，常伴头昏倦怠，眩晕耳鸣，心悸少寐，纳少便溏等症状。

【辨证论治】

（一）急黄

疫毒炽盛

临床表现：发病急骤，黄疸迅速加深，其色如金，皮肤瘙痒，高热口渴，胁痛腹满，神昏谵语，烦躁抽搐，或见衄血、便血，或肌肤瘀斑；舌质红绛，苔黄而燥，脉弦滑或数。

治法：清热解毒，凉血开窍。

代表方：犀角散。

本方由犀角（用水牛角代）、黄连、升麻、山栀、茵陈组成。若神昏谵语，可配服安宫牛黄丸、至宝丹；若动风抽搐者，加用钩藤、石决明，另服羚羊角粉或紫雪丹；若衄血、便血、肌肤瘀斑重者，可加地榆炭、侧柏叶炭、紫草、茜根炭；若腹大有水，小便短少不利，可加马鞭草、木通、白茅根、车前草、大腹皮、猪苓、泽泻；大便不通、腹满烦痛者，乃热毒炽盛所致，可加大黄、芒硝、枳实、木香、槟榔。

（二）阳黄

1. 热重于湿

临床表现：身目俱黄，黄色鲜明，发热口渴，或见心中懊侬，腹部胀闷，口干而苦，恶心呕吐，小便短少黄赤，大便秘结；舌苔黄腻，脉象弦数。

治法：清热通腑，利湿退黄。

代表方：茵陈蒿汤。

本方由茵陈蒿、栀子、大黄组成。其中，茵陈蒿为清热利湿退黄之要药，用量宜偏重。若胁痛较甚，可加柴胡、郁金、川楝子、延胡索；若热毒内盛，心烦懊侬，可加黄连、龙胆草；若恶心呕吐，可加橘皮、竹茹、半夏。

2. 湿重于热

临床表现：身目俱黄，黄色不及前者鲜明，头重身困，胸脘痞满，食欲减退，恶心呕吐，腹胀或大便溏垢；舌苔厚腻微黄，脉象濡数或濡缓。

治法：利湿化浊运脾，佐以清热。

代表方：茵陈五苓散合甘露消毒丹。

茵陈五苓散由茵陈蒿、桂枝、茯苓、白术、泽泻、猪苓组成；甘露消毒丹由滑石、茵陈、黄芩、石菖蒲、川贝母、木通、藿香、射干、连翘、薄荷、白蔻仁组成。前方作用在于利湿退黄；后方作用在于利湿化浊，清热解毒。若湿阻气机，胸腹痞胀，呕恶纳差等症较著，可加入苍术、厚朴、半夏；纳呆或食欲明显较差者，可加炒谷芽、炒麦芽、鸡内金。

阳黄初起见邪郁肌表，寒热头痛之表证者，宜疏表清热，宣散外邪，利湿退黄，方用麻黄连翘赤小豆汤。如热留未退，乃湿热未得透泄，宜增强泄热利湿之功，可加栀子柏皮汤。病程中若见阳明热盛，灼伤津液，积滞成实，大便不通者，宜泻热去实，急下存阴，方用大黄硝石汤。本证迁延日久或过用苦寒，可转为阴黄，按照阴黄进行辨治。

3. 胆腑郁热

临床表现：身目发黄，黄色鲜明，上腹、右胁胀闷疼痛，牵引肩背，身热不退，或寒热往来，口苦咽干，呕吐呃逆，尿黄赤，大便秘；苔黄舌红，脉弦滑数。

治法：疏肝泄热，利胆退黄。

NOTE

代表方：大柴胡汤。

本方由柴胡、黄芩、半夏、枳实、白芍、大黄、生姜、大枣组成。若砂石阻滞，可加金钱草、海金沙、鸡内金、郁金、玄明粉；若因蛔虫阻滞胆道而见黄疸者，可选用乌梅丸加茵陈、栀子等；恶心呕逆明显，加厚朴、竹茹、陈皮；发热甚者，加金银花、黄芩。

（三）阴黄

1. 寒湿阻遏

临床表现：身目俱黄，黄色晦暗，或如烟熏，脘腹痞胀，纳谷减少，大便不实，神疲畏寒，口淡不渴；舌淡苔腻，脉濡缓或沉迟。

治法：温中化湿，健脾和胃。

代表方：茵陈术附汤。

本方由茵陈蒿、白术、附子、干姜、炙甘草、肉桂组成。若湿邪较重而便溏明显者，可加车前子、茯苓、泽泻、猪苓；脘腹胀满，胸闷、呕恶显著，可加苍术、厚朴、半夏、陈皮；若胁腹疼痛作胀，肝脾同病者，当酌加柴胡、香附、川楝子、延胡索。

若脾虚湿滞，见面目及肌肤淡黄，甚则晦暗不泽，肢软乏力，心悸气短，大便溏薄者，治宜健脾养血、利湿退黄，可用黄芪建中汤。

2. 瘀血阻滞

临床表现：黄疸日久，肤色暗黄、苍黄，甚则黧黑，胁下癥结刺痛、拒按，面颈部见有赤丝红纹；舌有紫斑或紫点，脉涩。

治法：活血化瘀消癥。

代表方：鳖甲煎丸。

本方由鳖甲、射干、黄芩、柴胡、鼠妇、干姜、大黄、芍药、桂枝、葶苈子、石韦、厚朴、丹皮、瞿麦、凌霄花、半夏、人参、䗪虫、阿胶、蜂房、赤硝、蜣螂、桃仁组成。若胁下癥积胀痛，腹部胀满，属浊邪瘀阻者，可服硝石矾石散。

（四）黄疸消退后的调治

黄疸消退，并不代表病已痊愈。若湿邪不清，肝脾气血未复，可导致病情迁延。故黄疸消退后，仍须根据病情继续调治。

1. 湿热留恋

临床表现：脘痞腹胀，胁肋隐痛，饮食减少，口中干苦，小便黄赤；苔腻，脉濡数。

治法：清热利湿。

代表方：茵陈四苓散。

本方由茵陈蒿、茯苓、白术、泽泻、猪苓、栀子组成。若热较盛，可加黄芩、黄柏；若湿邪较重，可加萆薢、车前草。

2. 肝脾不调

临床表现：脘腹痞闷，肢倦乏力，胁肋隐痛不适，饮食欠香，大便不调；舌苔薄白，脉来细弦。

治法：调和肝脾，理气助运。

代表方：柴胡疏肝散或归芍六君子汤。

柴胡疏肝散由陈皮、柴胡、枳壳、芍药、炙甘草、香附、川芎组成；归芍六君子汤由当归、白芍、人参、白术、茯苓、炙甘草、陈皮、半夏组成。前方偏重于疏肝理气；后方偏重于调养肝脾。此外，逍遥散亦可用于黄疸消退后之肝脾不调者。若脾虚胃弱明显者，可配服香砂六君子汤以健脾和胃。

【辨治备要】

（一）辨证要点

在黄疸的治疗过程中，应区别急黄、阳黄与阴黄，以及病证虚实、湿热偏重等，及时掌握其病机转化，以进行相应的处理。

1. 辨急黄、阳黄、阴黄 急黄因湿热疫毒而致，起病急骤，变化迅速，身黄如金，伴热毒炽盛，或神志异常，或动血，或正虚邪实、错综复杂等危重症，需紧急救治。阳黄乃湿热为患，起病速，病程短，黄色鲜明如橘色，常伴口干，发热，小便短赤，大便秘结，舌苔黄腻，脉弦数等热证、实证的表现，若治疗及时，一般预后良好。阴黄多以寒湿为主，起病缓，病程长，黄色晦暗或黧黑，常伴纳少，脘腹胀满，大便不实，神疲形寒，口淡不渴，舌淡苔白腻，脉濡滑或沉迟等虚证、寒证以及血瘀证的表现，病情多缠绵，不易速愈。

2. 辨阳黄湿热偏胜 由于感受湿与热邪的程度、素体阴阳偏胜之不同，临床中阳黄有湿与热孰轻孰重之分：阳黄热重于湿者，见身目俱黄，黄色鲜明，伴发热口渴，小便短少黄赤，便秘，苔黄腻，脉滑数等象；湿重于热者，黄色不及前者鲜明，常伴身热不扬，头身困重，胸脘痞闷，恶心呕吐，口黏，便溏，苔白腻，脉滑偏缓之象。

3. 辨阴黄虚实不同 阴黄寒湿阻遏、肝郁血瘀多为实证，或虚实夹杂；脾虚血亏为虚证。具体而言：黄色晦暗，伴脘腹痞闷、畏寒神疲、苔白腻多属阴黄寒湿证；色黄晦暗，面色黧黑，舌质紫暗有瘀斑，多属阴黄血瘀证；目黄、身黄而色淡，伴心悸气短，纳呆便溏，舌淡苔薄等为阴黄虚证。

（二）治法方药

黄疸的治疗大法，主要为化湿邪，利小便，再根据疫毒、湿热、寒湿及气血的具体情况灵活施治。

1. 利湿退黄。黄疸病机关键在于湿，利湿可以退黄。通利二便是利湿的重要途径，若二便通利，湿能下行，寒热之邪也易得泄。如《金匮要略·黄疸病脉证并治》云："诸病黄家，但利其小便。"利小便，即通过淡渗利湿，以达退黄的目的。

临证黄疸的治疗，常以利湿为主，参合他法。黄疸初起见表证者，则可发热解表，湿从汗解；属湿热者，当清热化湿，必要时通利腑气，使湿热下泄，从二便而解；属寒湿者，应予健脾温化。

2. 活血退黄。黄疸日久可见胁下癥结刺痛、面颈部赤丝红纹等瘀血阻滞之阴黄表现者，亦可见阳黄属瘀血阻滞者，不可不察。然而黄疸病理过程均可伤及血分，在黄疸不同阶段均可适当佐以活血化瘀，贯穿全程。除鳖甲煎丸、硝石矾石散外，亦可选用膈下逐瘀汤、下瘀血汤等灵活加减运用，亦可在茵陈蒿汤、茵陈术附汤等基础上加用活血之品。若瘀血轻浅，可以郁金、姜黄、当归或川芎、丹参、红花、桃仁、三七活血祛瘀；黄疸日久，瘀血入络，则酌情选用三棱、莪术、水蛭、穿山甲珠破血消癥退黄。选用活血药物时，应密切观察是否有出血之象，以调整配伍。

3. 茵陈为治疗黄疸之要药。茵陈苦泄下降，善清利湿热而退黄疸，为退黄之要药。不论湿热熏蒸之阳黄，抑或寒湿阻遏之阴黄，均可以茵陈为主药，配伍其他药物使用，且多重用茵陈，以更好地发挥其退黄之功。

4.重视大黄的退黄作用。黄疸常用方剂如茵陈蒿汤、栀子大黄汤、大黄硝石汤、下瘀血汤等，均含大黄。吴又可谓"退黄以大黄为专功"。实践证明，茵陈与大黄协同使用，退黄效果更好。若大便干结者，还可加玄明粉、枳实；若大便溏，可用制大黄并控制剂量。大黄除有清热解毒、通下退黄作用外，亦有止血、消瘀之功。

【临证要点】

1.急黄的临证处理。急黄发病急骤，传变迅速，病死率高，应及时中西医结合抢救治疗。中医临证辨治见热毒炽盛，正气未衰者，可以茵陈蒿汤、黄连解毒汤合五味消毒饮加减，以顿挫三焦燎原之火，荡涤血分蕴蓄之热毒。若热深毒重，气血两燔，见大热烦躁，皮肤发斑，齿龈出血，可用清瘟败毒饮，清热解毒，凉血救阴，或以犀角地黄汤加侧柏叶、仙鹤草、地榆炭凉血止血。若病势继续发展，热毒内陷，疫热火毒，内攻心肝，而呈现神昏谵语之候，临床可见痰热互结或痰湿蕴滞，以安宫牛黄丸、紫雪丹凉开透窍，或至宝丹、猴枣散芳香开窍、清心涤痰。

2.注意黄疸的变证与兼证。阳黄病情发展，侵犯营血，内蒙心窍，可见神昏痉厥；黄疸经久不愈，湿浊之邪积聚于内，气血瘀阻，可转为积证；津液代谢紊乱，水停于腹，则为鼓胀；久病血脉瘀阻，血不循经，可见吐衄发斑之血证；久病耗伤气血，脏腑失养，又可为虚劳。

黄疸除转生上述变证外，亦可与积证、鼓胀及胁痛等多种病证并见。临证应依据患者主要临床表现，参考有关各章节进行综合辨治。

【预防调护】

针对黄疸的不同病因予以预防。避免不洁食物，注意饮食节制，勿过嗜辛热甘肥食物，戒酒，起居有常，不妄作劳，以免正气损伤。对于具有传染性的病人，要注意防止传染。

关于本病的调护，发病初期应卧床，恢复期或慢性久病患者可适当参加体育活动，如散步、打太极拳等。本病易迁延、反复，多虑善怒等可致肝失疏泄，故应保持心情舒畅，以助于病情康复。黄疸后常见食欲减退、恶心欲吐、腹胀等症，饮食宜清淡，不可饮食过多或过食生冷、膏粱厚味以加重脾胃负担，甚则损伤脾胃导致食复。应密切观察脉症变化，若黄疸加深或见斑疹吐衄，神昏痉厥，属病情恶化之兆；若脉象微弱欲绝或散乱无根，神志恍惚，烦躁不安，为正气欲脱之象，均须及时救治。

【小结】

黄疸是以目黄、身黄、小便黄为主症的病证，目睛黄染为本病重要特征。病因有外感湿热疫毒和内伤饮食劳倦或他病续发，病理因素以湿邪为主。其辨证以阴阳为纲，治疗大法为化湿邪、利小便。急黄疫毒炽盛者，属阳黄之危急重症，治疗应及时，以清热解毒，凉营开窍为主。阳黄当清化，热重于湿证予清热通腑，利湿退黄；湿重于热证予利湿化浊运脾，佐以清热；胆腑郁热证予疏肝泄热，利胆退黄。阴黄应温化寒湿，脾虚湿滞明显，宜健脾利湿；属瘀血阻滞者，宜活血化瘀消癥。黄疸消退后，有时并不意味着病情痊愈，仍应注意疏肝健脾等善后调理，以免残湿余热不清，或肝脾气血损伤不复，致黄疸复发或转为鼓胀等病证。

【名医经验】

利湿、解毒、活血、化痰之法在黄疸辨治中颇受重视。关幼波提出："治黄必治血，血行黄易却；治黄需解毒，解毒黄易除；治黄要治痰，痰化黄易散。"他主张黄疸或为外感湿热疫毒，或为湿热内蕴，日久酿毒，湿热夹毒胶固难解，瘀阻血脉而发病。湿热邪盛助其毒势，毒盛湿热鸱张，两者成为互助之势。毒邪不去，则湿热难解，黄疸难消，故退黄必解毒。黄疸为湿热瘀阻血脉而成，病在血分，故治黄当从治血入手，活血凉血。湿郁化热，热煎液成痰，痰阻血络，血液瘀滞，而致痰瘀互结，气机阻滞，脉道不通，使黄疸加重，故治黄必化痰，化痰又当结合理气、活血之法。

李振华强调，黄疸湿热证形成的病因中，虽有外邪致病因素，但关键在于脾土之不足，脾虚致湿，湿阻气机而化热，以成湿热互结之证。

丁甘仁强调，宿瘀不行，则水湿不能随之下行，瘀湿郁而化热，蕴生黄疸，并仿硝石矾石散消瘀逐湿之法，以当归尾、藏红花、赤芍、桃仁、丹参养血化瘀，肉桂心、延胡索、砂仁温散活血行气以止痛，茵陈、茯苓、泽泻清利退黄。活血化瘀法在临床黄疸病的治疗中亦受到广泛推崇，贯穿退黄的全过程。

【古籍摘要】

《卫生宝鉴·黄疸论》："身热，不大便，而发黄者，用仲景茵陈蒿汤……身热大便如常，小便不利而发黄者，治用茵陈五苓散。身热，大小便如常而发黄者，治用仲景栀子柏皮汤加茵陈""皮肤凉又烦热，欲卧水中，喘呕，脉沉细迟无力而发黄者，治用茵陈四逆汤"。

《证治准绳·杂病》："治疸须分新久，新病初起，即当消导攻渗，如茵陈五苓散、胃苓饮、茯苓渗湿汤之类，无不效者。久病又当变法也，脾胃受伤日久，则气血虚弱，必用补剂，如参术健脾汤、当归秦艽散，使正气盛则邪气退，庶可收功。"

《四圣心源·黄疸根原》："其病起于湿土，而成于风木。以黄为土色，而色司于木，木邪传于湿土，则见黄色也。或伤于饮食，或伤于酒色，病因不同，总由于阳衰而土湿。湿在上者，阳郁而为湿热，湿在下者，阴郁而为湿寒。乙木下陷而阳遏阴分，亦化为湿热；甲木上逆而阴旺阳分，亦化为湿寒。视其本气之衰旺，无一定也。"

【文献推介】

1.姜德友，韩洁茹.黄疸病源流考［J］.中华中医药学刊，2009，27（1）：16-18.

2.萧焕明，罗国亮，池晓玲.古代不同时期黄疸证治规律探析［J］.中医杂志，2012，53（23）：1998-2001.

3.夏克平，闫良.黄疸病机关键是湿说辨［J］.世界中西医结合杂志，2008，3（10）：567-568.

4.杨菊.中医药治疗黄疸研究进展［J］.河南中医，2010，30（2）：205-207.

【附】萎黄

萎黄指脾土虚弱，水谷不能生化精微及气血，致肌肤萎黄无光之证。

与黄疸不同，萎黄的主要症状为：两目不黄，周身肌肤呈淡黄色，干萎无光泽，小便通畅而色清，倦怠乏力，眩晕耳鸣，心悸少寐，大便溏薄，舌淡苔薄，脉象濡细。

本病是由于虫积食滞或劳伤过度导致脾土虚弱，运化失职，水谷不能化精微而生气血，气血衰少，肌肤失养，以致肌肤萎黄，无光泽。此外，失血过多，或大病之后，血亏气耗，肌肤失养而发本病，临床亦属常见。如《证治要略·五疸论》云："诸失血后，多令面黄。盖血为荣，面色红润者，血之荣也，血去则面见黄色。"

萎黄在治疗上主要是调理脾胃，益气补血，方可选用黄芪建中汤或人参养荣汤之类。黄芪建中汤由黄芪、白芍、桂枝、炙甘草、生姜、大枣、饴糖组成；人参养荣汤由白芍、当归、陈皮、黄芪、桂心、人参、白术、炙甘草、熟地、五味子、茯苓、远志、生姜、大枣组成。若由钩虫病引起者，还应给予驱虫治疗，可酌情选用榧子、雷丸、槟榔、百部、鹤虱、贯众等药。

萎黄与黄疸，其病因病机、主症、辨治上均有较大差异，临床应注意鉴别。

第三节　积　证

积证是以腹内结块，或胀或痛，结块固定不移，痛有定处为主要临床特征的一类病证。积证在历代医籍中亦称为"癥积""痃癖""癖块""伏梁""肥气"等。西医学中多种原因引起的腹腔肿瘤、肝脾肿大、增生型肠结核等，多属"积"之范畴，可参照本节辨证论治。

"积"之病名，最早见于《黄帝内经》。如《灵枢·五变》言："皮肤薄而不泽，肉不坚而淖泽，如此则肠胃恶，恶则邪气留止，积聚乃作。"其首次将积证分为伏梁、肥气、痞气、息贲、奔豚五种，为后世"五积"说奠定了基础。《难经·五十六难》曰："五脏之积……肝之积，名曰肥气……心之积，名曰伏梁……脾之积，名曰痞气……肺之积，名曰息贲……肾之积，名曰奔豚。"将这五种积予以归纳，根据其病机、部位、形态等确立五脏之积。《难经·五十六难》明确地将积证的发生及证候特点进行了扼要辨别，至此，"五积"学说基本形成。

至东汉时期，汉·张仲景进一步将积与聚进行区别，所制鳖甲煎丸、大黄䗪虫丸至今仍为治疗积证的临床常用方剂。《金匮要略·妇人妊娠病脉证并治》篇中首载癥病之说，将癥病与妊娠进行了详细鉴别，提出了以桂枝茯苓丸下其癥痼。

隋唐时期，隋·巢元方《诸病源候论》创立"虚劳致积"的理论学说，并增诉了癥、瘕、癖的病因病机及证候特点。唐·王焘《外台秘要》收载了很多方药，并提出了具体的治法。在治疗上不但采用内服药物，而且还运用膏药外贴、药物外熨、针灸等综合治疗，更加丰富了本病的辨证论治内容。至宋元时期，元·朱丹溪对积的成因责于痰浊、食积、血瘀三种。《丹溪心法·积聚痞块》称"块乃有形之物也，痰与食积死血而成也。"

明清时期，明·张介宾《景岳全书·杂证谟》中将积证的治疗厘定为攻、消、散、补四法，并创制了化铁丹、理阴煎等方。明·李中梓《医宗必读·积聚》将攻补两大法则有机地应用于积证初、中、末三期，并指出治积不能急于求成，可以"屡攻屡补，以平为期"，颇受后世医家的重视。清·尤在泾认识到积的成因为多个因素协同作用的结果，这一认识实现了《黄帝内经》"寒邪致积"与《丹溪心法》"痰与食积死血而成也"的统一。

【病因病机】

积证主要是由情志失调、饮食伤脾、感受外邪、病后体虚，或黄疸、疟疾等经久不愈，肝脾受损，脏腑失和，以致气滞、血瘀、痰凝于腹内，日久结为积块，而为积证。

1. 情志失调　情志不畅，肝郁气滞，气滞不能帅血畅行，以致瘀血内停，脉络受阻，结而成块者，则成积证。金·张子和《儒门事亲·五积六聚治同郁断》云："积之成也，或因暴怒、喜、悲、思、恐之气。"

2.饮食内伤 饮食不节，损伤脾胃，津液不布，湿浊内停，凝结成痰，痰阻气滞，血脉壅塞，痰浊与气血相搏，气滞血瘀，脉络阻滞，而成积证。如《太平圣惠方·治食癥诸方》言："夫人饮食不节，生冷过度，脾胃虚弱，不能消化，与脏气相搏，结聚成块，日渐生长，盘牢不移。"

3.感受外邪 外邪侵袭人体，稽留不去，致脏腑失和，气血运行不畅，痰浊内生，气滞血瘀痰凝，日久结为积块，而为积证；或风寒痰食与气血相搏结，使瘀血留滞，脉络壅塞成块，而成积证。

4.他病续发 黄疸、胁痛病久，余邪留恋，络脉不畅，瘀血内阻；或久疟不愈，气血凝滞，结为疟母；或感染虫毒，虫阻血络，气血运行不畅，血络瘀阻；或虚劳日久，气滞血瘀，结而成块，以致成积。

5.正气亏虚 先天禀赋不足或久病体虚致脾胃功能虚弱，气机运化无力，气、血、津液失于输布，导致痰湿内生，气血运行涩滞，以致气滞、血瘀、痰凝而成积证。故《素问·经脉别论》云："勇者气行则已，怯者则着而为病。"

本病的病机主要是气机阻滞，瘀血内结。病理因素主要有寒邪、湿浊、痰浊、食滞、虫积等，但主要是气滞血瘀，以血瘀为主。本病病位主要在于肝脾胃肠。因肝主疏泄，司藏血；脾主运化，司统血。如因情志、饮食、外邪、久病等原因，引起肝气不畅，脾运失职，肝脾不调，胃肠失和，气血涩滞，壅塞不通，形成腹内结块，导致积证。

积证日久，瘀阻伤正，脾失健运，生化乏源，可致气血亏虚，甚或阴阳并损；正气愈亏，气虚血涩，则积块愈加不易消散，甚则逐渐增大，病势进一步发展，还可以出现一些严重变证。如积久肝脾两伤，肝不藏血，脾不统血，或瘀热灼伤血络，血不循经，可导致出血；肝脾失调，气血瘀滞，日久及肾，肝、脾、肾三脏受损，气、血、水停积腹内，则可转为鼓胀；若肝胆疏泄失常，胆汁外溢，转为黄疸；气血瘀阻，水湿泛滥，亦可出现腹满肢肿等症。

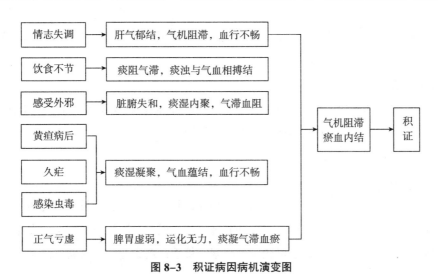

图 8-3 积证病因病机演变图

【诊断与鉴别诊断】

（一）诊断

1.腹内结块，或胀或痛为本病的主要症状。

2.以腹内积块，触之有形，固定不移，以痛为主，痛有定处为临床特征。

NOTE

3. 常有情志抑郁，饮食不节，外邪侵袭，或黄疸、胁痛、虫毒、久疟、久泻、久痢、虚劳等病史。

积证多为肝脾肿大、腹腔肿瘤、增生性肠结核等，必须结合 B 超、CT、MRI、X 片、结肠镜、病理组织活检及有关血液检查以明确诊断。

（二）鉴别诊断

1. 腹痛　两者皆可由气滞血瘀、瘀血内结、脉络不通引起腹部疼痛，痛处固定不移，甚则出现腹部包块等症。积证之腹痛，或胀或痛，疼痛不甚，但以腹中包块为主要特征；腹痛之瘀血阻滞型，可出现少腹疼痛，部位固定不移，痛势较剧，痛如针刺，甚则腹部包块等症，而腹痛病证以腹部疼痛为主要表现。

2. 鼓胀　积证与鼓胀均有情志抑郁、酒食所伤、感染虫毒等致气滞血瘀的相同病机，其病变部位可同在肝脾，皆有胀满、包块等临床表现。积证以腹内结块，或胀或痛为主症，但鼓胀以腹部胀大、脉络暴露为临床特征，疼痛不显，以胀为主，病机可有水饮内停，因而腹中有无水液停聚是积证与鼓胀鉴别之关键所在。

3. 聚证　积证与聚证病机、主症皆有不同。聚证病机以气机逆乱为主，腹内结块聚散无常，痛无定处，病在气分，多属于腑，病史较短，病情一般较轻；积证病机以痰凝血瘀为主，腹内结块触之有形，固定不移，痛有定处，病在血分，多属于脏，积证多为逐渐形成的过程，结块大多由小渐大，由软渐硬，继而疼痛逐渐加剧，病史较长，病情一般较重。

【辨证论治】

1. 气滞血阻

临床表现：积块软而不坚，固定不移，胁肋疼痛，脘腹痞满；舌暗，苔薄白，脉弦。

治法：理气活血，通络消积。

代表方：大七气汤。

本方由青皮、陈皮、桔梗、藿香、桂枝、甘草、三棱、莪术、香附、益智仁、生姜、大枣组成。若兼烦热口干，舌红，脉细弦，加丹皮、栀子、赤芍、黄芩；如腹中冷痛，畏寒喜温，舌苔白，加肉桂、吴茱萸、当归。

2. 瘀血内结

临床表现：腹部积块明显，硬痛不移，时有寒热，面色晦暗黧黑，面颈胸臂或有血痣赤缕，女子可见月事不下；舌质紫暗或有瘀点，脉细涩。

治法：祛瘀软坚。

代表方：膈下逐瘀汤。

本方由桃仁、红花、当归、赤芍、川芎、枳壳、甘草、五灵脂、丹皮、乌药、延胡索、香附组成。可与六君子汤间服，共同组成攻补兼施之法，或配合服用鳖甲煎丸增强化瘀软坚、兼顾正气之效。积块疼痛甚者，加五灵脂、延胡索、佛手；痰瘀互结，舌紫苔白腻者，可加白芥子、半夏、苍术。

3. 正虚瘀阻

临床表现：积块坚硬，疼痛逐渐加剧，面色萎黄或黧黑，形脱骨立，饮食大减，神疲乏力，或呕血、便血、衄血；舌质淡紫，舌光无苔，脉细数或弦细。

治法：补益气血，活血化瘀。

代表方：八珍汤合化积丸。

八珍汤由人参、白术、白茯苓、当归、白芍药、川芎、熟地黄、炙甘草组成；化积丸由三棱、莪术、阿魏、海浮石、香附、雄黄、槟榔、苏木、瓦楞子、五灵脂组成。前方益气补血；后方活血化瘀，软坚消积。若伤阴较甚，头晕目眩，舌光无苔，脉细数者，加生地、玄参、枸杞、石斛；若牙龈出血、鼻衄者，加丹皮、白茅根、茜草、三七；畏寒肢肿，舌淡苔白，脉沉细者，加黄芪、附子、肉桂、泽泻。

【辨治备要】

（一）辨证要点

1. 辨部位　积块的部位不同，标志着所病的脏腑不同，临床症状、治疗方药也不尽相同，故有必要加以鉴别。从大量的临床观察来看，在内科范围的脘腹部积块主要见于胃和肝的病变。右胁腹内积块，伴见胁肋刺痛、黄疸、纳差、腹胀等症状者，病在肝；左胁腹内积块，伴见胁肋胀痛、疲乏无力、出血，病在肝脾；胃脘部积块伴见反胃、呕吐、呕血、便血等症状者，病在胃；右腹积块伴腹泻或便秘、消瘦乏力，以及左腹积块伴大便次数增多、便下脓血者，病在肠。

2. 辨积证初、中、末三期　积证可于临床上分为初、中、末三期。初期正气尚盛，邪气虽实而不盛，表现为积块形小，按之不坚；中期正气已虚，邪气渐甚，表现为积块增大，按之较硬；末期正气大伤，邪盛已极，表现为积块明显，按之坚硬。辨积证初、中、末三期，以知正邪之盛衰，从而选择攻补之法。

3. 辨标本缓急　在积证的病程中，由于病情的进展，可出现一些危急重症。如出现血热妄行、气不摄血或瘀血内积而吐血、便血；因胃失和降，胃气上逆而出现剧烈呕吐；因肝胆郁滞，胆汁外溢而出现黄疸等。这些证候对积证而言，属于标，应按照急则治其标或标本兼顾的原则及时处理。

（二）治法方药

积证病在血分，以活血化瘀、软坚散结为基本治则，常选用水蛭、虻虫、䗪虫、山甲、牡蛎、鳖甲、昆布、海藻等软坚、破瘀、消结之品。然其辨治虽重在活血，但仍应依据其病机演变，适度调整攻补策略。谨记治实当顾其虚，补虚勿忘其实之法则，攻伐药物不宜过用，以防伤及气血。

积之初期，正气不虚，治疗以攻邪为主，予以行气活血、软坚消积之法，但攻伐不可太过，适可而止，待积消散后，选用六君子汤之类以善其后；积之中期，气血凝结，正气渐伤，治宜攻补兼施，可选用膈下逐瘀汤或鳖甲煎丸，同用六君子汤间服；积之末期，邪盛正衰，治宜扶正为主，酌加理气、化瘀、消积之品，若见饮食量少等脾胃亏虚之象，首当调理脾胃，选用适当药物开胃进食，使中气振，有助于消积。

治疗上始终要注意顾护正气，攻伐药物不可过用。正如《素问·六元正纪大论》所云："大积大聚，其可犯之，衰其大半而止。"积证系日积月累而成，其消亦缓，切不可急功近利。如过用、久用攻伐之品，易于损正伤脾；过用破血、逐瘀之品，易于损络出血；过用香燥理气之品，则易耗气伤阴积热，加重病情。《医宗必读·积聚》提出"屡攻屡补，以平为期"的原则深受医家重视。

【临证要点】

1. 在积证治疗过程中要注重气血、虚实、邪正的关系。若气滞血瘀，气滞症状明显者，则以行气为主，佐以活血；若以血瘀症状为主，则施以活血为主，佐以行气理血之品。积证日久，可转为虚实夹杂之证，临证处方当兼顾其病机之演变。

2. 积证除按气血虚实辨证外，尚须根据结块部位、性质、脏腑所属综合考虑，结合西医学检查手段明确积证的性质，对治疗和评估预后有重要意义。如积系病毒性肝炎所致肝脾肿大者，在辨证论治的基础上可选加具有抗病毒、护肝降酶、调节免疫、抗纤维化等作用的药物；如恶性肿瘤，宜加入扶正固本、调节免疫系统以及实验筛选和临床证实有一定抗肿瘤作用的药物。

【预防调护】

饮食有节，起居有时，调畅情志，保持正气充足，气血流畅，是预防本病的重要措施。在血吸虫流行区域，要整治疫水，做好预防工作，防止虫毒感染。对黄疸、胁痛、胃脘痛、泄泻等病证经久不愈者，应及时检查，以期早期发现积证，早期治疗。

积证患者饮食上要忌食肥甘厚味及辛辣刺激之品。注意保暖，以免寒湿损伤脾胃，凝滞气血。有湿热、郁热、阴伤、出血者，要忌食辛辣酒热，防止进一步积热伤阴动血。保持情志舒畅，有助于气血流通，积聚消散。

【小结】

积证是以腹内结块，触之有形，结块固定不移，以痛为主，痛有定处为主要临床表现的一类病证，病在血分，属脏病。以情志失调、饮食内伤、外邪侵袭、他病续发为主要病因，以正气亏虚为发病的先决条件，本病的病机主要是气机阻滞，瘀血内结。气滞、血瘀、食积、痰凝是积证的病机关键。积证病在血分，重在活血，以活血化瘀、软坚散结作为积证治疗的基本法则。积证的治疗应详审初、中、末三期，明辨正邪之盛衰，权衡攻补之应用，初期重在攻邪，中期宜攻补兼施，末期则以培补元气为主。对于攻伐药物的应用，应遵循"衰其大半而止"的原则，始终要注意顾护正气。

【名医经验】

当代治疗癥积的临床经验主要运用益气活血、养正消积之法。朱良春在治疗积聚上灵活运用黄芪配莪术。癥积是由于久病耗气损精，而致气衰无力，血必因瘀阻，因之常呈气虚血瘀之候。朱老认为，此类病证应选益气活血、化瘀生新之品，方能奏养正消积之功。《神农本草经》言生黄芪性虽温补，而能疏通血脉，通行经络，祛风运毒，生肌长肉，以其伍蓬莪术，恒收祛瘀生新之功。张锡纯《医学衷中参西录》治女科方理冲汤用黄芪、党参配三棱、莪术之例，彼指出："参、芪能补气，得三棱、莪术以流通之，则补而不滞，而元气愈旺。元气既旺，愈能鼓舞三棱、莪术之力消癥瘕，此其所以效也。"朱氏对此颇为赞赏，并加发挥，他常用生黄芪 20～30g，莪术 6～10g 为主，治疗肝脾大及肝或胰腺癌病人，颇能改善病灶的血液循环和新陈代谢，以使某些溃疡、炎性病灶消失，肝脾缩小，甚至使癌症病人病情好转，延长存活期。朱老临床具体运用这两味药物时，根据辨证论治原则，灵活掌握其剂量、配伍，如以益气为主，黄芪可用 30～60g，再佐以党参或太子参；如以化瘀为主，莪术可用至 15g，亦可加入当归、桃仁、红花、地鳖虫等；解毒消癥常配伍三七、虎杖、白花蛇舌草、蜈蚣。朱氏指出："黄芪能补五脏之虚，莪术善于行气、破瘀、消积。莪术与黄芪同用，可奏益气化瘀之功，病变往往可以消弭于无形。因为黄芪得莪术补气不壅中，攻破并不伤正，两药相伍，行中有补，补中有行，相得益彰。故临床运用可使器质性病变之病理性变化获得逆转。"这一配伍经验有效地推动了癥积治疗的临床进展。

【古籍摘要】

《素问·举痛论》："寒气客于小肠膜原之间，络血之中，血泣不得注于大经，血气稽留不得行，故宿昔而成积矣。"

《景岳全书·杂证谟》："积聚之病，凡饮食、血气、风寒之属，皆能致之，但曰积曰聚，当详辨也。盖积者，积垒之谓，由渐而成者也；聚者，聚散之谓，作止不常者也。由此言之，是坚硬不移者，本有形也，故有形者曰积；或聚或散者，本无形也，故无形者曰聚。诸有形者，或以饮食之滞，或以脓血之留，凡汁沫凝聚，旋成癥块者，皆积之类，其病多在血分，血有形而静也。"

《金匮翼·积聚统论》："积聚之病，非独痰、食、气、血，即风寒外感，亦能成之。然痰、食、气、血，非得风寒，未必成积，风寒之邪，不遇痰、食、气、血，亦未必成积。"

【文献推介】

1. 中华人民共和国卫生部. 原发性肝癌诊疗规范（2011 年版）[J]. 临床肿瘤学杂志，2011，16（10）：929-946.

2. 姜德友，江正龙. 癥积源流考 [J]. 天津中医药，2009，16（6）：460-462.

3. 谭春雨，刘平. 肝硬化"虚损生积"病机理论溯源及其临床意义 [J]. 上海中医药大学学报，2010，24（4）：25-28.

第四节　聚　证

聚证是以腹中结块，或痛或胀，聚散无常，痛无定处为主要临床特征的一类病证。聚证在历代医籍中又称"瘕""疝气""癖块""痞块"等。西医学中多种原因引起胃肠功能紊乱、不完全性肠梗阻等所致的腹部包块，则与"聚"关系密切，可参照本节辨证论治。

"聚"之名首见于《灵枢·五变》："皮肤薄而不泽，肉不坚而淖泽。如此，则肠胃恶，恶则邪气留止，积聚乃伤，脾胃之间，寒温不次，邪气稍至，蓄积留止，大聚乃起。"其首先论述了聚证的形成和治疗原则，指出体质因素在发病中的重要作用。然而《黄帝内经》中的"聚"多与"积"并称，《难经·五十五难》曰，"积者五脏所生，聚者六腑所成"，明确了积与聚在病理及临床表现上的区别，为后世辨治本证首开先河。

东汉时期，张仲景《金匮要略·五脏风寒积聚病脉证并治》曰："聚者，腑病也，发作有时，展转痛移，为可治。"其指出了聚证的证候特点，同时根据病情的轻重确定疾病的预后。汉·华佗《华佗神方·论积聚癥瘕杂虫》云："积者系于脏，聚者系于腑。"

隋唐时期，巢元方对本证设立专论，认识到"虚劳"与"积聚"的关系，创立虚劳积聚说。《诸病源候论·虚劳积聚候》谓："聚者，腑病也，阳气所成也。虚劳之人，阴阳伤损，血气凝涩，不能宣通经络，故积聚于内也。"元·朱丹溪《丹溪心法·积聚痞块》对本证的成因提出论述，将其病因责于痰浊、食积、血瘀三种。

至明代，张介宾《景岳全书·积聚》："聚者，聚散之谓，作止不常者也……或聚或散者，本无形也，故无形者曰聚……诸无形者，或胀或不胀，或痛或不痛，凡随触随发，时来时往者，皆聚之类，其病多在气分，气无形而动也。"其对于"聚"证进行了较为详尽的描述。

【病因病机】

聚证主要是由情志失调、食滞痰阻等因素，致肝脾受损、脏腑失和、气机阻滞、气聚成结而成。

1.情志失调　情志抑郁，所愿不遂，肝气不畅，脏腑失和，使气机阻滞或逆乱，聚而不散，则致聚证。如清·尤在泾《金匮翼·积聚统论》所言："凡忧思郁怒，久不得解者，多成此疾。"

2.食滞痰阻　酒食不节，或恣食肥厚生冷，损伤脾胃，脾失健运，不能输布水谷之精微，聚生痰湿，或食滞、虫积与痰气交阻，气机壅结，则成聚证，亦有饮食不调，因食遇气，食气交阻，气机不畅而成聚证。

聚证主要病机以气机逆乱为主，大凡以肝郁气滞，痰气交阻，食滞痰阻等以气滞为主因者，多成聚证。病理因素有寒湿、食滞、虫积、痰浊等，病位主要在于肝脾。肝以血为体，以气为用，主疏泄，司藏血，若肝失疏泄，气机不畅，以致气滞而成聚证；脾为气机升降之枢纽，主运化，司统血，脾运失职，肝脾不调，气机升降失常，痰湿凝聚，壅塞不通，而成聚证。

少数聚证日久不愈，或因虚极，或因燥热，或因痰浊，或因瘀阻而加重病情，进而由气入血转化成伏梁、痞气、肥气等积证。病久伤及脉道，络瘀脉损，血脉不通，瘀血留滞心脉，心脉痹阻，出现胸痹、心痛、心悸等症；留滞脑窍，则见中风偏瘫、眩晕口僻，甚至昏迷不醒；肾络瘀阻，浊邪留积，壅塞三焦，开阖不利，则出现腰痛、水肿、关格等。

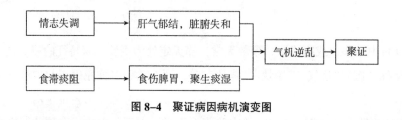

图8-4　聚证病因病机演变图

【诊断与鉴别诊断】

（一）诊断

腹内结块，聚散无常，或痛或胀，以胀为主，痛无定处，时作时止为临床特征。

聚证多属胃肠道的炎症、痉挛、梗阻等病变，可结合X片、B超及钡剂造影等检查明确诊断。

（二）鉴别诊断

1.气鼓　两者皆可由情志失调引起的肝郁气滞所致，病位皆在肝脾，均具有脘腹满闷、胀痛等表现。鼓胀之气鼓以腹部膨隆，腹部按之空空然，叩之如鼓为主症，以腹部胀满膨隆为主要特征；聚证以腹中气聚，局部可见结块，望之有形，按之柔软，聚散无常，或胀或痛，痛无定处为主症，以腹部局部包块为主要特征。

2.胃痞　两者均可因情志失调而致气滞痰阻，出现脘腹满闷之症。胃痞临床表现为满闷不适，系自觉症状，而外无形征可见，更无包块可扪及；聚证以腹中气聚、攻窜胀满、时作时止为临床特征，其发作时，腹中气聚胀满，腹内结块望之有形，但按之无块，缓解时气聚胀满的现象消失，腹内结块消散，脘腹胀闷缓解。

【辨证论治】

1. 肝郁气滞

临床表现：腹中气聚，攻窜胀痛，时聚时散，脘胁之间时或不适，常随情绪波动而起伏；舌淡红，苔薄，脉弦。

治法：疏肝解郁，行气散结。

代表方：逍遥散。

本方由柴胡、白术、白芍、当归、茯苓、炙甘草、薄荷、煨姜组成。若兼瘀象者，加延胡索、莪术；若兼热象者，加左金丸；若寒湿中阻，腹胀、舌苔白腻者，可加木香顺气散。

2. 食滞痰阻

临床表现：腹胀或痛，腹部时有条索状物聚起，重按则胀痛更甚，便秘，纳呆；舌苔腻，脉弦滑。

治法：导滞通便，理气化痰。

代表方：六磨汤。

本方由沉香、木香、槟榔、乌药、枳实、大黄组成。可加山楂、莱菔子予以增强健胃消食之功效。痰浊中阻，呕恶苔腻者，加半夏、陈皮、生姜。若伴有脘腹胀痛、下痢泄泻，或大便秘结，小便短赤等表现，可予枳实导滞丸；若脘腹痞满胀痛加剧，赤白痢疾，里急后重者，则可予木香槟榔丸。

【辨治备要】

（一）辨证要点

辨气、食、痰、粪　聚证的形成多以气滞、食积、痰阻、燥屎等内结所致，若症状以腹部胀痛为主，嗳气得舒，症状随情绪变化而起伏，则以气滞为主证；若症状以脘腹胀痛，伴有嗳腐吞酸、厌食呕吐等症状，则以食积为主证；若症状以脘腹痞闷，呕恶苔腻等为主，则以痰湿为主证；若出现大便秘结，或排便困难，腹痛拒按等症，则以燥屎内结为主证。

（二）治法方药

聚证病在气分，以疏肝理气、行气消聚为基本原则。《景岳全书·杂证谟》中提出对积聚的治疗宜"攻、消、散、补"，对于"聚"的治疗，在补的同时，则在攻、消、散三法中应侧重以"消聚"为主。根据不同的病理因素采用相应的治疗方法，包括行气散结、清热散结、化湿散结、导滞散结等。药物主要采用辛散之品，如柴胡、薄荷、香附、青皮、郁金、枳壳之属，疏肝理气，散结消聚。治疗除用调气之品，还应选入酸、甘之味，如白芍、当归、甘草之类，柔肝缓急，使疏散不致过极。

聚证的治疗，重在处理好攻补的关系，对攻伐药物应用应当权衡，不宜过用，应当注意顾护卫气。正如《医宗必读·积聚》言："初者，病邪初起，正气尚强，邪气尚浅，则任受攻；中者，受病渐久，邪气较深，正气较弱，任受且攻且补；末者，病魔经久，邪气侵凌，正气消残，则任受补。"聚证以实证居多，但如反复发作，脾气易损，应适当予以培脾运中。可根据具体情况，或先攻后补，或先补后攻，或寓补于攻，或寓攻于补。可常服香砂六君子汤，健脾和中，以扶正气。

【临证要点】

1. 聚证的形成与情志失调、肝气郁滞密切相关，情志不畅，肝气郁结，气血凝滞，结而成聚。因此在治疗过程中，不仅要采用理气疏肝之品以行气消聚，同时要嘱患者调畅情志，保持心情愉悦，有助于肝气之疏泄，气血之运行。

2. 聚证与现代医学的肠梗阻类似，采用辨证治疗的同时，可选用现代医学检查手段对病情进行系统评估，在病人服药同时，应密切观察病情变化，如经过积极合理治疗症状仍未见缓解，甚则加重者，则应考虑外科手术治疗。

【预防调护】

本证的发生与情志因素有关，调畅情志，保持心情舒畅，保持正气充足，气血流畅，有利于预防聚证的发生。对于黄疸、胁痛、疟疾等应及时治疗，病情缓解后，要继续清理余邪，舒畅气血，调肝运脾，防止邪气残留，气血瘀结。

对于聚证患者，心理调护尤为重要，应当经常进行心理疏导，嘱患者心胸开阔，避免精神刺激，消除顾虑，保持心情舒畅，有益于聚证的康复。在饮食上，要避免饮食不节，忌食酒和辛冷油腻之品。在起居上，要注意保暖，以免寒湿损伤脾胃，凝滞气血。劳逸适度，注意休息，避免劳累，可经常进行适当的体育活动，以增强体质，以配合治疗。

【小结】

聚证是以腹中气聚，聚散无常，聚时结块，散时无形，攻窜胀痛，以胀为主，痛无定处，时作时止为临床特征的一类病证，病在气分，属腑病，以情志失调、饮食内伤、外邪侵袭、正气亏虚为主要病因，本病的病机主要以气机逆乱为主。病理因素有寒湿、食滞、虫积、痰浊等，病位主要在于肝脾。聚证病在气分，以疏肝理气、行气消聚为基本原则。辨证应区别邪正虚实的主次，聚证以实证居多，以理气散结为主，但如反复发作，脾气易损，可伴倦怠乏力、纳差、便溏等脾胃虚弱的证候，出现虚实夹杂之证，应适当予以培脾运中。聚证的形成与正气亏虚密切相关，在治疗过程中，始终要顾护正气，攻伐药物不可过用。

【名医经验】

许叔微论治聚证根据病因病机，审因辨证论治，扶正祛邪，既采用理气行气、活血化瘀、荡涤峻猛之品去除气滞痰瘀之患，同时始终注意顾护卫气，防止攻伐太过。许氏论治聚证主要有以下几个方面的特点：①强调顺应病邪的性质，审因论治。强调要顺应病邪的性质，根据其"喜""恶"之性用药。同时提出要审因用药，并强调"须是认得分明，是何积聚，然后增加用药"，认为临证中应明确病因，然后根据病邪的特点选用药物，在选用药物时，还应注意相同药效的药物要配伍用之。②善用理气化痰之品。气机郁滞、痰湿内停是聚证发生的关键病理因素，临床治疗时就应予以理气化痰，许氏在治疗聚证时，也多用理气化痰之品，木香、丁香、沉香、槟榔、枳壳等理气消积，马兜铃、南星、半夏、生姜汁、橘红、茯苓等理气化痰。③善用活血化瘀之品。善用水蛭、虻虫、川芎、桃仁、三棱、干漆等活血化瘀之品消逐血络瘀积。④善用荡涤峻猛之品。善用通利破积之峻药，以荡涤积滞，推陈致新，如"硇砂、水银治肉积，神曲、麦芽治酒积，水蛭、虻虫治血积，木香、槟榔治气积，牵牛、甘遂治水积，雄黄、腻粉治涎积，礞石、巴豆治食积"。⑤注意扶正祛邪兼用。许氏在运用理气化痰、活血化瘀类药物时，也非常注意保护正气，防止攻伐太过，采用培补正气类药物，扶正固本。这些经验为后世医家辨治积聚奠定了良好的基础。

【古籍摘要】

《难经·五十五难》："病有积有聚，何以别之？然，积者阴气也，聚者阳气也。故阴沉而伏，阳浮而动。气之所积名曰积，气之所聚名曰聚。故积者，五脏所生，聚者，六腑所成也。积者，阴气也，其始发有常处，其痛不离其部，上下有所终始，左右有所穷处。聚者，阳气也，其始发无根本，上下无所留止，其痛无常处，谓之聚。故以是别知积聚也。"

《景岳全书·积聚》："积聚之病，凡饮食、血气、风寒之属，皆能致之，但曰积曰聚，当详辨也。盖积者，积垒之谓，由渐而成者也；聚者，聚散之谓，作止不常者也。由此言之，是坚硬不移者，本有形也，故有形者曰积；或聚或散者，本无形也，故无形者曰聚。诸有形者，或以饮食之滞，或以脓血之留，凡汁沫凝聚，旋成癥块者，皆积之类，其病多在血分，血有形而静也。诸无形者，或胀或不胀，或痛或不痛，凡随触随发，时来时往者，皆聚之类，其病多在气分，气无形而动也。"

《医宗金鉴·杂病心法要诀》："疝者，外结募原肌肉之间，癖者，内结隐僻膂脊肠胃之后，故曰别浅深也。然积者属脏，阴也，故发有常处，不离其部；聚者属腑，阳也，故发无根本，忽聚忽散。癥不移可见，故类积、类疝也；瘕能移，有时隐，故类聚、类癖也。"

【文献推介】

1. 王建国.张景岳治疗积聚思想初探［J］.实用中西医结合临床，2004（5）：77-78.

2. 王文健.论聚证学说及临证辨治［J］.上海中医药杂志，2008（7）：60-62.

3. 高永红.聚证从痰论治［J］.吉林中医药，2010（12）：1019-1020.

第五节　鼓　胀

鼓胀是指以腹部胀大如鼓，皮色苍黄，脉络暴露为特征的一类病证。又名"单腹胀""臌""蜘蛛蛊"。根据本病的临床特点，与西医学所指的各种疾病导致的腹水密切相关，常见的有肝硬化腹水，此外还有结核性腹膜炎、腹腔内恶性肿瘤、肾病综合征、丝虫病、慢性缩窄性心包炎等疾病导致的腹水，可参照本节辨证论治。

鼓胀病名首见于《黄帝内经》，如《素问·腹中论》曰："有病心腹满，旦食则不能暮食，此为何病？岐伯对曰：名为鼓胀。"临床证候也有记载，如《灵枢·水胀》曰："鼓胀何如？岐伯曰：腹胀，身皆大，大与肤胀等也，色苍黄，腹筋起，此其候也。"同时治法上，首记"鸡矢醴"一方治疗鼓胀。

东汉·张仲景《金匮要略·水气病脉证并治》中有关肝水、脾水、肾水的记载，均有腹部胀大，类似鼓胀特征。晋·葛洪《肘后备急方·治卒大腹水病方》首次提出放腹水的治法，"若惟腹大，下之不去，便针脐下二寸，入数分，令水出，孔合，须腹减乃止"。在鼓胀病因论述上，隋·巢元方《诸病源候论·蛊毒病诸候》提及了外感水毒，并首次提出了"寄生虫致鼓"的观点。

元·朱丹溪《丹溪心法·鼓胀论》指出，鼓胀与七情、六淫、饮食、房劳等因素有关。

NOTE

明·李中梓《医宗必读·水肿胀满》曰："在病名有鼓胀与蛊胀之殊。鼓胀者，中空无物，腹皮绷急，多属于气也。蛊胀者，中实有物，腹形充大，非虫即血也。"明·戴思恭《证治要诀·蛊胀》称本病为"蛊胀""膨脝""蜘蛛蛊"。明·张介宾《景岳全书·气分诸胀论治》将鼓胀又称为"单腹胀"，曰："单腹胀者名为鼓胀，以外虽坚满而中空无物，其象如鼓，故名鼓胀，又或以血气结聚，不可解散，其毒如蛊，亦名蛊胀，且肢体无恙，胀惟在腹，故又名为单腹胀。"同时《景岳全书·论证》认为，鼓胀则由纵酒无度引起。此外，清·喻昌认为，癥积可以发展为鼓胀。清·程国彭《医学心悟·肿胀》指出了水肿、鼓胀的鉴别要点。各家针对不同的病理因素提出其分类有气、血、水、虫多端，治法上更加灵活多变。

【病因病机】

鼓胀病因复杂，主要是由酒食不节、虫毒感染、他病继发转化、情志刺激等因素引发，致肝脾肾俱损或功能失调，气血搏结，水湿内停。

1.酒食不节　如嗜酒过度，或恣食肥甘厚味，酿湿生热，蕴阻中焦，清浊相混，壅阻气机，水谷精微失于输布，湿浊内聚，脾土壅滞则肝之疏泄失常，气血郁滞，湿邪与气血交阻日久，便成鼓胀。

2.虫毒感染　多因血吸虫感染，虫毒阻塞经隧，脉道不通，日久失治，肝脾两伤，形成癥积；气滞络瘀，清浊相混，水液停聚，乃成鼓胀。

3.他病继发　凡他病损伤肝脾，致肝脾失调，水湿积聚，均有继发鼓胀的可能。常见如黄疸、积聚。黄疸日久，湿邪阻滞，肝脾受损，气滞血瘀，或癥积不愈，气滞血结，脉络壅塞，正气耗伤，痰瘀不化，水湿停聚，均可形成鼓胀。

4.情志刺激　忧思郁怒，损伤肝脾。肝为藏血之脏，性喜条达，若情志不舒，肝失疏泄，气机不利，则血液运行不畅，致肝脉瘀阻；另一方面，肝气郁结不舒，气机不畅，气不行水，或横逆犯脾胃，脾胃受克，运化失司，以致水湿停留，水湿与血瘀蕴结，日久不化，痞塞中焦，便成鼓胀。

鼓胀基本病理变化总属肝、脾、肾三脏受损，气滞、血瘀、水停腹中。病变脏腑先于肝脾，久及肾。因肝主疏泄，为藏血之官，肝病则疏泄失职，气滞血瘀，进而横逆犯脾；脾主运化，脾病则运化失司，水湿内聚，进而土壅木郁，以致肝脾俱病。疾病日久，累及于肾，肾主水，司开阖，水湿不化，则胀满愈甚。病理因素无外乎气滞、血瘀、水液停聚。清·喻昌之《医门法律·胀病论》有言"胀病亦不外水裹气结血凝"。

鼓胀病理性质无外乎本虚标实。初起，肝脾先伤，肝失疏泄，脾失健运，两者互为相因，乃致气滞湿阻，清浊相混，此时以实为主；进而湿浊内蕴中焦，阻滞气机，既可郁而化热，而致水热蕴结，亦可因湿从寒化，出现水湿困脾之候；久则气血凝滞，隧道壅塞，瘀结水留更甚。肝脾日虚，病延及肾，肾火虚衰，不但无力温助脾阳，蒸化水湿，且开阖失司，气化不利，而致阳伤水盛；若阳伤及阴，或湿热内盛，湿聚热郁，热耗阴津，则肝肾之阴亏虚，肾阴既损，阳无以化，则水津失布，阴虚水停，故后期以虚为主。至此因肝、脾、肾三脏俱虚，运行蒸化水湿的功能更差，气滞、水停、血瘀三者错杂为患，壅结更甚，其胀日重，由于邪愈盛而正愈虚，故本虚标实，更为错综复杂，病势日益深重。

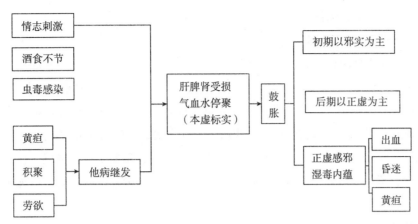

图 8-5 鼓胀病因病机演变图

【诊断与鉴别诊断】

（一）诊断

1. 初期脘腹作胀，食后尤甚，叩之如鼓。继而腹部胀大如鼓，重者腹壁青筋显露，脐孔突起。

2. 常伴有乏力、纳差、尿少及齿衄、鼻衄、皮肤紫斑等出血征象，可见面色萎黄、皮肤或巩膜黄染、手掌殷红、面颈胸部红丝赤缕、血痣及蟹爪纹。

3. 本病常有情志内伤、酒食不节、虫毒感染或黄疸、积聚久病不愈等病史。

常用检查有 B 超、CT，发现腹水有助于本病诊断。

（二）鉴别诊断

1. 水肿 鼓胀主要因肝、脾、肾受损，气、血、水瘀结于腹中，以腹部胀大为主，四肢肿不甚明显，晚期可伴肢体浮肿。每兼见面色青晦，面颈部有血痣赤缕，胁下癥积坚硬，腹皮青筋显露等。水肿主要因肺、脾、肾三脏失调，水液泛滥肌肤，引起局部或全身浮肿。初期浮肿从眼睑开始，继则延及头面及肢体，或下肢先肿，后及全身，每见面色㿠白，腰酸倦怠等，水肿较甚者亦可伴见腹水。

2. 肠覃 肠覃主要因湿热瘀毒留连肠道，阻滞气机，常见下腹部有肿块，早期肿块局限于下腹部，大如鸡卵，以后逐渐增大，可如怀胎之状，按之坚硬，推之可移，无水液波动感。早期以实证居多，肠覃为慢性耗损性疾病，若不积极治疗，预后不佳。鼓胀虽同见腹部胀大，但触之常未见有形肿块，但常伴水液停聚。

3. 积聚 积聚主要因情志不畅或湿邪食滞致肝脾失调，气滞血瘀，常见腹部胀闷或疼痛不适，腹部可扪及包块。初期，常在气分，多为腑病，病情较轻，常见痛无定处，攻窜走动，得矢气则舒。后期常及血分，多为脏病，病情较重，常伴腹内结块不散，痛有定处。积聚迁延日久可转变为鼓胀。

4. 气鼓 气鼓主要因情志失调，肝郁气滞，常见腹部膨隆，得嗳气或矢气则舒，腹部按之空空然，叩之如鼓。

【辨证论治】

（一）常证

1. 气滞湿阻

临床表现：腹胀按之不坚，胁下胀满或疼痛，饮食减少，食后胀甚，得嗳气、矢气稍减，小便短少；舌苔薄白腻，脉弦。

治法：疏肝理气，运脾利湿。

代表方：胃苓汤合用柴胡舒肝散。

胃苓汤由茯苓、苍术、陈皮、白术、桂枝、泽泻、猪苓、厚朴、甘草、生姜、大枣组成；柴胡舒肝散由陈皮、柴胡、枳壳、芍药、炙甘草、香附、川芎组成。前方以运脾利湿消胀为主；后方以疏肝理气为主。若胸脘痞闷，腹胀，嗳气为快，气滞偏甚者，可酌加佛手、木香、沉香；如尿少，腹胀，苔腻者，可加砂仁、大腹皮、泽泻、车前子；若神倦，便溏，舌质淡者，宜加党参、黄芪、附片、干姜、川椒；若兼胁下刺痛，舌紫，脉涩者，可加延胡索、莪术、丹参、鳖甲等。

2. 水湿困脾

临床表现：腹大胀满，按之如囊裹水，甚则颜面微浮，下肢浮肿，脘腹痞胀，得热则舒，精神困倦，怯寒懒动，小便少，大便溏；舌苔白腻，脉缓。

治法：温中健脾，行气利水。

代表方：实脾饮。

本方由附子、干姜、木瓜、厚朴、木香、槟榔、草果、甘草、白术、茯苓、生姜、大枣组成。若浮肿较甚，小便短少，可加肉桂、猪苓、车前子；若兼胸闷咳喘，可加葶苈子、苏子、半夏；若胁腹胀痛，可加郁金、香附、青皮、砂仁；若脘闷纳呆，神疲，便溏，下肢浮肿，可加党参、黄芪、山药、泽泻、白术、茯苓等。

3. 湿热蕴结

临床表现：腹大坚满，脘腹胀急，烦热口苦，渴不欲饮，小便赤涩，大便秘结或溏垢；舌边尖红，苔黄腻或兼灰黑，脉象弦数。

治法：清热利湿，攻下逐水。

代表方：中满分消丸。

本方由厚朴、枳实、黄连、黄芩、知母、半夏、陈皮、茯苓、猪苓、泽泻、砂仁、干姜、姜黄、人参、白术、炙甘草组成。若热势较重，加连翘、龙胆草、半边莲、半枝莲；小便赤涩不利者，加陈葫芦、蟋蟀粉；若胁痛明显者，可加柴胡、川楝子；若见面、目、皮肤发黄，可合用茵陈蒿汤。

4. 肝脾血瘀

临床表现：脘腹坚满，青筋显露，胁下癥结痛如针刺，面色晦暗黧黑，或见赤丝血缕，面、颈、胸、臂出现血痣或蟹爪纹，口干不欲饮水，或见大便色黑；舌质紫暗或有紫斑，脉细涩。

治法：活血化瘀，行气利水。

代表方：调营饮。

本方由莪术、川芎、当归、延胡索、赤芍药、瞿麦、大黄、槟榔、陈皮、大腹皮、葶苈子、赤茯苓、桑白皮、细辛、官桂、炙甘草、生姜、大枣、白芷组成。若胁下癥积肿大明显，可加穿山甲、地鳖虫、牡蛎；如病久体虚，气血不足，或攻逐之后，正气受损，可加当归、黄芪、党参；如大便色黑，可加三七、茜草、侧柏叶；如病势恶化，大量吐血、下血，或出现神志昏迷等危象，当辨阴阳之衰脱予以生脉注射液或参附注射液滴注。

5. 脾肾阳虚

临床表现：腹大胀满，形似蛙腹，朝宽暮急，面色苍黄，或呈苍白，脘闷纳呆，神倦怯寒，肢冷浮肿，小便短少不利；舌体胖，质紫，苔淡白，脉沉细无力。

治法：温补脾肾，化气利水。

代表方：附子理苓汤。

本方由附子、干姜、人参、白术、茯苓、泽泻、猪苓、桂枝、甘草组成。若神疲乏力，少气懒言，纳少，便溏者，可加黄芪、山药、薏苡仁、扁豆；若面色苍白，怯寒肢冷，腰膝酸冷疼痛者，酌加肉桂、仙茅、仙灵脾。

6. 肝肾阴虚

临床表现：腹大胀满，或见青筋暴露，面色晦滞，唇紫，口干而燥，心烦失眠，时或鼻衄，牙龈出血，小便短少；舌质红绛少津，苔少或光剥，脉弦细数。

治法：滋肾柔肝，养阴利水。

代表方：一贯煎合六味地黄丸。

一贯煎由北沙参、麦冬、当归、生地黄、枸杞、川楝子组成；六味地黄丸由熟地黄、山药、山茱萸、茯苓、丹皮、泽泻组成。前方养阴柔肝；后方重在滋养肾阴。若津伤口干明显者，可加石斛、玄参、芦根；如青筋显露，唇舌紫暗，小便短少，可加丹参、益母草、泽兰、马鞭草；如腹胀甚，加枳壳、大腹皮、槟榔；兼有潮热、烦躁，酌加地骨皮、白薇、栀子；齿鼻衄血，加鲜茅根、藕节、仙鹤草；如阴虚阳浮，症见耳鸣、面赤、颧红，宜加龟甲、鳖甲、牡蛎；湿热留恋不清，溲赤涩少，酌加知母、黄柏、金钱草、茵陈。若兼腹内积聚痞块，痛不移处，卧则腹坠，肾虚久泻者，可加用膈下逐瘀汤。

（二）变证

1. 黄疸

临床表现：身目黄染如金，倦怠乏力，烦躁不宁，纳食欠佳或不欲食，恶心厌油，肝区胀痛，腹部膨隆，双下肢水肿，尿少如浓茶，大便溏；舌暗红，苔黄腻，脉弦滑。

治法：清热解毒，利湿退黄。

代表方：甘露消毒丹。

本方由滑石、茵陈、黄芩、石菖蒲、川贝母、木通、藿香、射干、连翘、薄荷、白蔻仁组成。若兼有神志不清，目不识人者，可加犀角（用水牛角代）、菖蒲、郁金；若气虚乏力，少气懒言者，可加黄芪、党参、山药、白术；腹部胀大、小便不出者，可酌情加以车前子、通草、猪苓、泽泻。临证可参见黄疸病证进行辨治。

2. 出血

临床表现：轻者可见牙龈出血、鼻衄或肤下瘀斑，重者病势突变，大量呕吐鲜血或大便下血；舌红苔黄，脉弦数。

治法：泻火解毒，凉血止血。

代表方：犀角地黄汤。

本方由犀角（用水牛角代）、生地黄、芍药、牡丹皮组成。若实热较甚者，可加黄连、黄芩、黄柏、栀子；出血不止，血色鲜红者，可加白茅根、侧柏叶、茜草；若疾病后期，气阴两虚者，可加沙参、西洋参、太子参、山药。临证可参见血证病证进行辨治。

3. 神昏

临床表现：神昏谵语，昏不识人，发热，黄疸，烦躁不宁，口臭便秘，溲赤尿少；舌质红绛，苔黄燥，脉细数。

治法：清热解毒，醒脑开窍。

代表方：清营汤合安宫牛黄丸。

清营汤由犀角（用水牛角代）、生地、玄参、竹叶心、麦冬、丹参、黄连、金银花、连翘组成，合用安宫牛黄丸。若神志昏迷较甚者，可加郁金、菖蒲；出血严重者，加大蓟、栀子炭、血余炭；若痰涎壅盛，可加竹沥、瓜蒌、胆南星。若邪热偏盛而身热较重者，选用安宫牛黄丸；若热动肝风而痉厥抽搐者，可改用紫雪丹；若痰浊偏盛而昏迷较重者，可改用至宝丹。

【辨治备要】

（一）辨证要点

鼓胀为本虚标实之证，初期以实为主，其标实又有气滞、血瘀、水停的侧重，同时又有肝、脾、肾脏腑之不同；晚期以虚为主，同时可兼见出血、昏迷等危重证候。

1. 鼓胀早期

（1）辨病性　腹部膨隆，腹皮绷急，按之空空然，叩之如鼓，喜太息、嗳气，嗳气或矢气后胀减，口苦脉弦，病性偏于气滞；腹部胀大，状如蛙状，按之如囊裹水，尿少肢肿，周身困乏无力，苔白腻者，病性偏寒湿；脘腹撑急，灼热口苦，小便短赤，大便秘结，苔黄腻者，病性偏湿热；腹大坚满或脐心外突，脉络怒张，面色黧黑，面、胸、臂红痣血缕，手掌赤痕，舌质暗或有瘀斑，病性偏血瘀。

（2）辨病位　鼓胀主要涉及肝、脾、肾三脏。腹大胀满，按之不坚，胁部或胀或痛，攻窜不定者，病变及肝；腹大胀满，食少脘痞，四肢困重，疲倦无力者病变及脾；腹大胀满，精神委顿，肢冷怯寒，下肢浮肿，尿少者，病变及肾。

2. 鼓胀晚期

（1）辨阴阳　腹胀满不舒，朝宽暮急，面色苍黄，神疲乏力，四肢不温，舌淡紫，脉沉细者，病性偏阳虚；腹大胀满，心烦失眠，口燥，衄血，形体消瘦，小便短赤，舌红绛少津，脉弦细数者，病性偏阴虚。

（2）辨危候　鼓胀后期，常并发危重证候，预后不佳。如骤然大量呕血，血色鲜红，大便下血，暗红或油黑，伴手足震颤、狂躁、神志昏迷及尿闭，脉数不静或脉大弦紧者，证属浊毒闭窍、生风动血；若神志昏迷，烦躁不安，甚则怒目狂叫，四肢抽搐颤动，口臭便秘，溲赤尿少，舌红苔黄，脉弦滑者，证属痰热扰神；若神志昏迷，汗出肢冷，气促，撮空，两手抖动，脉细弱者，证属正气衰败，真阳欲脱之危候。

（二）治法方药

由于本病总属本虚标实，故治疗当攻补兼施，祛邪不伤正，而扶正不留邪。初期，一般以实证居多，故治疗以祛邪为主。根据气滞、血瘀、水停之偏重，分别侧重于理气、活血、祛湿利水或暂用逐水之法，同时配合健脾疏肝之品。后期，一般以虚证为主，故治疗以补虚为要。根据阴阳的不同，分别采用温补脾肾或滋养肝肾之法，同时配合行气活血利水。后期伴有出血、昏迷、阳气虚脱等危重证候者，应以"急则治其标"，予以迅速止血、开窍醒神、回阳固脱等急救法，病情稳定后，再从根本治疗。

鼓胀主要以水湿之邪停滞为主，早期常兼有气滞、血瘀、寒热等有形实邪，后期常兼有脾肾阳虚或肝肾阴虚等脏腑亏虚之候。方药上常用利水渗湿药。如需行气利水者，用苍术、厚朴、砂仁、枳壳等；清热利水，临床常用黄芩、黄连、茵陈、蒲公英、金钱草、半边莲、半枝莲、栀子等利水退黄、清热解毒；逐水法，临床常用药有大腹皮、葶苈子、甘遂、商陆、槟榔、牵牛子等攻下逐水；宣肺利水，临床常用桔梗、炙麻黄、石膏、杏仁、桑白皮等宣发肺气，起到提壶揭盖之效；养阴利水，临床常用芦根、玉竹、天冬、麦冬、沙参、龟甲、枸杞子、女贞子、石斛等生津养阴之品。若兼气滞者，常予胃苓汤合用柴胡舒肝散以疏肝理气，运脾利湿；若兼实热者，可予茵陈四苓散以清热利湿；若兼脾肾阳虚者，可予附子理苓汤以温补脾肾，化气利水；若兼肝肾阴虚者，可合用六味地黄丸以滋肾柔肝，养阴利水。

【临证要点】

1.疑难杂症，预后不良。由于鼓胀病情易于反复，预后一般较差，故属于风、痨、臌、膈四大难症之一，因气、血、水互结，邪盛而正衰，治疗较为棘手。若病在早期，正虚不著，经适当调治，腹水可以消失，病情可趋缓解。如延至晚期，邪实正虚，则预后较差，腹水反复发生，病情不易稳定。若饮食不节，或服药不当，或劳倦过度，或正虚感邪，病情可致恶化。如阴虚发热，络脉瘀损，可致鼻衄、齿衄，甚或大量呕血、便血；或肝肾阴虚，邪从热化，蒸液生痰，内蒙心窍，引动肝风，则见神昏谵语、痉厥等严重征象；如脾肾阳虚，湿浊内蒙，蒙蔽心窍，亦可导致神糊昏厥之变，终至邪陷正虚，气阴耗竭，由闭转脱，病情极为险恶。

2.临证用药特点。鼓胀后期伴黄疸难消除者，可考虑从瘀热论治，重用清热凉血之品；鼓胀后期腹水难消者，可从调理脾胃着手，重用健脾利水之品。

3.鼓胀"阳虚易治，阴虚难调"。水为阴邪，得阳则化，故阳虚患者使用温阳利水药物，腹水较易消退。若是阴虚型鼓胀，温阳易伤阴，滋阴又助湿，治疗颇为棘手。临证可选用甘寒淡渗之品，如沙参、麦冬、白茅根、茯苓、猪苓等药，以达到滋阴生津而不黏腻助湿的效果。此外，在滋阴药中少佐温化之品（少量桂枝、附子），既有助于通阳化气，又可防止滋腻太过。

4.关于逐水法应用。鼓胀患者病程较短，正气尚未过度消耗，而腹胀甚，腹水不退，尿少便秘，脉实有力者，酌情使用逐水法，以缓其苦急，主要适用于水热蕴结和水湿困脾证。常用逐水方药如牵牛子粉、舟车丸、控涎丹、十枣汤等方。临床使用注意事项：①中病即止：在使用过程中，药物剂量不可过大，攻逐时间不可过久，遵循"衰其大半而止"的原则，以免损伤脾胃，引起昏迷、出血之变。②严密观察：服药时必须严密观察病情，注意药后反应，加强调护。一旦发现有严重呕吐、腹痛、腹泻者，即应停药，并进行相应处理。③明确禁忌证：鼓胀日久，正虚体弱，或发热，黄疸日渐加深，或有消化道溃疡，曾并发消化道出血，或见出血倾向者，均不宜使用。

【预防调护】

平时应增强体质，使机体足以抵抗邪气入侵，同时避免与血吸虫疫水接触，免受邪毒侵袭。注重保护胃气，避免饮酒、食用生冷寒凉伤胃之品。舒缓情志，保持身心愉悦，免受精神刺激，使气机调畅，百脉和调。此外，起居上，做到起居有常，不妄劳作，顺应四时，以养身心。

饮食上，宜进清淡、低盐、富含营养且易于消化的食物。生冷寒凉不洁食物损伤脾阳，辛辣油腻助生湿热，粗硬食物易损络动血，故应少食甚至禁食。此外，要低盐饮食，食盐有凝涩水湿之弊，使水液潴留，胀满更甚。情志上，保持心情舒畅、情志和调，避免抑郁忿怒。忧思抑郁损伤肝脾，致肝气郁结、脾失健运。忿怒易使肝阳上亢，气火伤络，甚则引起呕血、便血等危候。鼓胀后期兼见发热、大出血，甚至昏迷者，应采取相应护理措施。

【小结】

鼓胀是指腹部胀大如鼓而言，病因虽有多端，但其病理总属肝、脾、肾三脏失调，气、血、水停聚腹中所致。本病常属虚实错杂，有偏实偏虚之不同。临床辨证时，根据虚实偏盛不同，偏实者以疏肝运脾为原则，根据气、血、水三者的偏盛，采用理气、活血、行水等法；偏虚者以补虚为要，根据阳虚水停与阴虚水停的不同，采用温阳利水和养阴利水之法。注意虚实之间的错杂与转化，重视调理脾胃，把扶正和祛邪有机结合起来，扶正不留邪，祛邪不伤正。鼓胀后期伴见发热、出血、昏迷等危候时，要予以退热、止血、开窍醒神等法积极治疗并发症，以防阴阳虚脱之危象。

【名医经验】

关幼波治疗鼓胀经验：①见"水"不单治水，重视补气调中。关氏认为，肝硬化腹水的形成由于肝、脾、肾三脏功能失调，三焦气化不利，气血运行不畅，水湿不化，聚而成水。在治疗上主张以扶正为主，逐水为辅，以补虚扶正为常法，逐水攻邪为权变。治疗上重视补气调中，使之气足血行而水化。②疏利三焦以行水，重视调理气血。肺、脾、肾功能失调，则三焦气化无主，临床除肝硬化腹水的一般症状外，每因水气上泛而见气短、咳喘、胸胁满闷、腹胀、腿肿、尿少而黄、苔白或白腻等症，治疗上当注意疏利三焦以行水。临床上常用麻黄、杏仁、葶苈子、防风等宣通肺气，以开发上焦；用白术、茯苓、苡米、川朴、大腹皮等健运脾气，以理中焦；选用肉桂、桂枝、防己、木通、车前子、猪苓、赤小豆等温肾通关，以利下焦。关氏强调在疏利三焦的同时，仍应注意补气、调理气血。③重视活血行气化痰以助利水。关氏认为，气虚血滞，痰浊内阻为肝硬化之本，活血行气化痰要贯穿肝硬化治疗的全过程。

谌宁生辨治鼓胀经验：谌氏认为，鼓胀治法虽多，但归纳之不外攻、消、补三法。①消法：着重于肝，包括疏肝、行气、活血、利水、消胀等法，常用柴胡疏肝散、逍遥散、龙胆泻肝汤、大小柴胡汤、胃苓汤等。②攻法：着重于利肠胃，包括逐水、攻下、破瘀、消坚等法，常用十枣汤、三承气汤、抵当汤、膈下逐瘀汤、血府逐瘀汤、舟车丸、鳖甲煎丸、大黄䗪虫丸等。③补法：着重于补益脾肾，包括益气健脾、温补脾肾、滋补肝肾等法，常用参苓白术散、归脾汤、实脾饮、右归丸、济生肾气丸、六味地黄丸、一贯煎等。因鼓胀为虚实夹杂之证，故攻、消、补三法通常不宜单独长期使用，往往是先后掺杂间断或同时兼用。

谌氏认为，鼓胀并发症的治疗，应分清寒热，辨别虚实。①发热：如突起发热，并现黄疸，为实热证，治当清热解毒、利湿退黄，可用甘露消毒丹、龙胆泻肝汤或清瘟败毒饮加减；如现低热缠绵，烦热不寐，为虚热证，治宜滋阴清火，可用知柏地黄汤或青蒿鳖甲汤加减。②鼓胀齿衄、皮下瘀斑，或呕血便血：多因气血瘀阻，或肝郁化火，损伤脉络所致，治当解郁清热泻火、凉血止血，可用丹栀逍遥散、清胃散或犀角地黄汤加减；但亦少数患者，由于久病脾虚不能统血而现瘀斑或衄血者，宜补脾摄血，需用归脾汤加艾叶炭、血余炭、阿胶等补血止血之品治之。③昏迷：有热毒内陷和寒湿瘀阻蒙蔽心窍之分，前者治宜清热解毒，醒脑开窍，可用清营汤或清宫汤加郁金、石菖蒲、牛黄，或选加安宫牛黄丸、至宝丹、紫雪丹等；后者宜温中化湿，芳香开窍，可用茵陈术附汤或藿朴夏苓汤加石菖蒲、麝香，或选加苏合香丸、玉枢丹等。

【古籍摘要】

《金匮要略·水气病脉证并治》："肝水者，其腹大，不能自转侧，胁下腹痛，时时津液微生，小便续通……脾水者，其腹大，四肢苦重，津液不生，但苦少气，小便难。肾水者，其腹大，脐肿腰痛，不得溺，阴下湿如牛鼻上汗，其足逆冷，面反瘦。"

《诸病源候论·蛊毒病诸候》："自三吴已东及南，诸山郡山县，有山谷溪源处，有水毒病，春秋辄得，一名中水，一名中溪，以名中洒，一名中水病，亦名溪温。"（水毒候）又曰："由水毒气结聚于内，令腹渐大，动摇有声，常欲饮水，皮肤黧黑，如似肿状，名水蛊也。"

《仁斋直指方论·胀满方论》："失饥伤饱，痞闷停酸，朝则阴消阳长，谷气易行，故能饮食，暮则阴长阳消，谷气难化，故不能食，是为谷胀。脾土受湿，不能制水，水渍于肠胃而溢于体肤，辘辘有声，怔忪喘息，是为水胀。七情郁结，气道壅塞，上不得降，下不得升，身肿大而四肢瘦削，是为气胀。烦躁漱水，迷妄惊狂，痛闷呕恶，虚汗厥逆，小便多，大便黑，妇人尤多见之，是为血胀。"

《丹溪心法·鼓胀》："今七情内伤，六淫外侵，饮食不节，房劳致虚，脾土之阴受伤，转运之官失职，胃虽受谷，不运化，故阳自升，阴自降，而成天地不交之痞，清浊相混，隧道壅塞，郁而为热，热留为湿，湿热相生，遂成胀满。经曰鼓胀是也。"

《医门法律·胀病论》："凡有癥瘕、积块、痞块，即是胀病之根，日积月累，腹大如箕，腹大如瓮，是名单腹胀。"又言："胀病亦不外水裹、气结、血凝。"

【文献推介】

1. 谌宁生. 浅谈鼓胀论治之经验［J］. 中西医结合肝病杂志，2011，21（3）：165-166.

2. 高凤琴，杨跃青，何瑾瑜，等. 鼓胀病的中医证候文献研究［J］. 陕西中医，2012，33（3）：307-310.

3. 闫军堂，孙良明，刘晓倩，等. 刘渡舟治疗肝硬化腹水十法［J］. 中医杂志，2012，53（21）：1820-1823.

4. 方国栋，钦丹萍. 从《黄帝内经》鼓胀理论发展谈对肝硬化腹水诊治的意义［J］. 中华中医药杂志，2013，28（12）：3583-3585.

5. 熊焰，董婷，余东慧，等. 明清鼓胀病医案证候规律研究［J］. 中华中医药杂志，2015，30（7）：2590-2593.

第六节　瘿　病

瘿病，又名瘿气、瘿瘤，是以颈前喉结两旁结块肿大为主要临床特征的一类疾病。西医中单纯性甲状腺肿、甲状腺结节、甲状腺功能亢进症、甲状腺炎、甲状腺腺瘤、甲状腺癌均属本病范畴，可参照本节辨证论治。

瘿病的记载，可追溯到公元前3世纪。战国时期的《庄子·德充符》即有"瘿"的病名。《吕氏春秋·季春纪》所说的"轻水所，多秃与瘿人"不仅记载了瘿病的存在，而且观察到瘿的发病与地理环境密切相关。隋·巢元方《诸病源候论·瘿候》指出瘿病的病因主要是情志内伤及水土因素，认为："诸山水黑土中出泉流者，不可久居，常食令人作瘿病，动气增患。"唐·孙思邈《备急千金要方》及王焘《外台秘要》对含碘药物及用甲状腺作脏器疗法已有相当认识，记载了数十个治疗瘿病的方剂，其中常用的药物有海藻、昆布、羊靥、鹿靥等。《圣

NOTE

济总录·瘿瘤门》云:"石瘿、泥瘿、劳瘿、忧瘿、气瘿是为五瘿。石与泥则因山水饮食而得之,忧、劳、气则本于七情。"其从病因角度对瘿病进行了分类。宋·陈言《三因极一病证方论·瘿瘤证治》提出瘿病可分为石瘿、肉瘿、筋瘿、血瘿、气瘿。明·李时珍《本草纲目》明确指出黄药子有"凉血降火,消瘿解毒"的功效。明·陈实功《外科正宗·瘿瘤论》指出瘿瘤主要由气、痰、瘀壅结而成,采用的主要治法是"行散气血""行痰顺气""活血散坚",该书所载的海藻玉壶汤等方,至今仍为临床所习用。清·沈金鳌《杂病源流犀烛·颈项病源流》指出,瘿又称为瘿气、影袋,多因气血凝滞,日久渐结而成。

【病因病机】

瘿病的发生主要是因为情志内伤、饮食及水土失宜、体质因素等,肝郁则气滞,脾伤则气结,气滞则津停,脾虚则酿生痰湿,痰气交阻,血行不畅,则气、血、痰壅结而成瘿病。

1. 情志内伤 忿郁恼怒或忧愁思虑日久,肝气失于条达,气机郁滞,则津液不得正常输布,易于凝聚成痰,气滞痰凝,壅结颈前,则形成瘿病。正如《诸病源候论·瘿候》说:"瘿者,由忧恚气结所生""动气增患"。《济生方·瘿瘤论治》说:"夫瘿瘤者,多由喜怒不节,忧思过度,而成斯疾焉。大抵人之气血,循环一身,常欲无滞留之患,调摄失宜,气凝血滞,为瘿为瘤。"

2. 饮食及水土失宜 饮食失调,或居住在高山地区,水土失宜,一是影响脾胃的功能,使脾失健运,不能运化水湿,聚而生痰;二是影响气血的正常运行,致气滞、痰凝、血瘀壅结颈前则发为瘿病。《圣济总录》所谓的"泥瘿"即由此所致。《诸病源候论·瘿候》谓"饮沙水""诸山水黑土中出泉流"容易发生瘿病。《杂病源流犀烛·颈项病源流》也说:"西北方依山聚涧之民,食溪谷之水,受冷毒之气,其间妇女,往往生结囊如瘿。"这些均说明瘿病的发生与水土因素有密切关系。

3. 体质因素 妇女以肝为先天,妇女的经、孕、产、乳等生理特点与肝经气血有密切关系,遇有情志、饮食等致病因素,常引起气郁痰结、气滞血瘀及肝郁化火等病理变化,故女性易患瘿病。另外,素体阴虚之人,痰气郁滞之后易于化火,更加伤阴,常使病机复杂,病程缠绵难愈。

瘿病的基本病机是气滞、痰凝、血瘀壅结颈前。本病初期多为气机郁滞,津凝痰聚,痰气搏结颈前,日久则可引起血脉瘀阻,进而气、痰、瘀三者合而为患。

本病的病变部位主要在肝脾,与心有关。瘿病日久,在损伤肝阴的同时,也会伤及心阴,出现心悸、烦躁、脉数等症。

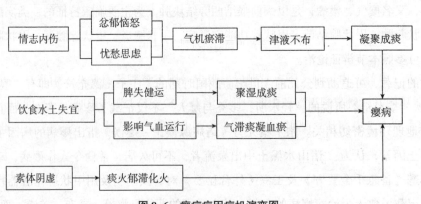

图 8-6 瘿病病因病机演变图

本病的病理性质以实证居多，久病由实致虚，可见气虚、阴虚等虚候或虚实夹杂之候。在本病的病变过程中，常发生病机转化。如痰气郁结日久可化火，形成肝火亢盛证；火热内盛，耗伤阴津，导致阴虚火旺之候，其中以心肝阴虚最为常见；气滞或痰气郁结日久，则深入血分，血液运行不畅，形成痰结血瘀之候。重症患者则阴虚火旺的各种症状常随病程的延长而加重，当出现烦躁不安、谵妄神昏、高热、大汗、脉疾等症状时，为病情危重的表现。若肿块在短期内迅速增大，质地坚硬，结节高低不平者，可能恶变，预后不佳。

【诊断与鉴别诊断】

（一）诊断

1. 以颈前喉结两旁结块肿大为临床特征。初作可如樱桃或指头大小，一般生长缓慢，大小不一，大者可如囊如袋，触之多柔软、光滑，病程日久则质地较硬，或可扪及结节。

2. 多发于女性，常有饮食不节、情志不舒的病史，或发病有一定的地域性。

（二）鉴别诊断

瘰疬 瘿病与瘰疬均可在颈项部出现肿块，但二者的具体部位及肿块的性状不同。瘿病肿块在颈部正前方，肿块一般较大。瘰疬的病变部位在颈项的两侧或颌下，肿块一般较小，每个约黄豆大，数目多少不等。

【辨证论治】

1. 气郁痰阻

临床表现：颈前喉结两旁结块肿大，质软不痛，颈部觉胀，胸闷，喜太息，或兼胸胁窜痛，病情常随情志波动；苔薄白，脉弦。

治法：理气舒郁，化痰消瘿。

代表方：四海舒郁丸。

本方由昆布、海带、海藻、海螵蛸、海蛤壳、青木香、青陈皮组成。若肝气不疏明显而见胸闷、胁痛者，加柴胡、枳壳、香附、延胡索、川楝子；咽部不适，声音嘶哑者，加牛蒡子、木蝴蝶、射干。

2. 痰结血瘀

临床表现：颈前喉结两旁结块肿大，按之较硬或有结节，肿块经久未消，胸闷，纳差；舌质暗或紫，苔薄白或白腻，脉弦或涩。

治法：理气活血，化痰消瘿。

代表方：海藻玉壶汤。

本方由海藻、昆布、海带、青皮、陈皮、半夏、浙贝母、连翘、甘草、当归、独活、川芎组成。若胸闷不舒加郁金、香附、枳壳；纳差、便溏者，加白术、茯苓、山药；结块较硬或有结节者，可酌加黄药子、三棱、莪术、露蜂房、僵蚕、穿山甲等；若结块坚硬且不可移者，可酌加土贝母、莪术、山慈菇、天葵子、半枝莲、犀黄丸等。

3. 肝火旺盛

临床表现：颈前喉结两旁轻度或中度肿大，一般柔软光滑，烦热，容易出汗，性情急躁易怒，眼球突出，手指颤抖，面部烘热，口苦；舌质红，苔薄黄，脉弦数。

治法：清肝泻火，消瘿散结。

代表方：栀子清肝汤合消瘰丸。

栀子清肝汤由柴胡、栀子、丹皮、当归、白芍、牛蒡子、川芎、茯苓组成；消瘰丸由玄参、牡蛎、浙贝母组成。前方清肝泻火；后方清热化痰，软坚散结。若肝火旺盛，烦躁易怒，脉弦数者，可加龙胆草、黄芩、青黛、夏枯草；手指颤抖者，加石决明、钩藤、白蒺藜、天麻；兼见胃热内盛而见多食易饥者，加生石膏、知母；火郁伤阴，阴虚火旺而见烦热，多汗，消瘦乏力，舌红少苔，脉细数等症者，可用二冬汤合消瘰丸。

4. 心肝阴虚

临床表现：颈前喉结两旁结块或大或小，质软，病起较缓，心悸不宁，心烦少寐，易出汗，手指颤动，眼干，目眩，倦怠乏力；舌质红，苔少或无苔，舌体颤动，脉弦细数。

治法：滋阴降火，宁心柔肝。

代表方：天王补心丹或一贯煎。

天王补心丹由生地、玄参、麦冬、天冬、人参、茯苓、当归、丹参、酸枣仁、柏子仁、五味子、远志、桔梗、辰砂组成；一贯煎由北沙参、麦冬、当归、生地黄、枸杞、川楝子组成。前方滋阴清热，宁心安神；后方养阴疏肝。若虚风内动，手指及舌体颤抖者，加钩藤、白蒺藜、鳖甲、白芍；脾胃运化失调致大便稀溏、便次增加者，加白术、苡仁、山药、麦芽；肾阴亏虚而见耳鸣、腰酸膝软者，酌加龟甲、桑寄生、牛膝、女贞子；病久正气伤耗，精血不足，而见消瘦乏力，妇女月经量少或经闭，男子阳痿者，可酌加黄芪、太子参、山茱萸、熟地、枸杞子、制首乌等。

【辨证备要】

（一）辨证要点

1. 辨痰与瘀　本病初期，多为气机郁滞，津凝痰聚，痰气搏结颈前，临床表现为颈前喉结两旁结块肿大，质软不痛，颈部觉胀，当从痰论治，重在理气化痰；本病日久，深入血分，血液运行不畅，血脉瘀阻于颈前，临床表现为颈前喉结两旁结块肿大，按之较硬或有结节，肿块经久未消，当从瘀论治，重在活血化瘀。

2. 辨火旺与阴伤　本病常表现为肝火旺盛及阴虚火旺之证。如兼见烦热，易汗，性情急躁易怒，眼球突出，手指颤抖，面部烘热，口苦，舌红苔黄，脉数者，为火旺；如见心悸不宁，心烦少寐，易出汗，手指颤动，两目干涩，头晕目眩，耳鸣，腰膝酸软，倦怠乏力，舌红，苔少或无苔，脉弦细数者，为阴虚。

（二）治法方药

瘿病以气滞、痰凝、血瘀壅结颈前为基本病机，其治疗应以理气化痰、消瘿散结为基本治则。瘿肿质地较硬及有结节者，配合活血化瘀；火郁阴伤而表现阴虚火旺者，以滋阴降火为主。

1. 根据不同的病机施以相应的治法及用药。如火盛，宜清热泻火，药用丹皮、栀子、夏枯草等；如痰凝，宜化痰散结，药用海藻、昆布、浙贝母、瓜蒌等；如血瘀，宜活血软坚，药用赤芍、川芎、桃仁、炮山甲等。本病后期，多出现由实转虚。如阴伤，宜养阴生津，药用生地、元参、麦冬、沙参等；如气虚，宜益气健脾，药用黄芪、党参、白术、茯苓等；气阴两虚者，药用黄芪、太子参、麦冬、黄精等。

2. 不同疾病阶段用药有所不同。瘿病早期出现眼突者，证属肝火痰气凝结，应治以化痰散结，清肝明目，药用夏枯草、菊花、青葙子、石决明等。后期出现眼突者，为脉络涩滞，瘀血内阻所致，应治以活血散瘀，益气养阴，药用丹参、赤芍、枸杞子等。

3.谨慎应用含碘药物。许多消瘿散结的药物，如四海舒郁丸中的海带、海藻、海螵蛸、海蛤壳等含碘量都较高，临证时须注意，若患者确系碘缺乏引起的单纯性甲状腺肿大，此类药物可以适量使用，若属甲状腺功能亢进之症，则使用时需慎重。

【临证要点】

1.瘿病存在痰瘀证候，临证尚需分清二者先后及主次关系，辨其偏瘀血、偏痰结、兼夹虚实及寒热的不同。宜参考病程长短、甲状腺肿大有无结节肿块，加以区别。由于痰瘀的相伴为患，在具体治疗时，确定化痰与祛瘀的主从或是痰瘀并治。治痰治瘀虽然主次有别，但痰化则气机调畅，有利于活血；瘀去则脉道通畅，而有助于痰清。此即所谓"痰化瘀消，瘀去痰散"之意。若痰瘀并重则当兼顾合治，分消其势。同时应注意不可孟浪过剂，宜"中病即止"，以免耗伤气血阴阳。

2.重视情志，治中有防。忧思日久，肝气失条，气机郁滞，易形成此病，每遇情志刺激可使病证加重。凡精神情志之调节功能，与肝密切相关，临床常用疏肝理气解郁之法。

【预防调护】

保持精神愉快，防止情志内伤，以及针对水土因素调节饮食，是预防瘿病的重要方面。在容易发生瘿病的地区，可经常食用海带，采用碘化食盐（食盐中加入一定量的碘化钠或碘化钾）预防。此外，应当实行"科学补碘、分类指导、因地制宜、不多不少"的补碘方针。实行有区别的在碘缺乏地区的补碘政策。在高碘和碘充足地区停止供应碘盐，在碘缺乏地区实行剂量有区别地补碘，做到缺多少补多少。

在病程中，要密切观察瘿肿的形态、大小、质地软硬及活动度等方面的变化。如瘿肿经治不消，增大变硬，应高度重视，防止恶变。

【小结】

瘿病以颈前喉结两旁结块肿大为基本临床特征。主要由情志内伤，饮食及水土失宜引起，并与体质有密切关系。气滞痰凝血瘀壅结颈前是瘿病的基本原理，初病为气郁痰阻，久则痰结血瘀，部分痰气郁结化火，出现肝火旺盛及心肝阴虚、阴虚火旺等变化。治疗瘿病的主要原则是理气化痰，消瘿散结，活血软坚，滋阴降火，可针对不同的证候选用适当的方药。对本病的预防应防止情志内伤并注意饮食调摄。

【名医经验】

当代治疗瘿病的临床经验当以治肝为主，以疏肝清肝养肝为本。赵国岑提出在此基础上佐以化痰散结和活血化瘀之法标本兼治，选药以柴胡、枳壳、香附多见。米烈汉亦以此三种中药为君，主治情志不调、肝郁气滞、痰瘀互结之瘿病。朱明方在临床中以柴胡疏肝散"疏其气血，令其条达"，和化痰软坚之药，并配以滋阴养血之品。这些经验都推动了瘿病的临床进展。

段富津认为，甲状腺疾病与肝关系密切，其基本病理变化为"肝气郁结"。肝为风木之脏，内寄相火，以血为体，以气为用。若长期精神抑郁或猝暴悲怒，而使肝失条达之性，疏泄失职，影响津液的正常输布，导致津液不归正化而凝聚为痰，痰气互结与瘀血相搏则瘿肿而硬。肝气郁久化火，而见急躁、易怒、口苦等症。肝病及胃，胃热则消谷善饥。肝郁乘脾，脾失健运，出现倦怠乏力、消瘦、便溏、胫肿等症。肝火上灼心阴，母病及子，而致心阴亏虚，心神失养，故见心悸怔忡、烦躁不寐、多汗、舌红、脉细数等。久病及肾，水不涵木，可致阳亢风动，则手足震颤。以上种种病变，纷繁复杂，临证治疗，应谨守病机，勿忘其本在肝。瘿肿是本病最主要的临床特征，皆由气、血、痰或单一或相兼结而成之。《素问·至真要大论》云"结者散之"，临床治疗常用理气、化痰、活血、清热等散结法，应用时尚须根据辨证论治加以灵活运用，方能取良效。

【古籍摘要】

《杂病源流犀烛·颈项病源流》："西北方依山聚涧之民，食溪谷之水，受冷毒之气，其间妇女，往往生结囊如瘿。"

《医学入门》："瘿、瘤所以两名者，以瘿形似樱桃，一边纵大亦似之，槌槌而垂，皮宽不急。原因忧恚所生，故又曰瘿气，今之所谓影囊者是也。"

《外台秘要·瘿病方》："《小品》瘿病者，始作与瘿核相似，其瘿病喜当颈下，当中央不偏两边也。"

《外科正宗·瘿瘤论》："切不可轻用针刀，掘破出血不止，多致立危，久则脓血崩溃，渗漏不已，终致伤人。"

【文献推介】

1. 魏华，路洁，殷翠儿. 国医大师路志正教授临证辨治成人甲状腺功能减退症经验浅析 [J]. 中华中医药杂志，2012，27（12）：3132-3134.

2. 钟欣婵，郑敏. 中医药治疗桥本甲状腺炎的研究进展 [J]. 医学综述，2016，22（2）：325-328.

3. 刘红延，陈莹. 肝藏象学说在单纯性甲状腺肿中运用 [J]. 辽宁中医药大学学报，2016，18（3）：7-9.

4. 冯珏. Graves' 甲状腺功能亢进症的正确诊断与规范化治疗 [J]. 临床荟萃，2016，31（3）：233-236.

5. 尹建男，赵泉霖. 浅谈《诸病源候论》之瘿病 [J]. 现代中医药，2015，35（1）：41-42.

第七节　疟　疾

疟疾是感受疟邪引起的以寒战、壮热、头痛、汗出、休作有时为主症的疾病。常发于夏秋季节，但其他季节亦可发生。西医学中的疟疾和非感受"疟邪"而表现为寒热往来，似疟非疟的类疟疾患，如回归热、黑热病及一些感染性疾病等属本病范畴，可参照本节辨证论治。

我国人民对疟疾的认识甚早，远在殷墟甲骨文中已有"疟"字记载。疟疾之名首见于《黄帝内经》，书中对疟疾的病因病机、证候、治法等进行了详细论述。如《素问·疟论》曰，"夫疟气者，并于阳则阳胜，并于阴则阴胜，阴胜则寒，阳胜则热"，认为"疟气"是疟疾的病因，并详细描述了疟疾发作时的典型症状，"疟之始发也，先起于毫毛，伸欠乃作，寒栗鼓颔，腰脊俱痛，寒去则内外皆热，头痛如破，渴欲饮水"，还根据寒热偏胜的不同，将疟疾分为"寒疟""温疟""瘅疟"。《素问·刺疟》强调了疟疾治疗时机的重要性："凡治疟，先发如食顷，乃可以治，过之则失时也。"

东汉时期，《神农本草经》明确记载"常山""蜀漆"可治疟。张仲景《金匮要略·疟病脉证并治》中补充了"疟母"这一证型，其中治疗温疟的白虎加桂枝汤和治疟母的鳖甲煎丸一直沿用至今。晋·葛洪《肘后备急方·治寒热诸疟方》提出了"瘴疟"之说，认为其病因是感受山岚瘴毒之气，治疗除以常山为治疟主药外，明确提出青蒿为治疟要药。

唐宋时期，隋·巢元方《诸病源候论·间日疟候》补充了"间日疟"和"劳疟"的病证。孙思邈《备急千金要方》除制定以常山、蜀漆为主药的截疟诸方外，还用马鞭草治疟。宋·陈言《三因极一病证方论·疟病不内外因证治》阐明了疫疟的特点，即"一岁之间，长幼相若，或染时行，变成寒热，名曰疫疟"。金元时期，对疟疾病因有了更进一步的认识，如张从正《儒门事亲·疟非脾寒及鬼神辨》认为，疟疾因食而作的说法是错误的。

至明代，张介宾则进一步肯定疟疾乃感受疟邪所致，而并非痰、食引起，《质疑录·论无痰不作疟》曰："痰本因疟邪以生，而非因痰以有疟邪者。"《景岳全书·疟疾》中曰："疟疾之作……无非外邪为之本，岂果因食因痰有能成疟耶。"对"无痰不作疟""无食不成疟"的说法进行了批驳，治疗时多用柴胡等和解法，沿用至今。清·韩善征《疟疾论》对疟疾的脉、因、症、治等方面内容予以充分描述，明确提出"三阴疟"。

20世纪70年代，屠呦呦等受《肘后备急方》"青蒿一握，以水二升渍，绞取汁，尽服之"治疗疟疾的启发，意识到高温煎熬或会破坏青蒿的抗疟有效成分，最终通过乙醚低温萃取得到青蒿素，为疟疾防治做出了巨大的贡献。

【病因病机】

疟邪的发生主要是因感受"疟邪"，暑湿内伏，复感风寒，饮食劳倦，正虚体弱等，引起疟邪侵体而致病；或暑湿内伏，饮食不节，脾胃受损，痰湿内生，中焦气滞；或劳倦太过，元气耗伤，营卫空虚，疟邪乘袭而致病。多发生于夏秋暑湿当令，蚊蚋肆虐之时，通过疟蚊叮咬，疟邪入体而致病。

疟疾的主要病机乃疟邪入体，伏于半表半里之间，内搏五脏，横连募原，出与营卫相搏，正邪相争则疟病发作；至正胜邪退，与营卫相离，疟邪伏藏则发作停止；当疟邪再次与营卫相搏时，则再次发作。休作时间的长短，与疟邪所伏深浅相关，每日一发或间日一发则邪伏尚浅，间二日一发即三日疟则邪伏较深，临床以间日一发最常见。

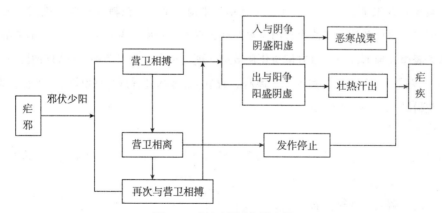

图8-7　疟疾病因病机演变图

本病的病变部位在少阳，所谓"疟不离少阳"。本病以寒战壮热，休作有时的正疟最常见。若素体阳盛，复感疟邪，或暑热内蕴，里热炽盛，见热多寒少，汗出不畅者即为温疟。若素体阳虚，复感疟邪，或外感寒湿，郁阻中阳，见寒多热少者即为寒疟。若感受瘴毒，出现神昏谵语，痉厥等危重症状，甚至内闭外脱者即是瘴疟，因疫毒热邪内盛，蒙蔽心神则为热瘴，因瘴毒湿浊内盛，蒙蔽心神则为冷瘴。疟邪久留，耗伤气血，遇劳即发，即为劳疟，疟久不愈，血瘀痰凝，结于胁下，则成疟母。病性总体以邪实为主，日久常兼有气血亏虚之象，以正虚邪实为主。

【诊断与鉴别诊断】

（一）诊断

1. 周期性发作的寒战、发热、出汗，在间歇期症状消失。

2. 多发于夏秋季节，有传染及流行史，居住或近期到过疟疾流行地区，或近 2 周内有输血史。

3. 可见脾脏肿大及贫血表现。

实验室检查，查到疟原虫可确诊。

（二）鉴别诊断

1. 虚劳之阴虚内热　上午发热不明显，以午后或夜间潮热为特征。伴有五心烦热、盗汗、失眠等症状。多由情志内伤所致，病情较重者往往缠绵日久，热不易退。

2. 风温发热　风温初起，邪在卫分时，可见寒战发热，无汗或微汗，咳嗽气急等肺经症状；若邪热壅盛，转入气分，则卫分症状消失，可见壮热有汗不解，兼见咳嗽、口渴、烦躁、便秘等肺胃两经症状。多见于冬春季节。

3. 淋证发热　淋证初起，湿热蕴蒸，邪正相搏，亦常见畏寒或寒战发热，但多兼腰痛，小便频涩，滴沥刺痛等症状。

【辨证论治】

1. 正疟

临床表现：寒战壮热，休作有时，先有哈欠乏力，继则寒栗鼓颔，寒罢则内外皆热；头痛面赤，口渴引饮，终则遍身汗出，热退身凉；舌红，苔薄白或黄腻，脉弦。

治法：祛邪截疟，和解表里。

代表方：柴胡截疟饮或截疟七宝饮。

柴胡截疟饮由柴胡、黄芩、人参、炙甘草、半夏、常山、槟榔、乌梅、桃仁组成，用生姜、大枣煎水送服；截疟七宝饮由常山、姜厚朴、青皮、陈皮、炙甘草、槟榔、草果组成。前方兼能和解表里，导邪外出；后方偏重化痰散结，理气和中。若口渴甚，可加葛根、石斛；若胸脘痞闷，苔腻，去参、枣，加苍术、厚朴、青皮；若烦渴，苔黄，脉弦数，去参、姜、枣，加石膏、花粉。

2. 温疟

临床表现：热多寒少，汗出不畅；头痛，骨节酸疼，口渴引饮，便秘尿赤；舌红，苔黄，脉弦数。

治法：清热解表，和解祛邪。

代表方：白虎加桂枝汤。

本方由石膏、知母、粳米、桂枝、甘草组成，可加柴胡、青蒿、常山。若热多寒少，气短，胸中烦闷不舒，汗多，且无骨节酸痛者，可改为白虎加人参汤加减治疗。若热势较盛而气津两伤，则去桂枝，加人参、北沙参；若津伤较甚，口渴引饮，酌加生地、麦冬、石斛、玉竹。

3. 寒疟

临床表现：热少寒多，口不渴，神疲体倦，胸脘痞闷；苔白腻，脉弦。

治法：和解表里，温阳达邪。

代表方：柴胡桂枝干姜汤合截疟七宝饮。

柴胡桂枝干姜汤由柴胡、桂枝、干姜、瓜蒌根、黄芩、牡蛎、甘草组成；截疟七宝饮由常山、姜厚朴、青皮、陈皮、炙甘草、槟榔、草果组成。前方和解表里，温阳达邪；后方具有截疟化痰、运脾和胃作用。若汗出不畅，当去牡蛎；但寒不热者则去黄芩；若寒郁日久化热，心烦口干，去桂枝、草果，加石膏、知母。

4. 瘴疟

（1）热瘴

临床表现：热甚寒微，或壮热不寒，头痛，肢体烦疼，面红目赤，胸闷呕吐，烦渴饮冷，大便秘结，小便热赤，甚至神昏谵语；舌质红绛，苔黄腻或垢黑，脉洪数或弦数。

治法：解毒除瘴，清热保津。

代表方：清瘴汤。

本方由青蒿、柴胡、茯苓、知母、陈皮、半夏、黄芩、黄连、枳实、常山、竹茹合益元散组成。壮热烦渴者，去半夏，加生石膏；若热盛津伤，口渴心烦，舌红少津者，可加生地黄、玄参、石斛、玉竹；若神昏谵语，则急用紫雪丹或至宝丹。

（2）冷瘴

临床表现：寒甚热微，或但寒不热，或呕吐腹泻，甚则神昏不语，嗜睡昏蒙；苔白厚腻，脉弦。

治法：解毒除瘴，芳化湿浊。

代表方：加味不换金正气散。

本方由厚朴、苍术、陈皮、藿香、佩兰、草果、半夏、槟榔、菖蒲、荷叶、甘草组成。若嗜睡昏蒙，神昏不语者，可加苏合香丸。若呕吐较甚，则加玉枢丹。

5. 劳疟

临床表现：疟疾迁延日久，遇劳则发，寒热时作，倦怠乏力，短气懒言，纳少自汗，面色萎黄，形体消瘦；舌质淡，脉细无力。

治法：益气养血，扶正祛邪。

代表方：何人饮。

本方由人参、制何首乌、当归、陈皮、煨生姜组成。疟疾发作之时，加青蒿、常山。若气虚、自汗显著，可加黄芪、浮小麦；若午后或傍晚低热，偏于阴虚、舌质绛红者，可加生地黄、鳖甲、白薇；若胸闷脘痞，大便稀溏，苔浊腻者，则去何首乌，加半夏、草果。

此外，久疟不愈，气机郁滞，血行不畅，痰浊瘀血互结于左胁之下，形成痞块，此即《金匮要略》所称之疟母。治宜软坚散结，祛瘀化痰，用鳖甲煎丸。若兼气血亏虚者，可配合八珍汤或十全大补汤治疗。

【辨治备要】

（一）辨证要点

对疟疾的辨证，应着重根据病情的轻重，寒热的偏胜，正气的盛衰，以及病程的长短等确定疟疾的证型。

寒热休作有时，以周期性的寒战－高热－汗出－热退为发作特征，且寒热均等为正疟。虽呈周期性发作，但热多寒少，或但热不寒为温疟，而寒多热少，或但寒不热为寒疟。若发病急骤，病势凶险，伴神昏谵语或昏蒙嗜睡等神志异常者为瘴疟，其中热重于湿，或湿从热化者为热瘴，而湿重于热，或湿从寒化，瘴毒湿浊壅闭于内者为冷瘴。疟疾迁延日久，耗伤气血，遇劳则发为劳疟。疟疾久治不愈，痰浊瘀血互结于胁下，形成痞块则为疟母。

（二）治法方药

祛邪截疟是疟疾的基本治疗原则，在此基础上温疟兼清，寒疟兼温，瘴疟解毒除瘴，劳疟则以扶正为主，疟母当祛瘀化痰软坚。

1. 治疗时可在基础方上加用具有祛邪截疟作用的药物，如青蒿、常山、槟榔、马鞭草、豨莶草、乌梅等，其中青蒿素已被现代研究证实具有明确的抗疟功效，以青蒿类药物为基础的联合疗法已被 WHO 向世界各国推荐用于疟疾的治疗，被评价为"目前世界范围内治疗恶性疟疾惟一真正有效的药物"。

2. 疟疾的服药时间一般以疟发前 2 小时为宜。若在疟发之际服药，容易发生呕吐不适，且难以控制发作。

3. 瘴疟来势凶猛，病情险恶，治疗宜重视解毒除瘴。如出现神昏谵语、痉厥抽风等严重症状时，宜早投清心开窍药物，必要时进行中西医结合治疗。

【临证要点】

临证应弄清何为"募原"及邪伏募原的相关治法、方药。疟疾伏藏于少阳半表半里之间，历来有"疟不离少阳"之说。《素问·疟论》曰："其间日发者，由邪气内薄于五脏，横连募原也。""募原"，又称"膜原"。明末吴又可《温疫论》曰："邪从口鼻而入，则其所客，内不在脏腑，外不在经络，舍于夹背之内，去表不远，附近于胃，乃表里之分界，是为半表半里，即《针经》所谓横连膜原也。"清·薛生白《湿热病篇》认为："膜原者，外通肌肉，内近胃腑，即三焦之门户，实一身之半表半里也。""募原"乃半表半里，居于卫表肌腠之间，是疟邪侵入体内，排出体外的必经通路。

吴又可在《温疫论·卷上》创立"达原饮"用于治疗瘟疫或疟疾邪伏募原证，方中"槟榔能消能磨，除伏邪，为疏利之药，又除岭南瘴气，厚朴破戾气所结，草果辛烈气雄，除伏邪盘踞，三味协作，直达其巢穴，使邪气溃败，速离膜原，是以为达原也。热伤津液，加知母以滋阴；热伤营气，加白芍以和血；黄芩清燥热之余；甘草为和中之用。以后四品，乃调和之剂，如渴与饮，非拔病之药也"。

【预防调护】

首先，防止感受疟邪，是预防疟疾的根本措施。尤其是防蚊灭蚊能在很大程度上控制疟疾的传播。同时坚持运动锻炼，改变不良的生活习惯及饮食习惯，使正气存内，邪不可干。

其次，疟疾患者护理时，应注意冷暖适宜，多饮开水，寒战加衣盖被，发热时减去衣被。若高热不退，可冷敷以物理降温或针刺大椎、陶道、合谷等穴位泻热降温。汗出较多，注意擦干，更换衣物，避免风吹。瘴疟神志昏迷者，应密切观察其神志、瞳神、气息、脉象等情况。发作间歇期可适当户外运动。补充营养应进食易于消化的食物，如粥、瘦肉、猪肝、红枣等，注意休息，调整心态，促进疾病的恢复。

【小结】

感受疟邪是疟疾的病因，其病位在少阳，所谓"疟不离少阳"，伏于半表半里之间，出与营卫相搏，正邪相争，阴阳相移，阴盛阳衰则恶寒战栗，阳盛阴衰则壮热口渴，至正胜邪退，疟邪伏藏则发作停止。治疗以截疟祛邪为主，正疟宜配合和解表里；温疟配合清热解表；寒疟配合温阳达邪；瘴疟发病急骤，常伴神志异常，根据其寒热偏盛的不同分为热瘴和冷瘴，热瘴宜解毒除瘴，清热保津；冷瘴宜解毒除瘴，芳化湿浊；劳疟宜扶正祛邪；疟母宜软坚散结，祛瘀化痰。

【名医经验】

截疟祛邪是疟疾治疗的基本原则。叶天士认为，疟疾乃暑季疟邪内侵，募原营卫不和，暑必兼湿，湿也，热也，皆气也，湿热与水谷相蒸，全在气分。清·王孟英继承叶天士的理论，用温病理论治疗疟疾，并提出独特的见解，认为治疟当分"正疟"和"时疟"。正疟是感受风寒之轻者，入于少阳而成，脉象必弦，治以小柴胡汤为主。感受风温、湿温、暑热之邪，重则为时感，轻则为时疟，常用白虎汤或竹叶石膏汤加减治疗。

【古籍摘要】

《素问·疟论》："夫风之与疟也，相似同类，而风独常在，疟得有时而休者，何也？岐伯曰：风气留其处，故常在；疟气随经络沉以内薄，故卫气应乃作。"

《普济方·诸疟门》："劳疟者，以久疟不瘥，气血俱虚，故虽间歇，劳动则发，故谓之劳疟。邪气日深，真气愈耗，表里既虚，故食减肌瘦，色悴力劣，而寒热如故也。"

《医学纲目·疟寒热》："卫与邪相并，则病作，与邪相离，则病休，其并于阴则寒，并于阳则热，离于阴则寒已，离于阳则热已，至次日又集而并合，则复病也。"

《景岳全书·瘴气》："人谓岭南水泉草木地气之毒，故凡往来岭南之人及宦而至者，无不病瘴而至危殆者也。又谓土人生长其间，与水土之气相习，外人入南必一病，但有轻重之异。若从而与之俱化，则免矣。"

【文献推介】

1. 王永炎，严世芸. 实用中医内科学·外感病证［M］. 第2版. 上海：上海科技出版社，2009：155-163.

2. 宋建平，符林春，谈博，等. 双氢青蒿素哌喹片治疗无并发症恶性疟的临床随机对照试验［J］. 中国新药与临床杂志，2004，23（11）：783-785.

3. 车河龙，林栋. 疟疾的防控现状及进展［J］. 热带医学杂志，2010，10（2）：218-220.

NOTE

第九章　肾系病证

肾藏精，寓元阴元阳，为人体生长、发育、生殖之源，是生命活动之根，故称先天之本。肾的藏精功能减退，不仅可因精关不固而致遗精、早泄，还可由于精气不足，命门火衰而影响机体的生殖能力，导致阳痿、不育。

肾主水液，在调节人体水液平衡方面起着极为重要的作用。若肾中精气的蒸腾气化失司，可导致水液的运化障碍，出现水肿；肾与膀胱相表里，若肾与膀胱的气化失司，水道不利，可出现淋证、癃闭、尿浊。此外，水肿、淋证、癃闭等病证日久不愈，可致脾肾衰惫，气化不利，浊毒壅塞、形成关格。

根据肾的生理功能和病机变化特点，可将水肿、癃闭、关格、淋证、尿浊、阳痿、遗精、早泄等归属于肾系疾病。

肾与其他脏腑的关系非常密切。肾阴亏虚，水不涵木，肝阳上亢，可致眩晕；肾水不足，阴不济阳，虚火上越，心肾不交，可致心悸、不寐；肾不纳气，气不归原，可致哮喘；肾阳虚衰，火不暖土，可致五更泄泻；肾精亏损，脑髓失充，可致健忘、痴呆。依据其病证整体相关性，分别隶属于各个脏腑系统。此处，其他脏腑病证迁延不愈，久必及肾，亦可导致肾系病证的出现。因此，临证时应注意脏腑之间的关联，随证处理。

第一节　水　肿

水肿是体内水液滞留，泛滥肌肤，以头面、眼睑、四肢、腹背，甚至全身浮肿为特征表现的一类病证。严重的还可能伴有胸水、腹水等。西医学中的急慢性肾小球肾炎、肾病综合征、继发性肾小球疾病等均属本病范畴，可参照本节论治。

《黄帝内经》对"水"的病因病机、症状、发病脏腑和主要类证鉴别都有所阐述，病因有劳汗当风、邪客玄府、饮食失调、气道不通等；病机与肺、脾、肾、三焦等有关，其中"以肾为本"；治法方面提出要衡量轻重缓急，采取发汗、利尿、荡逐水积等不同方法，为后世认识本病，奠定了理论基础。《素问·汤液醪醴论》提出："平治于权衡，去菀陈莝……开鬼门，洁净府。"张仲景在《金匮要略·水气病脉证并治》中，把水气病分为风水、皮水、正水、石水四型，此外，又对"五脏水"的辨证作了专条叙述。《金匮要略》对四水阐述较多，大意是以风水、皮水属表证，正水、石水属里证。在治则上指出"诸有水者，腰以下肿当利小便，腰以上肿当发汗乃愈"。用于风水、皮水等表证的越婢汤、越婢加术汤、防己黄芪汤、防己茯苓汤等方，至今仍广泛用于临床。

宋·严用和将水肿分为阴水、阳水两大类。《严氏济生方·水肿门》曰："阴水为病，脉来沉迟，色多青白，不烦不渴，小便涩少而清，大腑多泄……阳水为病，脉来沉数，色多黄赤，或烦或渴，小便赤涩，大腑多闭。"为其后水肿病的临床辨证奠定了基础。严用和认为水肿属于虚证者多与脾、肾虚有关。《严氏济生方·水肿门》说"水肿为病，皆由真阳怯少，劳伤脾胃，脾胃既寒，积寒化水"，治疗上要"先实脾土……后温肾水"，把脾胃虚寒作为病机的主要矛盾，实脾饮命名取义也在乎此。明·李中梓《医宗必读》、明·张介宾《景岳全书》、清·喻昌《医门法律》所持三纲病机学说（水病以肺、脾、肾为三纲），论亦类似，都认为本病为肺、脾、肾相干之病。因为水为至阴，故其本在肾；水化于气，其标在肺；水惟畏土，其制在脾。这些都是命门学说在水肿病机上的具体应用。至此水肿病的肺、脾、肾三纲病机学说已经成立。

【病因病机】

水肿的病因有风邪袭表、疮毒内犯、外感水湿、饮食不节及禀赋不足、久病劳倦；形成本病的机理为肺失通调、脾失转输、肾失开阖、三焦气化不利。

1. 风邪袭表 风为六淫之首，风寒或风热之邪，侵袭肺卫，肺失通调，风水相搏，发为水肿。此即《景岳全书·肿胀》所言："凡外感毒风，邪留肌肤，则亦能忽然浮肿。"

2. 疮毒内犯 肌肤疮毒，或咽喉肿烂，火热内攻，损伤肺脾肾，致津液气化失常，发为水肿。《严氏济生方·水肿门》云："年少，血热生疮，变为肿满，烦渴，小便少，此为热肿。"

3. 外感水湿 久居湿地，冒雨涉水，湿衣裹身时间过久，水湿内侵，困遏脾阳，脾胃失其升清降浊之能，水无所制，发为水肿。正如《医宗金鉴·水气病脉证》曰："皮水，外无表证，内有水湿也。"

4. 饮食不节 过食肥甘，嗜食辛辣，久则湿热中阻，损伤脾胃；或因生活饥饿，营养不足，脾气失养，以致脾运不健，脾失转输，水湿壅滞，发为水肿。如《景岳全书·水肿》言："大人小儿素无脾虚泄泻等证，而忽而通身浮肿，或小便不利者，多以饮食失节，或湿热所致。"

5. 禀赋不足，久病劳倦 先天禀赋薄弱，肾气亏虚，膀胱开阖不利，气化失常，水泛肌肤，发为水肿；或因劳倦久病，脾肾亏虚，津液转输及气化失常，发为水肿。

水肿病位在肺、脾、肾，而关键在肾。基本病理变化为肺失通调、脾失转输、肾失开阖、三焦气化不利。病理因素为风邪、水湿、疮毒、瘀血。肺主一身之气，有主治节、通调水道、下输膀胱的作用。风邪犯肺，肺气失于宣畅，不能通调水道，风水相搏，发为水肿。脾主运化，有布散水精的功能。外感水湿，脾阳被困，或饮食劳倦等损及脾气，造成脾失转输，水湿内停，乃成水肿。肾主水，水液的输化有赖于肾阳的蒸化、开阖作用。久病劳欲，损及肾脏，则肾失蒸化，开阖不利，水液泛滥肌肤，则为水肿。诚如《景岳全书·肿胀》指出："凡水肿等证，乃脾、肺、肾三脏相干之病。盖水为至阴，故其本在肾；水化于气，故其标在肺；水唯畏土，故其制在脾。今肺虚则气不化精而化水，脾虚则土不制水而反克，肾虚则水无所主而妄行。"

由于致病因素及体质的差异，水肿的病理性质有阴水、阳水之分，并可相互转化或兼夹。阳水属实，多由外感风邪、疮毒、水湿而成，病位在肺、脾。阴水属虚或虚实夹杂，多由饮食劳倦、禀赋不足、久病体虚所致，病位在脾、肾。阳水迁延不愈，反复发作，正气渐衰，脾肾阳虚，或因失治、误治，损伤脾肾，阳水可转为阴水。反之，阴水复感外邪，或饮食不节，使肿势加剧，呈现阳水的证候，而成本虚标实之证。

NOTE

水肿转归，一般而言，阳水易消，阴水难治。阳水患者如属初发年少，体质尚好，脏气未损，治疗及时，则病可向愈。若先天禀赋不足，或他病久病，或得病之后拖延失治，导致正气大亏，肺、脾、肾三脏功能严重受损，后期还可影响到心、肝，则难向愈。若水邪壅盛或阴水日久，脾肾衰微，水气上犯，则可出现水邪凌心犯肺之重证。若病变后期，肾阳衰败，气化不行，浊毒内闭，是由水肿发展为关格。若肺失通调，脾失健运，肾失开阖，致膀胱气化无权，可见小便点滴或闭塞不通，则是水肿转为癃闭。若阳损及阴，造成肝肾阴虚，肝阳上亢，则可兼见眩晕之证。

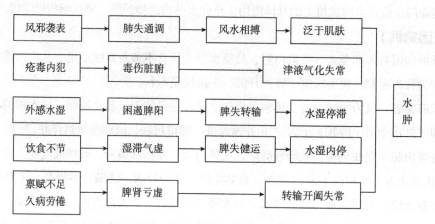

图 9-1　水肿病因病机演变图

【诊断与鉴别诊断】

（一）诊断

1. 水肿先从眼睑或下肢开始，继及四肢全身。轻者仅眼睑或足胫浮肿；重者全身皆肿，甚则腹大胀满，气喘不能平卧。

2. 尿闭或尿少，恶心呕吐，口有秽味，鼻衄牙宣，头痛，抽搐，神昏谵语等危象。

3. 可有乳蛾、心悸、疮毒、紫癜以及久病体虚病史。

尿常规、24 小时尿蛋白总量、抗核抗体、肝肾功能、血浆蛋白、心电图、肝肾 B 超等有助于水肿的诊断。

（二）鉴别诊断

鼓胀、饮证　水肿主要影响肺、脾、肾而致水气通调失职，水泛肌肤，四肢皮色不变，发病时头面或下肢先肿，甚者全身浮肿，可有喘息但先肿后喘，多伴有尿量减少。鼓胀主要影响肝、脾、肾，脾虚木贼，湿热相乘，水聚腹腔，单腹肿胀，青筋暴露；病重时或兼下肢肿，或先有积聚后成鼓胀，有时小便减少。饮证由水气射肺所致，病位在肺，水凌胸肺，久咳喘逆后面目浮肿，其形如肿，实不是肿；严重时可见身肿，先喘，久喘才成肿胀，小便初正常，后偶有不适。

【辨证论治】

（一）阳水

1. 风水相搏

临床表现：眼睑浮肿，继则四肢及全身皆肿，来势迅速。可兼恶寒，发热，肢节酸楚，小便不利等症。偏于风热者，伴咽喉红肿疼痛；舌质红，脉浮滑数。偏于风寒者，兼恶寒，咳喘；舌苔薄白，脉浮滑或浮紧。

治法：疏风清热，宣肺行水。

代表方：越婢加术汤。

本方由麻黄、生石膏、白术、生姜、大枣、甘草组成。风热偏盛，可加连翘、桔梗、板蓝根、鲜芦根；风寒偏盛，去石膏，加苏叶、桂枝、防风；一身悉肿，小便不利，加茯苓、泽泻；若咳喘较甚，可加杏仁、前胡。

2. 湿毒浸淫

临床表现：眼睑浮肿，延及全身，皮肤光亮，尿少色赤，身发疮痍，甚则溃烂，恶风发热；舌质红，苔薄黄，脉浮数或滑数。

治法：宣肺解毒，利湿消肿。

代表方：麻黄连翘赤小豆汤合五味消毒饮。

麻黄连翘赤小豆汤由麻黄、连翘、杏仁、赤小豆、大枣、生梓白皮、生姜、甘草组成；五味消毒饮由金银花、野菊花、蒲公英、紫花地丁、紫背天葵组成。前方宣肺利尿；后方清热解毒。如脓肿毒甚者，当重用蒲公英、紫花地丁；湿盛糜烂者，加苦参、茯苓；皮肤瘙痒者，加白鲜皮、地肤子、蝉衣；疮疡色红肿痛者，加丹皮、赤芍；大便不通，加大黄、芒硝。

3. 水湿浸渍

临床表现：全身水肿，下肢明显，按之没指，小便短少，身体困重，胸闷，纳呆，泛恶，起病缓慢，病程较长；苔白腻，脉沉缓。

治法：运脾化湿，通阳利水。

代表方：五皮饮合胃苓汤。

五皮饮由桑白皮、陈皮、大腹皮、茯苓皮、生姜皮组成；胃苓汤由苍术、厚朴、陈皮、甘草、桂枝、白术、茯苓、猪苓、泽泻、生姜、大枣组成。前方理气化湿利水；后方通阳利水，燥湿运脾。外感风邪，肿甚而喘者，可加麻黄、杏仁、葶苈子；面肿，胸满，不得卧，加苏子、葶苈子；若湿困中焦，脘腹胀满者，加川椒目、大腹皮、干姜。

4. 湿热壅盛

临床表现：遍体浮肿，皮肤绷急光亮，胸脘痞闷，烦热口渴，小便短赤，大便干结；舌红，苔黄腻，脉沉数或濡数。

治法：分利湿热。

代表方：疏凿饮子。

本方由槟榔、大腹皮、茯苓皮、椒目、赤小豆、秦艽、羌活、泽泻、商陆、木通、生姜组成。若肿势严重，兼见喘促不得平卧者，加葶苈子、桑白皮；湿热化燥伤阴，口燥咽干，可加白茅根、芦根，不宜过用苦温燥湿、攻逐伤阴之品；腹满不减，大便不通者，可合己椒苈黄丸。

（二）阴水

1. 脾阳虚衰

临床表现：身肿日久，腰以下为甚，按之凹陷不易恢复，脘腹胀闷，纳减便溏，面色不华，神疲乏力，四肢倦怠，小便短少；舌质淡，苔白腻或白滑，脉沉缓或沉弱。

治法：健脾温阳利水。

代表方：实脾饮。

NOTE

本方由附子、干姜、白术、茯苓、木瓜、厚朴、木香、槟榔、草蔻仁、生姜、大枣、炙甘草组成。气虚甚，症见气短声弱者，加人参、黄芪；若小便短少，加桂枝、泽泻。

2. 肾阳衰微

临床表现：水肿反复消长不已，面浮身肿，腰以下甚，按之凹陷不起，尿量减少或反多，腰酸冷痛，四肢厥冷，怯寒神疲，面色苍白，心悸胸闷，喘促难卧，腹大胀满；舌质淡胖，苔白，脉沉细或沉迟无力。

治法：温肾助阳，化气行水。

代表方：真武汤。

本方由附子、白术、茯苓、芍药、生姜组成。小便不利，水肿较甚者，合五苓散并用；神疲肢冷者，加巴戟天、肉桂；咳喘面浮，汗多，不能平卧，加党参、蛤蚧、五味子、山茱萸、煅牡蛎、黑锡丹；心悸，唇发绀，脉虚数，加肉桂、炙甘草，加重附子剂量。

3. 瘀水互结

临床表现：水肿延久不退，肿势轻重不一，四肢或全身浮肿，以下肢为主，或有皮肤瘀斑，腰部刺痛，或伴血尿；舌紫暗，苔白，脉沉细涩。

治法：活血祛瘀，化气行水。

代表方：桃红四物汤合五苓散。

桃红四物汤由当归、白芍、熟地黄、川芎、桃仁、红花组成；五苓散由茯苓、猪苓、白术、泽泻、桂枝组成。前方活血化瘀；后方通阳行水。若全身肿甚，气喘烦闷，小便不利，此为血瘀水盛，肺气上逆，可加葶苈子、椒目、泽兰；如见腰膝酸软，神疲乏力，可合用济生肾气丸；对气阳虚者，可配黄芪、附子。

【辨治备要】

（一）辨证要点

1. 辨阳水、阴水　阳水多由感受风邪、疮毒而来，发病较急，每成于数日之间，浮肿由面目开始，自上而下，继及全身，肿处皮肤绷急光亮，按之凹陷即起，身热烦渴，小便短赤，大便秘结，脉滑有力。阴水多因饮食劳倦、先后天脏腑亏损，或阳水失治、误治转化所致，发病缓慢，浮肿由足踝开始，自下而上，继及全身，肿处皮肤松弛，按之凹陷不易恢复，甚则按之如泥，身冷不热，不渴，小便或短但不赤涩，大便溏薄，脉沉细无力。

2. 辨病邪性质　水肿头面为主，恶风头痛者，多属风；水肿下肢为主，纳呆身重者，多属湿；水肿伴有咽痛、溲赤者，多属热；因疮痍、猩红赤斑而致水肿者，多属疮毒。

3. 辨脏腑　水肿有在肺、脾、肾、心之差异。若水肿较甚，咳喘少气，不能平卧者，病变部位多在肺；水肿日久，纳食不佳，身重倦怠，苔腻者，病变部位多在脾；水肿反复，腰膝酸软者，病变部位多在肾；水肿下肢明显，心悸怔忡，甚则不能平卧者，病变部位多在心。

4. 辨虚实　年青体壮，病程短，发病迅速，肿势急剧，咽喉肿痛或皮肤疮疡，小便短赤或不通，大便秘结，多属实；年老体衰，病程长，浮肿按之如泥，畏寒肢冷，腰膝酸软，小便清长，大便稀溏，多属虚。阳水病久，失治误治形成阴水，由实转虚；阴水复感外邪，而致水肿加剧，则转阳水，但证属本虚标实。

（二）治法方药

发汗、利尿、泻下逐水为治疗水肿的三条基本原则，具体应用视阴阳虚实不同而异。阳水以祛邪为主，应予发汗、利水或攻逐，临床应用时配合清热解毒、理气化湿等法；阴水当以扶正为主，健脾温肾，同时配以利水、养阴、活血、祛瘀等法；对于虚实夹杂者，则当兼顾，或先攻后补，或攻补兼施。

发病初期用发汗、利水，方用五苓散、猪苓汤、防己黄芪汤等。水肿甚、形体壮者可泻下逐水，方用十枣汤、甘遂半夏汤、大黄甘遂汤，使用时中病即止，不可久用。脾虚水停且兼瘀血，可用当归芍药散。若水肿由于长期饮食失调，脾胃虚弱，精微不化，而见遍体浮肿、面色萎黄、晨起头面较甚、动则下肢肿胀、能食而疲倦乏力、大便如常或溏、小便反多、舌苔薄腻、脉软弱，治宜行气化湿，不宜分利伤气，可用参苓白术散加减；水肿消退后，亦可服用参苓白术散以善后。肾阳虚患者，浊毒内闭，见神昏欲寐、溲闭、泛恶，甚至口泛尿臭或兼头痛烦躁，加大黄、半夏、黄连。对于久病水肿者，虽无明显瘀阻之象，临床上亦常合用益母草、泽兰、赤芍、桃仁、红花等以活血利水，可重用赤芍。水肿日久不愈，可导致脾肾衰败，或湿浊内蕴，可形成严重变证。如浊毒内蕴，湿热壅塞，胃失和降，形成癃闭、关格，见二便不通、恶心呕吐；或肾精内竭，肝风内动，而见头晕头痛、肢体颤抖；或阳虚水泛，上凌心肺，而见心悸胸闷、喘促难卧；或邪闭心窍，而见神昏肢冷、面色晦滞、泛恶口臭、二便不通、肌衄牙宣。以上均是水肿的严重变证，应密切观察临床变化，及早发现并治疗。

【临证要点】

1. 治肿宜活血利水、补气温阳。水肿的治疗要依据患者的不同表现辨证论治，对于顽固性水肿，应注意活血利水药、补气温阳药的应用。水与血生理上皆属于阴，相互倚行，互宅互生。病理状态下，水病可致血瘀，瘀血可致水肿。水肿日久，水湿停积，久病入络，气机不利，血流不畅，成为瘀血，瘀水互结，治当化瘀行水，可用泽兰、赤芍、益母草活血化瘀、利水消肿。水之停留，总由气虚阳微所致，脾虚不能运化，肺虚不能输布，肾虚开阖失司，故当益气温阳，可选用生黄芪、白术、山药、扁豆、制附子、桂枝等。

2. 慎用肾毒性药物。由于水肿患者易于感染，使用抗生素等药物时，须考虑到药物对肾脏的毒副作用，做到合理选择品种、合理调整剂量及用药时间，避免使用氨基糖苷类抗生素等肾毒性药物。此外服用含有马兜铃酸的中药，如马兜铃、关木通、木防己、青木香等，亦可导致肾脏损伤，应尽量避免大剂量、长时间使用。

【预防调护】

水肿常因感受外邪而发病或加重，故应注意适寒温、避风邪；注意调摄饮食，平素宜清淡；劳逸结合，调畅情志。体虚易于外感者，可服用玉屏风散以补气固表，适当参加体育锻炼，提高机体抗病能力。

水肿患者宜戒烟、戒酒，避辛辣；肿甚者，断盐酱；定期验尿、复查肾功能，泡沫尿者尤应注意；水肿而尿少者，每日记录液体出入量。

【小结】

水肿是水液代谢失常的病证。病因有风邪袭表、疮毒内犯、外感水湿、饮食不节及禀赋不足、久病劳倦。病机为肺失通调、脾失转输、肾失开阖、三焦气化不利。病位在肺、脾、肾，而关键在肾。临床辨证以阴阳为纲，分清病因、病位，还须注意寒热虚实的错杂与转化。治疗方法，阳水应发汗、利水或攻逐，以祛邪为主，同时配合清热解毒、健脾理气等法；阴水当温肾健脾，以扶正为主，同时配以利水、养阴、活血、祛瘀等法；对于虚实夹杂者，或先攻后补，或攻补兼施，须视病情的性质、轻重、转变趋势而灵活应用。

【名医经验】

当前肾性水肿的治疗最主要是注意有无蛋白的丢失。时振声根据慢性肾炎水肿和蛋白尿难消的特点，提出治疗慢性肾炎八法：宣肺利水法用于慢性肾炎急性发作期水肿，中医辨证属于风水或皮水者，风寒用麻黄附子甘草汤，风热用越婢汤等；健脾利水法用于脾虚水肿，为治水肿之正法，方用防己黄芪汤合防己茯苓汤；温肾利水法适用于肾阳虚，阳不化气，水湿内停之慢性肾炎水肿，方用真武汤合五苓散、济生肾气丸等；育阴利水法适用于肾阴亏虚，水湿内停之慢性肾炎水肿，方用猪苓汤、知柏地黄汤；活血利水法用于血水互结之慢性肾炎水肿，方用当归芍药散、血府逐瘀汤等；行气利水法用于气滞水停者，方用大橘皮汤、导水茯苓汤；清解利水法用于湿热、毒热所引起的水肿或水肿日久伴有郁热者，方用五味消毒饮合五皮饮、八正散等；食疗利水法用于慢性肾炎水肿，日久顽固不消，身体虚弱，尿检大量蛋白丢失，血浆白蛋白极低，中医辨证多属虚劳者，常用食疗便方有《千金》鲤鱼汤、《外台》鲤鱼汤、黄芪炖鸡、赤小豆粥等。

【古籍摘要】

《金匮要略·水气病脉证并治》："风水，其脉自浮，外证骨节疼痛，恶风。皮水，其脉亦浮，外证胕肿，按之没指，不恶风，其腹如鼓，不渴，当发其汗。正水，其脉沉迟，外证自喘。石水，其脉自沉，外证腹满不喘。"

《景岳全书·水肿》："肿胀之病，原有内外之分。验之病情，则惟在气水二字足以尽之。故凡治此症者，不在气分，则在水分，能辨此二者而知其虚实，无余蕴矣。病在气分，则当以治气为主；病在水分，则当以治水为主。然水气本为同类，故治水者，当兼理气，盖气化水自化也；治气者亦当兼水，以水行气亦行也。此中玄妙，难以尽言。"

《医门法律·水肿论》："经谓二阳结谓之消，三阴结谓之水……三阴者，手足太阴脾肺二脏也。胃为水谷之海，水病莫不本之于胃，经乃以属之脾肺者，何耶？使足太阴脾足以转输水精于上，手太阴肺足以通调水道于下，海不扬波矣。惟脾肺二脏之气，结而不行，后乃胃中之水日蓄，浸灌表里，无所不到也。是则脾肺之权，可不伸耶？然其权尤重于肾，肾者，胃之关也。肾司开阖，肾气从阳则开，阳太盛则关门大开，水直下而为消；肾气从阴则阖，阴太盛则关门常阖，水不通为肿。经又以肾本肺标，相输俱受为言，然则水病，以脾、肺、肾为三纲矣。"

【文献推介】

1. 刘宏伟.时振声教授治疗慢性肾炎水肿八法［J］.新中医，1991，（1）：5-6.

2. 尹振祥，郭立中，金妙文，等.周仲瑛肺肾同治法治疗肾小球肾炎的经验［J］.湖北中医杂志，2009，31（11）：30-31.

第二节　淋　证

淋证是以小便频数，淋沥刺痛，欲出未尽，小腹拘急，或痛引腰腹为主症的病证。西医学中的急慢性尿路感染、泌尿道结核、尿路结石、急慢性前列腺炎、化学性膀胱炎、乳糜尿以及尿道综合征等病具有淋证表现者，均可参照本节辨证论治。

《素问·六元正纪大论》称本病为"淋""淋闷"，指出了淋证为小便淋沥不畅，甚或闭阻不通之病证。东汉·张仲景在《金匮要略·五脏风寒积聚病脉证并治》中称其为"淋秘"，将其病机归为"热在下焦"，并在《金匮要略·消渴小便不利淋病脉证并治》中对本病的症状作了描述："淋之为病，小便如粟状，小腹弦急，痛引脐中。"《中藏经》根据淋证临床表现的不同，提出了淋有冷、热、气、劳、膏、砂、虚、实八种。

隋·巢元方在《诸病源候论·诸淋病候》中把淋证分为石、劳、气、血、膏、寒、热七种，而以"诸淋"统之，指出："诸淋者，由肾虚而膀胱热故也。"唐·孙思邈《千金要方》《外台秘要》将淋证归纳为石、气、膏、劳、热五淋。宋代《济生方》又分为气、石、血、膏、劳淋五种。上述两种五淋所指的内容，其差异在于血淋与热淋的有无，但六种淋证均为临床常见。明清时期，张介宾在《景岳全书·淋浊》中倡导"凡热者宜清，涩者宜利，下陷者宜升提，虚者宜补，阳气不固者宜温补命门"的治疗原则。清·尤在泾在《金匮翼·诸淋》中说："初则热淋、血淋，久则煎熬水液，稠浊如膏、如砂、如石也。"说明各种淋证可相互转化或同时存在。他强调的"开郁行气，破血滋阴"治疗石淋的原则，对临床确有指导意义。

【病因病机】

淋证的发生主要因外感湿热、饮食不节、情志失调、禀赋不足或劳伤久病引起；其主要病机为湿热蕴结下焦，肾与膀胱气化不利。

1. 外感湿热 因下阴不洁，秽浊之邪从下侵入机体，上犯膀胱，或由小肠邪热、心经火热、下肢丹毒等他脏外感之热邪传入膀胱，发为淋证。

2. 饮食不节 多食辛热肥甘之品，或嗜酒太过，脾胃运化失常，积湿生热，下注膀胱，乃成淋证。正如严用和《济生方·淋闭论治》云："此由饮酒房劳，或动役冒热，或饮冷逐热，或散石发动，热结下焦，遂成淋闭；亦有温病后，余热不散，霍乱后，当风取凉，亦令人淋闭。"说明了淋证的发病多由湿热而致。其湿热可来源于外感，亦可由饮食不当而自生。

3. 情志失调 情志不遂，肝气郁结，三焦通调失常，或气郁化火，气火郁于膀胱，导致淋证。《医宗必读·淋证》言："妇女多郁，常可发为气淋和石淋。"

4. 禀赋不足或劳伤久病 禀赋不足，肾与膀胱先天畸形；或久病缠身，劳伤过度，房事不节，多产多育；或久淋不愈，耗伤正气；或妊娠、产后脾肾气虚，膀胱易于感受外邪，而致本病。

淋证的病位在膀胱与肾，与肝、脾相关；基本病理变化为湿热蕴结下焦，肾与膀胱气化不利；病理因素主要为湿热之邪。由于湿热导致病理变化的不同，及累及脏腑器官之差异，临床上乃有六淋之分。若湿热客于下焦，膀胱气化不利，小便灼热刺痛，则为热淋；若膀胱湿热，灼伤血络，迫血妄行，血随尿出，乃成血淋；若湿热久蕴，熬尿成石，遂致石淋；若湿热蕴久，阻滞经脉，脂液不循常道，小便浑浊，而为膏淋；若肝气失于疏泄，气火郁于膀胱，则为气淋；若久淋不愈，湿热留恋膀胱，由腑及脏，继则由肾及脾，脾肾受损，正虚邪弱，遂成劳淋；若肾阴不足，虚火扰动阴血，亦为血淋；若肾虚下元不固，不能摄纳精微脂液，亦为膏淋；若中气不足，气虚下陷，膀胱气化无权，亦成气淋。

淋证的病理性质有实、有虚，且多见虚实夹杂之证。初起多因湿热为患，正气尚未虚损，故多属实证。但淋久湿热伤正，由肾及脾，每致脾肾两虚，而由实转虚。如邪气未尽，正气渐伤，或虚体受邪，则成虚实夹杂之证，常见阴虚夹湿热、气虚夹水湿等。因此，淋证多以肾虚为本，膀胱湿热为标。

淋证虽有六淋之分，但各种淋证间存在着一定的联系。表现在转归上，首先是虚实之间的转化。如实证的热淋、血淋、气淋可转化为虚证的劳淋。反之，虚证的劳淋，亦可能兼夹实证的热淋、血淋、气淋。而当湿热未尽，正气已伤，处于实证向虚证的移行阶段，则表现为虚实夹杂的证候。

预后往往与证候类型及病情轻重有关。淋证之实证，如热淋、血淋、石淋初起，病情轻者一般预后良好；若处理不当可致热毒入营血；若久淋不愈，脾肾两虚，则发为劳淋；甚者脾肾衰败，可导致水肿、癃闭、关格；若石阻水道，可出现水气上凌心肺等重证。

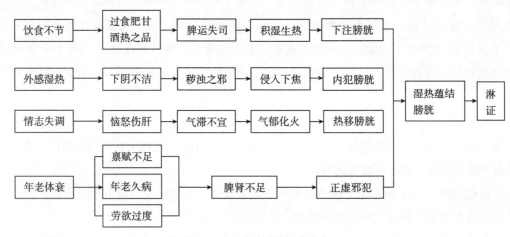

图 9-2　淋证病因病机演变图

【诊断与鉴别诊断】

（一）诊断

1. 小便频数、淋沥涩痛、小腹拘急引痛为各种淋证的主症，是诊断淋证的主要依据。

2. 病久或反复发作后，常伴有低热、腰痛、小腹坠胀、疲劳等。

3. 多见于已婚女性，每因疲劳、情志变化、不洁房事而诱发。

尿常规、尿细菌培养、静脉肾盂造影、腹部平片、膀胱镜等有助于疾病的诊断。

（二）鉴别诊断

1. 癃闭　二者都有小便量少、排尿困难之症状。但淋证尿频而尿痛，且每日排尿总量多为正常；癃闭则无尿痛，每日排尿量少于正常，严重时甚至无尿。诚如《医学心悟·小便不通》所说："癃闭与淋证不同，淋则便数而茎痛，癃闭则小便点滴而难出。"但癃闭复感湿热，常可并发淋证，而淋证日久不愈，亦可发展成癃闭。

2. 尿血　血淋与尿血都有小便出血，尿色红赤，甚至溺出纯血等症状。其鉴别的要点是有无尿痛。如《丹溪心法·淋》所说："痛者为血淋，不痛者为尿血。"

3. 尿浊　膏淋与尿浊在小便浑浊症状上相似，但后者在排尿时无疼痛滞涩感，可资鉴别。即如《临证指南医案·淋浊》所言："大凡痛则为淋，不痛为浊。"

【辨证论治】

1. 热淋

临床表现：小便频数短涩，灼热刺痛，溺色黄赤，少腹拘急胀痛，寒热起伏，口苦，呕恶，腰痛拒按，大便秘结；苔黄腻，脉滑数。

治法：清热利湿通淋。

代表方：八正散。

本方由瞿麦、萹蓄、木通、车前子、滑石、栀子、灯心草、大黄、甘草组成。若大便秘结、腹胀者，可重用生大黄、枳实；伴寒热、口苦、呕恶者，可合小柴胡汤；若湿热伤阴者见口干、舌红少苔、脉细者，去大黄，加生地黄、知母、白茅根。

2. 石淋

临床表现：尿中夹砂石，排尿涩痛，或排尿时突然中断，尿道窘迫疼痛，少腹拘急，往往突发，一侧腰腹绞痛难忍，甚则牵及外阴，尿中带血；舌红，苔薄黄，脉弦或带数。

治法：清热利湿，排石通淋。

代表方：石韦散。

本方由石韦、冬葵子、瞿麦、滑石、车前子组成。临证应用时多加金钱草、海金沙、鸡内金等；腰腹绞痛者，加芍药、甘草；若尿中带血，可加小蓟、生地黄、藕节；小腹胀痛加木香、乌药；绞痛缓解，多无明显自觉症状，可常用金钱草煎汤代茶；若结石过大，阻塞尿路，肾盂严重积水者，宜手术治疗。

3. 血淋

临床表现：小便热涩刺痛，尿色深红，或夹有血块，疼痛满急加剧，心烦；舌尖红，苔黄，脉滑数。

治法：清热通淋，凉血止血。

代表方：小蓟饮子。

本方由小蓟、生地黄、蒲黄、藕节、滑石、木通、淡竹叶、栀子、当归、甘草组成。舌暗或有瘀点，脉细涩者，加三七、牛膝、桃仁以化瘀止血；若出血不止，可加仙鹤草、琥珀粉；尿痛涩滞不显著，腰膝酸软，神疲乏力，舌淡红，脉细数，当滋阴清热，补虚止血，知柏地黄丸加减。

4. 气淋

临床表现：郁怒之后，小便涩滞，淋沥不已，少腹胀满疼痛；苔薄白，脉弦。

治法：理气疏导，通淋利尿。

代表方：沉香散。

本方由沉香、橘皮、当归、白芍、石韦、滑石、冬葵子、王不留行、甘草组成。胸胁胀满者，加青皮、乌药、小茴香、广郁金；若气滞日久，舌暗有瘀斑，脉涩者，加红花、赤芍、益母草；若久病少腹坠胀，尿有余沥，面色萎黄，舌质淡，脉虚细无力，可用补中益气汤。

5. 膏淋

临床表现：小便浑浊，乳白或如米泔水，上有浮油，置之沉淀，或伴有絮状凝块物，尿道热涩疼痛，尿时阻塞不畅，口干；舌质红，苔黄腻，脉濡数。

治法：清热利湿，分清泄浊。

NOTE

代表方：程氏萆薢分清饮。

本方由萆薢、黄柏、车前子、石菖蒲、茯苓、白术、莲子心、丹参组成。小腹胀，尿涩不畅，加乌药、青皮；伴有血尿，加小蓟、藕节、白茅根；小便黄赤，热痛明显，加甘草梢、竹叶、通草；病久湿热伤阴，加生地黄、麦冬、知母。

6. 劳淋

临床表现：小便不甚赤涩，溺痛不甚，但淋沥不已，时作时止，遇劳即发，病程缠绵；面色萎黄，少气懒言，神疲乏力，小腹坠胀，里急后重或大便时小便点滴而出，腰膝酸软，肾阳虚见畏寒肢冷，肾阴虚见面色潮红，五心烦热；舌质淡，脉细弱。

治法：补脾益肾。

代表方：无比山药丸。

本方由山药、地黄、山茱萸、肉苁蓉、菟丝子、杜仲、巴戟天、赤石脂、五味子、茯神、泽泻、牛膝组成。若中气下陷，症见少腹坠胀，尿频涩滞，余沥难尽，不耐劳累，面色无华，少气懒言，舌淡，脉细无力，可用补中益气汤加减。

【辨治备要】

（一）辨证要点

1. 辨淋证类别 六种淋证均有小便频涩，滴沥刺痛，小腹拘急引痛。此外各种淋证又有不同的特殊表现。热淋起病多急骤，小便赤热，溲时灼痛，或伴有发热，腰痛拒按；石淋以小便排出砂石为主症，或排尿时突然中断，尿道窘迫疼痛，或腰腹绞痛难忍；气淋小腹胀满较明显，小便艰涩疼痛，尿后余沥不尽；血淋为溺血而痛；膏淋症见小便浑浊如米泔水，或滑腻如膏脂；劳淋小便不甚赤涩，溺痛不甚，但淋沥不已，时作时止，遇劳即发。

2. 辨证候虚实 根据病程、症状、脉象等辨别淋证的虚实。初起或在急性发作阶段属实，以膀胱湿热、砂石结聚、气滞不利为主，主要表现为小便涩痛不利、舌红苔黄、脉实数；久病多虚，病在脾肾，以脾虚、肾虚、气阴两虚为主，表现为小便频急、痛涩不甚、舌淡苔薄、脉细软。同一种淋证，也有虚实之分。如气淋，既有实证，又有虚证，实证由于气滞不利，虚证源于气虚下陷。同一血淋，由于湿热下注，热盛伤络者，属实；由于阴虚火旺，扰动阴血者，属虚。再如热淋经过治疗，有时湿热尚未祛尽，又出现肾阴不足或气阴两伤等虚实并见的证候。石淋日久亦可伤及正气，阴血亏虚，而表现为气血俱虚的证候。在淋证虚实转化中，每多虚实夹杂，故必须分清标本虚实的主次和证情之缓急。

3. 辨标本缓急 各种淋证可以互相转化，也可以同时存在，这就有一个标本缓急的问题。一般是以正气为本，邪气为标；病因为本，证候为标；旧病为本，新病为标，来进行分析判断。治疗上急则治其标，缓则治其本。如劳淋复感外邪，发作时治标为主，缓解时固本为主。

（二）治法方药

淋证初起多实，以祛邪为主，常用清利湿热、凉血止血、理气疏导、排石通淋等法。日久虚象明显，多补益脾肾。虚实夹杂者，治当清利与补虚并用。

热淋多由湿热所致，治疗上以清热通淋为主，但热结血分，动血伤络，多见尿血，应加入凉血之品。凉血有助于泄热，生地榆、生槐角、大青叶为常用药物。其中地榆生用凉血清热力专，直入下焦凉血泄热而除疾；生槐角能入肝经血分，泄热除湿为其特长。此外，热淋亦可见肝经火旺及心火偏盛者，治疗上以八正散为基础方，还可配合龙胆泻肝汤或导赤散加减；若毒热弥漫三焦，而见高热寒战、头身疼痛、口渴、小便短赤、大便秘结，用黄连解毒汤合五味消毒饮。

对石淋的治疗，除使用利水通淋、排石消坚的中药外，加用行气活血、化石软坚的中药，如穿山甲、王不留行、当归、桃仁、大黄、赤芍、牛膝等，疗效更佳。若病久砂石不去，面色少华，精神委顿，少气乏力，舌淡边有齿印，脉细而弱；或腰腹隐痛，手足心热，舌红少苔，脉细带数，用补中益气汤加金钱草、海金沙、冬葵子。

对劳淋表现为腰膝酸软、畏寒肢冷者，亦可用金匮肾气丸治疗。膏淋久不已，脾肾亏虚，反复发作，淋出如脂，涩痛不甚，形体日见消瘦，头昏无力，腰膝酸软，舌淡，苔腻，脉细无力。此为脾肾两虚，气不固摄，用《医学衷中参西录》膏淋汤，补脾益肾固涩。偏于脾虚中气下陷者，配用补中益气汤；偏于肾阴虚者，配用七味都气丸；偏于肾阳虚者，配用金匮肾气丸加减。

淋证迁延日久，可致肾气虚弱，腰酸，小便淋沥不已，时作时止。补虚时须配合泄浊化瘀，病久阴阳俱虚，可用仙灵脾、肉苁蓉、菟丝子、生地黄、怀山药、山茱萸益肾固本；加萆薢、生薏米、茯苓、丹参、败酱草、赤芍等泄浊化瘀。

【临证要点】

1. 辨别部位。淋证是由于湿热蕴于肾与膀胱为患，有轻重之别，仅在膀胱为轻，及肾者为重。轻者见尿急、尿频、尿痛，但无恶寒、发热、腰痛等，治疗上清热利湿通淋，用药数日即可；重者见腰痛、高热、恶寒，当加以清热解毒之品，用药时间要长，以免湿热留恋。

2. 淋证当补即补、当汗则汗。淋证的治法，古有忌汗、忌补之说，如《金匮要略》说："淋家不可发汗。"《丹溪心法·淋》说："最不可用补气之药，气补而愈胀，血得补而愈涩，热得补而愈盛。"临床实际未必都是如此。若淋证确因外感诱发，或淋家新感外邪，症见恶寒、发热、鼻塞流涕、咳嗽、咽痛者，仍可适当配合运用辛凉解表发汗之剂。因淋证为膀胱有热，阴液不足，即使感受寒邪，亦容易化热，故避免辛温之品。至于淋证忌补之说，是指实热之证而言，诸如脾虚中气下陷、肾虚下元不固，自当运用健脾益气、补肾固涩等法治之，不必有所禁忌。

【预防调护】

注意外阴清洁，不憋尿，多饮水，每2～3小时排尿1次。房事后即行排尿，防止秽浊之邪从下阴上犯膀胱。妇女在月经期、妊娠期、产后更应注意外阴卫生，以免虚体受邪。避免纵欲过劳，保持心情舒畅。

发病后注意休息，禁房事，饮食宜清淡。热淋、血淋者忌肥腻辛辣酒醇之品；石淋者多饮水；久淋患者忌劳累。初起尿频、疼痛，继之出现高热、寒战、腰痛者，需及时诊治。

【小结】

淋证是以小便频数、淋沥刺痛、小腹拘急引痛为主症的疾病。根据病因和症状特点不同，可分为热淋、血淋、石淋、气淋、膏淋、劳淋六证。淋证的基本病机为湿热蕴结下焦，肾与膀胱气化不利。病理因素以湿热为主，病位在膀胱与肾。病理性质初病多实，久则转虚，或虚实夹杂。辨证时首辨淋证类别，再审证候虚实，三别标本缓急。初起湿热蕴结，膀胱气化失司者属实，治以清热利湿通淋；病久脾肾两亏，膀胱气化无权者属虚，治宜培补脾肾；虚实夹杂者，宜标本兼治，并根据各个淋证的特征，或参以止血，或辅以行气，或配以排石，或佐以泄浊等。

淋证的预后，热淋、血淋、石淋初起，病情轻者一般预后良好；或久淋不愈，脾肾两虚，发为劳淋；甚者脾肾衰败，成为水肿、癃闭、关格；或肾虚肝旺，成为头痛、眩晕；或石阻水道，出现水气上凌心肺等重证。

【名医经验】

治疗淋证实证多以清利湿热为主；虚证及虚实夹杂者当祛邪扶正并用。邹云翔治疗慢性肾盂肾炎常用滋肾通关丸加味。对肾阳不足者，由于命火式微，肾家气化无权施展，肾气不足于内，寒湿由外乘袭，以致水湿内积、腰部酸痛觉冷、尿色清、夜尿频数、大便多不实、自汗、时或低热、脉象沉细而迟、舌嫩苔薄，治宜温肾助阳，化气利湿。对肾阴不足者，由于肺经蕴热，营阴不足，金不生水，或因房事过度，或因过劳，耗其真阴，以致肾水内亏，阴虚阳盛，症见腰痛、腿软、小便频数、色黄或深黄、头昏痛、咽干、口燥，甚或颧红、盗汗、舌绛苔淡，治以益肾育阴、壮水制阳、祛风利湿。对于脾肾两虚，有因脾虚运化失职，消导不良，肾虚阳弱，摄纳无权，二阳俱虚，虚则下陷，故见腰痛牵引腹部、小便频数、大便溏泄、纳少腹胀、下肢轻度浮肿、面黄、舌苔淡白、脉象濡细，治拟补气健脾、温阳益肾、祛风利湿。对于虚劳者，由于肺、脾、肾三脏亏虚，阳虚火衰，不能生土，土虚不能生金，金伤不能生水，辗转相因，故症见腰疼难以转侧、膝胫痿软、不耐久立、小便频数，甚则失禁、颧红骨蒸潮热、耳鸣、自汗或盗汗、皮肤干糙、纳减便溏、易患感冒、苔腻质淡、脉细无力，治宜补肺益肾、健运脾土，佐以祛风利湿。

【古籍摘要】

《中藏经·论诸淋及小便不利》："五脏不通，六腑不和，三焦痞涩，营卫耗失……砂淋者，腹脐中隐痛，小便难，其痛不可忍，须臾，从小便中下如砂石之类。虚伤真气，邪热渐增，结聚而成砂。又如以水煮盐，火大水少，盐渐成石之类……非一时而作也，盖远久乃发，成即五岁，败即三年，壮人五载，祸必至矣，宜乎急攻。八淋之中，惟此最危。"

《金匮翼·诸淋》："散热利小便，只能治热淋、血淋而已。其膏、砂、石淋，必须开郁行气，破血滋阴方可。"

《证治汇补·下窍门》："劳淋，遇劳即发，痛引气街，又名虚淋。"

【文献推介】

1. 谢璇，王暴魁.寒热并用治疗反复尿路感染的经验［J］.中华中医药杂志,2015,30（4）：1113-1114.

2. 钟逸斐，郑蓉，李雪玲，等.扶正化湿通淋方对老年女性再发性尿路感染影响的临床观察［J］.上海中医药杂志，2015，49（6）：47-49.

3. 孙伟，邹燕勤，曾安平.邹云翔教授治疗淋证经验集粹［J］.中医药学刊,2001,18（2）：12-14.

【附】尿浊

尿浊是以小便浑浊，白如泔浆，尿时无涩痛不利感为主症的疾患。西医学中的乳糜尿，多属本病范围。

本病的病机为湿热下注，脾肾亏虚。多由过食肥甘油腻食物，脾失健运，酿湿生热，或某些疾病（如血丝虫病）病后，湿热余邪未清，蕴结下焦，清浊相混，而成尿浊。或热盛灼络，络损血溢，则尿浊伴血。如久延不愈，或屡经反复，湿热邪势虽衰，但精微下泄过多，导致脾肾两伤，脾虚中气下陷，肾虚固摄无权，封藏失职，病情更为缠绵。此外，脾肾气虚阳衰，气不摄血，或阴虚火旺，伤络血溢，还可引起尿浊夹血。多食肥腻食物，或劳累过度，可使本病加重或复发。

1. 湿热下注

临床表现：小便浑浊，色白或黄或红，或夹凝块，上有浮油，或伴血块，尿道有灼热感，口苦，口干；舌质红，苔黄腻，脉濡数。

治法：清热利湿，分清泄浊。

代表方：程氏萆薢分清饮。

本方由萆薢、黄柏、车前子、石菖蒲、茯苓、白术、莲子心、丹参组成。若小腹胀，尿涩不畅，加台乌药、青皮、郁金；伴有血尿，加小蓟、侧柏叶、藕节、白茅根。

2. 脾虚气陷

临床表现：尿浊反复发作，日久不愈，状如白浆，小腹坠胀，神倦无力，面色无华，劳累后发作或加重；舌淡苔白，脉虚软。

治法：健脾益气，升清固摄。

代表方：补中益气汤。

本方由黄芪、人参、白术、炙甘草、陈皮、升麻、柴胡、当归组成。尿浊夹血，加藕节、阿胶、旱莲草；若见肢冷便溏，加附子、炮姜。

3. 肾虚不固

临床表现：尿浊日久不愈，小便乳白如脂膏，精神萎靡，消瘦无力，头晕耳鸣，腰膝酸软。肾阴亏虚者兼见烦热，口干；舌质红，脉细数。肾阳亏虚者兼面色㿠白，形寒肢冷；舌质淡红，脉沉细。

治法：偏肾阴虚者，宜滋阴益肾；偏阳虚者，宜温肾固摄。

代表方：偏肾阴虚者，用知柏地黄丸；偏肾阳虚者，用鹿茸补涩丸。

知柏地黄丸由六味地黄丸加知母、黄柏组成；鹿茸补涩丸由人参、黄芪、菟丝子、桑螵蛸、莲肉、茯苓、肉桂、附子、鹿茸、桑皮、龙骨、补骨脂、五味子组成。前方滋养肾阴；后方温肾固摄。尿浊夹血，加阿胶、生地黄、旱莲草；小便涩痛、舌苔黄腻，加知母、黄柏。上述诸证型的治疗，不论虚实，均可加用玉米须、马鞭草、飞廉、葵花心以增强疗效。

本病初起以湿热为多，属实证，治宜清热利湿；病久则脾肾亏虚，治宜培补脾肾，固摄下元；虚实夹杂者，应标本兼顾。

第三节　癃　闭

癃闭是以小便量少，排尿困难，甚则小便闭塞不通为主要特征的病证。其中小便不畅，点滴而短少，病势较缓者称为癃；小便闭塞，点滴不通，病势较急者称为闭。二者虽有程度上的差别，但都是指排尿困难，故多合称为癃闭。西医学中神经性尿闭、膀胱括约肌痉挛、尿道结石、尿路肿瘤、尿道损伤、尿道狭窄、前列腺增生、脊髓炎等所致的尿潴留以及肾功能不全引起的少尿、无尿等均属于本病范畴，可参照本节辨证论治。

春秋战国时期，《黄帝内经》中有"闭癃"病名，对其病因病机有较详细的论述，如《素问·五常政大论》曰："其病癃闭，邪伤肾也。"《素问·宣明五气》云："膀胱不利为癃，不约为遗溺。"《素问·标本病传论》谓："膀胱病，小便闭。"《灵枢·本输》称："实则闭癃，虚则遗溺。"《灵枢·五味》曰："酸走筋，多食之，令人癃。"东汉·张仲景在《金匮要略》有关淋证和小便不利的记载中含有癃闭的内容，认为与膀胱气化不利、水湿互结、瘀血夹热及脾肾两虚有关，创制了五苓散、猪苓汤、蒲灰散、滑石白鱼散、茯苓戎盐汤等方剂。

隋唐以后，中医对癃闭病机、治法的认识逐渐丰富，如隋·巢元方《诸病源候论·小便病诸候》谓："小便不通，由膀胱与肾俱有热故也。"唐·孙思邈在《备急千金要方》中载有治小便不通方剂 13 首，并有世界上最早关于导尿术的记载。王焘在《外台秘要》中有用盐及艾灸等外治法治疗癃闭。元·朱丹溪运用探吐法治疗小便不通，并将探吐一法，譬之滴水之器，闭其上窍则下窍不通，开其上窍则下窍必利。明·张介宾率先将癃闭与淋证分开论治，把癃闭的病因病机归为热结膀胱，热闭气化，热居肝肾；败精槁血，阻塞水道；真阳下竭，气虚不化；肝强气逆，气实而闭等四个方面，并对气虚不化及阴虚不能化阳所致癃闭有独到见解。清·李用粹在《证治汇补·癃闭》中基于五脏气机整体观，提出隔二、隔三治法，并强调辨别虚实寒热论治，理法精当，堪为效法。

【病因病机】

癃闭的病因主要有外邪侵袭、饮食不节、情志内伤、尿路阻塞、体虚久病五种；基本病机是膀胱气化功能失调。

1. 外邪侵袭　如下阴不洁，湿热秽浊之邪上犯膀胱，膀胱气化不利，小便不通，则为癃闭；或热毒犯肺，肺热壅滞，肺气闭塞，肃降失司，水道通调失职，津液不能下输膀胱而成癃闭；或因燥热犯肺，肺燥津伤，水源枯竭，而成癃闭。如《证治汇补·癃闭》所言："有热结下焦，壅塞胞内，而气道涩滞者；有肺中伏热，不能生水而气化不施者，均可致癃闭。"

2. 饮食不节　如过食辛辣香燥、肥甘厚味之品，或嗜酒过度，导致脾胃运化功能失常，酿湿生热，阻滞中焦，湿热伤肾或下注膀胱，气化不利而发为癃闭；或饥饱失常，饮食不足，气血生化无源，中焦气虚甚或下陷，清阳不升，浊阴不降，气化无力而生癃闭。《灵枢·口问》所谓："中气不足，溲便为之变。"

3. 情志内伤　如惊恐、忧思、郁怒、紧张等引起肝气郁结，疏泄失司，三焦水液的运行及气化功能失常，则上焦肺不能敷布津液、中焦脾不能运化水湿、下焦肾不能蒸腾气化水液，以致水道通调受阻，形成癃闭。

4. 尿路阻塞　如瘀血败精、痰瘀积块或内生砂石阻塞尿路，以致排尿困难，或点滴而出，或点滴全无，从而形成癃闭。如《景岳全书·癃闭》所谓："或以败精，或以槁血，阻塞水道而不通也。"

5. 体虚久病　如久病体虚或年老体弱，致肾阳不足，命门火衰，蒸化无力，气不化水，故尿不得出，乃"无阳则阴无以生"。因热病日久，耗损津液过度，以致肾阴不足，即"无阴则阳无以化"，以致水府枯竭而无尿。

癃闭病位主要在膀胱与肾，与三焦和肺、脾、肝密切相关；基本病机为膀胱气化功能失调。《素问·宣明五气》云："膀胱不利为癃。"阐明了膀胱气化失调是癃闭的基本病机。由于肾与膀胱相表里，膀胱的气化受肾气所主，肾与膀胱气化正常，则膀胱开阖有度，小便藏泄有序。若肾阳不足，命门火衰，气化不及州都，则膀胱气化无权，亦可发生癃闭。此外，人体小便的通畅有赖于三焦气化的正常。如肺位上焦，为水之上源；脾居中焦，为水液升降之枢纽；肝主疏泄，协调三焦气机之通畅。如肺热壅盛，气不布津，通调失职，或热伤肺津，肾失滋源；又如湿热壅阻，下注膀胱，或中气不足，升降失度；再若肝气郁结，疏泄不及；以及砂石、痰浊、瘀血阻塞尿路。上述情况均可导致膀胱气化失常，而成本病。

病理性质有虚实之分。病理因素有湿热、热毒、气滞及痰瘀。膀胱湿热、肺热气壅、肝郁气滞、尿路阻塞，以致膀胱气化不利者为实证。脾气不升、肾阳衰惫，导致膀胱气化无权者为虚证。各种原因引起的癃闭，常互相关联，或彼此兼夹。如肝郁气滞，化火伤阴；湿热久恋，灼伤肾阴；肺热壅盛，损津耗液，可致水液无以下注膀胱；脾肾虚损日久，气虚无力运化而兼气滞血瘀等，可表现为虚实夹杂之证。

癃闭的病理演变及预后转归，取决于病情轻重与治疗是否及时有效。病情较轻，救治及时，尿量逐渐增多者，为疾病好转。若病情深重，正气衰惫，邪气壅盛者，则可由"癃"至"闭"，更生变证。尿闭不通，水液潴留体内，溢于肌肤则伴发水肿；水气内停，上凌心肺，可并发喘病、心悸；湿浊上逆犯胃，则成呕吐；脾肾衰败，气化不利，湿浊内壅，则可导致关格，预后多差。如《景岳全书·癃闭》所言："小水不通是为癃闭，此最危最急症也。水道不通，则上侵脾胃而为胀，外侵肌肉而为肿，泛及中焦则为呕，再及上焦则为喘。数日不通，则奔迫难堪，必致危殆。"

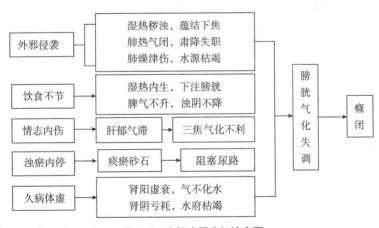

图9-3 癃闭病因病机演变图

【诊断与鉴别诊断】

（一）诊断

1.起病急骤或逐渐加重，以小便不利、点滴不畅，甚或小便闭塞、点滴全无、每日小便总量明显减少为主要特点。

2.严重者可伴有恶心呕吐、胸闷气喘、水肿、头痛头晕，甚至神昏等证候。

3.凡小腹胀满，小便欲解不出，触叩小腹部膀胱区明显膨隆，有振水音者，为尿潴留；小便量少或不通，无排尿感，小腹胀满，触叩小腹部膀胱区无明显充盈征象，亦无振水音者，多属肾功能衰竭引起的少尿或无尿。

4.多见于老年男性、产后妇女及腹部手术后患者，或患有水肿、淋证、消渴等病迁延日久不愈患者。

泌尿道或前列腺B超、尿道及膀胱造影、尿流动力学、肾功能、血常规、血电解质等检查，有助于本病的诊断。

（二）鉴别诊断

1.淋证　癃闭与淋证均属膀胱气化不利，故皆有排尿困难、点滴不畅的证候。但癃闭无尿道刺痛，每日尿量少于正常，甚或无尿排出。而淋证则小便频数短涩，滴沥刺痛，欲出未尽，而每日排尿量正常。《医学心悟·小便不通》所言："癃闭与淋证不同，淋则便数而茎痛，癃闭则小便点滴而难通。"淋证日久不愈，可发展成癃闭；而癃闭易感外邪，常可并发淋证。

2.关格　关格和癃闭都以小便量少或闭塞不通为主要特点。但关格常由水肿、淋证、癃闭等经久不愈发展而来，是小便不通与呕吐并见的病证，常伴有皮肤瘙痒、口中尿味、四肢搐搦，甚或昏迷等症状。癃闭不伴有呕吐，部分患者有水蓄膀胱之证候，可以此鉴别。癃闭进一步恶化，可转变为关格。癃闭病情轻于关格。

【辨证论治】

1.膀胱湿热

临床表现：小便点滴不通，或量极少而短赤灼热，小腹胀满，口苦口黏，或口渴不欲饮，或大便不畅；舌质红，苔黄腻，脉数或濡数。

治法：清利湿热，通利小便。

代表方：八正散。

本方由车前子、瞿麦、萹蓄、滑石、山栀子仁、甘草梢、木通、大黄、灯心草组成。如舌苔厚黄腻者，可加苍术、黄柏；兼心烦、口舌生疮糜烂，可加生地黄、竹叶、甘草以清心火、利湿热；口干咽燥，潮热盗汗，手足心热，舌光红，加生地黄、车前子、牛膝等。

2.肺热壅盛

临床表现：小便不畅，甚或点滴不通，咽干，烦渴欲饮，呼吸急促，或有咳嗽；舌红，苔薄黄，脉数。

治法：清泄肺热，通利水道。

代表方：清肺饮。

本方由茯苓、黄芩、桑白皮、麦冬、车前子、栀子、木通、泽泻组成，临床常去木通，加六一散。如热盛者，常加鱼腥草、芦根、天花粉；伴鼻塞、头痛、脉浮，加薄荷、桔梗；大便不通者，加大黄、杏仁；肺阴不足者，加沙参、黄精、石斛；兼有心火旺盛，加黄连、竹叶。

3.肝郁气滞

临床表现：小便不通或通而不爽，情志抑郁，或多烦善怒，胁腹胀满；舌红，苔薄黄，脉弦。

治法：理气解郁，通利小便。

代表方：沉香散。

本方由沉香、石韦、滑石、王不留行、当归、冬葵子、白芍、橘皮、甘草组成。如胁肋胀满明显，加柴胡、川芎、香附，或合六磨汤；肝郁化火，加栀子、丹皮、龙胆草；少腹胀满疼痛，痛引阴器，加小茴香、川楝子。

4. 浊瘀阻塞

临床表现：小便点滴而下，时有排尿中断，或尿如细线，甚则阻塞不通，小腹胀满疼痛；舌紫暗，或有瘀点、瘀斑，脉涩。

治法：行瘀散结，通利水道。

代表方：代抵当丸。

本方由当归尾、穿山甲片、桃仁、大黄、芒硝、肉桂、生地黄组成。如瘀血征象较重，加红花、川牛膝；兼见尿血，可吞服参三七、琥珀粉；尿路结石，可加金钱草、海金沙、冬葵子、石韦；病久气血两虚，面色无华，可加黄芪、丹参、当归。

5. 脾气不升

临床表现：时欲小便而不得出，或量少而不畅，伴小腹坠胀，神疲乏力，食欲不振，气短而语声低微；舌淡，苔薄，脉细弱。

治法：升清降浊，化气行水。

代表方：补中益气汤合春泽汤。

补中益气汤由人参、黄芪、白术、当归、陈皮、升麻、柴胡、炙甘草组成；春泽汤由白术、人参、桂枝、茯苓、猪苓、泽泻组成。前方益气升清；后方益气通阳利水。若血虚者，加熟地黄、当归、鸡血藤；心悸怔忡者，加酸枣仁、五味子、麦冬。

6. 肾阳衰惫

临床表现：小便不通或点滴不爽，排尿无力，面白神萎，神气怯弱，畏寒肢冷，腰膝冷而酸软无力；舌淡胖，苔薄白，脉沉细或弱。

治法：温补肾阳，化气利水。

代表方：济生肾气丸。

本方由肉桂、附子、地黄、山药、山茱萸、牛膝、车前子、茯苓、泽泻、牡丹皮组成。如脾肾阳气虚，加党参、黄芪、白术；若老人形神委顿，腰脊酸痛，可合香茸丸。

【辨治备要】

（一）辨证要点

1. 辨膀胱有尿与无尿

表 9-1　癃闭有尿、无尿辨别表

	有尿	无尿
腹部特征	小腹胀满膨隆	小腹无胀满或胀满不甚，外形如常
小便情况	小便欲解不得或点滴而下	无排尿意，尿量少或无
病机特点	水蓄膀胱	津伤液涸，肾元衰竭
病情程度	病情较轻	病情较重

2. 辨虚实

实证每多起病较急，病程较短，体质较好，尿意急迫，小便短少色黄，涩滞不畅，苔黄腻，脉弦数，病机每属膀胱湿热、肺热壅盛、肝郁气滞、尿路阻塞等。虚证一般起病较缓，病程较长，体质较弱，排尿无力，神疲乏力，舌质淡，脉沉细，病机每属中气虚陷、肾阳虚衰、膀胱气化无权等。

3. 辨病情轻重　一般初起病"癃"，后来转成"闭"，为病势由轻转重；初起病"闭"后转成"癃"，为病势由重转轻。如见小腹胀满疼痛、胸闷、气喘、呕吐等症，则病情较重；如见神昏烦躁、抽风痉挛等症，则病情危笃。

（二）治法方药

癃闭应以"通利"为治疗原则。具体治法须根据证候虚实不同而异，对虚实夹杂者，应标本同治，切忌滥用通利小便之品。若小腹胀急，小便点滴不下，内服药物缓不济急，应配合导尿或针灸等，以急通小便。

癃闭早期，多以膀胱湿热、肺热壅盛或尿路阻塞等所致，病机属膀胱气化不利，治疗重点在通利。如尿路有结石而致癃闭者，可用八正散加金钱草、海金沙、冬葵子等。癃闭晚期，多属脾气不升或肾阳衰惫，为膀胱气化无权，每属虚证，治疗重点在补益脾肾，以助气化，气化则水行。如晚期伴有恶心呕吐、口有尿臭，甚则神昏谵语者，属湿热蕴结三焦，气化不利，浊毒内陷，宜用黄连温胆汤加车前子、通草、制大黄；如时欲小便而不得尿、咽干心烦、手足心热、舌质光红、脉细数，属阴虚内热，治予六味地黄丸、滋肾通关丸合猪苓汤加减；若因肾阳衰惫，命火式微，三焦气化无权，浊毒内攻者，治宜《千金》温脾汤合吴茱萸汤温补脾肾，和胃降逆。

【临证要点】

1. 重视癃闭的疾病诊断。癃闭在西医学中涉及多种功能性、神经性、器质性疾病，既有局部病变所致，也可由全身重症疾病引起。临证应结合实验室理化检查，尽快明确病因，既要明确有否存在尿潴留，又要明晰肾功能及全身病情严重程度，进而确定癃闭的轻重缓急。目前临床最常见的病因是前列腺疾病和肾功能衰竭，二者在辨证治疗思路上有着明显的不同。后者属于中医急重症范围，由于水蓄膀胱，或小便不通，水毒内蓄，可致肿胀、喘促、心悸、关格等危重变证，采用中西医结合治疗每多能够取得理想的疗效。

2. 急则治标，速予通利。癃闭如属水蓄膀胱之证，内服药缓不济急，可急用导尿、针灸、少腹及会阴部热敷等法，急通小便。对膀胱无尿之危证，可用中药灌肠方（如生大黄、生牡蛎、土茯苓、六月雪、丹参等），高位保留灌肠，可从大便排出水毒。但上法只能治其标证，一旦尿出，或水毒症情有所缓解，应立即针对不同病因，或排石，或祛瘀，或泻下通腑，或疏肝，或温补脾肾，缓图其本，防止其旧病复发。

3. 下病上治，欲降先升。《丹溪心法·小便不通》中载在内服药物的同时，加用探吐法，即后世所说的"提壶揭盖法"。癃闭的形成与肾、肺、脾有关，尿的生成与排泄，除肾的气化外，尚有赖于肺的通调和脾的转输。急性尿潴留，小便涓滴不下时，常可在辨证论治的基础上，稍加开宣肺气、升提中气之桔梗、杏仁、紫菀、升麻、柴胡等，以寓下病上治、提壶揭盖、升清降浊之意。除了内服药外，应用取嚏法、探吐法均是取其旨意。

【预防调护】

保持心情舒畅，忌忧思恼怒；积极锻炼身体，注意起居饮食；勿过食肥甘、辛辣、醇酒，勿忍尿、纵欲，避免久坐少动。避免外邪入侵或湿热内生的有关因素；老年人尽量减少使用抗胆碱类药，如阿托品、颠茄等，以免癃闭的发生。

积极治疗淋证、水肿、尿路肿块、结石等疾患。尿潴留需进行导尿的患者，必须严格执行规范操作。保留导尿管的患者，应保持会阴部清洁，并鼓励患者多饮水，保证每日尿量；当患者能自动解出小便时，尽快拔除导尿管。

【小结】

癃闭是以小便量少、排尿困难，甚则小便闭塞不通为主症的病证；基本病理变化为膀胱气化功能失调，且与肺、脾、肾、肝、三焦有密切关系。临床要根据证候区分虚实，掌握病情之轻重缓急。治疗应以通利为法，膀胱湿热、肺热壅盛、肝郁气滞、浊瘀阻塞致膀胱气化不利者属实证，当清湿热、利气机、散瘀结，以通水道；中气下陷、肾阳虚衰而致膀胱气化无权者属虚证，宜补脾肾、助气化，使气化水行；对虚实夹杂者，应标本同治，切忌一味利尿。对水蓄膀胱之急症，内服药缓不济急，应速用导尿、针灸等多种外治法急通小便。癃闭病机转化迅速，病情稍有延误，常易并发水肿、喘促、心悸甚或关格等危重病证，临证应正确、及时诊治，以防变证的发生。

【名医经验】

癃闭涉及的西医疾病种类较多，古代名医积累了大量有关癃闭的辨治经验，近代医家结合西医学检查，对癃闭的病因进行细致的分类，针对各种原因所致的尿潴留除采用针灸、外敷或导尿等治疗外，更多采用辨证论治的方法。目前癃闭的常见原因以前列腺增生症居多，朱良春结合民国张锡纯《医学衷中参西录》中治癃闭的经验，根据前列腺增生症属膀胱有水不通之病机，创"宣阳温通汤"统治肾阳虚损，寒结水道、气虚湿阻、气虚血瘀，致三焦气化失常，小便不通；"济阴寒通汤"统治阴分虚损，阴虚湿热、血虚血热或下焦实热瘀结，导致膀胱水道阻塞，小便滴沥不通。

20 世纪 80 年代前后，中医对于急性外感热病过程中导致急性肾功能不全引起少尿、无尿的研究取得了许多进展。有重视扶正治疗者，如广安门医院采用健脾补肾、益气保津、活血利尿者，对改善肾功能疗效较好。有重视祛邪为主治疗者，如流行性出血热少尿期，周仲瑛教授主张采用桃核承气汤加减泻下通腑，能够明显降低死亡率。总之，对于癃闭的辨治，强调审证求因、辨病与辨证相结合，能够提高临床疗效。

【古籍摘要】

《灵枢·本输》："三焦者……实则闭癃，虚则遗溺，遗溺则补之，闭癃则泻之。"

《备急千金要方·膀胱腑方》："胞囊者，肾膀胱候也，贮津液并尿。若脏中热病者，胞涩，小便不通……为胞屈僻，津液不通，以葱叶除尖头，内阴茎孔中深三寸，微用口吹之，胞胀，津液大通，便愈。"

《丹溪心法·小便不通》："小便不通有气虚、血虚、有痰、风闭、实热……气虚，用参芪、升麻等，先服后吐，或参、芪药中探吐之；血虚，四物汤，先服后吐，或芎归汤中探吐亦可；痰多，二陈汤，先服后吐；若痰气闭塞，二陈汤加木通、香附探吐之。"

《证治汇补·癃闭》："一身之气关于肺，肺清则气行，肺浊则气壅，故小便不通，由肺气不能宣布者居多，宜清金降气为主，并参他症治之。若肺燥不能生水，当滋肾涤热。夫滋肾涤热，名为正治；清金润燥，名为隔二之治；燥脾健胃，名为隔三之治。又有水液只渗大肠，小肠因而燥竭者，分利而已；有气滞不通，水道因而闭塞者，顺气为急。实热者，非咸寒则阳无以化；虚寒者，非温补则阴无以生；痰闭者，吐提可法；瘀血者，疏导兼行；脾虚气陷者，升提中气；下焦阳虚者，温补命门。"

【文献推介】

1. 李庆峰，贺世慧.许玉山先生治疗癃闭经验［J］.中医药研究，1995，（5）：37-38.

2. 要全保，彭培初."开后窍以启前窍"治疗癃闭探讨［J］.中国中医基础医学杂志，2007，13（1）：60-61.

3. 李明，颜新，彭文博.中医文献癃闭证病因病机探析［J］.北京中医药，2009，28（4）：276-277.

4. 张春和，杨会志.中医古籍对癃闭证候学规律的认识与探讨［J］.云南中医学院学报，2011，34（4）：55-57.

【附】关格

关格是以脾肾虚衰，气化不利，浊邪壅塞三焦，致小便不通与呕吐并见为主要表现的危重病证。小便不通谓之关，呕吐时作称之格。多见于水肿、淋证、癃闭的晚期。西医学中各种原因引起的急慢性肾衰竭终末期均属于本病范围，可参照本病辨证论治。

关格的发生多因水肿、淋证、癃闭等病证久治不愈，或失治误治，迁延日久而引起。基本病理变化为脾肾衰惫，气化不利，湿浊毒邪内蕴三焦。病理性质为本虚标实，脾肾虚衰为本，湿浊毒邪为标。病位在脾（胃）、肾（膀胱），尤以肾为关键，涉及肺、肝、心多脏。初起病在脾肾，后期可损及多个脏器。若肾阳衰竭，寒水上犯，凌心射肺，则转为心悸、胸痹；若阳损及阴，肾阴亏耗，肝阳上亢，内风自生，则可致眩晕、中风；若浊邪内盛，内陷心包，则为昏迷、谵妄，甚至阴阳离决，危及生命。

关格的辨证应首辨虚实，本虚主要是脾肾阴阳衰惫，标实主要是湿浊毒邪。以本虚为主者，应分清是脾肾阳虚还是肝肾阴虚；以标实为主者，应区分寒湿与湿热的不同。次辨病位，应分清在脾胃、在肾、在心、在肝的不同。关格的治疗补泻两难，治宜攻补兼施，标本兼顾。早期以补为先，兼以化浊利水；晚期应补中有泻，补泻并重，泻后即补，或长期补泻同用，灵活掌握。

1. 脾肾阳虚，湿浊内蕴

临床表现：小便短少，色清，甚则尿闭，面色晦滞，形寒肢冷，神疲乏力，浮肿腰以下为主，纳差，腹胀，泛恶呕吐，大便溏薄；舌淡体胖，边有齿印，苔白腻，脉沉细。

治法：温补脾肾，化湿降浊。

代表方：温脾汤合吴茱萸汤。

温脾汤由附子、干姜、人参、甘草、大黄组成；吴茱萸汤由吴茱萸、人参、生姜、大枣组成。前方温补脾阳；后方温中补虚，降逆止呕。临床用时常加半夏、茯苓。如水气凌心者，加己椒苈黄丸；尿少或小便不通，合用滋肾通关丸；皮肤瘙痒，加土茯苓、地肤子、白鲜皮。

2. 肝肾阴虚，虚风内动

临床表现：小便短少，呕恶频作，头晕头痛，面部烘热，腰膝酸软，手足抽搐；舌红，苔黄腻，脉弦细。

治法：滋补肝肾，平肝息风。

代表方：杞菊地黄丸合羚角钩藤汤。

杞菊地黄丸由枸杞子、菊花、熟地黄、山茱萸、山药、泽泻、丹皮、茯苓组成；羚角钩藤汤由羚羊角、桑叶、川贝母、鲜地黄、钩藤、菊花、白芍、生甘草、竹茹、茯神。前方滋肾养肝；后方凉肝息风。如痰多者，加胆南星、竹沥；便秘者，加制大黄、败酱草、六月雪；若风阳内动，导致中风者，按中风论治。

3. 肾气衰微，邪陷心包

临床表现：无尿或少尿，全身浮肿，面白唇暗，四肢厥冷，口中尿臭，神识昏蒙，循衣摸床；舌卷缩，淡胖，苔白腻或灰黑，脉沉细欲绝。

治法：温阳固脱，豁痰开窍。

代表方：急用参附汤合苏合香丸，继用涤痰汤。

参附汤由人参、附子、生姜组成；合用苏合香丸，获效之后改用涤痰汤。如昏迷不醒者，可用醒脑静注射液静脉滴注；狂躁痉厥，可服紫雪丹；心阳欲脱者，急用参附龙牡汤。

此外，关格患者，还可用保留灌肠法加强通腑降浊解毒的作用。

第四节　阳　痿

阳痿是指成年男子性交时阴茎痿软不举，或举而不坚，或坚而不久，无法进行正常性生活的病证。西医学中各种功能性及器质性疾病造成的男子阴茎勃起功能障碍等属于本病范畴，可参照本病辨证论治。

春秋战国时期，《灵枢·邪气脏腑病形》称阳痿为"阴痿"。《素问·痿论》称为"宗筋弛纵"和"筋痿"，认为虚劳和邪热是导致阳痿的主要原因，且与肝关系密切。如《素问·五常政大论》曰："气大衰而不起不用。"《灵枢·经筋》曰："热则筋弛纵不收，阴痿不用。"《素问·痿论》曰："思想无穷，所愿不得，意淫于外，入房太甚，宗筋弛纵，发为筋痿。"

隋唐宋时期，医家多从劳伤、肾虚立论，治疗上多以温肾壮阳为主。如隋·巢元方《诸病源候论·虚劳阴痿候》认为："劳伤于肾，肾虚不能荣于阴器，故痿弱也。"唐·孙思邈《备急千金要方》《外台秘要》等书中记载了蛇床子、肉苁蓉、巴戟天、菟丝子、续断等常用药物。《重订严氏济生方·虚损论治》曰："五劳七伤，真阳衰惫……阳事不举。"

明清医家对阳痿的病因病机和辨治方法不断丰富。如明·周之干《慎斋遗书》中首次提出了"阳痿"病名，主张用逍遥散合白蒺藜丸治疗肝气郁结所致的阳痿。明·王纶《明医杂著》曰："男子阳痿不起，古方多云命门火衰，精气虚冷，固有之矣。然亦有郁火甚而致痿者。""若因肝经湿热而患者，用龙胆泻肝汤以清肝火，导湿热。若因肝经燥热而患者，用六味丸以滋肾水，养肝血而自安。"提出郁火致痿，倡导从肝经湿热和燥热辨治。《景岳全书·阳痿》指出："亦有湿热炽盛，以致宗筋弛纵。"清·沈金鳌《杂病源流犀烛·前阴后阴源流》提出了肝郁致阳痿说。清·陈士铎《辨证录》主张从心论治阳痿，创治莲芯清火汤、起阴汤、宣志汤、启阳娱心丹、救阳汤等方，善用莲子、远志、柏子仁、石菖蒲、酸枣仁、茯神等药。清·韩善徵《阳痿论》以虚实论阳痿，反对滥用燥烈温补。

【病因病机】

本病的病因主要有劳伤久病、情志失调、饮食不节、外邪侵袭等；基本病机为脏腑受损，精血不足，或邪气郁滞，宗筋失养而不用。

1. 情志失调　情志不遂，忧思郁怒，致肝失条达，疏泄不利，气机不畅，脉络不张，血液不充，宗筋弛纵，则病阳痿。或猝受惊恐，突遭不测，心肾不交，茎失所主，导致痿软不用。如忧思气结，伤及脾胃，水谷不化，精微不布，无以"散精于肝，淫气于筋"，致宗筋失养而阳痿。

2. 劳逸失度　劳心劳力，操劳太过，致劳伤心脾，伤精耗气，气血不足，宗筋失荣，故阳痿难举。或过度安逸，多食少劳，多坐少动，气血不运；或身体虚胖，痰湿壅盛，肢体柔弱，脏腑不强，阳事不旺。

3. 饮食不节　过食醇酒厚味，损伤脾胃，致脾胃虚弱，气血生化不足，不能输布精微以养宗筋，则宗筋不举而痿软。或脾胃运化失常，聚湿生热，湿热下注肝肾，经络阻滞，气血不荣宗筋，乃成阳痿。

4. 禀赋不足或劳欲过度　禀赋不足，或恣情纵欲，房事过度，或少年手淫，或早婚多育，或久病及肾，以致肾精亏损，命门火衰，宗筋失于温养则痿软不兴。或肾阴损伤太过，相火偏亢，火热内生，灼伤宗筋，也可导致阴茎痿软不用。此外，久病劳伤，损及脾胃，气血化源不足，致宗筋失养而成阳痿。

此外，生活不洁，湿热内侵，蕴结肝经，下注宗筋，气机受阻，也可发为阳痿。

阳痿的基本病机是脏腑受损，精血不足，或邪气郁滞，宗筋失养而不用。病位在宗筋，与肝、肾、心、脾关系密切。病理性质有虚实之分，且多虚实相兼。病理因素为气滞、湿热、寒湿、痰浊、血瘀。宗筋作强有赖于肝、肾、脾精血之濡养，宗筋失养则阳事不举。阳事之举，必赖心火之先动，如心火失养，难行君主之令，阴茎软而不举。肝郁不舒，湿热下注属实，多责之于肝。命门火衰，心脾两虚，惊恐伤肾属虚，多与心、脾、肾有关。若久病不愈，常可因实致虚，如湿热下注，湿阻阳气，可致脾肾阳虚之证；湿热灼伤阴精，或肝郁化火伤及肝肾，而成肝肾阴虚之证。脏腑因功能失调，亦可因虚致实，如脾虚痰湿内生，或久病入络夹瘀，可致脾虚夹湿夹痰、肾虚夹痰夹瘀之证。久病阳痿，所欲不遂，多兼肝郁不舒，病情更加错综复杂。

本病之预后，视不同病机与病情轻重而异，大多预后良好。恣情纵欲或思虑过度而致命门火衰，气血亏损者，予适当治疗与调养，精血自能恢复。对肝郁、惊恐、湿热而致气机逆乱，经络阻遏者，当各种病理因素祛除，症情亦可向愈。但对先天不足，天癸缺失，或久病痰瘀闭阻经络者，则预后大多不良。

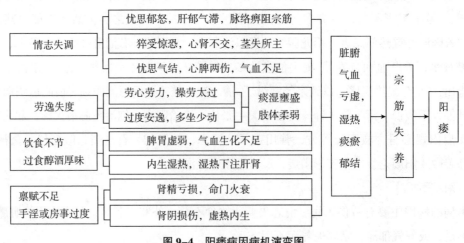

图9-4　阳痿病因病机演变图

【诊断与鉴别诊断】

（一）诊断

1.成年男子性交时，阴茎痿而不举，或举而不坚，或坚而不久，无法进行正常性生活。

2.常有性欲下降，神疲乏力，腰酸膝软，畏寒肢冷，夜寐不安，精神苦闷，胆怯多疑，或小便不畅，滴沥不尽等症。

3.常有操劳过度、房事不节、手淫频繁，或有肥胖、消渴、惊悸、郁证等病史。

此外，阳痿的诊断须除外阴茎发育不全引起的性交不能。如因过度劳累、情绪反常等因素造成的一过性阴茎勃起障碍，不属于阳痿范围。

阳痿在西医学上有精神性与器质性之别，通过检查尿常规、前列腺液、血脂、血糖、睾酮、促性腺激素、夜间阴茎勃起试验等可以鉴别，多普勒超声、阴茎动脉测压等可确定是否有阴茎血流障碍。

（二）鉴别诊断

早泄　阳痿是指欲性交时阴茎不能勃起，或举而不坚，或坚而不久，不能进行正常性生活的病证；早泄是同房时，阴茎能勃起，但因过早射精，射精后阴茎痿软的病证。二者在临床表现上有明显差别，但在病因病机上有相同之处，若早泄日久不愈，可进一步导致阳痿，故阳痿病情重于早泄。

【辨证论治】

1.肝气郁结

临床表现：临房不举，睡中自举，或起而不坚，情怀抑郁，胸胁胀痛，嗳气，脘闷不适，食少便溏；舌质淡，苔薄白，脉弦或弦细。

治法：疏肝解郁，行气起痿。

代表方：柴胡疏肝散。

本方由柴胡、香附、枳壳、川芎、芍药、陈皮、炙甘草组成。若口干口苦，急躁易怒，目赤尿黄，加丹皮、山栀、龙胆草；如有血瘀者，加川芎、丹参、当归、鸡血藤，重者加蜈蚣；腰酸肢软者，加沙苑子、枸杞子、仙灵脾；伴纳呆便溏者，可加炒白术、山药、薏苡仁、木香；如失眠、心理压力较大者，可加酸枣仁、五味子、合欢皮、石菖蒲、郁金。

2.湿热下注

临床表现：阳痿不举，阴茎弛长，睾丸坠胀作痛，阴囊瘙痒或潮湿多汗，泛恶口苦，胁胀腹闷，肢体困倦，尿黄赤涩灼痛，大便不爽，口黏口苦；舌质红，苔腻黄，脉滑数。

治法：清利湿热。

代表方：龙胆泻肝汤。

本方由龙胆草、生地黄、木通、泽泻、车前子、当归、柴胡、栀子、黄芩、生甘草组成。如阴部湿痒者，可加地肤子、黄柏、苦参、蛇床子；小腹胀痛者，加延胡索、川楝子；精液带血者，加大蓟、小蓟、茜草、仙鹤草；如热势不甚，湿浊困遏，阳气不振者，可合厚朴、苍术、陈皮、砂仁。

3.命门火衰

临床表现：阳痿不举，性欲减退，或举而不坚，精薄清冷，神疲倦怠，畏寒肢冷，面色㿠白，头晕耳鸣，腰膝酸软，夜尿清长，五更泄泻，阴器冷缩；舌淡胖，苔薄白，脉沉迟或细。

治法：温肾填精，壮阳起痿。

代表方：赞育丹。

本方由熟地黄、当归、杜仲、巴戟天、肉苁蓉、淫羊藿、蛇床子、肉桂、白术、枸杞子、仙茅、山萸肉、韭菜子、附子、人参、鹿茸组成。如火衰不甚，精血薄弱，可予左归丸或金匮肾气丸加减；如滑精频繁，精薄精冷，可加覆盆子、金樱子、益智仁补肾固精。

4. 心脾亏虚

临床表现：阳痿不举，遇劳加重，心悸，失眠多梦，神疲乏力，面色萎黄，食少纳呆，腹胀便溏；舌淡边有齿痕，苔薄白，脉细弱。

治法：健脾养心，益气起痿。

代表方：归脾汤。

本方由人参、白术、黄芪、炙甘草、远志、酸枣仁、茯神、龙眼肉、当归、木香、大枣、生姜组成。如肝气郁结者，可合柴胡疏肝散；脾肾阳虚者，加仙灵脾、补骨脂、九香虫、阳起石；形体肥胖者，加泽泻、荷叶、薏苡仁、苍术、陈皮。

5. 惊恐伤肾

临床表现：临房不举，时有自举，兼见胆怯多疑，言迟声低，心悸惊惕，夜寐多梦；舌质淡，苔白，脉弦细。

治法：益肾宁神壮胆。

代表方：启阳娱心丹。

本方由人参、远志、茯神、石菖蒲、甘草、橘红、砂仁、柴胡、菟丝子、白术、酸枣仁、当归、白芍、山药、神曲组成。如惊惕不安甚者，加龙齿、磁石；失眠多梦者，加五味子、琥珀、合欢皮；心肾不交者，加黄连、肉桂；腰膝酸软，加杜仲、肉苁蓉、海马、锁阳；脉络瘀阻者，加蜈蚣、露蜂房、丹参、川芎。

【辨治备要】

（一）辨证要点

1. 辨虚实

表 9-2　阳痿虚实病机辨别表

	实证	虚证
病因	七情所伤，饮食不节，外邪侵袭	恣情纵欲，思虑惊恐，久病体衰
病机	肝气郁结，湿热下注，痰湿阻络	心脾两虚，惊恐伤肾，命门火衰
	多见于中青年	多见中老年
转化	阳痿久病，每多虚实夹杂或久病入络，常见湿热伤肾、肾虚痰瘀	

2. 辨病位　情志所伤，郁怒所致，或肝经湿热，病在肝；大惊猝恐，房室劳伤，命门火衰，病在肾；思虑太过，心脾受损，病在心脾。湿热内蕴者，往往先犯脾，后侮肝，继则及肾；久病可见痰湿或瘀滞，则病在血脉与宗筋。临床常见累及多个脏腑经络。

（二）治法方药

阳痿的治疗总以恢复宗筋气血正常运行为目的。实证治肝为主，如肝气郁结者宜疏泄，湿热下注者宜清利，宗筋脉络瘀滞者宜活血通络，惊恐伤肾者宜益肾宁神。虚证治心、脾、肾为主，如心脾两虚者当健脾养心，命门火衰者当温肾填精，阴精亏虚者当滋阴养筋。阳痿早期单纯由命门火衰所致者并不多见，治疗切勿滥用补肾壮阳之品。

如阳痿属湿热者，也可改用三仁汤合程氏萆薢分清饮；如伴有胸脘胀满、泛恶纳呆，属痰热中阻者，用黄连温胆汤加僵蚕、露蜂房；如青壮年有手淫史，阴茎能勃但临事即软，举而不坚，伴有遗精、早泄、心悸、烦热、腰膝酸软、头晕耳鸣等症，属阴虚火旺，可用知柏地黄丸以滋阴降火；如阴茎痿软、小腹冷痛、得温则舒、遇寒加重者，多属寒凝肝脉，可用暖肝煎加减；年高体衰者，阴阳两虚者，可用还少丹以滋阴填精为主，少佐温阳之品；久病入络，经络瘀阻者，可加蜈蚣、露蜂房、九香虫、丹参、川芎、五加皮、蛇床子等通络化瘀。

【临证要点】

1.注重调养心神情志。阳痿的病因复杂，分类繁多，往往非孤立的性问题，非独肾虚可以致痿，与多脏腑、多系统以及社会、心理等诸多因素有关。其中心理、情志因素是影响性功能的重要原因。由于心藏神，为五脏六腑之大主。心主神明正常，脏腑功能协调，气血畅顺，性功能才能正常发挥。不良情绪可以诱发和加重性功能障碍，性功能障碍亦可诱发和加重不良情绪。同时，精神紧张，情志内伤，肝气郁结引起阳痿，属"因郁致痿"；而阳痿日久，患者忧郁、悲观、焦虑等心理情绪，亦可加重阳痿，属"因痿致郁"。二者相互影响，往往形成恶性循环。因此，疏肝开郁、养心安神是阳痿的重要治法。

2.用药不可过于温补。古今部分医家习用温肾壮阳法治疗阳痿，但若过用温燥之品，非但疗效不佳，反致肝肾阴伤，内生燥热。因肾为水火之脏，治疗应水中补火或补中有清，寓清于补，乃可使火水得其养。如确需温肾，应选用温而不燥或燥性较小的血肉有情之品，如巴戟天、肉苁蓉、菟丝子、鹿角胶，并加用黄精、熟地黄等从阴引阳。此外，牛膝入肝肾，常作为引经药，蜈蚣、僵蚕、露蜂房、灵芝治疗阳痿有一定疗效，可适当选用。

【预防调护】

加强性教育，培养正确性意识，梳理良好的性道德。夫妻关系应融洽，互相理解。节制性欲，避免恣情纵欲、房事过频、手淫过度。清心寡欲，弃除杂念，怡情养心。起居有常，饮食有节，避免过食醇酒肥甘，湿热内生，壅塞经络，造成阳痿。切忌讳疾忌医，隐瞒病情，贻误治疗时机。

患病之后，应正确对待疾病，树立信心，使其消除顾虑、情志调畅、怡悦心情，防止精神紧张。调饮食，节房劳，适劳逸，勤锻炼，增强体质，提高整体机能。在感到情绪不快、身体不适、过度疲劳、性能力下降时，应暂停性生活一段时间，使性中枢和性器官得以调节和休息，利于情志的调节和疾病的恢复。积极治疗易造成阳痿的原发病。避免长期服用某些可影响性功能的药物。

【小结】

阳痿是指成人阴茎痿软，或举而不坚，或坚而不久，不能进行正常性生活而言。其病因有禀赋不足、劳伤久病，或七情失调、过食肥甘、湿热内侵等。基本病理变化为肝、肾、心、脾受损，经络空虚或经络失畅，导致宗筋失养而成。临床辨证，应辨清病性之虚实，病位之脏腑，虚实之夹杂。实证当疏利，肝郁不疏者，宜疏肝解郁；湿热下注者，宜清利湿热。虚证应补益，命门火衰者，宜温补下元；心脾血虚者，宜补益心脾；惊恐伤肾者，宜益肾宁神。虚实夹杂可先治标后治本，亦可标本同治。总之，当辨明脏腑、虚实、寒热、阴阳，随证施治，切勿一见阳痿便是肾亏阳虚，不可滥用补肾壮阳。

【名医经验】

当代著名中医男科专家徐福松教授认为："阳痿者，衰弱不及之病也，亦有因实而痿者，如肝郁不舒证、湿热下注证、血脉瘀滞证。临床不可概以虚证立论，须全面辨证。单就虚证而言，当今太平盛世，阴虚者十有八九。切莫一见阳痿，便妄投龟龄集、阳春药、男宝、鹿茸等壮阳方药。临床每见越壮阳越阳痿者，犹禾苗缺水（阴虚）则痿软（阳痿），只宜添水（滋阴），不宜烈日曝晒（壮阳）一样。"这些经验，验之临床，确可效法。

【古籍摘要】

《素问·上古天真论》："七八肝气衰，筋不能动。"

《灵枢·经筋》："足厥阴之筋，……其病……阴器不用，伤于内则不起，伤于寒则阴缩入，伤于热则纵挺不收。"

《景岳全书·阳痿》："凡肝肾湿热，以致宗筋弛纵者，亦为阳痿，治宜清火以坚肾，然必有火证火脉，内外相符者，方是其证。宜滋阴八味丸，或丹溪大补阴丸、虎潜丸之类主之。火之甚者，如滋肾丸、大补丸之类俱可用。""命门火衰，精气虚寒而阳痿者，宜右归丸、赞育丸、石刻安肾丸之类主之，若火不甚衰而只因血气薄弱者，宜左归丸、斑龙丸、全鹿丸之类主之。"

《临证指南医案·阳痿》："男子以八为数，年逾六旬，而阳事痿者，理所当然也。若过此犹能生育者，此先天禀厚，所谓'阳常有余'也。若夫少壮及中年患此，则有色欲伤及肾肝而致者。先生立法，非峻补真元不可。盖因阳气既伤，真阴必损，若纯乎刚热燥涩之补，必有偏胜之害，每兼血肉温润之品缓调之。亦有因恐惧而得者，盖恐则伤肾，恐则气下，治宜固肾，稍佐升阳。有因思虑烦劳而成者，则心、脾、肾兼治。有郁损生阳者，必从胆治。盖经云：凡十一脏皆取决于胆。又云：少阳为枢。若得胆气展舒，何郁之有？更有湿热为患者，宗筋必弛纵而不坚举。治用苦味坚阴，淡渗去湿，湿去热清，而病退矣。又有阳明虚，则宗筋纵。盖胃为水谷之海，纳食不旺，精气必虚，况男子外肾，其名为势，若谷气不充，欲求其势之雄壮坚举，不亦难乎？治惟有通补阳明而已。"

【文献推介】

1. 应荐. 徐福松治疗阳痿思想探析 [J]. 湖北中医杂志，2002，24（6）：12-13.

2. 毕焕洲，赵永厚. 阳痿中医诊治的循证医学研究 [J]. 中国性科学，2013，22（1）：47-51.

3. 秦国政. 郁是阳痿发病学的重要环节 [J]. 云南中医学院学报，2001，24（4）：30-31.

第五节　遗　精

遗精是指以不因性活动而精液自行频繁泄出为主要特点的病证，常伴有头昏、精神萎靡、腰腿酸软、失眠等。其中，因梦而遗精的称为"梦遗"；无梦而遗精，甚至清醒时无性刺激情况之下精液流出的称为"滑精"。西医学中的神经衰弱、神经官能症、前列腺炎、精囊炎等疾病如以遗精为主症者，属于本病范畴，可参照本病辨证论治。

春秋战国时期，《黄帝内经》首次记载了本病，称遗精为"精时自下"。如《灵枢·本神》曰："恐惧而不解则伤精，精伤骨酸痿厥，精时自下。"指出遗精与情志内伤有密切关系。东汉·张仲景在《金匮要略·血痹虚劳病脉证并治》称为"失精"，如"夫失精家，少腹弦急，阴头寒，目眩，发落""梦失精，四肢酸痛，手足烦热，咽干口燥"，并创桂枝加龙骨牡蛎汤治疗阴阳失调所致的遗精。隋唐时期，多数医家认为遗精多由肾虚而致。如隋·巢元方《诸病源候论·虚劳溢精、见闻精出候》云："肾气虚弱，故精溢也。见闻感触，则动肾气。肾藏精，今虚弱不能制于精，故因见闻而精溢出也。"唐·孙思邈《备急千金要方·肾藏》对"失精羸瘦""梦泄精""虚劳失精"等分列了方药与灸法。

宋代以后，遗精从虚劳肾虚门类分离作为独立的病证，各家对遗精认识日臻全面，进一步完善了遗精的病机证治理论。如宋·许叔微《普济本事方·膀胱疝气小肠精漏》首次提出遗精和梦遗，认为梦遗归属下元虚惫，提出经络壅滞、欲动心邪，分立补肾、清心、利湿诸治法。宋·严用和《济生方·白浊赤浊遗精论治》强调"心肾不交"所致遗精，认为"心火炎上"。元·朱丹溪《丹溪心法·遗精》提出"精之固约在肾，而精之排出由肝所司"，将遗精分为梦遗与滑精，倡导"相火"致遗精论。明·方隅《医林绳墨·梦遗精滑》谓："梦遗精滑，湿热之乘。"明·王肯堂《证治准绳·遗精》说："盖梦与鬼交为梦遗，不因梦感而自遗者为精滑，然总之为遗精也。""独肾泄者，治其肾。由他脏而致肾之泄者，则两治之。在他脏自泄者治其本脏，必察四属以求其治。"清·程钟龄《医学心悟·遗精》曰："大抵有梦者，由于相火之强，不梦者，由于心肾之虚。"清·叶天士《临证指南医案·遗精》认为："精之藏制虽在肾，而精之主宰则在心。"

【病因病机】

本病由劳心太过、欲念不遂、饮食不节、恣情纵欲等所致。基本病机为肾气不固，或热扰精室，而致肾失封藏，精关不固。

1. 劳心太过 烦劳伤神，心阴耗损，心阳独亢，肾水亏虚，心肾不交，虚火妄动，扰动精室而遗精。《折肱漫录·遗精》云："梦遗之证……大半起于心肾不交。"或思虑太甚，损伤心脾，导致脾气下陷，心神失养，气不摄精，产生遗精。

2. 欲念不遂 少年气盛，情动于中，意淫于外，或心有恋慕，所欲不遂，或壮夫久旷，思慕色欲，阴精暗耗，皆令心动神摇，君相火旺，扰动精室而遗精。《金匮翼·梦遗滑精》云："动于心者，神摇于上，则精遗于下也。"

3. 恣情纵欲 房事不节，或少年无知，频犯手淫，或醉而入房，纵欲无度，日久肾精虚亏，水不制火，相火扰动精室，肾不固精乃成遗精。如《证治要诀·遗精》言："有色欲过度，而滑泄不禁者。"

4. 饮食不节 嗜食醇酒厚味，损伤脾胃，湿浊内生，蕴而生热，湿热循经下注，或郁于肝胆，迫精下泄，均可致遗精。《张氏医通·遗精》谓："脾胃湿热之人，及饮酒厚味太过，与酒客辈，痰火为殃，多致不梦而遗泄。"

遗精的基本病机总属肾气不固，或热扰精室，而致肾失封藏，精关不固。病位在肾，与心、肝、脾三脏密切相关。肾为封藏之本，受五脏六腑之精而藏之。正常情况下，肾精不会外泄，如肾脏自病，或其他因素影响肾之封藏功能，则精关不固，精液外泄，发生遗精。精之藏制虽在肾，但精之主宰则在心，心为君主之官，主神明，性欲之萌动，精液之蓄泄，无不听命于心，神安才可精固。若劳心太过，心有欲念，以致君火摇于上，心失主宰，则精自遗。肝肾内寄相火，相火因肾精的涵育而守位秉命，其系上属于心。若君火妄动，相火随而应之，势必影响肾之封藏。故君相火旺，或心、肝、肾阴虚火旺，皆可扰动精室而成遗泄。脾主运化，为气血生化之源，水谷入胃，脾气散精，下归于肾，则为肾中所藏精髓。若久嗜醇酒厚味，脾胃湿热内生，下扰精室，则迫精外泄；亦或劳倦思虑，脾气下陷，气不摄精而成遗精。

病理性质有虚实之别，且多虚实夹杂；病理因素不外乎湿与火。因君相火旺、湿热下注，扰动精室而遗者多属实；肾脏亏损，封藏失职而泄者多属虚。初起多因于火旺、湿热，以实证为主；久病则相火、湿热伤阴，而致肾阴亏虚，甚或阴损及阳而成阴阳两虚、肾阳衰惫等虚证。此外，在病理演变过程中，常出现阴虚火旺、阴虚湿热，或在肾虚的同时兼夹痰湿或痰瘀，皆为虚实夹杂证。

遗精初起大多轻浅，若调理得当，多可痊愈。若讳疾忌医，久病不治，或调治不当，日久肾精耗伤，阴阳俱虚，或命门火衰，下元衰惫，则会转变成早泄、阳痿、不育或虚劳等病。

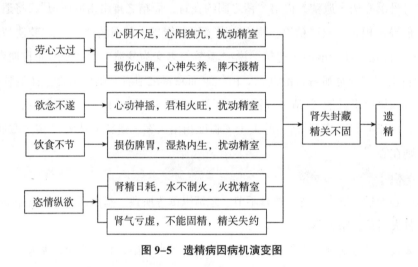

图 9-5　遗精病因病机演变图

【诊断与鉴别诊断】

（一）诊断

1.男子梦中遗精，每周超过 2 次；或清醒时，不因性生活而排泄精液者。

2.常伴有情绪不稳、精神不振、体倦乏力、腰腿酸软、头晕心悸、失眠多梦、记忆力减退等症。

3.常有恣情纵欲、情志内伤、久嗜醇酒厚味等病史。

体检有无包茎、包皮过长、包皮垢刺激，并进行直肠指诊、前列腺液常规检查、前列腺和精囊 B 超等检查有助于本病诊断。

（二）鉴别诊断

1.早泄　早泄是性交时精液过早泄出，而影响性生活。诚如《沈氏尊生书》所描述："未交即泄，或乍交即泄。"明确指出了早泄的特征，以此可资与遗精鉴别。

2.精浊　精浊常在大便时或排尿终了时发生，尿道口有米泔样或糊状分泌物溢出，并伴有茎中作痒作痛，痛甚如刀刻、火灼。

【辨证论治】

1. 君相火旺

临床表现：遗精梦泄，性欲亢进，易举易泄，心烦寐差，潮热颧红，腰酸耳鸣，口干多饮，溲黄便结；舌红，苔少或薄黄，脉细数。

治法：清心泄肝。

代表方：黄连清心饮合三才封髓丹。

黄连清心饮由黄连、生地黄、当归、甘草、酸枣仁、茯神、远志、人参、莲子肉组成；三才封髓丹由天冬、熟地黄、人参、黄柏、砂仁、甘草组成。如肝火偏旺者，加龙胆草；小溲短赤灼热者，加淡竹叶、灯心草；若遗精频作，潮热颧红，可用大补阴丸。

2. 湿热下注

临床表现：遗精频作，小溲黄赤，热涩不畅，口苦而黏；舌质红，苔黄腻，脉濡数或滑数。

治法：清热利湿。

代表方：程氏萆薢分清饮。

本方由萆薢、车前子、茯苓、莲子心、石菖蒲、黄柏、丹参、白术组成。如口苦口黏者，加茵陈、佩兰、草果；小溲短赤灼热者，加淡竹叶、灯心草。

3. 劳伤心脾

临床表现：遗精时作，劳则加重，失眠健忘；伴心悸气短，四肢倦怠，纳少腹胀，面色萎黄，大便溏薄；舌质淡胖边有齿印，舌苔薄白，脉细弱。

治法：调补心脾，益气摄精。

代表方：妙香散。

本方由山药、茯苓、茯神、远志、黄芪、人参、桔梗、甘草、木香、辰砂、麝香组成。如遗精频繁者，加鸡内金、莲子、山药、芡实；中气下陷者，可加升麻、柴胡、糯米根须。

4. 肾气不固

临床表现：遗精频作，多为无梦而遗，甚而滑精不禁；伴见头昏，腰膝酸软，形寒肢冷，面色㿠白，阳痿早泄，精液清冷，夜尿清长；舌质淡胖而嫩，苔白滑，脉沉细。

治法：补肾益精，固涩止遗。

代表方：金锁固精丸。

本方由沙苑子、芡实、莲须、煅龙骨、煅牡蛎、莲肉组成。如滑泄久遗，阳痿早泄，阴部有冷感，以肾阳虚为主者，可加枸杞子、菟丝子、杜仲、鹿角胶、肉桂、锁阳、附子，或合右归丸；若头晕耳鸣，五心烦热，形瘦盗汗，以肾阴虚为主者，加熟地黄、黄柏、金樱子、龟甲、阿胶，或合左归丸。

【辨治备要】

（一）辨证要点

1. 辨虚实　新病遗精有虚有实，常多虚实并见；久病精滑则虚多实少。由君相火旺所致者，为本虚标实；以心脾两虚、肾虚不藏为主者，多以虚证为主；以湿热下注为主者，多以实证为主。前人尚有梦遗多火、滑精多虚的认识，如《医学心悟》："大抵有梦者，由于相火之强；不梦者，由于心肾之虚。"但临床也有部分遗精无梦属实、有梦属虚者，因此辨别遗精虚实，应当四诊合参。

2.辨病位　劳心过度，邪念妄想梦遗者，多责于心；精关不固，无梦滑泄者，多由于肾。对肾虚不藏者还应辨别肾阴虚、肾阳虚的主次。如《医宗必读·遗精》言："若乎五脏各得其职，则精藏而治。苟一脏不得其正，甚者必害心肾之主精者焉……如心病而遗者，必血脉空虚，本纵不收；肺病而遗者，必皮革毛焦，喘息不利；脾病而遗者，色黄肉消，四肢懈惰；肝病而遗者，色青而筋萎；肾病而遗者，色黑而髓空。"

（二）治法方药

治疗分虚实两端，邪气盛者治以清泄为主，如清利湿热、清心安神、清泻相火等法；正气虚者以补益为主，分补肾固精、益气摄精等法；虚实夹杂者，治疗当清补兼施。其中，对于阴虚湿热者，用药宜化湿不伤阴，养阴不恋湿；久病夹瘀者，清补之中佐以祛瘀。

遗精实证，如属痰湿郁热所致，可用苍术二陈汤加黄柏；若湿热下注肝经，可用龙胆泻肝汤加减；如属情志失调，肝失条达，肾失固摄所致者，治疗应疏肝益肾并举，可用逍遥散合金锁固精丸化裁。遗精虚证，有属中气下陷者，可用补中益气汤加减；心脾血虚者，可用归脾汤加减；心肾不交，火灼心阴者，可用天王补心丹加石菖蒲、莲子心；久病肝肾阴伤，相火偏旺，遗精频作，潮热颧红，可用知柏地黄丸或大补阴丸滋阴降火；若梦遗日久，烦躁失眠，心神不宁或心悸易惊，可予安神定志丸加减；遗精日久，阴阳失调者，可用桂枝加龙骨牡蛎汤。此外，遗精日久，或因滥用固涩，或经常刻意忍精不泄，时时遗精却泄精不畅者，舌紫暗有瘀斑；为败精阻窍，精道瘀阻；可用血府逐瘀汤加减，行气活血，化瘀通精，通因通用。

【临证要点】

1.遗精的临床辨证治疗难点，主要是如何把握虚实的主次和用药的宜忌。如对于君相火动、心肾不交之遗精，治疗以育阴潜阳、清泻君相、清热利湿为主，但养阴不可过于滋腻呆胃，以免助生湿热，清热不宜过于苦泄，以免伤阴损脾；对于湿热下注之遗精，不宜过早固涩，以免恋邪；若精滑致虚，需视虚实、先后酌情施治，既不宜专事滋腻涩摄，恐碍湿的泄化，又不能太过寒凉，以防苦寒败胃。脾胃虚弱者，益气之中多寓升提，有助于提高疗效；对于肾虚不固者，需从阴中求阳，以求阴平阳秘，阳虚者也当阴阳两调，慎单纯使用温肾助阳之品，避免刚燥劫阴。

2.由于虚实相因，临床对于久遗不愈者，常虚实夹杂，多为脾肾不足或气阴两虚，兼有湿热蕴结、痰瘀阻滞精窍等。临证时应本标兼顾，补虚泻实，注意补虚不助邪，泻实不伤正，可在补益脾肾、养阴清热、育阴潜阳基础上结合清热利湿、祛瘀化痰、养心安神等。辨证时不一定囿于舌紫脉涩，应抓住有忍精史，手淫过频，少腹、会阴部及睾丸坠胀疼痛，射精不畅或疼痛，精液黏稠或有硬颗粒状物夹杂其中等特点综合分析。

【预防调护】

注意精神调养，排除杂念，不接触不健康影像信息，不贪恋女色。避免过度脑力劳动，做到劳逸结合，饮食有节，起居有常，不可以酒为浆，少食醇酒厚味及辛辣刺激性食品。切勿恣情纵欲，手淫过度，保持外性器清洁。

注意消除恐惧心理，生活起居有度，节制性欲，戒除手淫。夜晚进食不宜过饱，睡前用温水洗脚，被褥不宜过厚、过暖，衬裤不宜过紧，养成侧卧习惯。发生遗精时，不可强忍或挤压阴茎；遗精后不可立即冷水洗浴以免寒邪内侵；包茎、包皮过长或外性器有炎症时及早就医。

【小结】

遗精是不因性生活而精液遗泄的病证。多因劳心太过、欲念不遂、饮食不节、恣情纵欲等引起；基本病机为肾失封藏，精关不固；病变脏腑责之于心、肾、肝、脾；临床辨证应分虚实；常用治法是"上则清心安神；中则调其脾胃，升举阳气；下则益肾固精"。始病时以君相火旺、心肾不交为多，病机虚实参见，以清心泻相火和清下焦湿热为主；遗精日久，精滑不固者，须治以补肾固涩；劳伤心脾者，则以补益心脾、益气固摄为法。总之，谨守病机，不可一见遗精即予补涩。

【名医经验】

近现代以来，许多名医认识到《丹溪心法·梦遗》将遗精分为梦遗与滑精，强调重视湿热、相火所致遗精的观点较为局限。遗精日久可引起神经衰弱、性神经官能症、抑郁症、强迫症，甚至精神分裂症，属因遗致病；如前列腺炎、精囊炎、阴茎头包皮炎等致遗精者，属于因病致遗，应区别对待。普遍认为，中医辨治遗精的重点在于调整性中枢的生理功能，在对患者心神、情志调养的基础上，强调审因论治。如名老中医徐福松认为遗精的"辨证要点在于分清新久虚实、病之因果，临证分五型论治"、王琦教授分因论治、徐经印从心辨治五法、黄晨昕从肺论治遗精、周仲瑛教授引火归原法治疗遗精。文献尚有马俊从痰瘀论治遗精、刘革命疏肝益肾治疗遗精、周哲采用通因通用治疗遗精等。此外，尚有针灸疗法、局部外用药物和导引体位等方法。这些都大大丰富了遗精的辨证思路与方法，皆可效法。仅从治法而言，遗精最常用的治疗用药思路有补肾益气、涩精止遗，滋阴降火、交通心肾，调补心脾、益气固精，清热利湿、化痰止遗四个方面，可供临床选择。

【古籍摘要】

《格致余论·阳有余阴不足论》："主闭藏者，肾也；司疏泄者，肝也。二脏皆有相火，而其系上属于心。心，君火也，为物所感则易动也，心火动则相火亦动，动则精自走，相火翕然而起，虽不交合亦暗流而疏泄矣。"

《类证治裁·遗泄诊治》："凡脏腑之精，悉输于肾，而恒扰于火，火动则肾之封藏不固。心为君火，肝肾为相火，君火一动，相火随之，而梦泄焉。"

《折肱漫录·遗精》："梦遗之证……大半起于心肾不交。凡人用心太过则火亢而上，火亢则水不升而心肾不交矣！"

《景岳全书·遗精》："治遗精之法，凡心火盛者，当清心降火；相火盛者，当壮水滋阴；气陷者，当升举；滑泄者，当固涩；湿热相乘者，当分利；虚寒冷利者，当温补；下元元阳不足、精气两虚者，当专培根本。"

《医家四要·七种遗精分虚分实》："遗精有七，有用心过度，心不摄肾而遗者，有思欲不遂而遗者，有贪色过度而精滑者，有肾虚不固而常渗者。此皆无梦而遗，为虚证也……又有因相火动而梦遗者，为虚中之实证也……又有壮年久旷而精溢出者……又有饮酒厚味，痰火湿热扰动而精出者……此二者，皆实证也。以上共为七证，当分虚实而治，庶几不成。"

【文献推介】

1. 姜德友，杜文章. 遗精源流考［J］. 天津中医药大学学报，2015，34（5）：257-260.

2. 骆斌，吴少刚. 王琦治疗遗精的思路与经验［J］. 北京中医药大学学报，1998，21（4）：42-43.

3. 孙志兴 . 徐福松教授治疗遗精的学术思想初探［J］. 云南中医中药杂志 , 2011 , 32（4）: 7-8.

【附】早泄

早泄是指性交时射精过早，甚至未交即泄或乍交即泄，以致不能进行正常性交的一种病证。早泄是男子性功能障碍的一种常见症状，多与遗精、阳痿相伴出现。

早泄多由情志内伤、湿热侵袭、纵欲过度、久病体虚所致。精关封藏失职为基本病机，责之于心、肝、肾。临床以虚多实少，或本虚标实证候表现为主者多见。对其虚证以补脾肾为主，或滋阴降火，或温肾益气，或补益心脾，佐以固涩，可选加刺猬皮、金樱子、五倍子、芡实、五味子、龙骨、牡蛎、沙苑子等固涩之品。实证以清热利湿为主，慎用补涩，忌苦寒太过，中病即止，以防伤正。阴阳两虚者，应阴阳双补。

1. 肝经湿热

临床表现：早泄，阴茎易举；伴口苦咽干，胸闷胁痛，阴囊湿痒，小便黄浊；舌红，苔黄腻，脉弦滑而数。

治法：清泄肝经湿热。

代表方：龙胆泻肝汤。

本方由龙胆草、泽泻、木通、车前子、当归、柴胡、生地黄、黄芩、栀子、生甘草组成。如湿热壅盛者，可加苦参、白花蛇舌草、黄柏；阴囊潮湿、瘙痒者，加土茯苓、地肤子、蛇床子。

2. 心脾两虚

临床表现：早泄，心悸怔忡，健忘多梦，食少，腹胀便溏，神疲乏力；舌淡，脉细弱。

治法：补益心脾。

代表方：归脾汤。

本方由人参、黄芪、白术、茯神、酸枣仁、龙眼肉、木香、炙甘草、当归、远志、生姜、大枣组成。如伴有肾虚者，加山萸肉、杜仲、菟丝子、金樱子、芡实；心阴不足者，合用生脉散。

3. 相火妄动

临床表现：早泄，阳事易举，腰膝酸软，五心烦热，潮热盗汗；舌红少苔，脉细数。

治法：滋阴降火。

代表方：知柏地黄丸。

本方由知母、黄柏、熟地黄、山茱萸、山药、茯苓、丹皮、泽泻组成。如遗精明显者，加金樱子、沙苑子、女贞子、旱莲草、龟甲；五心烦热明显者，加鳖甲、地骨皮；肾虚腰酸者，加川断、狗脊、杜仲。

4. 肾气不固证

临床表现：早泄遗精，性欲减退，腰膝酸软，小便清长，夜尿多，面色㿠白；舌淡苔白，脉沉弱。

治法：益肾固精。

代表方：金匮肾气丸。

本方由桂枝、附子、干地黄、山茱萸、山药、茯苓、牡丹皮、泽泻组成。常可加龙骨、牡蛎、杜仲、肉苁蓉、菟丝子、金樱子、芡实。如早泄而精子清冷，改用赞育丹；夜尿频多者，加益智仁、乌药。

第十章　气血津液病证

气、血、津、液是构成人体的基本物质，也是维持生命活动的重要精微物质。如《素问·调经论》云："人之所有者，血与气耳。"此处的"血"包含了津液的概念。气、血、津、液在人体之中遍布全身、无处不到。

气和血既是人体生命活动的动力和源泉，又是脏腑功能活动的产物。《难经·二十二难》概括了气与血的生理功能："气主煦之，血主濡之。"两者相互依存，相互资生，相互为用。如《石室秘录·论气血》云："气生血，而血无奔轶之忧；血生气，而气无轻躁之害。此气血之两相须而相得也。"津、液是人体正常水液的总称，对维持人体生理活动至为重要，诸如脏腑之濡润、肌肤之润泽、关节之滑利、骨髓之充盈，无不与津液的濡润滋养有关。

津液代谢失常多继发于脏腑病变，而由津液代谢失常所形成的病理产物又可加重脏腑病变，使病情进一步发展。外感或内伤等致病因素导致脏腑功能失调，进而出现气、血、津、液运行失常、输布失度、生成不足或亏损过度，是气血津液病证的基本病机。内科的多种病证均不同程度地与气血津液有关，本章着重讨论病机与气、血、津、液密切相关的病证，包括气机郁滞引起的郁证，血溢脉外引起的血证，水液停聚引起的痰饮，阴液亏耗引起的内伤发热，气血阴阳亏损、日久不复引起的虚劳，气虚痰湿偏盛引起的肥胖，以及正虚邪结，气、血、痰、湿、毒蕴结引起的癌症等。

气血津液病证的诊断需在详细收集望、闻、问、切四诊资料的基础上，结合必要的现代检查技术如影像学、血清免疫学、内镜、潜血试验等，更全面地获取相关疾病信息，辅助明确疾病诊断，并在此基础上进行辨证。

气血津液病证的治疗当分清虚实。气血津液运行失常者多属实证，当以通导疏利为原则；气血津液亏虚耗损者多属虚证，当以滋补助益为原则。本章病证繁多，病机复杂，临床治疗需注意疾病虚实之间的转化，根据不同阶段疾病的病机特点，进行辨证论治。

第一节　郁　证

郁证是以心情抑郁、情绪不宁、胸部满闷、胁肋胀痛，或易怒易哭，或咽中如有异物梗阻等症为主要临床表现的一类病证。郁有广义和狭义之分。广义的郁，包括外邪、情志等因素所致之郁。狭义的郁，单指情志不舒之郁。本节所论之郁主要为狭义之郁。西医学中的抑郁症、焦虑症、癔症等均属于本病范畴，可参考本病辨证论治。

春秋战国时期，即有"郁"之概念。《素问·六元正纪大论》曰："木郁达之，火郁发之，土郁夺之，金郁泄之，水郁折之。"此时期虽无郁证之病名，但有不少关于情志致郁的论述。

如《素问·举痛论》云："思则心有所存，神有所归，正气留而不行，故气结矣。"《素问·本病论》曰："人或恚怒，气逆上而不下，即伤肝也。"东汉·张仲景在《金匮要略·妇人杂病脉证并治》中将其称之为"脏躁"与"梅核气"，并且专设甘麦大枣汤和半夏厚朴汤治疗两种病证。金元时期，各医家已明确将郁证作为一个独立的病证加以论述。如朱震亨《丹溪心法·六郁》其中提出了气、血、火、食、湿、痰的"六郁"论，并创立了六郁汤、越鞠丸等相应治疗方剂。延至明代，虞抟《医学正传·郁证》首先采用"郁证"这一病名。张介宾在《景岳全书·郁证》中提出"因郁而病"和"因病而郁"以及"郁总由乎心"的观点，着重论述了怒郁、思郁、忧郁三种郁证的证治。清·叶天士《临证指南医案·郁》中记载了大量情志致郁的医案，治则涉及疏肝理气、苦辛通降、平肝息风、清心泻火、健脾和胃、活血通络、化痰涤饮、益气养阴等法，用药清新灵活，效果显著，并且充分认识到精神治疗的重要作用，认为"郁证全在病者能移情易性"。王清任提出了"血瘀致郁论"，其《医林改错·血府逐瘀汤所治症目》云："瞀闷，即小事不能开展，即是血瘀……急躁，平素和平，有病急躁，是血瘀。"运用血府逐瘀汤治疗可获良效。综上所述，郁之概念源于《黄帝内经》的五气之郁；金元时期朱震亨加以发挥，提出了六郁论；明清之后对郁证病因的认识不断深化。

【病因病机】

郁证多因郁怒、忧思、恐惧等七情内伤，使气机不畅，出现湿、痰、热、食、瘀等病理产物，进而损伤心、脾、肾，致使脏腑功能失调，加之机体脏气易郁，最终发为本病。

1. 情志内伤　愤恨恼怒，郁怒不畅，使肝失条达，气机不畅，以致肝气郁结而成气郁。气为血帅，气行则血行，气滞则血行不畅，故气郁日久可成血郁；气郁日久也易化火，而成火郁；气郁亦使津行不畅，停于脏腑经络，聚而成痰，与气相结，而成痰郁。忧愁思虑则伤脾，以致脾气郁结；或肝气郁结，横逆乘土，使脾失健运，则食积不消而成食郁，水湿内停而成湿郁；水湿内停又易聚而为痰，则成痰郁。脾伤日久，则气血生化乏源，而形成心脾两虚之证。情志过极伤于心，致心之气血不足，或心阴亏虚，或心火亢盛，日久损伤心神，致心神失养。郁火伤阴，肾阴亏耗，心失所养，则出现心肾阴虚之证。

2. 脏气易郁　郁证的发生，除了与情志内伤有关外，亦与机体自身的状况有着极为密切的关系。《杂病源流犀烛·诸郁源流》曰："诸郁，脏气病也。其源本于思虑过深，更兼脏气弱，故六郁之病生焉。六郁者，气、血、湿、热、食、痰也。"即明确提出了"脏气弱"为郁证的内因。

郁证的发生与情志内伤密切相关，基本病机为气机郁滞，脏腑功能失调。基本病理因素为气、血、火、痰、食、湿。愤恨恼怒，致使肝失条达，气机不畅，而成肝气郁结；忧思疑虑则伤脾，致使脾失健运，聚湿成痰，而成痰气郁结；情志过极伤于心，致心失所养，神失所藏，心神失常；心之气血不足，加之脾失健运，气血生化不足，而致心脾两虚；郁火伤阴，肾阴亏耗，心神失养，又易出现心肾阴虚之证。总之，郁证的发生，因七情内伤，导致肝失疏泄、脾失健运、心神失养，继而出现心脾两虚、心肾阴虚之证，脏腑功能失调而发本病。

郁证病位主要在肝，可涉及心、脾、肾等脏。初起多以肝郁为主，症见情志不舒、精神抑郁、善太息、胸闷胁胀；或咽中如有异物梗塞，吞之不下，咯之不出之感，此时病位可涉及脾，因脾失健运，聚湿生痰而成。郁滞日久伤及心、肾二脏，可见心神不宁、多疑易惊、悲忧善哭、喜怒无常、时时欠伸，或手舞足蹈、喊叫骂詈等心神失养之证，以及惊悸、虚烦少寐、健忘、多梦、头晕耳鸣、五心烦热、腰膝酸软、盗汗、口干咽燥、男子遗精、女子月经不调等心肾阴虚之证。

郁证初起多以气滞为主，进而引起化火、血瘀、痰结、食滞、湿停等病机变化，此时多为实证；日久伤及心、脾、肾等脏腑，致使脏腑功能失调，出现心脾两虚、心神失养、心肾阴虚诸证，此时则由实证转化为虚证。实证中的气郁化火一证，由于火热伤阴，阴不涵阳，而易转化为心肾阴虚。郁证中的虚证，可以由实证病久转化而来，也可由忧思郁怒、情志过极等精神因素直接耗伤脏腑的气血阴精，而在发病初期即出现。

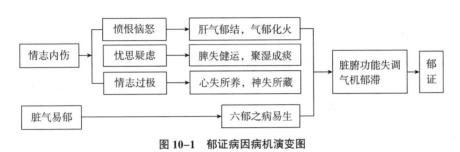

图 10-1　郁证病因病机演变图

【诊断与鉴别诊断】

（一）诊断

1. 以心情抑郁、情绪不宁、善太息、胁肋胀满疼痛为主要临床表现，或有易怒易哭，或有咽中如有异物感、吞之不下、咯之不出的特殊症状。

2. 有愤怒、忧愁、焦虑、恐惧、悲哀等情志内伤的病史。

3. 多发于中青年女性。无其他病证的症状及体征。

抑郁量表、焦虑量表测定有助于郁证的诊断及鉴别诊断；有吞之不下、咯之不出等以咽部症状为主要表现时，食道的 X 线及内窥镜检查有助于排除咽喉或食管类疾病。

（二）鉴别诊断

1. 郁证梅核气与虚火喉痹、噎膈　梅核气为自觉咽中有物梗塞，咽之不下，咯之不出，但无咽痛，进食无阻塞，不影响吞咽。咽中梗塞的感觉与情绪波动有关，当心情抑郁或注意力集中于咽部时，则梗塞感觉加重。虚火喉痹，咽部除有异物感外，尚觉咽干、灼热、咽痒。咽部症状与情绪无关，但过度辛劳或感受外邪则易加剧。噎膈以吞咽困难为主，吞咽困难的程度日渐加重，且梗塞的感觉主要在胸骨后而不在咽部。

2. 郁证脏躁与癫证　脏躁多在精神因素刺激下呈间歇性发作，在不发作时可如常人，主要表现为情绪不稳定、烦躁不宁、易激惹、易怒易哭、时作欠伸，但有自知自控能力。而癫证则主要表现为表情淡漠、沉默痴呆、出言无序或喃喃自语、静而多喜、缺乏自知自控能力，病程迁延，心神失常的症状极少自行缓解。

【辨证论治】

1. 肝气郁结

临床表现：精神抑郁，情绪不宁，善太息，胸部满闷，胁肋胀痛，痛无定处，脘闷嗳气，不思饮食，大便不调，女子月事不行；舌质淡红，苔薄腻，脉弦。

治法：疏肝解郁，理气和中。

代表方：柴胡疏肝散。

本方由柴胡、香附、川芎、陈皮、枳壳、芍药、炙甘草组成。兼有食滞腹胀者，可加神曲、山楂、麦芽、鸡内金；脘闷不舒者，可加旋覆花、代赭石、法半夏；腹胀、腹痛、腹泻者，可加苍术、厚朴、茯苓、乌药；兼有血瘀而见胸胁刺痛、舌质有瘀点瘀斑，可加当归、丹参、桃仁、红花、郁金。

2. 气郁化火

临床表现：急躁易怒，胸闷胁胀，口干苦，或头痛、目赤、耳鸣，或嘈杂吞酸，大便秘结；舌质红，苔黄，脉弦数。

治法：疏肝解郁，清肝泻火。

代表方：加味逍遥散。

本方由牡丹皮、栀子、柴胡、白芍、当归、茯苓、白术、薄荷、甘草、生姜组成。口苦、便秘者，可加龙胆草、大黄；胁肋疼痛、嘈杂吞酸、嗳气、呕吐者，可加黄连、吴茱萸；头痛、目赤、耳鸣者，可加菊花、钩藤。

3. 痰气郁结

临床表现：精神抑郁，胸部满闷，胁肋胀满，咽中如有异物梗塞，吞之不下，咯之不出；苔白腻，脉弦滑。

治法：行气开郁，化痰散结。

代表方：半夏厚朴汤。

本方由半夏、厚朴、生姜、紫苏叶、茯苓组成。痰郁化热而见烦躁、口苦、呕恶、舌红苔黄腻者，可去生姜，加竹茹、瓜蒌仁、黄连；湿郁气滞而兼胸脘痞闷、嗳气、苔腻者，可加香附、佛手、苍术；兼有瘀血，而见胸胁刺痛、舌质紫暗或有瘀点瘀斑、脉涩者，可加丹参、郁金、降香、片姜黄。

4. 心神失养

临床表现：精神恍惚，心神不宁，多疑易惊，悲忧善哭，喜怒无常，时时欠伸，或手舞足蹈，喊叫骂詈；舌质淡，脉弦。

治法：甘润缓急，养心安神。

代表方：甘麦大枣汤。

本方由小麦、甘草、大枣组成。躁扰失眠者，可加酸枣仁、柏子仁、茯神、远志；血虚生风，而见手足蠕动或抽搐者，可加当归、生地黄、珍珠母、钩藤。

5. 心脾两虚

临床表现：多思善虑，心悸胆怯，失眠健忘，头晕神疲，面色无华，纳差；舌质淡，苔薄白，脉细弱。

治法：健脾养心，益气补血。

代表方：归脾汤。

本方由人参、龙眼肉、黄芪、白术、当归、酸枣仁、茯神、远志、木香、甘草、生姜、大枣组成。心胸郁闷、情志不舒者，可加郁金、香附、佛手；头晕头痛者，可加川芎、白芷、天麻。

6. 心肾阴虚

临床表现：虚烦少寐，惊悸，健忘，多梦，头晕耳鸣，五心烦热，腰膝酸软，盗汗，口干

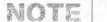

咽燥，男子遗精，女子月经不调；舌红，少苔或无苔，脉细数。

治法：滋养心肾。

代表方：天王补心丹合六味地黄丸。

天王补心丹由生地黄、天冬、麦冬、玄参、五味子、酸枣仁、柏子仁、远志、茯苓、朱砂、当归、人参、丹参、桔梗组成；六味地黄丸由熟地黄、山药、山萸肉、泽泻、茯苓、牡丹皮组成。心肾不交而见心烦失眠、多梦遗精者，可合交泰丸；烦渴者，可加天花粉、知母；遗精较频者，可加芡实、莲须、金樱子。

【辨治备要】

（一）辨证要点

1. 辨受病脏腑 郁证的发生主要为肝失疏泄，但病变影响的脏腑有所侧重，应依据临床症状，结合六郁，辨明受病脏腑。一般来说，气郁、血郁、火郁主要关系于肝；食郁、湿郁、痰郁主要关系于脾；而虚证则与心的关系最为密切。

2. 辨证候虚实 实证病程较短，表现为精神抑郁、胸胁胀痛、咽中梗塞、时欲太息、脉弦或滑。虚证则病已久延，症见精神不振、心神不宁、虚烦不寐、悲忧善哭。病程较长的患者，亦有虚实互见的情况。正气不足，或表现为气血不足，或表现为阴精亏虚，同时又伴有气滞、血瘀、痰结、火郁等病变，则成为虚实夹杂之证。

（二）治法方药

理气开郁、调畅气机、怡情易性是治疗郁证的基本原则。郁证初起多以气滞为主，为肝郁气结证，应首当理气开郁，并应根据是否兼有血瘀、火郁、痰结、湿滞、食积等而分别采用活血、降火、祛痰、化湿、消食等法。虚证则应根据损及的脏腑及气血阴精亏虚的不同情况而补之，或养心安神，或补益心脾，或滋养肝肾。对于虚实夹杂者，则又当根据虚实的偏重而兼顾。若血瘀症状较重，而见精神抑郁、性情急躁、胸胁刺痛、舌质有瘀点瘀斑、脉弦或涩，可选用血府逐瘀汤以活血化瘀、理气解郁。若患者烦躁、精神抑郁较重者，"急则治其标"可先使用镇静剂稳定患者情绪后，再予以治本治疗。

郁证预后一般良好，多数患者经过积极治疗后，可恢复如常。但也有部分患者由于常受到精神刺激，而使病情反复或波动。因此，在疏肝解郁的基础上，也要注重精神治疗，解除致病原因，促使患者及早治愈。

【临证要点】

1. 本病主要由情志内伤所引起，故重视精神治疗、心理治疗，对于本病的治疗及预后转归具有重要作用。正如清·叶天士《临证指南医案·郁》中所言："郁证全在病者能移情易性。"

2. 郁证的治疗多以理气为先，但理气药多辛香燥烈，久用耗气伤血，在临证选药时宜选用香橼、佛手、青皮等药性平和、理气而不伤阴之品。

3. 郁证一般病程较长，用药不宜峻猛，否则欲速则不达。郁证实证的治疗，应注意理气而不耗气，活血而不破血，清热而不败胃，祛痰而不伤正，燥湿而不伤阴，消食而不伤脾；郁病虚证的治疗，应注意补益心脾而不过燥，滋养肝肾而不过腻。

4. 柴胡疏肝散为明·张介宾《景岳全书·卷五十六》所载之方，具有疏肝理气、活血止痛的功效。本方遵循《黄帝内经》"木郁达之"之旨，以疏肝理气为主，疏肝之中兼以养肝，理气之中兼以调血和胃。在发病的早期应用本方，有助于舒畅气机，减轻病情，提高临床疗效。

NOTE

【预防调护】

患者应树立正确的人生观，积极对待各种事物，避免忧思郁怒，防止情志内伤是预防郁证的重要措施。医务人员应深入了解患者病史、发病诱因，针对诱因进行有效的预防措施，做到"未病先防"。既病者要及早治疗，防止病情的进一步蔓延，做到"既病防变"。医务人员应以诚恳、耐心的态度对待患者，取得患者的充分信任，帮助患者克服精神方面的不良因素，使患者能充分配合医务人员的治疗工作，树立战胜疾病的信心。已治愈者要定期复查，以防复发。

郁证患者饮食宜清淡，应以蔬菜和营养丰富的鱼、水果、瘦肉、乳类为宜，忌生冷、辛辣、油腻、烟酒等，建立良好的生活作息习惯。运动宜适量，练习太极拳、八段锦、气功等有助于调动患者的注意力，增强治疗效果。

【小结】

郁证主要临床表现为心情抑郁、情绪不宁、胸部满闷、胁肋胀痛，或易怒易哭，或咽中如有异物梗阻。郁证主要病因是情志内伤，与脏气易郁密切相关；基本病机为气机郁滞，脏腑功能失调；其病位主要在肝，可涉及心、脾、肾等脏；基本病理因素为气、血、火、痰、食、湿。初病多实，以气、血、火、痰、食、湿六郁见证为主，其中以气郁为病变的基础，病久则伤及心、脾、肾等脏腑，由实转虚，而成为虚证。郁证实证，以气机郁滞为基本病变，治疗以疏肝理气解郁为主。气郁化火者，配合清肝泻火；气郁夹痰，痰气交阻者，配合化痰散结；气病及血，气郁血瘀者，配合活血化瘀；兼有湿滞者，配合健脾燥湿或芳香化湿；夹食积者，配合消食和胃。虚证宜补，针对病情分别采用补益心脾、养心安神、滋阴益肾等法。虚实互见者，则当虚实兼顾。经过积极治疗，一般预后良好。

【名医经验】

当代医家治疗郁证多注重调肝理气，取得了良好效果。国医大师张学文教授认为郁证的病因是情志内伤，病变以气滞为主，兼有血瘀、化火、痰结等，病理变化与心、肝、脾有关。《医碥》曰："百病皆生于郁。而木郁是五郁之首，气郁乃六郁之始，肝郁为诸郁之主。"张老常引用《读医随笔》所言"医者善于调肝，乃善治百病"，因此，治疗郁证，善于调肝，方用柴胡疏肝散加减，该方重在疏肝活血，兼可敛阴止痛，对肝气郁结较重，甚至气滞血瘀为病者效果较好。

国医大师颜德馨教授认为，郁证多因肝郁情志不畅，气血失于调达，血瘀心脉脑络，神明失主而致。治疗时将本病的辨治概括为以下几点：活血化瘀，净心醒脑；升达清阳，调畅气机；清心泻火，醒窍安神。针对血瘀于内，扰乱心神，滞塞脑窍这一病机关键，以血府逐瘀汤为基础方加石菖蒲、黄连等，顺肝木升发条达之性，效果良好。

【古籍摘要】

《丹溪心法·六郁》："气血冲和，万病不生，一有怫郁，诸病生焉。故人身诸病，多生于郁。"

《景岳全书·郁证》："凡五气之郁，则诸病皆有，此因病而郁也；至若情志之郁，则总由乎心，此因郁而病也。""初病而气结为气滞者，宜顺宜开；久病而损及中气者，宜修宜补。然以情病者，非情不解。"

《证治汇补·郁证》："郁病虽多，皆因气不周流。法当顺气为先，开提为次，至于降火、化痰、消积，犹当分多少治之。"

《类证治裁》："七情内起之郁，始而伤气，继必及血，终乃成劳。主治宜苦辛凉润宣通。"

【文献推介】

1. 谢磊，张鹏，罗瑞，等.基于"肾为元阳之本"探讨温补肾阳方治疗抑郁症［J］.中华中医药杂志，2011，26（5）：1130-1134.

2. 傅沈康，李丹，任路.再论"郁证"与阳虚的关系［J］.中国中医基础医学杂志，2013，19（12）：1388-1389.

3. 杨建，高莹，颜红，等.浅论郁证从肺论治［J］.辽宁中医杂志，2014，41（10）：2100-2101.

4. 王旭东，乔明琦，张樟进，等.中医药治疗抑郁症的研究进展［J］.南京中医药大学学报，2016，32（1）：93-96.

第二节 血 证

凡血液不循常道，或上溢于口鼻诸窍，或下泄于前后二阴，或渗出于肌肤所形成的一类出血性疾患，统称为血证。在古代医籍中，亦称为血病或失血。血证的范围相当广泛，凡以出血为主要临床表现的内科病证，均属本证的范围。本节讨论内科常见的鼻衄、齿衄、咳血、吐血、便血、尿血、紫斑等血证。西医学中多种急慢性疾病所引起的出血，包括多系统疾病有出血症状者，以及造血系统病变所引起的出血性疾病，均可参照本节辨证论治。

早在《黄帝内经》即对血的生理及病理有较深入的认识，对各种出血均已论及。有关篇章对血溢、血泄、衄血、咳血、呕血、尿血、便血等病证作了记载，并对引起出血的原因及部分血证的预后有所论述。东汉·张仲景《金匮要略·惊悸吐衄下血胸满瘀血病脉证治》首先对吐血、衄血、便血进行辨证论治，将数种血证列为一个篇章，并记载了泻心汤、柏叶汤、黄土汤等方剂，沿用至今。隋·巢元方《诸病源候论·血病诸候》将血证称为血病，对各种血证的病因病机作了较详细的论述。唐·孙思邈《备急千金要方》收载了一些较好的治疗血证的方剂，至今仍广泛应用的犀角地黄汤即首载于该书。宋代的《太平圣惠方》《圣济总录》等书，对各类血证在简要论述的基础上，分门别类汇集了众多的治疗方剂，大大地丰富了血证的治疗方法。宋·严用和《济生方·失血论治》认为失血可由多种原因导致，"所致之由，因大虚损，或饮酒过度，或强食过饱，或饮啖辛热，或忧思恚怒"；而对血证的病机，则强调因于热者多，谓："夫血之妄行也，未有不因热之所发。盖血得热则淖溢，血气俱热，血随气上，乃吐衄也。"金·刘完素《素问玄机原病式·热类》亦认为失血主要由热盛所致，谓："血溢者，上出也。心养于血，故热甚则血有余而妄行。""血泄，热客下焦，而大小便血也。"元·朱震亨对于阴虚导致的出血有新的阐发，在《平治荟萃·血属阴难成易亏论》说："阴气一亏伤，所变之证，妄行于上则吐衄，衰涸于外则虚劳，妄返于下则便红。"在《丹溪心法·吐血》中还说："诸见血，身热脉大者难治，是火邪胜也。身凉脉静者易治，是正气复也。"这对于估计整个血证的预后均有指导意义。明·虞抟《医学正传·血证》率先将各种出血病证归纳在一起，并以"血证"之名概之，认为热盛所致血证者为多，谓"诸见血为热证"。

自此之后，血证之名即为许多医家所采用。明·李梴《医学入门》对于血证的善后，十分强调脾胃的重要性，谓："血病每以胃药收功，胃气一复，其血自止。"明·张介宾《景岳全书·血证》对血证的内容作了比较系统的归纳，将引起出血的病机提纲挈领地概括为"火盛"及"气虚"两个方面。明·赵献可著《医贯·血症论》重视气血的关系，明确提出"血脱必先益气"的主张，治血必先理气，血脱必先益气，"有形之血，不能速生，无形之气，所当急固"，对血证的治疗有一定的指导意义。清·唐容川《血证论》是论述血证的专书，对各种血证的病因病机、辨证论治均有精辟论述，提出的止血、消瘀、宁血、补虚的"治血四法"，是通治血证之大纲。

【病因病机】

引起血证的原因较多，但不外外感、内伤两大类。外感以风热燥邪为主；内伤多与酒热辛肥、抑郁忧思、体虚久病等有关。

1. 风热燥邪，侵犯脏腑 风热燥邪，侵犯于肺，或肺经素有燥热，复感外邪，邪热熏蒸，灼伤肺络，而致咳血；若肺热上炎清窍则为鼻衄；若邪热犯于下焦，损伤血络，则见尿血；若邪热犯于中焦，与肠中湿毒夹杂为患，损伤肠道，则见便血；若邪热侵入营血，迫血妄行，血溢脉外，渗于肌肤之间，则可见皮肤紫斑，重者上下出血。外感风热燥邪，多为急性病出血的原因，亦可为慢性病出血的诱因。

2. 饮食辛热，血脉受损 饮酒过多，或嗜食辛辣厚味，导致湿热内蕴，阳明热盛，热灼胃络，血溢胃中，随胃气上逆，则见吐血；随粪便而下，或热郁肠道，灼伤肠络，则见便血；循经上炎，则见齿衄、鼻衄；热注膀胱，则致尿血；热入营动血，则致皮肤紫斑。

3. 情志过极，气乱血溢 郁怒忧思、情志过极，则气机逆乱，迫血妄行，溢于脉外，而成血证。若郁怒伤肝，气郁化火，横逆犯胃，损伤胃络，则吐血、便血；若肝火循经犯肺，木火刑金，肺络损伤，则咳血、鼻衄；若情志不遂，心火亢盛，耗伤肾阴，热移膀胱，热灼血络，则尿血；若思虑伤脾，脾不统血，还可发吐血、便血、尿血、紫斑。

4. 体虚久病，统血无权 劳倦纵欲太过，或久病体虚，导致心、脾、肾气阴不足，血不循经而致出血。若损伤于气，则气虚不能摄血，以致血液外溢而见衄血、吐血、便血、紫斑；若损伤于阴，则阴虚火旺，迫血妄行致衄血、尿血、紫斑；若久病入络，使血脉瘀阻、血行不畅、血不循经也致出血。

归纳起来，血证病机可分为虚、实两大类。虚证主要是气虚不能摄血和阴虚火旺灼伤血络，血溢脉外而出血；实证主要是气火亢盛，血热妄行而致出血。此外，出血后的"留瘀"也使血脉瘀阻、血行不畅、血不循经，成为出血不止或反复出血的原因之一。

关于"血证"的病因病机，还须重视三个关系：一是气、火与血的关系，《景岳全书·血证》载"血动之由，惟火惟气耳。故察火者，但察其有火无火，察气者，但察其气虚气实""动者多由于火，火盛则迫血妄行，损者多由于气，气伤则血无以存"。二是血证的虚实及其转化关系，实热证是基本证候，阴虚证多由实热证演变而成，而气虚证多属变证，三者有时还可错杂并见。三是血证与脏腑之间的病理关系，出血的部位与形式可提示病变的脏腑，但一种血证既可以是本脏腑病变产生的结果（如燥热伤肺的咳血、胃热炽盛的吐血等），也可以是其他脏腑病变损伤本脏腑而产生的出血（如木火刑金的咳血、肝火犯胃的吐血等）。

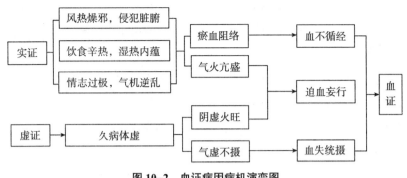

图 10-2　血证病因病机演变图

【诊断与鉴别诊断】

（一）诊断

血证具有明显的证候特征，即出血，表现为血液或从口、鼻，或从尿道、肛门，或从肌肤而外溢，具体应根据出血的不同临床表现进行诊断。

1. 鼻衄　凡血自鼻道外溢而非因外伤、倒经所致者，均可诊断为鼻衄。

2. 齿衄　血自齿龈或齿缝外溢，且排除外伤所致者，即可诊断为齿衄。

3. 咳血　血由肺、气道而来，经咳嗽而出，或觉喉痒胸闷，一咯即出，血色鲜红，或夹泡沫，或痰血相兼，痰中带血。多有慢性咳嗽、痰喘、肺痨等病史。

4. 吐血　发病急骤，吐血前多有恶心、胃脘不适、头晕等症。血随呕吐而出，常伴有食物残渣等胃内容物。血色多为咖啡色或紫暗色，也可为鲜红色。大便呈暗红色或黑如柏油。有胃痛、胁痛、黄疸、癥积等病史。

5. 便血　大便色鲜红、暗红或紫暗，甚至黑如柏油样，次数增多。有胃肠或肝病病史。便血有远近之别，远血病位在胃（上消化道：胃、十二指肠），血与粪便相混，血色如黑漆色或暗紫色；近血来自肠道（下消化道：结肠、直肠、肛门），血便分开或便外裹血，血色多鲜红或暗红。

6. 尿血　小便中混有血液或夹有血丝，排尿时无疼痛。

7. 紫斑　肌肤出现青紫斑点，小如针尖，大者融合成片，压之不褪色。好发于四肢，尤以下肢为甚，常反复发作。重者可伴有鼻衄、齿衄、尿血、便血及崩漏。小儿及成人皆可患病，但以女性多见。

对每一个血证患者，应将红细胞、血红蛋白、白细胞计数及分类、血小板计数作为必要检查，并在此基础上根据各种血证的不同情况进行相应的检查。必要时进行骨髓穿刺检查，以协助诊断。

咳血：实验室检查如血沉、痰培养细菌、痰检查抗酸杆菌及脱落细胞，以及胸部 X 线检查、支气管镜检或造影、胸部 CT 等，有助于进一步明确咳血的病因。

吐血：电子胃镜、超声波、胃液分析等检查可进一步明确引起吐血的病因。

便血：大便及呕吐物潜血试验、大便常规检查、直肠指检、电子结肠镜检查等，有助于进一步明确便血的部位和原因。

尿血：尿常规是必须进行的检查，另可根据情况进一步做尿液细菌学检查、泌尿系超声检查、X 线检查、输尿管、膀胱镜检查等，以明确出血部位和原因。

NOTE

紫斑：血、尿常规、大便潜血试验、血小板计数、出凝血时间、血管收缩时间、凝血酶原时间、毛细血管脆性试验等为常需进行的检查，有助于明确出血病因。

（二）鉴别诊断

1. 鼻衄与经行衄血　经行衄血又名倒经、逆经，其发生与月经周期有密切关系，多于经行前期或经期出现，与内科所论鼻衄机理不同。

2. 齿衄与舌衄　齿衄为血自齿缝、牙龈溢出；舌衄为血出自舌面，舌面上常有如针眼样出血点，与齿衄不难鉴别。

3. 咳血与吐血、口腔出血　血液均从口而出，但咳血之血由肺而来，咳血之前多有咳嗽、胸闷、喉痒等症状，血色多鲜红，经气道随咳嗽而出，常混有痰液；大量咳血后，可见痰中带血数天；少量咳血或没有将较多咳到口腔的血吞咽入胃则粪便不呈黑色。吐血之血自胃而来，吐血之前多有胃脘不适或胃痛、恶心等症，血经呕吐而出，常夹有食物残渣，色鲜红或紫暗，粪便多呈黑色，吐血之后无痰中带血。口腔出血是鼻咽部、齿龈及口腔其他部位的出血，常为纯血或随唾液而出，血量少，并有口腔、鼻咽部病变的相应症状可寻，无伴咳嗽，可与咳血相区别。

4. 吐血与鼻腔、口腔及咽喉出血　吐血经呕吐而出，血色紫暗，夹杂食物残渣，常有胃病史。鼻腔、口腔及咽喉出血，血色鲜红，不夹食物残渣，五官科做相关检查即可明确具体部位。

5. 便血与痢疾、痔疮　痢疾便血为脓血相兼，且有腹痛、里急后重、肛门灼热等症，初起有发热、恶寒等。便血无腹痛、里急后重、脓血相兼，与痢疾不同。痔疮属外科疾病，其大便下血的特点为便时或便后出血，常伴有肛门异物感或疼痛，做肛门直肠检查时，可发现内痔或外痔。

6. 远血与近血　便血之远近是指出血部位距肛门的远近而言。除便色、便与血的混合状况外，清·吴谦《医宗金鉴》云："先便后血，此远血也，谓血在胃也，即古之所谓结阴，今之所谓便血也；先血后便，此近血也，谓血在肠也，即古之所谓肠澼为痔下血，今之所谓脏毒、肠风下血也。"

7. 肠风与脏毒　两者均属近血，但肠风血色鲜泽清稀，其下如溅，属风热为患。脏毒血色暗浊黏稠，点滴不畅，因湿热（毒）所致。明·戴元礼《秘传证治要诀及类方》明示："血清而色鲜者为肠风，浊而暗者为脏毒。"

8. 尿血与血淋、石淋　三者均有血随尿出，但尿血与血淋以小便时痛与不痛为其鉴别要点，不痛者为尿血，痛（滴沥刺痛）者为血淋。石淋则为尿中时有砂石夹杂，小便涩滞不畅，时有小便中断，或伴腰腹绞痛等症，可与二者鉴别。

9. 紫斑与出疹　紫斑与出疹均有局部肤色的改变，紫斑呈点状者需与出疹的疹点区别。紫斑隐于皮内，压之不褪色，触之不碍手；疹高出于皮肤，压之褪色，摸之碍手。且两者成因、病位均有不同。

10. 紫斑与温病发斑、丹毒　前两者皮肤斑块的表现类似，但病情、病势、预后迥然有别。温病发斑发病急骤，常伴有高热烦躁、头痛如劈、昏狂谵语、四肢抽搐、鼻衄、齿衄、便血、尿血、舌质红绛等，病情险恶多变。杂病发斑（紫斑）一般不如温病发斑急骤，常有反复发作史，也有突然发生者，虽时有热毒亢盛表现，但一般舌不红绛，不具有温病传变急速的特点。

丹毒属外科皮肤病，以皮肤色红如红丹而得名，轻者压之褪色，重者压之不褪色，但其局部皮肤灼热肿痛，与紫斑皮肤无灼热肿痛有别。

【辨证论治】

（一）鼻衄

鼻腔出血即为鼻衄，多由火热迫血妄行所致，其中以肺热、胃热、肝火为常见，但也可因血失统摄或阴虚火旺引起。对于鼻衄的辨证论治，应着重辨明火热之有无、证候之虚实、脏腑之不同，在此基础上采用清热泻火、凉血止血、益气摄血、滋阴降火等治法。

鼻衄可因鼻腔局部疾病及全身疾病而引起。内科范围的鼻衄主要见于某些传染病、发热性疾病、血液病、风湿热、高血压、维生素缺乏症、化学药品及药物中毒等引起的鼻出血。至于鼻腔局部病变而引起者，属于五官科范畴。

1. 热邪犯肺

临床表现：鼻燥衄血，口干咽燥，或兼有身热，恶风，头痛，咳嗽，痰少；舌质红，苔薄，脉数。

治法：清泄肺热，凉血止血。

代表方：桑菊饮。

本方由桑叶、菊花、薄荷、连翘、桔梗、杏仁、芦根、甘草组成。若肺热盛而无表证者，去薄荷、桔梗，加黄芩、栀子；阴伤较甚，口、鼻、咽干燥显著者，加玄参、麦冬、生地黄。

2. 胃热炽盛

临床表现：鼻干衄血，或兼齿衄，血色鲜红，口渴欲饮，口干臭秽，烦躁，便秘；舌红，苔黄，脉数。

治法：清胃泻火，凉血止血。

代表方：玉女煎。

本方由石膏、知母、熟地黄、麦冬、牛膝组成。若热势甚者，加山栀、牡丹皮、黄芩；大便秘结，加生大黄；阴伤较甚，口渴，舌红苔少，脉细数者，加天花粉、石斛、玉竹。

3. 肝火上炎

临床表现：鼻衄，口苦，烦躁易怒，两目红赤，耳鸣目眩；舌红，苔黄，脉弦数。

治法：清肝泻火，凉血止血。

代表方：龙胆泻肝汤。

本方由龙胆草、柴胡、栀子、黄芩、木通、泽泻、车前子、地黄、当归、生甘草组成。若阴液亏耗，口鼻干燥，舌红少津，脉细数者，可去车前子、泽泻、当归，酌加玄参、麦冬、女贞子、旱莲草；阴虚内热，手足心热，加玄参、龟甲、地骨皮、知母。

4. 气血亏虚

临床表现：鼻血淡红，或兼齿衄、肌衄，伴神疲乏力，面色㿠白，头晕心悸，夜寐不宁；舌淡，脉细无力。

治法：补气摄血。

代表方：归脾汤。

本方由黄芪、人参、白术、茯神、当归、酸枣仁、远志、龙眼肉、木香、甘草、生姜、大枣组成。

对鼻衄除辨证内服汤药治疗外，出血时应结合局部用药治疗，以期及时止血。可选用局部喷洒云南白药或用棉花蘸青黛粉塞入鼻腔止血等。

（二）齿衄

齿龈出血即为齿衄，又称为牙衄、牙宣。胃热、肾虚是其最主要的病机，尤以胃热所致者多见。齿衄的辨证应着重辨明病变所累及的脏腑和证候的虚实。阳明热盛属实，发病多急，伴牙龈红肿疼痛；肾虚火旺属虚，起病较缓，病程较长，常伴齿摇不坚。实证宜清胃泻火，虚证宜滋阴降火，但均宜伍用凉血止血之品。

齿衄可由齿龈局部病变或全身疾病所引起。内科范围的齿衄，多由血液病、维生素缺乏症及肝硬化等疾病所引起。至于齿龈局部病变引起者，属于口腔科范围。

1. 胃火炽盛

临床表现：齿龈出血，血色鲜红，伴齿龈红肿疼痛，口渴口臭；舌红，苔黄，脉洪数。

治法：清胃泻火，凉血止血。

代表方：加味清胃散合泻心汤。

加味清胃散由升麻、黄连、地黄、牡丹皮、当归、犀角（用水牛角代）、连翘、甘草组成；泻心汤由大黄、黄连、黄芩组成。前方清胃凉血；后方泻火解毒。烦热、口渴者，加石膏、知母。

2. 阴虚火旺

临床表现：齿龈出血，血色淡红，起病较缓，常因受热及烦劳而诱发，伴齿摇不坚；舌红，苔少，脉细数。

治法：滋阴降火，凉血止血。

代表方：六味地黄丸合茜根散。

六味地黄丸由熟地黄、山药、山茱萸、茯苓、牡丹皮、泽泻组成；茜根散由茜根、黄芩、阿胶、侧柏叶、生地黄、炙甘草组成。前方滋阴补肾；后方养阴清热，凉血止血。虚火较甚而见低热、手足心热者，加地骨皮、白薇、知母。

（三）咳血

血由肺及气管外溢，经口咳出，表现为痰中带血，或痰血相兼，或纯血鲜红，兼夹泡沫均称为咳血，亦称为嗽血或咯血。咳血总由肺络受损所致，感受热邪，热伤肺络，是咳血最常见的原因。其次为情志郁结，郁久化火，肝火犯肺，以及肺肾阴虚，虚火内炽，损伤肺络而致。治则为清热润肺，凉血止血，但应据其分属外感、内伤、实火、虚火的不同，采用不同的方药。此外咳血大多伴有咳嗽，因而不同程度兼夹肺失清肃、宣降失调的病变，治疗时应予兼顾。

咳血见于多种疾病，许多杂病及温热病都会引起咳血。内科范围的咳血，主要见于呼吸系统疾病，如支气管扩张症、急性气管－支气管炎、慢性支气管炎、肺炎、肺结核、肺癌等。其中由肺结核、肺癌所致者，尚需参阅本书的肺痨及肺癌两节。温热病中的风温、暑温导致的咳血，详见《温病学》的有关内容。

1. 燥热伤肺

临床表现：喉痒咳嗽，痰中带血，口干鼻燥，或有身热；舌质红，苔薄黄少津，脉数。

治法：清热润肺，宁络止血。

代表方：桑杏汤。

本方由桑叶、栀子、淡豆豉、沙参、梨皮、贝母、杏仁组成。风热犯肺兼见发热、头痛、咳嗽、咽痛等症，加金银花、连翘、牛蒡子；津伤较甚而见干咳无痰，或痰黏不易咯出、苔少、舌红乏津者，可加麦冬、玄参、天冬、天花粉等；痰热蕴肺，肺络受损，症见发热面赤、咳嗽咳血、咳痰黄稠、舌红苔黄、脉数者，可加桑白皮、黄芩、知母、山栀、大蓟、小蓟、茜草等；热势较甚，咯血较多者，加连翘、黄芩、白茅根、芦根，冲服三七粉。

2. 肝火犯肺

临床表现：咳嗽阵作，痰中带血或纯血鲜红，胸胁胀痛，烦躁易怒，口苦；舌质红，苔薄黄，脉弦数。

治法：清肝泻肺，凉血止血。

代表方：泻白散合黛蛤散。

泻白散由桑白皮、地骨皮、粳米、甘草组成；黛蛤散由青黛、海蛤壳组成。前方清泄肺热；后方泻肝化痰。可适当加凉血止血药。肝火较甚，头晕目眩、心烦易怒者，加牡丹皮、栀子；咯血量较多、纯血鲜红，可用犀角地黄汤加三七粉冲服。

3. 阴虚肺热

临床表现：咳嗽痰少，痰中带血，或反复咳血，血色鲜红，伴口干咽燥，颧红，潮热盗汗；舌红苔少，脉细数。

治法：滋阴润肺，宁络止血。

代表方：百合固金汤。

本方由百合、玄参、贝母、桔梗、麦冬、生地黄、熟地黄、当归身、白芍、甘草组成。咳血量多可合用十灰散。反复或咳血量多者，加阿胶、三七；潮热、颧红者，加青蒿、鳖甲、地骨皮、白薇；盗汗，加糯稻根、浮小麦、五味子、牡蛎等。

（四）吐血

血由胃来，经呕吐而出，血色红或紫暗，常夹有食物残渣，称为吐血，亦称为呕血。清·何梦瑶《医碥·吐血》说："吐血即呕血。旧分无声曰吐，有声曰呕，不必。"其发病概由胃络受损所致，因胃腑本身或他脏疾患的影响，导致胃络损伤，血溢胃内，以致胃气上逆，血随气逆，经口吐出，其中以暴饮暴食、饥饱失常、过食辛辣厚味，致使胃中积热，胃络受损；或肝气郁结，脉络阻滞，郁久化火，逆乘于胃，胃络损伤；以及劳倦过度，中气亏虚，气不摄血，血溢胃内等三种情况所致的吐血为多见。吐血治疗当辨证候之缓急、病性之虚实、火热之有无。吐血初起以热盛所致者为多，故当清火降逆，但应注意治胃、治肝之别；吐血量多时容易导致气随血脱，当急用益气固脱之法；气虚不摄者，则当大剂益气固摄之品，以复统摄之权；吐血之后或日久不止者，则需补养心脾，益气生血。

吐血主要见于上消化道出血，其中以消化性溃疡出血及肝硬化所致的食管、胃底静脉曲张破裂最为多见，其次见于食管炎、急慢性胃炎、胃黏膜脱垂症以及某些全身性疾病（如血液病、尿毒症、应激性溃疡）引起的出血。

1. 胃热壅盛

临床表现：吐血色红或紫暗，常夹有食物残渣，伴脘腹胀闷，嘈杂不适，甚则作痛，口臭便秘，大便色黑；舌质红，苔黄腻，脉滑数。

NOTE

治法：清胃泻火，化瘀止血。

代表方：泻心汤合十灰散。

泻心汤由大黄、黄连、黄芩组成；十灰散由大蓟、小蓟、侧柏叶、荷叶、茜根、栀子、白茅根、大黄、牡丹皮、棕榈皮组成。前方清胃泻火；后方清热凉血，收涩止血，为治疗血证的常用方剂，有止血而不留瘀的优点。若胃气上逆而见恶心呕吐者，加代赭石、竹茹、旋覆花；热伤胃阴而表现为口渴、舌红而干、脉象细数者，加麦冬、石斛、天花粉。

2. 肝火犯胃

临床表现：吐血色红或紫暗，伴口苦胁痛，心烦易怒，寐少梦多；舌质红，脉弦数。

治法：泻肝清胃，凉血止血。

代表方：龙胆泻肝汤。

本方由龙胆草、柴胡、栀子、黄芩、木通、泽泻、车前子、地黄、当归、甘草组成。若胁痛甚者，加郁金、制香附；血热妄行，吐血量多，加水牛角、赤芍。

3. 气虚血溢

临床表现：吐血缠绵不止，时轻时重，血色暗淡，伴神疲乏力，心悸气短，面色苍白；舌质淡，脉细弱。

治法：健脾益气摄血。

代表方：归脾汤。

本方由黄芪、人参、白术、茯神、当归、酸枣仁、远志、龙眼肉、木香、甘草、生姜、大枣组成。若气损伤阳，脾胃虚寒，症见肤冷、畏寒、便溏者，可加柏叶炭、干姜。

吐血多属危重证，若出血量多，易致气随血脱；若出现面色苍白、汗出肢冷、脉微欲绝等症，亟当用独参汤等益气固脱，并结合西医方法积极救治。

（五）便血

便血系胃肠脉络受损，血不循经，溢入胃肠，随大便而下，或大便色黑呈柏油样为主要临床表现的病证。若病位在胃，因其远离肛门，血色变黑，又称远血；若病位在肠，出血色多鲜红，则称近血。便血的原因多样，但以热灼血络和脾虚不摄两类所致者为多。故清热凉血、健脾温中为便血的主要治法。

内科杂病的便血主要见于胃肠道的炎症、溃疡、肿瘤、息肉、憩室炎等。

1. 肠道湿热

临床表现：血色红黏稠，伴大便不畅或稀溏，或有腹痛，口苦；舌质红，苔黄腻，脉濡数。

治法：清化湿热，凉血止血。

代表方：地榆散合槐角丸。

地榆散由地榆、黄连、犀角屑（用水牛角代）、茜根、黄芩、栀子仁组成；槐角丸由黄芩、槐角、地榆、当归、防风、枳壳组成。前方清化湿热之力较强；后方则兼能理气活血。可根据临床需要酌情选用或合用。

2. 热灼胃络

临床表现：便色如柏油，或稀或稠，常有饮食伤胃史，伴胃脘疼痛，口干；舌淡红，苔薄黄，脉弦细。

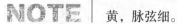

治法：清胃止血。

代表方：泻心汤合十灰散。

泻心汤由大黄、黄连、黄芩组成；十灰散由大蓟、小蓟、侧柏叶、荷叶、茜根、栀子、白茅根、大黄、牡丹皮、棕榈皮组成。前方清胃泻火；后方清热凉血，收涩止血。也可以选用生大黄粉调蜂蜜口服。若出血较多，增加大小蓟的用量，酌加仙鹤草、白及、地榆炭、紫草等。

3. 气虚不摄

临床表现：便血淡红或紫暗不稠，伴倦怠食少，面色萎黄，心悸少寐；舌淡，脉细。

治法：益气摄血。

代表方：归脾汤。

本方由黄芪、党参、白术、茯苓、当归、酸枣仁、远志、龙眼肉、木香、甘草组成。若中气下陷，神疲气短、肛坠，加柴胡、升麻、黄芪。

4. 脾胃虚寒

临床表现：便血紫暗，甚则色黑，伴脘腹隐痛，素喜热饮，面色不华，神倦懒言，便溏；舌淡，脉细。

治法：健脾温中，养血止血。

代表方：黄土汤。

本方由灶心黄土、白术、炮附子、干地黄、阿胶、黄芩、甘草组成。若阳虚较甚，畏寒肢冷者，去黄芩、地黄，加鹿角霜、炮姜、艾叶。

轻症便血应注意休息；重症者则应卧床。应注意观察便血的颜色、性状及次数，若出现头昏、心慌、烦躁不安、面色苍白、脉细数等症状，常为大出血的征兆，应积极救治。

（六）尿血

小便中混有血液，甚或伴有血块的病证，称为尿血。因出血量及病位不同，而使小便呈淡红色、鲜红色或茶褐色。尿血的病位在肾及膀胱，其主要病机是热伤脉络或脾肾不固，血入水道而成尿血。治疗当辨证候之缓急、病性之虚实、火热之旺盛。实热多由感受热邪所致，治应清热泻火；虚热则多由烦劳过度，耗伤阴精；或热邪耗阴，正虚邪恋所致，治应滋阴降火。脾肾不固所致则主要由饮食不节、劳伤过度、年老体衰及久病迁延等原因引起。脾虚则中气不足，统血无权，血随气陷，治当补脾摄血；肾虚则下元空虚，封藏失职，血随尿出，治当补肾固摄。

尿血是一种比较常见的病证。以往所谓尿血，一般指肉眼血尿而言。现在随着检测手段的发展，出血量微少、用肉眼不易观察到而仅在显微镜下才能发现红细胞的"镜下血尿"，也包括在尿血之中。西医学所称的尿路感染、肾结核、肾小球肾炎、泌尿系肿瘤，以及全身性疾病（如血液病、结缔组织病等）出现的血尿，均可参照本病辨证论治。

1. 下焦湿热

临床表现：小便黄赤灼热，尿血鲜红，伴心烦口渴，面赤口疮，夜寐不安；舌质红，脉数。

治法：清热利湿，凉血止血。

代表方：小蓟饮子。

本方由小蓟、地黄、滑石、木通、蒲黄、藕节、淡竹叶、当归、栀子、甘草组成。若热盛而心烦口渴者，加黄芩、天花粉；尿血较甚者，加槐花、白茅根；尿中夹有血块者，加桃仁、红花、牛膝；大便秘结者，酌加大黄。

2. 肾虚火旺

临床表现：小便短赤带血，伴头晕耳鸣，颧红潮热，腰膝酸软；舌红，苔少，脉细数。

治法：滋阴降火，凉血止血。

代表方：知柏地黄丸。

本方由知母、黄柏、地黄、怀山药、山茱萸、茯苓、泽泻、牡丹皮组成。若颧红潮热者，加地骨皮、白薇。

3. 脾不统血

临床表现：久病尿血，量多色淡，甚或兼见齿衄、肌衄，伴食少便溏，体倦乏力，气短声低，面色不华；舌质淡，脉细弱。

治法：补中健脾，益气摄血。

代表方：归脾汤。

本方由黄芪、人参、白术、茯神、当归、酸枣仁、远志、龙眼肉、木香、甘草、生姜、大枣组成。若气虚下陷而少腹坠胀者，酌加升麻、柴胡。

4. 肾气不固

临床表现：久病尿血，血色淡红，伴头晕耳鸣，精神困惫，腰脊酸痛；舌质淡，脉沉弱。

治法：补益肾气，固摄止血。

代表方：无比山药丸。

本方由熟地黄、山药、山茱萸、牛膝、肉苁蓉、菟丝子、杜仲、巴戟天、茯神、泽泻、五味子、赤石脂组成。若尿血较重者，加牡蛎、金樱子、补骨脂；腰脊酸痛、畏寒神怯者，加鹿角片、狗脊。

（七）紫斑

血液溢出于肌肤之间，皮肤表现青紫斑点或斑块的病证，称为紫斑，亦称肌衄；而外感温毒所致者称葡萄疫。紫斑多发生在四肢，尤以下肢多见。皮肤呈点状或片状青紫斑块，大小不等，形状不一，用手指按压紫斑处，其色不褪，部分患者可伴有发热、头痛、纳差、腹痛、肢体关节疼痛等症。儿童及成人均会患本病，以女性居多。紫斑的治疗，应根据紫斑的数量、颜色及有无其他部位出血等情况，辨识病情的轻重。紫斑面积小，数量少，斑色红赤者，病情较轻；面积大，数量多，斑色紫黑者，病情较重。紫斑还常伴有齿衄、鼻衄，少数甚至可见尿血或便血。紫斑治则是清热解毒、滋阴降火、益气摄血及宁络止血。本病由火热熏灼，血溢脉外所致者为多，其中属实火者，当着重清热解毒；属虚火者，着重养阴清热。而凉血止血、化瘀消斑的药物，均可配伍使用。对于反复发作，久病不愈；或气血亏虚，气不摄血者，又当益气摄血，并适当配伍养血止血、化瘀清斑的药物。

多种外感及内伤的原因都会引起紫斑。外感温热病热入营血所出现的发斑，可参阅《温病学》的有关内容。本篇主要讨论内科杂病范围的紫斑，常见于西医学的原发性血小板减少性紫癜及过敏性紫癜。此外，药物、化学和物理因素等引起的继发性血小板减少性紫癜，亦可参考本病辨证论治。

1. 血热妄行

临床表现：皮肤出现青紫斑点或斑块，甚则鼻衄、齿衄、便血、尿血，伴有发热，口渴，便秘；舌质红，苔黄，脉弦数。

治法：清热解毒，凉血止血。

代表方：十灰散。

本方由大蓟、小蓟、侧柏叶、荷叶、茜根、栀子、白茅根、大黄、牡丹皮、棕榈皮组成。若热毒炽盛，发热、出血广泛者，加生石膏、龙胆草、紫草、紫雪丹（冲服）；热壅胃肠，气血郁滞，症见腹痛、便血者，加白芍、甘草、地榆、槐花；邪热阻滞经络，兼见关节肿痛者，酌加秦艽、木瓜、桑枝。

2. 阴虚火旺

临床表现：皮肤出现青紫斑点或斑块，时发时止，常伴鼻衄、齿衄或月经过多，颧红，口渴心烦，手足心热，或有潮热盗汗；舌红，苔少，脉细数。

治法：滋阴降火，宁络止血。

代表方：茜根散。

本方由茜根、黄芩、阿胶、侧柏叶、生地黄、炙甘草组成。若阴虚较甚者，加玄参、龟甲、女贞子、旱莲草；潮热可加地骨皮、白薇、秦艽；肾阴亏虚而火热不甚，症见腰膝酸软、头晕无力、手足心热、舌红少苔、脉细数者，可改用六味地黄丸，酌加茜草根、大蓟、槐花、紫草。

3. 气不摄血

临床表现：皮肤青紫斑点或斑块反复发生，久病不愈，伴神疲乏力，头晕目眩，面色苍白或萎黄，食欲不振；舌质淡，脉细弱。

治法：补气摄血。

代表方：归脾汤。

本方由黄芪、人参、白术、茯神、当归、酸枣仁、远志、龙眼肉、木香、甘草、生姜、大枣组成。若兼肾气不足而见腰膝酸软者，可加山茱萸、菟丝子、续断。

【辨治备要】

（一）辨证要点

1. 辨病证的不同　血证具有明确而突出的临床表现——出血，一般不易混淆。但由于引起出血的原因以及出血部位的不同，应注意辨清不同的病证。如从口中吐出的血液，有吐血与咳血之分；小便出血有尿血与血淋之别；大便下血则有便血、痔疮、痢疾之异。应根据临床表现、病史等加以鉴别。

2. 辨脏腑病变之异　同一血证，可以由不同的脏腑病变而引起。例如，同属鼻衄，但病变脏腑有在肺、在胃、在肝的不同；吐血有病在胃、在肝之别；齿衄有病在胃、在肾之分；尿血则有病在膀胱、在肾或在脾的不同。

3. 辨证候之虚实　一般初病多实，久病多虚；由火热迫血所致者属实，由阴虚火旺、气虚不摄，甚至阳气虚衰所致者属虚。实热证，病势急，病程短，血色鲜紫深红，质浓稠，血涌量多，体质多壮实，兼见实热症状。阴虚证，病势缓，病程长，血色鲜红或淡红，时作时止，血量一般不多，形体偏瘦，兼见阴虚内热症状。气（阳）虚证，病多久延不愈，血色暗淡，质稀，出血量少，亦可暴急量多，体质虚弱，伴阳气亏虚症状。

（二）治法方药

火热熏灼，损伤脉络，是血证最常见的病因病机。气为血帅，气能统血，气血休戚相关，

NOTE

治疗血证不能不治气。血证病位不离血，《血证论·吐血》说："存得一分血，便保得一分命。"血证必须治血。因此治火、治气、治血是血证治疗三大原则。此外，还应注意各种血证的具体病因病机及损伤脏腑的不同，结合证候虚实及病情轻重辨证论治。

1. 治火 治火即泻火，根据证候虚实的不同，实热证应清热泻火，火降则血自宁静，用药如大黄、黄连、黄芩、山栀等；虚热证因阴虚火旺动血，故当滋阴降火，用药如生地黄、阿胶、白芍、龟胶、旱莲草等。还要结合受病脏腑，分别选择适当的方药。

2. 治气 明·赵献可《医贯·血症论》说："血随乎气，治血必先理气。"理气即根据证候虚实的不同，实证当清气降气，虚证当补气益气。一是清气，因气分热盛则血热妄行，气清血凉则血自循经，故凉血必先清气，药如石膏、知母、芦根等；二是降气，因气郁则化火，火性上炎，气降则火降，故对上焦血络损伤的咳血、吐血必须降气，药如旋覆花、苏子、竹茹、代赭石、降香等；三是补气，因气虚摄血无能，故当补气摄血，药如人参、黄芪等；四是益气，因阳虚不运则血不归经，若阳气旺盛，则气能帅血循经而行，故应温阳益气，药如附子、肉桂、炮姜、艾叶等。

3. 治血 唐容川《血证论》提出的止血、消瘀、宁血、补虚仍是当今治血应当遵循的四原则。唐氏认为血证治血："惟以止血为第一要法。血止之后，其离经而未吐出者，是为瘀血。既与好血不相合，反与好血不相能……必亟为消除，以免后来诸患，故以消瘀为第二治法。止吐消瘀之后，又恐血再潮动，则须用药安之，故以宁血为第三法。邪之所凑，其正必虚，去血既多，阴无有不虚者矣，阴者阳之守，阴虚则阳无所附，久且阳随而亡，故又以补虚为收功之法。"

【临证要点】

血证是涉及多个脏腑组织，而临床又极为常见的一类病证。既可以单独出现，又常伴见于其他病证的过程中。中医学对血证具有系统而有特色的理论认识，积累了丰富的临床经验，具有重要的临床指导意义。

1. 中医学关于血证的特色理论中，唐容川提出的治血四法尤其值得重视。首先是止血，应根据病因病机进行辨证。凉血止血，用于血热妄行出血，血得热则行，血凉则自能归经，药用水牛角、丹皮、赤芍、白茅根等；收敛止血，用于出血量多不止者，当收敛止血治标为主，但须结合病理表现用药，忌单纯见血止血，而致蓄积成瘀，一般多取炭类药或酸涩药，如侧柏炭、茜根炭、藕节炭、血余炭，以及大小蓟、白及、仙鹤草等；祛瘀止血，用于离经之血瘀滞体内，血脉涩滞，气血不能循经畅行，血出不止者，药用郁金、蒲黄、三七、花蕊石、血竭、失笑散等。其次是消瘀，出血之后常有留瘀，因此血证之治都应消瘀，应辨证后采取止血祛瘀、祛瘀通络、祛瘀生新等法，也可在止血中兼祛瘀，或在止血之后施以祛瘀。第三是宁血，出血之证，血出虽止，须防再发，应祛病因以图安宁，故谓宁血。根据辨证施以清热泻火、滋阴降火、清气降气、益气养血、祛瘀生新等法。最后为补虚，阴损可以及阳，失血之后不但血虚，还可致气虚，轻者气血两虚，重者阴阳俱虚，因此补虚生血是血证调理善后不可缺少的步骤。气虚应扶脾益气；血虚宜养心补肝，或气血双补，或阴阳兼顾。治血四法临床应用时可以一法单行，亦可数法并用，应根据临床实际灵活运用。

2. 在急性上消化道出血（可表现为吐血及便血）的现代治疗中，大黄、白及、云南白药、三七、地榆等药常被选用。尤其是大黄，疗效确切，安全无毒。现代药理研究证实，大黄具有多方面的止血作用。因此，治疗急性上消化道出血，大黄可作为首选药物，常取生大黄粉，用蜂蜜调成浆液状口服，可以起到很好的止血消瘀作用，且蜂蜜可以减少大黄苦寒伤正之弊。

3. 近年来，众多医家对尿血的病因病机看法较为一致，认为主要有热、湿、瘀、虚，尤以前三者多见。因此，清热利湿、凉血止血，滋阴降火、养血止血，补脾固肾、益气摄血三法为尿血的重要治法。临床用药方面，白茅根、小蓟、石韦、琥珀等药，既能止血，又可利小便，可酌情使用。

4. 由于中医内科的血证至少包括鼻衄、齿衄、咳血、吐血、便血、尿血、紫斑七个病证，更见于西医学的百余种疾病。故在血证的诊断和治疗过程中，于辨证论治的同时，应与西医学的辨病相结合，以提高疗效。如根据临床观察，火热与瘀血是鼻黏膜糜烂出血的主要原因，凉血祛瘀是常用的治法，因此在辨证的基础上加川牛膝、白茅根、仙鹤草等引血归经、活血止血的药物，可以提高疗效。

5. 可以根据出血部位，有针对性地选用止血药。鼻衄和咳血可选白茅根、藕节；齿衄可选茜草根、旱莲草；吐血和便血（远血）除大黄粉外，还可选白及、云南白药或伏龙肝；便血（近血）选生槐花、生地榆；尿血选用大小蓟、鲜茅根。

6. 血证的预后，主要与三个因素有关。首先与出血量最为密切。出血量少者病轻；出血量多者病重，甚至可形成气随血脱的危急重证。其次是引起血证的原因。一般来说，外感易治，内伤难愈；新病易治，久病难疗。三是与伴随症状有关。伴有发热、咳喘、脉数等症者，一般病情较重，正如《景岳全书·血证》云："凡失血等证，身热脉大者难治，身凉脉静者易治，若喘咳急而上气逆，脉见弦紧细数，有热不得卧者死。"

【预防调护】

预防方面，首先要注意气候变化。相关研究显示，上消化道出血在处暑至次年的春分，气候（气温）变化剧烈或急骤时，尤其是大雪节气前后容易发病，应"虚邪贼风，避之有时"。其次要注意饮食卫生。血证者饮食宜清淡，少食烟、酒、辛辣动火及油腻炙煿之物；吐血、便血者宜少量进食易于消化、富有营养的食物；紫斑的发生与进食某些食品有密切关系者，应禁食诱发紫斑的食品。三是避免情志过极，保持精神愉快，劳逸适度，防止气机郁滞。

血证护理，应当根据出血量多少辨别疾病轻重缓急，进行辨证施护。无论何种血证，轻度出血应注意休息，重症则应卧床甚至绝对卧床休息。注意观察出血的颜色、性状、次数，以及伴随症，若出血急、量多、鲜红，伴随头昏心慌、烦躁不安、汗出肢冷、面色苍白、脉细数等症状，常为大出血的征兆，应积极抢救。

【小结】

血证以血液不循常道，溢于脉外为共同特点。随出血部位的不同，常见的有鼻衄、齿衄、咳血、吐血、便血、尿血、紫斑等。外感、内伤的多种病因均会导致血证。其基本病机可归纳为火热熏灼及气虚不摄两大类。治火、治气、治血是治疗血证的三个基本原则。治火应清热泻火或滋阴降火；治气应清气降气或补气益气；治血则当遵循《血证论》提出的止血、消瘀、宁血、补虚四原则。各种血证均可酌情选用凉血止血、收敛止血或活血止血的药物，并严密观察病情，做好调摄护理，对促进血证的治愈有重要意义。

【名医经验】

现代医家对血证论治总以治火、治气、治血为总则。

熊继柏教授辨治血证经验有四：一是对血证辨证，一辨虚实，二辨部位；二是出血严重者，应急速止血，止血之要为降火；三是凡用于止血的药物必须炒炭炮制；四是提出了常用的几味特效止血药：上部出血（衄血、咳血、吐血）可用白茅根、茜草炭、藕节炭，酌加大黄；下部出血可用地榆炭、侧柏叶炭、蒲黄炭等。

周仲瑛教授论治血证的原则有三：一为治血，血出量多者，用收涩止血法；血热妄行者，当予凉血止血法；离经之血瘀滞体内，宜祛瘀止血法；血虚络空，血不能藏者，需用养血止血法。二为治火，实火当用清热泻火法；虚火予滋阴降火法。三为治气，气实者当用清气法、降气法；气虚者需用补气法、温气法。因出血总以血热妄行为多，血热由于火盛，火降血自宁静，血凉则自能归经，故其基本大法应以清热泻火、凉血止血为主。

【古籍摘要】

《医学入门》："血随气行，气行则行，气止则止，气温则滑，气寒则凝。故凉血必先清气，知血出某经，即用某经清气之药，气凉则血自归队。若有瘀血凝滞，又当先去瘀而后调气，则其血立止。或元气本虚，又因生冷劳役，损胃失血者，却宜温补，敛而降之，切忌清凉，反致停瘀胸膈不散，量之。"

《先醒斋医学广笔记·吐血》："吐血三要法：宜行血不宜止血。血不行经络者，气逆上壅也，行血则血循经络，不止自止。止之则血凝，血凝则发热恶食，病日痼矣。宜补肝不宜伐肝。经曰：五脏者，藏精气而不泻者也。肝为将军之官，主藏血。吐血者，肝失其职也。养肝则肝气平而血有所归，伐之则肝虚不能藏血，血愈不止矣。宜降气不宜降火。气有余即是火，气降即火降，火降则气不上升，血随气行，无溢出上窍之虞矣。降火必用寒凉之剂，反伤胃气，胃气伤则脾不能统血，血愈不能归经矣。"

《景岳全书·血证》："血从齿缝牙龈中出者为齿衄，此手足阳明二经及足少阴肾家之病。盖手阳明入下齿中，足阳明入上齿中，又肾主骨，齿者骨之所终也。此虽能为齿病，然血出于经，则惟阳明为最。""便血之与肠澼，本非同类，盖便血者，大便多实而血自下也；肠澼者，因泻痢而见脓血，即痢疾也。"

【文献推介】

1. 陈鹏.丘和明教授血证学术思想及临床经验研究［D］.广州中医药大学，2012.

2. 陈宇瑾.唐容川《血证论》学术思想研究［D］.中国中医科学院，2008.

3. 贾美华.丁甘仁治疗血证经验浅析［J］.江苏中医杂志，1986，18（2）：1-2.

4. 林平，黄小燕，张强，等.气温与节气对上消化道出血影响的临床再分析［J］.广州中医药大学学报，2012，29（1）：1-4.

第三节 痰 饮

痰饮是指体内水液输布、运化失常，停积于某些部位的一类病证，有广义和狭义之分。广义痰饮包括痰饮、悬饮、溢饮、支饮四类，是诸饮的总称。饮停胃肠则为狭义的痰饮；饮流胁下则为悬饮；饮溢肢体则为溢饮；饮撑胸肺则为支饮。本节讨论以《金匮要略》痰饮病内容为主，其临床表现多端，大致与西医学中的慢性支气管炎、支气管哮喘、渗出性胸膜炎、慢性胃炎、心力衰竭、肾炎水肿等疾病有较密切的联系。

痰，古通"淡"，是指水一类的可以"淡荡流动"的物质。饮也指水液，作为致病因素，则指病理性质的液体。为此，古代所称的"淡饮""流饮"，实均指痰饮而言。"饮"始见于《黄帝内经》，其中有"水饮""积饮"的记载。而《素问·至真要大论》《素问·气交变大论》以及《素问·六元正纪大论》也指出，脾肾功能失调，湿邪淫溢，可发生停饮之病。《黄帝内经》对水液代谢生理、病理的论述，为后世痰饮学说的形成和发展奠定了理论基础。

至汉代始有"痰饮"之称，张仲景在《金匮要略》中专篇加以论述，并提出痰饮有广义、狭义之分，其中狭义的痰饮则是指饮停胃肠之证。张仲景提出"温药和之"的治疗原则，至今仍为临床所遵循。

隋唐至金元时期又逐渐发展了痰的病理学说，提出"百病兼痰"的论点，对临床实践有十分重要的指导价值。隋·巢元方在《诸病源候论·痰饮病诸候》中列有"流饮""癖饮"等证候，谓："饮水多，水流走于肠胃之间，漉漉有声，谓之流饮。""饮水多，水气停聚两胁之间，遇寒气相搏，则结聚而成块，谓之癖饮。"唐·孙思邈《备急千金要方·痰饮》有五饮之说。宋·严用和提出"气滞"可以生痰饮，如《济生方·痰饮论治》中说："人之气道贵乎顺，顺则津液流通，决无痰饮之患。调摄失宜，气道闭塞，水饮停于胸膈。"从气与水的关系来论述本病的病机，明确阐明了气滞津凝则生痰饮，甚为精辟。宋·杨士瀛《仁斋直指方论》首先将饮与痰的概念作了明确的区分，提出饮清稀而痰稠浊。清·叶天士总结前人治疗痰饮病的经验，重视脾、肾，提出了"外饮治脾，内饮治肾"的大法。

【病因病机】

正常生理情况下，水液的输布、排泄，主要依靠三焦的气化作用和肺、脾、肾的功能活动。三焦司全身的气化，为内脏的外府，是运行水谷津液的通道，气化则水行。若三焦失通失宣，阳虚水液不运，必致水饮停积为患。如《圣济总录·痰饮统论》云："三焦者，水谷之道路，气之所终始也。三焦调适，气脉平匀，则能宣通水液，行入于经，化而为血，溉灌周身。若三焦气涩，脉道壅闭，则水饮停滞，不得宣行，聚成痰饮。"因此痰饮的病机主要为中阳素虚，复加外感寒湿，或为饮食、劳欲所伤，致使三焦气化失常，肺、脾、肾通调、转输、蒸化无权，阳虚阴盛，津液停聚而成。

1. 外感寒湿 因气候湿冷，或冒雨涉水、坐卧湿地，寒湿之邪侵袭肌表，困遏卫阳，致使肺不能宣布水津、脾无以运化水湿，水津停滞，积而成饮。肺居上焦主气，有宣发肃降、通调水道的功能。若外感寒湿，肺气失宣，通调失司，津液失于布散，则聚为痰饮。

2. 饮食不当 如暴饮过量、恣饮冷水、进食生冷，或炎夏受热以及饮酒后，因热伤冷，冷热交结，中阳被遏，脾失健运，湿从内生，水液停积而为痰饮。如《素问·至真要大论》："太阴之胜……独胜则湿气内郁……饮发于中。"《金匮要略·痰饮咳嗽病脉证并治》："夫病人饮水多，必暴喘满；凡食少饮多，水停心下，甚者则悸，微者短气。"即指此类。脾居中焦主运化，有运输水谷精微之功能。若湿邪困脾，或脾虚不运，均可使水谷精微不归正化，聚而为饮。

3. 劳欲体虚 劳倦、纵欲太过，或久病体虚，伤及脾肾之阳，水液失于输化，亦可停而成饮。如金·张从正《儒门事亲·饮当去水温补转剧论》提出"人因劳役远来，乘困饮水，脾胃力衰"为饮停之因素。肾居下焦为水脏，主水液的气化，有蒸化水液、分清泌浊的职责。肾气、肾阳不足，蒸化失司，水湿泛滥，亦可导致痰饮内生。

本病的病理性质，总属阳虚阴盛，输化失调，因虚致实，水饮停积为患。虽然间有因时邪与里水相搏，或饮邪久郁化热，表现为饮热相杂之候，但究属少数。水饮属于阴类，非阳不运，若阳气虚衰，气不化津，则阴邪偏盛，寒饮内停。饮邪具有流动之性，饮留胃肠，则为痰饮；饮流胁下，则为悬饮；饮流肢体，则为溢饮；聚于胸肺，则为支饮。故中阳素虚，脏气不足，实是发病的内在病理基础。肺、脾、肾三脏之中，脾运失司，首当其冲。因脾阳虚，则上不能输精以养肺，水谷不归正化，反为痰饮而干肺；下不能助肾以制水，水寒之气反伤肾阳。由此必致水液内停中焦，流溢各处，波及五脏。其流溢停留的部位不同，分别演变成痰饮、悬饮、溢饮或支饮。

痰饮病虽久，若正虚而脉弱者，是脉证相符，可治。正虚而脉实者，若见痰黄稠成块，咯之难出或吐臭痰、绿色痰，或喉中痰鸣，是痰火灼津，正衰邪盛，难治。痰饮为阴邪，其脉当沉，如见弦数实大之脉、痰喘声高、喉中辘辘有声、不能咯出、精神昏聩、面色晦暗、脉散、汗出如油、通身冰冷者，为邪盛，脉气欲竭，神气溃散之证，此时饮邪尚盛，正气已竭，当属死候。

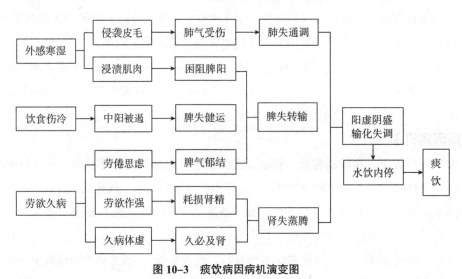

图 10-3 痰饮病因病机演变图

【诊断与鉴别诊断】

（一）诊断

应根据四饮的不同临床特征确定诊断。

1. 痰饮 心下满闷，呕吐清水痰涎，胃肠沥沥有声，形体昔肥今瘦，属饮停胃肠。

2. 悬饮 胸胁饱满，咳唾引痛，喘促不能平卧，或有肺痨病史，属饮流胁下。

3. 溢饮 身体疼痛而沉重，甚则肢体浮肿，汗当出而不出，或伴咳喘，属饮溢肢体。

4. 支饮 咳逆倚息，短气不得平卧，其形如肿，属饮邪支撑胸肺。

胸部 X 线及 CT 检查有助于慢性支气管炎、支气管哮喘、渗出性胸膜炎的诊断；胃镜检查可明确慢性胃炎诊断；有心衰临床表现者，颈静脉压或肺毛细血管楔压（PCWP）增高，有助于右心衰或左心衰的诊断；尿常规、肾功能等检查有助于肾炎等疾病的诊断。

（二）鉴别诊断

1. 悬饮与胸痹 两者均有胸痛。但胸痹为胸膺部或心前区闷痛，且可引及左侧肩背或左臂内侧，常于劳累、饱餐、受寒、情绪激动后突然发作，历时较短，休息或用药后得以缓解；而悬饮为胸胁胀痛，持续不解，多伴咳唾，转侧、呼吸时疼痛加重，肋间饱满，并有咳嗽、咳痰等肺系证候。

2. 溢饮与风水证 风水证即水肿之风水相搏证，可分为表实、表虚两个类型。表实者，水肿而无汗，身体疼重，与水泛肌表之溢饮基本相同。如见肢体浮肿而汗出恶风，则属表虚，与溢饮有异。

3. 支饮、伏饮与肺胀、喘证、哮病 上述病证均有咳逆上气、喘满、咳痰等表现。但肺胀是肺系多种慢性疾患日久渐积而成；喘证是多种急慢性疾病的重要主症；哮病是呈反复发作的一个独立疾病；支饮是痰饮的一个类型，因饮邪支撑胸肺而致；伏饮是指伏而时发的饮证。其发生、发展、转归均有不同，但其间亦有一定联系。如肺胀在急性发病阶段，可以表现支饮证候；喘证的肺寒、痰饮两证，又常具支饮特点；哮证也属于伏饮范围。

【辨证论治】

（一）痰饮

多由素体脾虚，运化不健，复加饮食不当，或为外湿所伤，而致脾阳虚弱，饮留胃肠引起。

1. 脾阳虚弱

临床表现：胸胁支满，心下痞闷，胃中有水声，伴脘腹喜温畏冷，泛吐清水痰涎，饮入易吐，口渴不欲饮水，头晕目眩，心悸气短，食少，大便或溏，形体逐渐消瘦；舌苔白滑，脉弦细而滑。

治法：温脾化饮。

代表方：苓桂术甘汤合小半夏加茯苓汤。

苓桂术甘汤由茯苓、桂枝、白术、甘草组成；小半夏加茯苓汤由半夏、生姜、茯苓组成。前方温脾阳，利水饮，用于胸胁支满、目眩、气短；后方和胃降逆，用于水停心下、脘痞、呕吐、眩悸。水饮内阻，清气不升而见眩冒、小便不利者，加泽泻、猪苓；若脘部冷痛、吐涎沫者，加干姜、吴茱萸、川椒目、肉桂；若心下胀满者，加枳实。

2. 饮留胃肠

临床表现：心下坚满或痛，自利，利后反快；或虽利，但心下续坚满；或水走肠间，沥沥有声，腹满，排便不畅；舌苔腻，色白或黄，脉沉弦或伏。

治法：攻下逐饮。

代表方：甘遂半夏汤或己椒苈黄丸。

甘遂半夏汤由甘遂、半夏、芍药、甘草组成；己椒苈黄丸由防己、椒目、葶苈子、大黄组成。前方攻守兼施，因势利导，用于水饮在胃；后方苦辛宣泄，前后分消，用于水饮在肠，饮郁化热之证。饮邪上逆，胸胁满者，加枳实、厚朴，但不能图快一时，攻逐太过，损伤正气。

（二）悬饮

多因素体不强，或原有其他慢性疾病，肺虚卫弱，时邪外袭，肺失宣通，饮停胸胁，络气不和。如若饮阻气郁，久则可以化火伤阴或耗损肺气。在病程发生发展中，可见如下证型。

1. 邪犯胸肺

临床表现：胸痛气急，伴寒热往来，身热起伏，汗少，或发热不恶寒，有汗而热不解，咳嗽，痰少，呼吸、转侧则疼痛加重，心下痞硬；舌苔薄白或黄，脉弦数。

治法：和解宣利。

代表方：柴枳半夏汤。

本方由柴胡、枳壳、半夏、黄芩、瓜蒌仁、桔梗、杏仁、青皮、甘草组成。痰饮内结，肺气失肃，见咳逆气急，加白芥子、桑白皮；胁痛甚者，加郁金、桃仁、延胡索；心下痞硬、口苦、干呕，加黄连；身热盛、汗出、咳嗽气粗，去柴胡，加麻黄、石膏。

2. 饮停胸胁

临床表现：胸胁疼痛，咳唾引痛，痛势较前减轻，而呼吸困难加重，伴咳逆气喘，息促不能平卧，或仅能偏卧于停饮一侧，病侧肋间胀满，甚则可见偏侧胸廓隆起；舌苔白，脉沉弦或弦滑。

治法：泻肺祛饮。

代表方：椒目瓜蒌汤合十枣汤。

椒目瓜蒌汤方由川椒目、瓜蒌仁、桑白皮、葶苈子、橘红、半夏、茯苓、苏子、蒺藜、生姜组成；十枣汤由芫花、大戟、甘遂、大枣组成。前方主泻肺降气化痰；后方峻下逐水，用于形体壮实、积饮量多者，应从小量递增，一般连服 3～5 日，必要时停两三日再服。必须注意顾护胃气，中病即止，如药后出现呕吐、腹痛、腹泻过剧，应减量或停服。若痰浊偏盛，胸部满闷、舌苔浊腻者，加薤白、杏仁；如水饮久停难去，胸胁支满、体弱、食少者，加桂枝、白术、甘草，不宜再予峻攻；若见络气不和之候，可同时配合理气和络之剂，以冀气行水行。

3. 络气不和

临床表现：胸胁疼痛，如灼如刺，胸闷不舒，呼吸不畅，或有闷咳，甚则迁延，经久不已，阴雨天更甚，可见病侧胸廓变形；舌苔暗，质暗，脉弦。

治法：理气和络。

代表方：香附旋覆花汤。

本方由生香附、旋覆花、苏子霜、半夏、薏苡仁、茯苓、橘皮组成。若痰气郁阻，胸闷、苔腻者，加瓜蒌、枳壳；久痛入络，痛势如刺者，加桃仁、红花、乳香、没药；饮留不净者，胁痛迁延，经久不已，可加通草、路路通、冬瓜皮等。

4. 阴虚内热

临床表现：咳呛时作，胸胁闷痛，咯吐少量黏痰，伴口干咽燥，或午后潮热，颧红，心烦，手足心热，盗汗，或伴胸胁闷痛，病久不复，形体消瘦；舌质偏红，少苔，脉小数。

治法：滋阴清热。

代表方：沙参麦冬汤合泻白散。

沙参麦冬汤由北沙参、玉竹、麦冬、天花粉、生扁豆、桑叶、甘草组成；泻白散由桑白皮、地骨皮、甘草、粳米组成。前方清肺润燥，养阴生津，用于干咳、痰少、口干、舌质红；后方清肺降火，用于咳呛气逆、肌肤蒸热。若阴虚内热，潮热显著，可加鳖甲、功劳叶；咳嗽者，可加百部、川贝母；胸胁闷痛者，可酌加瓜蒌皮、枳壳、广郁金、丝瓜络；日久积液未尽，可加牡蛎、泽泻；兼有神疲、气短、易汗、面色㿠白者，酌加太子参、黄芪、五味子。

（三）溢饮

多因外感风寒，玄府闭塞，以致肺脾输布失职，水饮流溢四肢肌肉，寒水相杂为患；或宿有痰饮，复加外寒客表而致。因此，多属表里俱寒，为表寒里饮证。

表寒里饮

临床表现：身体沉重而疼痛，甚则肢体浮肿，伴恶寒无汗，或有咳喘，痰多白沫，胸闷，干呕，口不渴；苔白，脉弦紧。

治法：发表化饮。

代表方：小青龙汤。

本方由麻黄、芍药、细辛、炙甘草、干姜、桂枝、五味子、半夏组成。若表寒外束，内有郁热，伴有发热、烦躁、苔白兼黄，加石膏；若表寒之象已不著者，改用大青龙汤；水饮内聚而见肢体浮肿明显、尿少者，可配茯苓、猪苓、泽泻；饮邪犯肺，喘息痰鸣不得卧者，加杏仁、射干、葶苈子。

（四）支饮

多由受寒饮冷，饮邪留伏；或因久咳致喘，迁延反复伤肺，肺气不能布津，阳虚不运，饮邪留伏，支撑胸膈，上逆迫肺。此证多反复发作，在感寒触发之时，以邪实为主；缓解期以正虚为主。

1. 寒饮伏肺

临床表现：咳逆喘满不得卧，痰吐白沫量多，经久不愈，天冷受寒加重，甚至引起面浮跗肿，或平素伏而不作，遇寒即发，发则寒热，背痛，腰痛，目泣自出，身体振振瞤动；舌苔白滑或白腻，脉弦紧。

治法：宣肺化饮。

代表方：小青龙汤。

本方由麻黄、芍药、细辛、炙甘草、干姜、桂枝、五味子、半夏组成。若无寒热、身痛等表证，见动则喘甚、易汗，为肺气已虚，可改用苓甘五味姜辛汤，不宜再用麻黄、桂枝表散；若饮多寒少，外无表证，喘咳痰稀或不得息，胸满气逆，可用葶苈大枣泻肺汤加白芥子、莱菔子；饮邪壅实，咳逆喘急、胸痛烦闷，加甘遂、大戟；邪实正虚，饮郁化热，喘满胸闷、心下痞坚、烦渴、面色黧黑、苔黄而腻、脉沉紧，或经吐下而不愈者，用木防己汤；水邪结实者，去石膏，加茯苓、芒硝；若痰饮久郁化为痰热，伤及阴津，咳喘、咳痰稠厚、口干咽燥、舌红少津、脉细滑数，用麦冬汤加瓜蒌、川贝母、木防己、海蛤粉。

2. 脾肾阳虚

临床表现：喘促动则为甚，心悸气短，或咳而气怯，痰多胸闷，伴怯寒肢冷，神疲，少腹拘急不仁，脐下动悸，小便不利，足跗浮肿，或吐涎沫而头目昏眩；舌体胖大，质淡，苔白润或腻，脉沉细而滑。

治法：温脾补肾，以化水饮。

代表方：金匮肾气丸合苓桂术甘汤。

金匮肾气丸由干地黄、山药、山茱萸、茯苓、牡丹皮、泽泻、桂枝、制附子组成；苓桂术甘汤由茯苓、桂枝、白术、甘草组成。前方补肾行水；后方温脾利水。二方主治各异，合用则温补脾肾，以化水饮。若痰涎壅盛、食少痰多，可加半夏、陈皮；水湿偏盛、足肿、小便不利、四肢沉重疼痛，可加茯苓、泽泻；脐下悸、吐涎沫、头目昏眩，是饮邪上逆，虚中夹实之候，可用五苓散。

【辨治备要】

（一）辨证要点

1. 辨清部位　辨明饮邪停聚的部位，即可区分不同的证候。留于肠胃者为痰饮；流于胁下者为悬饮；溢于肢体者为溢饮；聚于胸肺者为支饮。

2. 标本虚实　掌握阳虚阴盛、本虚标实的特点。本虚为阳气不足；标实指水饮留聚。无论病之新久，都要根据症状辨别两者主次。

3. 区分兼夹　痰饮虽为阴邪，寒证居多，但亦有郁久化热者。初起若有寒热见症，为夹表邪；饮积不化，气机升降受阻，常兼气滞。

4. 预后转归　痰饮之病，主要为肺、脾、肾三脏气化功能失常所致，若施治得法，一般预后尚佳。若饮邪内伏或久留体内，其病势多缠绵难愈，且易因感外邪或饮食不当而诱发。《金匮要略》根据脉诊推断痰饮病的预后，认为久病正虚而脉弱，是脉证相符，可治；如脉反实大而数，是正衰邪盛，病为重危之候；脉弦而数，亦为难治之证，因饮为阴邪，脉当弦或沉，如脉数乃脉证相反之征。

（二）治法方药

1. 治疗总则　痰饮总属阳虚阴盛，本虚标实。因饮为阴邪，遇寒则凝，得温则行，因此阳虚阴盛，治疗应以温化为原则。通过温阳化气，可杜绝水饮之生成。故《金匮要略·痰饮咳嗽病脉证并治》篇提出"病痰饮者，当以温药和之。"温化是痰饮治则。痰饮还为本虚标实，因此有治标、治本、善后调理等区别。其中发汗、利水、攻逐为治标之法，不能图快一时，攻伐太过，损伤正气，只可权宜用之；健脾温肾为治本之法，亦用作善后调理。

2. 临证化裁　若患者久病体虚，中气不足者应补中益气，可加人参、黄芪。当根据表里虚实的不同，采取相应的措施。必须指出，健脾温肾也可化气利水，行气导滞祛瘀亦为攻逐之术。因此水饮壅盛者应祛饮以治标，阳微气虚者宜温阳以治本；在表者当温散发汗，在里者应温化利水；正虚者补之，邪实者攻之；如属邪实正虚则当消补兼施，饮热相杂者又当温清并用。

【临证要点】

1. 温化痰饮，健脾温肾。痰饮总属本虚标实，阳虚为本，水饮壅盛为标，故应宗《金匮要略》"病痰饮者，当以温药和之"的原则，以温化为主，寓以行消之品。饮为阴邪，遇寒则聚，得温则化。如明末清初医家喻昌之喻，"如离照当空，则阴霾自散"。水饮壅盛，当采用汗、利、攻逐等治标之法，衰其大半即止，水饮渐去，转予温化之法以振奋阳气，使饮邪不再复停。《金匮要略》创苓桂术甘汤、肾气丸二方，"外饮治脾，内饮治肾"，指"饮之标在脾，饮之本在肾"。外感寒湿，饮食生冷，水谷不化精微而变生痰饮者责之脾；肾阳虚衰，阳不化阴，饮从内生者病属肾。如清·俞根初《通俗伤寒论·夹饮伤寒》说："惟苓术二陈及真武加减，一主外饮治脾，一主内饮治肾，则治夹饮之属虚者也。"健脾、温肾为其正治；发汗、利水、攻逐，乃属治标的权宜之法；待水饮渐去，仍当温补脾肾，扶正固本，以杜水饮生成之源。

2. 急者治标，当以缓急。若痰饮壅盛，其证属实，可相应采用攻下逐饮、理气分消等法以祛其邪，继则扶脾固肾以治其本。至于脾肾阳虚之微饮，则以扶正为首务，略加化饮之品。如痰饮证，饮留胃肠标实为主者，当攻下逐饮。水饮在胃，心下坚满，可用甘遂半夏汤（遂、夏、芍、草、蜜）攻逐留饮。水饮在肠，腹满，沥沥有声，用己椒苈黄丸苦辛宣泄，前后分消。支饮喘咳痰盛不得卧，饮多寒少，外无表证，亦可用葶苈大枣泻肺汤以逐饮，剧者可予十枣汤，如《金匮要略》说："夫有支饮家，咳烦胸中痛者，不卒死，至一百日或一岁，宜十枣汤。"说明久病未必皆虚，不能拘于常规不变。

3.明辨兼夹，预防传变。治疗本病，应注意辨明有无兼夹之证，施治方可中的。痰饮停积，影响气机升降，久郁又可化热，故本病有夹气滞、夹热的不同。饮邪内蓄，复染外邪，易诱发而使证情加剧。注意痰饮的转归，主要有脾病及肺、脾病及肾、肺病及肾。若肾虚开阖不利，痰饮也可凌心、射肺、犯脾。另一方面，痰饮多为慢性病，病程日久，常有寒热虚实之间的相互转化，而且饮积可以生痰，痰瘀互结，病情更加缠绵，故应注意对本病的早期防治。

【预防调护】

凡有痰饮病史者，平时应避免风寒湿冷，注意保暖。注意劳逸适度，以防诱发。饮食宜清淡，忌肥甘、生冷，戒烟、酒。

【小结】

痰饮是体内水液不得输化，停聚在某些部位而形成的一类病证。痰饮有广义、狭义之分。广义痰饮是诸饮之总称，可根据饮停部位再分为痰饮、悬饮、溢饮、支饮四类；狭义者仅为四饮中的痰饮。本病病机主要为中阳素虚，复加外感寒湿，或为饮食、劳欲所伤，致使三焦气化失常，肺、脾、肾通调、转输、蒸化无权，阳虚阴盛，津液停聚而成。辨证应先从部位分别四饮：痰饮病在胃肠；悬饮病在胁下；溢饮外溢肌表；支饮病在胸肺。其次抓住体虚邪实的特点，分清标本虚实的主次。治疗应以温化为原则。因痰饮总属阳虚阴盛、本虚标实，故有治标、治本、善后调理等区别。其中发汗、利水、攻逐为治标之法，只可权宜用之；健脾、温肾为治本之法，亦用作善后调理。

【名医经验】

纵览近现代名医经验，治疗痰饮总以温化为原则，并融合各自临证特色。

张锡纯从脏虚入手，尤重肺、脾、肾三脏在痰饮病中的作用，分别创设有针对性的治疗方剂。如肺心阳虚致饮，以理饮汤温补心肺之阳，兼以温化；肾虚失藏生痰，以理痰汤补肾复其气化，佐以化痰；脾胃虚弱生痰，以健脾化痰丸健补脾胃，以除痰源；痰因思虑所生，以龙蛎理痰汤宁心固肾，兼以下痰；人老气虚生痰，则以期颐饼方作食疗，意从本缓图。其见解独特，并有很好的临床疗效。

丁甘仁认为痰饮的成因是脾肾阳气受损，肺胃肃降失司，导致三焦水道失调，水液停积为患，以"温药和之"为根本大法，综合运用健脾肃肺、散寒蠲饮、温肾纳气、攻逐水饮等多种治法。其遵内饮治肾的原则，以真武汤及肾气丸为主方，治疗肾阳亏虚之痰饮。若见咳嗽短气，伴有小便不利、饮后欲吐或吐涎沫、水泻、脐下动悸等症，证属三焦、膀胱气化不利，水湿内停者，治以通利三焦、分消水气，配合五苓散加减。标本兼治，疗效卓著。另外常用丸剂，如肾气丸、附子都气丸等，取"丸者，缓也"之意，对疗程较长者缓调善后。

颜德馨教授将痰饮之成因归咎于脾肾阳气不足，常用苓桂术甘汤加减通阳化饮。颜氏认为痰瘀同源，所谓"积水成饮，饮凝成痰"，痰是津液不化而形成的病理产物，而瘀是人体血液循行不畅或离经之血着而不去的病理表现。津血同源，很多痰饮病与瘀血相关，故将活血化瘀应用于痰饮治疗。颜氏常在化痰药中加入赤芍、桃仁、丹参，或水蛭研粉吞服，以祛瘀血而消痰水，取得较好疗效。

【古籍摘要】

《金匮要略·痰饮咳嗽病脉证并治》："问曰：夫饮有四，何谓也？师曰：有痰饮，有悬饮，有溢饮，有支饮。问曰：四饮何以为异？师曰：其人素盛今瘦，水走肠间，沥沥有声，谓之痰饮。饮后水流在胁下，咳唾引痛，谓之悬饮。饮水流行，归于四肢，当汗出而不汗出，身体疼重，谓之溢饮。咳逆倚息，气短不得卧，其形如肿，谓之支饮。"

《儒门事亲·饮当去水温补转剧论》："此论饮之所得，其来有五：有愤郁而得之者，有困乏而得之者，有思虑而得之者，有痛饮而得之者，有热时伤冷而得之者。饮证虽多，无出于此。"

《临证指南医案·痰饮》邹滋九按语："总之痰饮之作，必由元气亏乏及阴盛阳衰而起，以致津液凝滞，不能输布，留于胸中。水之清者，悉变为浊，水积阴则为饮，饮凝阳则为痰……阳盛阴虚则水气凝而为痰，阴盛阳虚则水气溢而为饮。"

《医宗金鉴》："稠浊为痰，阳之盛也；稀清为饮，阴之盛也。有痰无饮，当以凉药治之；有饮无痰，当以热药温之。若痰而兼饮者，此不可纯凉，又不可纯热，故当以温药和之可也。"

【文献推介】

1. 徐艳玲. 论《金匮要略方论》痰饮的证治析"病痰饮者当以温药和之"[J]. 辽宁中医杂志，2010，37（11）：2147-2149.

2. 范蕊，辜炳锐，段富津，等. 浅谈陈修园治痰饮病七法[J]. 中医药信息，2015，32（2）：71-72.

3. 何任. 痰饮二十一方[J]. 浙江中医学院学报.1989，13（3）：45-46.1989，13（4）：46-47.

4. 李印珊. 痰饮的因机证治及其相关的理论探讨[J]. 光明中医，2006，21（5）：11-13.

5. 李公文. 张锡纯诊治痰饮证学术经验探析[J]. 世界中西医结合杂志，2010，5（1）:8-9.

第四节　消　渴

消渴是由先天禀赋不足、饮食不节、情志失调、劳倦内伤等导致阴虚内热，以多饮、多尿、乏力、消瘦或尿有甜味为主要症状的病证。西医学的糖尿病属于本病范畴，可参照本病辨证论治；其他具有多尿、烦渴的临床特点，与消渴病有某些相似之处的疾病或症状，如尿崩症等，亦可参考本病辨证论治。

《素问·奇病论》首先提出消渴之名。根据病机及症状的不同，《黄帝内经》还有消瘅、肺消、膈消、消中等名称的记载，认为五脏虚弱、过食肥甘、情志失调是引起消渴的原因，而内热是其主要病机。《素问·腹中论》中强调"热中消中，不可服膏粱、芳草、石药"等，指出本病应禁食燥热伤津之品。东汉·张仲景《金匮要略》立专篇讨论，认为胃热、肾虚是消渴的主要病机，并最早提出白虎加人参汤、肾气丸、文蛤散等治疗方药。隋·巢元方《诸病源候论·消渴候》明确指出了本病易发痈疽和水肿。唐·孙思邈《备急千金要方》强调生活调摄对消渴的治疗意义，首次提出节制饮食、劳欲者，"虽不服药而自可无他"。唐·王焘《外台秘要·消中消渴肾消》最先记载了消渴病小便甜，并以此作为判断本病是否治愈的标准，同时论述了"焦枯消瘦"是本病的临床特点。在并发症方面，金·刘完素在《宣明论方·消渴总论》中有进一步的论述，言消渴一证"可变为雀目或内障"。此外，元·张子和《儒门事亲·三消论》也云："夫消渴者，多变聋盲、疮癣、痤痱之类。""或蒸热虚汗，肺痿劳嗽。"刘完素、张子和等发展了宋代提出的"三消"理论，提倡"三消"燥热学说，主张治当以清热泻火、养阴生津为要。元·朱震亨《丹溪心法》则指出，治消渴应以"养肺、降火、生血为主"。明清时期进一步深化了脾肾在消渴中的地位，强调命门火衰不能蒸腾水气而致口渴溲多，故治多注重健脾益气以复阴生津，补益命门以蒸液润燥。在临床分类方面，明·戴思恭《证治要诀》明确提出上、中、下之分类。明·王肯堂《证治准绳·消瘅》对三消的临床分类做了规范："渴而多饮为上消（经谓膈消），消谷善饥为中消（经谓消中），渴而便数有膏为下消（经谓肾消）。"明清至现代，中医学对消渴的治疗原则及方药，有了更多更为广泛深入的研究。

【病因病机】

1. 禀赋不足　肾为先天之本，寓元阴元阳，主藏精。肾阴亏虚是消渴病机中最为关键的因素，先天禀赋不足，阴虚体质者最易罹患本病。肾阴亏虚，水竭火烈，上燔心肺则烦渴多饮，中灼脾胃则胃热消谷。肾失濡养，开阖固摄失权，则水谷精微直趋下泄，随小便排出体外，故尿多甜味。

2. 饮食失节　常因长期过食肥甘、醇酒厚味、辛辣香燥之品，导致脾胃损伤。胃主腐熟水谷，脾主运化，为胃行其津液。燥热伤脾胃，胃火炽盛，脾阴不足，则口渴多饮，多食善饥；脾气虚，不能转输水谷精微，则水谷精微下流注入小便，则小便味甘；水谷精微不能濡养肌肉，则形体日渐消瘦。《素问·奇病论》云："此肥美之所发也，此人必数食甘美而多肥也，肥者令人内热，甘者令人中满，故其气上溢，转为消渴。"即指脾胃损伤可致运化失职，积热内蕴，化燥伤津，消谷耗液，进而发为消渴。

3. 情志失调　长期过度的情志刺激，如郁怒伤肝，肝气郁结不得疏泄，或劳心竭虑，营谋强思等郁久化火，消灼肺胃阴津而发为消渴。正如《临证指南医案·三消》云："心境愁郁，内火自燃，乃消证大病。"肺为水之上源，主敷布津液，若木火刑金，燥热伤肺，则津液不能敷布而口渴多饮；津液直趋下行，随小便排出体外，故小便频数量多。

4. 劳欲过度　《外台秘要》曰："房室过度，致令肾气虚耗，下焦生热，热则肾燥，肾燥则渴。"指的是房劳过度，损伤肾精，可致虚火内生，火因水竭益烈，水因火烈而益干，终致肾虚、肺燥、胃热俱现，发为消渴。

消渴病机主要在于阴津亏损，燥热偏盛，阴虚为本，燥热为标。肺、胃、肾为主要病变脏腑，尤以肾为关键。三脏之间，既互相影响又有所偏重。如《医学纲目·消瘅门》云："盖肺藏气，肺无病则气能管摄津液之精微，而津液之精微者收养筋骨血脉，余者为溲。肺病则津液无气管摄，而精微者亦随溲下，故饮一溲二。"肺为水之上源，敷布津液，燥热伤肺，则津液不能敷布而直趋下行，随小便排出体外，故小便频数量多；肺不布津则口渴多饮。胃主腐熟水谷，脾主运化，为胃行其津液。燥热伤脾胃，胃火炽盛，脾阴不足，则口渴多饮，多食善饥；脾气虚不能转输水谷精微，则水谷精微下流注入小便，则小便味甘；水谷精微不能濡养肌肉，则形体日渐消瘦。肾为先天之本，寓元阴元阳，主藏精。肾阴亏虚则虚火内生，上燔心肺则烦渴多饮，中灼脾胃则胃热消谷。肾失濡养，开阖固摄失权，则水谷精微直趋下泄，随小便而排出体外，故尿多味甜。病变脏腑常相互影响，如肺燥津伤，津液敷布失调，可导致脾胃失去濡养，肾精不得滋助；脾胃燥热偏盛，上可灼伤肺津，下可耗伤肾阴；肾阴不足则阴虚火旺，亦可上灼肺胃，终致肺燥胃热肾虚，故"三多"之症常可相互并见。

消渴病日久，易发生以下病变：一是阴损及阳，导致阴阳俱虚。阴虚为本，燥热为标是消渴基本病机特点，由于阴阳互根，若病程日久，阴损及阳，可致阴阳俱虚，其中以肾阳虚及脾阳虚较为多见。严重者可因阴液极度耗损，虚阳浮越，而见烦躁、头痛、呕恶、呼吸深快等症，甚则出现昏迷、肢厥、脉细欲绝等阴竭阳亡危象。二是病久入络，血脉瘀滞。消渴病是一种病及多个脏腑的疾病，气血运行失常，阴虚内热，耗伤津液，又可导致血行不畅、血脉瘀滞。

消渴病病变影响广泛，涉及多个脏腑，未及时医治以及病情严重的患者，常可并发其他多种病证。如肺喜润恶燥，肺失濡养，日久可并发肺痨；肾阴亏损，肝失濡养，肝肾精血不足，不能上承耳目，可并发圆翳内障、雀目、耳聋等；燥热内结，脉络瘀阻，毒蕴成脓，可发为疮疖痈疽；阴虚燥热，血脉瘀滞，可致胸痹，脑脉闭阻或血溢脉外，可发为中风等。

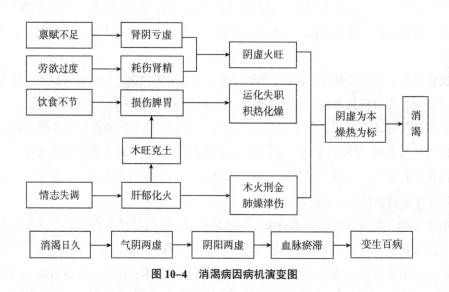

图 10-4　消渴病因病机演变图

【诊断与鉴别诊断】

（一）诊断

1.口渴多饮、多食易饥、尿频量多、形体消瘦或尿有甜味等具有特征性的临床症状，是诊断消渴病的主要依据。

2.有的患者"三多"症状不显著，但若于中年之后发病，且嗜食膏粱厚味、醇酒炙煿，以及病久并发眩晕、肺痨、胸痹、中风、雀目、疮痈等病证者，应考虑消渴的可能性。

3.由于本病的发生与禀赋不足有较为密切的关系，故消渴病的家族史可供诊断参考。

（二）鉴别诊断

1.口渴症　口渴症是指口渴饮水的一个临床症状，可出现于多种疾病过程中，尤以外感热病为多见。但这类口渴各随其所患病证的不同而出现相应的临床症状，不伴多食、多尿、尿甜、瘦削等消渴的特点。

2. 瘿病　瘿病之气郁化火、阴虚火旺证，以情绪激动、多食易饥、形体日渐消瘦、心悸、眼突、颈部一侧或两侧肿大为特征。其中多食易饥、消瘦，类似消渴病的中消，但眼球突出、颈前瘿肿有形则与消渴有别，且无消渴病的多饮、多尿、尿甜等症。

【辨证论治】

（一）上消

肺热津伤

临床表现：口渴多饮，口舌干燥，尿频量多，烦热多汗；舌边尖红，苔薄黄，脉洪数。

治法：清热润肺，生津止渴。

代表方：消渴方。

本方由黄连末、天花粉末、人乳汁、藕汁、姜汁、生地黄汁、蜂蜜组成。若烦渴不止、小便频数，加麦冬、葛根；若兼多食易饥、大便干结、舌苔黄燥，可用白虎加人参汤；若热伤肺阴，脉细苔少者，方用玉泉丸或二冬汤。

（二）中消

1. 胃热炽盛

临床表现：多食易饥，口渴，尿多，形体消瘦，大便干燥；苔黄，脉滑实有力。

治法：清胃泻火，养阴增液。

代表方：玉女煎。

本方由生石膏、知母、熟地黄、麦冬、牛膝组成。若口苦，大便秘结不行，可重用石膏，加黄连、栀子；若口渴难耐、舌苔少津，加乌梅；若火旺伤阴，舌红而干、脉细数，方用竹叶石膏汤。

2. 气阴亏虚

临床表现：口渴引饮，能食与便溏并见，或饮食减少，精神不振，四肢乏力，体瘦；舌质淡红，苔白而干，脉弱。

治法：益气健脾，生津止渴。

代表方：七味白术散。

本方由人参、茯苓、白术、甘草、木香、葛根、藿香组成。兼肺中燥热者，加地骨皮、知母、黄芩；口渴明显者，加天花粉、生地黄、乌梅；气短、汗多者，合生脉散；食少腹胀者，加砂仁、鸡内金。

（三）下消

1. 肾阴亏虚

临床表现：尿频量多，混浊如脂膏，或尿甜，腰膝酸软，乏力，头晕耳鸣，口干唇燥，皮肤干燥，瘙痒；舌红苔少，脉细数。

治法：滋阴固肾。

代表方：六味地黄丸。

本方由熟地黄、山萸肉、山药、茯苓、牡丹皮、泽泻组成。五心烦热、盗汗、失眠者，加知母、黄柏；尿量多而浑浊者，加益智仁、桑螵蛸；气阴两虚而伴困倦、气短乏力、舌质淡红者，加党参、黄芪、黄精；水竭火烈，阴伤阳浮者，用生脉散加天冬、鳖甲、龟甲；若见神昏、肢厥、脉微细等阴竭阳亡危象者，合参附龙牡汤。

2. 阴阳两虚

临床表现：小便频数，混浊如膏，甚至饮一溲一，面容憔悴，耳轮干枯，腰膝酸软，四肢欠温，畏寒肢冷，阳痿或月经不调；舌苔淡白而干，脉沉细无力。

治法：滋阴温阳，补肾固涩。

代表方：金匮肾气丸。

本方由附子、桂枝、干地黄、山萸肉、山药、茯苓、牡丹皮、泽泻组成。尿量多而混浊者，加益智仁、桑螵蛸、覆盆子、金樱子；身体困倦、气短乏力者，可加党参、黄芪、黄精；兼阳痿，加巴戟天、淫羊藿、肉苁蓉；畏寒甚者，加鹿茸粉。

【辨治备要】

（一）辨证要点

1. 辨病位 消渴病的"三多"症状，往往同时存在，但根据其程度的轻重不同，而有上、中、下三消之分，及肺燥、胃热、肾虚之别。通常以肺燥为主，多饮症状较突出者，称为上消；以胃热为主，多食症状较为突出者，称为中消；以肾虚为主，多尿症状较为突出者，称为下消。

2. 辨标本 本病以阴虚为主，燥热为标，两者互为因果。常以病程长短及病情轻重的不同，而阴虚和燥热之表现各有侧重。一般初病多以燥热为主，病程较长者则阴虚与燥热互见，日久则以阴虚为主，进而由于阴损及阳，导致阴阳俱虚。

3. 辨本症与并发症 多饮、多食、多尿和乏力、消瘦为消渴病本症的基本临床表现，其显著程度有较大的个体差异，临证当注意细心分析辨别。本病的另一特点是易发生诸多并发症。一般以本症为主，并发症为次。多数患者，先见本症，随病情的发展而出现并发症。但亦有少数患者与此相反，如少数中老年患者，"三多一少"的本症不明显，常因痈疽、眼疾、心脑病证等为线索，最后确诊为本病。瘀血为患是消渴并发症的发病基础，如消渴眼疾、消渴肾劳、消渴脉痹、中风等。

（二）治法方药

消渴的基本病机是阴虚为本，燥热为标，故清热润燥、养阴生津为本病的基本治疗原则。《医学心悟·三消》曰："治上消者，宜润其肺，兼清其胃。""治中消者，宜清其胃，兼滋其肾。""治下消者，宜滋其肾，兼补其肺。"可谓深得治疗消渴之要旨。由于本病常发生血脉瘀滞及阴损及阳的病变，以及易并发痈疽、眼疾、劳嗽等症，故还应针对具体病情，及时合理地选用活血化瘀、清热解毒、健脾益气、温补肾阳等治法。

消渴容易发生多种并发症，应在治疗本病的同时，积极治疗并发症。白内障、雀盲、耳聋，主要病机为肝肾精血不足，不能上承耳目所致，宜滋补肝肾、益精补血，可用杞菊地黄丸或明目地黄丸。对于并发疮毒痈疽者，则治宜清热解毒、消散痈肿，用五味消毒饮化裁。在痈疽的恢复阶段，治疗上应重视托毒生肌。并发肺痨、水肿、胸痹、中风者，可参考有关章节辨证论治。

【临证要点】

1. 生活方式指导是消渴治疗之首要。①饮食控制。《景岳全书》云："消渴病，富贵人病之而贫贱者少有。"消渴病与饮食不节密切相关，因此控制饮食对于消渴病的治疗具有重要意义。少数患者经过严格而合理的饮食控制，即能收到良好的效果。②运动防治。古人早就认识到，适当运动是防治消渴病的有效措施之一，应"以不疲劳为度"，根据病情选择散步、导引、游泳、舞蹈等健身方式。③情志疏导。消渴病的发生发展与心境愁郁相关，因而"节喜怒""减思虑"，保持情志调畅，有利于病情的控制和康复。

2. 重视活血化瘀。消渴本症及并发症多伴有瘀血的病变，故对于三消中各种证型，尤其是对舌质紫暗或有瘀斑，脉涩或结或代，及兼见其他瘀血证候者，均可在辨证论治的基础上酌加活血化瘀之品，如三七、蒲黄、丹参、川芎、郁金、红花、泽兰、鬼箭羽等，以提高疗效。

3. 综合治疗增强疗效。中医药在改善消渴症状、防治并发症方面较西医有明显优势，但就降低血糖而言，不若西药见效迅速。因此，对于血糖难以纠正的患者，尤其西医诊断为 1 型糖尿病者，需配合西药，综合治疗，避免因血糖过高而发生呕吐、痉证、厥证等危象。

【预防调护】

调节脾胃、保护胃气对消渴的预防十分重要，平日应注意饮食，节制饮酒，少食肥甘，并适当多食健脾利湿的食物。日常生活中注意情志的舒畅，保持精神乐观。对于中年肥胖之人，加强运动，改善痰湿体质，对消渴的预防也具有积极的意义。

既已发病，更宜注重生活调摄，节制饮食具有基础治疗的重要作用。在保证机体合理需要的情况下，应限制粮食、油脂的摄入，忌食糖类，养成定时定量进餐的习惯。戒烟、酒、浓茶及咖啡等。生活起居规律，适当运动。确诊后，患者易出现紧张、焦虑、悲观、恐惧等情绪，医生及家属应劝慰开导，解除其思想顾虑，使患者保持情志平和。对于并发痹证、痿证患者，应注意衣着宽松、舒适、吸湿、柔软，保护患肢，防止冻伤、烫伤及生活中的其他意外伤害；并发痈疽者，应保持患处清洁，促进局部血液循环。

【小结】

消渴是以多饮、多食、多尿、消瘦或尿有甜味为临床特征的一种慢性内伤性疾病。临床主要以多饮、多食、多尿三个症状侧重不同作为上消、中消、下消临床分类的依据。其病位主要与肺、胃（脾）、肾有关，尤与肾的关系最为密切。在治疗上，以清热润燥、养阴生津为基本治则，对上、中、下消有侧重润肺、养胃（脾）、益肾之别。但上、中、下三消之间有着十分密切的内在联系，其病机性质是一致的，正如《圣济总录·消渴门》所说："原其本则一，推其标有三。"由于消渴易发生血脉瘀滞、阴损及阳的病变，故临床常见多种并发症，应注意及时诊断和治疗。

【名医经验】

祝谌予总结了施今墨"苍术配元参、黄芪配山药"的用药特点，并将其进一步发展为"糖尿病对药方"——黄芪配生地黄降尿糖；苍术配元参降血糖；葛根配丹参养阴化瘀，标本兼治。祝氏创制的治疗糖尿病的基本方为生黄芪、生地黄、元参各30g，苍术、葛根、丹参各15g。以此方为基础，辨证增减。70 年代，祝氏通过大量的临床观察，结合西医学对糖尿病病理的认识，开创了活血化瘀法治疗糖尿病的先河。

吕仁和认为消渴病多为肥贵人高粱之疾，其表现多为湿热，治疗重视清化湿热。同时结合西医认识，将糖尿病分为 5 期（阴虚期、阴伤化热期、肾气阴伤期、经脉不活期、阴阳气伤期、脏气衰败期）、10 级（根据患者生活及工作状况划分，以判断患者的生存质量）、16 种证候及 10 种危重病症。此标准曾被中华中医药学会糖尿病分会确认为糖尿病的分期分型标准。

周仲瑛认为三消源本于肾，故治消总应以补肾为主，常以六味地黄丸为基础方，壮水以制火。肺肾两虚合生脉散；肾火旺者加黄柏、知母；若见阴阳两虚，取肾气丸加鹿角片、淫羊藿、肉苁蓉、菟丝子。对糖尿病气阴两虚者，主张补气以化阴生津，不可纯用甘寒之品。凡脾虚而致气不化津者，在补气生津的基础上配葛根、蚕茧等升发脾胃清阳之气，升清以止渴；配鸡内金、生谷麦芽运脾养胃；酌配少量砂仁流气以布津。若病因肝郁化火，上炎刑金，灼伤胃液，下耗肾水，而见"三消"证候者，又当在滋阴生津药中配入柴胡轻清升散以舒肝郁，伍牡丹皮、地骨皮、桑白皮以清肝肺郁火。若见阴虚津亏，血脉瘀滞者，以滋阴生津为主；酌配桃仁润燥活血；赤芍、牡丹皮、丹参凉血化瘀；泽兰祛瘀升清；鬼箭羽通瘀破血。如此则血行津布，燥热可解；瘀化气畅，阴液自生。

【古籍摘要】

《素问·奇病论》："帝曰：有病口甘者，病名为何？何以得之？岐伯曰：此五气之溢也，名曰脾瘅。夫五味入口藏于胃，脾为之行其精气，津液在脾，故令人口甘。此肥美之所发也。此人必数食甘美，而多肥也。肥者令人内热，甘者令人中满，故其气上溢，转为消渴。"

《金匮要略·消渴小便不利淋病脉证并治》："趺阳脉浮而数，浮则为气，数即为消谷而大坚，气盛则溲数，溲数即坚，坚数相搏，即为消渴。"

《景岳全书·三消干渴》："凡治消之法，最当先辨虚实。若察其脉证，果为实火致耗津液者，但祛其火则津液自生，而消渴自止。若由真水不足，则悉属阴虚，无论上、中、下，急宜治肾，必使阴气渐充，精血渐复，则病必自愈。若但知清火，则阴无以生，而日见消败，益以困矣。"

【文献推介】

1.郑筱萸.中药新药临床研究指导原则［S］.北京：中国医药科技出版社，2002：233-237.

2.仝小林，刘铜华，陈良.中医药防治糖尿病及其并发症研究20年概况及展望［A］.第九次全国中医糖尿病学术大会论文汇编.2006：1-26.

3.陈长青，熊曼琪，李赛美.消渴病（糖尿病）的病机研究进展［J］.中国中医基础医学杂志，2002，8（10）：72-74.

4.吴童.古代文献中消渴病的主要病机［J］.中国中医基础医学杂志，2007，13（8）：577-578.

5.高泓，谢春光，郭宝根，等.从伏邪理论对糖尿病大血管病变代谢记忆的理论探讨［J］.时珍国医国药，2013，24（9）：2203-2204.

第五节　汗　证

汗证是以汗液外泄失常为主症的一类病证。不因外界环境因素的影响，白昼时时汗出，动辄益甚者称为自汗；寐中汗出，醒来即止者称为盗汗。西医学中的甲状腺功能亢进、自主神经功能紊乱、风湿热、低血糖、虚脱、休克及结核病、肝病、黄疸等所致的以自汗、盗汗为主要表现者，均属本病范畴，可参照本节辨证论治。

《黄帝内经》对"汗"早有认识，《素问·宣明五气》说："五脏为液，心为汗。"指出汗与心的关系最为密切。东汉·张仲景在《金匮要略·水气病脉证治》首先记载了盗汗的名称，并认为由虚劳所致者较多。宋·陈无择《三因极一病证方论·自汗证治》对自汗、盗汗做了鉴别，"无问昏醒，浸浸自出者，名曰自汗；或睡着汗出，即名盗汗，或云寝汗。"元·朱震亨认为自汗属气虚、血虚、阳虚、痰，盗汗属血虚、阴虚。明·张介宾《景岳全书·汗证》认为自汗属阳虚，盗汗属阴虚。清·叶天士《临证指南医案·汗》谓："阳虚自汗，治宜补气以卫外；阴虚盗汗，治当补阴以营内。"指出自汗重在补气，盗汗重在补阴。清·王清任《医林改错·血府逐瘀汤所治之症目》对血瘀导致汗证的治疗做了补充。

【病因病机】

汗证的病因主要有体虚久病、情志失调、饮食不节；基本病机是阴阳失调，腠理不固而致汗液外泄失常。

1.体虚久病　素体不强，或劳欲太过，或久病耗伤气血阴阳，均可使营卫不足。若营阴不足，阴虚生内热，则逼津外泄，其临床特点主要表现为夜寐盗汗。若卫气不足，腠理不固，则津液外泄，其临床特点主要表现为时时汗出，动辄益甚。这是由于劳则耗气，卫气益损之故。若营卫不足，阴阳失调，还可使营卫失和，腠理不密，而致汗泄失常，其临床特点主要表现为汗出恶风、周身酸楚、时寒时热，也可表现为半身或局部汗出。

2.情志失调　若情志不舒，肝郁化火，邪热郁蒸，迫津外泄，其临床特征主要表现为腋下、阴部汗出，甚或衣服黄染。若思虑太过，耗伤心血，阴血不足，虚火内生，迫津外泄而致汗出，其临床主要表现为盗汗或自汗。

3.饮食不节　嗜食辛辣厚味，损伤脾胃，酿湿成热，湿热内蕴，迫津外泄，其临床特征主要表现为蒸蒸汗出、头面部汗出较甚、食后尤显。

总之，本病总的病机是由于阴阳失调，腠理不固，而致汗液外泄失常。病变脏腑涉及肝、心、脾、胃、肺、肾。病理性质属虚者为多。自汗多属气虚不固；盗汗多属阴虚内热。因肝火、湿热等邪热所致者，则属实证。病程日久，或病变重者，则会出现阴阳虚实错杂的情况。自汗久则可以伤阴，盗汗久则可以伤阳，出现气阴两虚，或阴阳两虚之证。邪热郁蒸，病久伤阴，则见虚实兼夹之证等。

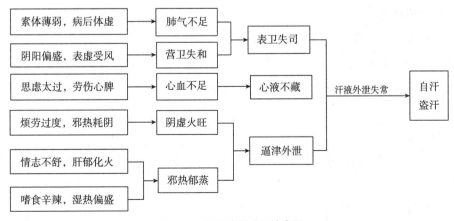

图 10-5　汗证病因病机演变图

【诊断与鉴别诊断】

（一）诊断

1. 不因外界环境的影响，在头面、颈胸，或四肢、全身出汗为本病的主要临床症状。

2. 白昼时时汗出，动辄益甚者为自汗；寐中汗出，醒来即止者为盗汗。

3. 有病后体虚、表虚受风、烦劳过度、情志不舒、嗜食辛辣等易引起自汗、盗汗的病因存在。

血沉、抗"O"、血清甲状腺激素和性激素测定、胸部 X 线摄片、痰培养等检查有助于本病的诊断。

（二）鉴别诊断

1. 脱汗　脱汗发生于病情危重之时，正气欲脱，阳不敛阴，以致汗液大泄，表现为大汗淋漓或汗出如珠，常同时伴有声低息短、精神疲惫、四肢厥冷、脉微欲绝或散大无力等症状，为病势危急的征象，又称"绝汗"。其汗出的情况及病情的程度均较汗证为重。

2. 战汗　战汗则发生于急性热病过程中，症见发热烦渴，突然全身恶寒战栗，继而汗出，热势渐退；多为正气拒邪；若正胜邪退，乃属病趋好转之象；与阴阳失调、营卫不和之汗证迥然有别。

3. 黄汗　黄汗则以汗出色黄如柏汁、染衣着色为特点，多因湿热内蕴所致。可以为汗证中的邪热郁蒸型，但汗出色黄的程度较重。

【辨证论治】

1. 肺卫不固

临床表现：汗出恶风，稍劳尤甚，易于感冒，体倦乏力，面色少华；脉细弱，苔薄白。

治法：益气固表。

代表方：玉屏风散。

本方由防风、黄芪、白术组成。若气虚甚者，加党参、黄精；兼有阴虚，而见舌红、脉细数者，加麦冬、五味子。

2. 阴虚火旺

临床表现：夜寐盗汗，或有自汗，五心烦热，或兼午后潮热，两颧色红，口渴；舌红少苔，脉细数。

治法：滋阴降火。

代表方：当归六黄汤。

本方由当归、生地黄、熟地黄、黄芩、黄柏、黄连、黄芪组成。若潮热甚者，加秦艽、银柴胡、白薇；阴虚及气，气阴两伤，去黄连、黄芩、黄柏，加太子参、玄参；虚烦不眠，加阿胶、莲子心、肉桂。

3. 心血不足

临床表现：睡则汗出，醒则自止，心悸怔忡，失眠多梦，神疲气短，面色少华；舌质淡，苔白，脉细。

治法：补养心血。

代表方：归脾汤。

本方由党参、黄芪、白术、茯神、酸枣仁、龙眼、木香、甘草、当归、远志、生姜、大枣组成。若心悸甚者，加龙骨、琥珀粉、朱砂；不寐，加柏子仁、合欢皮；气虚者，加生黄芪、浮小麦。

4. 邪热郁蒸

临床表现：蒸蒸汗出，汗黏，易使衣服黄染，面赤烘热，烦躁，口苦，小便色黄；舌苔薄黄，脉象弦数。

治法：清肝泄热，化湿和营。

代表方：龙胆泻肝汤。

本方由龙胆草、黄芩、栀子、泽泻、木通、车前子、当归、生地黄、柴胡、生甘草组成。湿热内蕴而热势不盛者，可改用四妙丸；若胃火上攻，头部蒸蒸汗出者，可用竹叶石膏汤。

【辨治备要】

（一）辨证要点

应着重辨别阴阳虚实。自汗多属气虚不固，然实证也或有之；盗汗多属阴虚内热，然气虚、阳虚、湿热也或有之。

1. 辨自汗、盗汗 不因外界环境因素的影响，而白昼时时汗出，动辄益甚者为自汗；寐中汗出，醒来自止者为盗汗。

2. 辨伴随症状 动辄汗出、气短、平时易患感冒多属肺卫气虚。汗出伴有恶风、周身酸楚、时寒时热多属营卫不和。盗汗伴有五心烦热、潮热、颧红、口干多属阴虚火旺。自汗或者盗汗伴有心悸失眠、头晕乏力、面色不华多属心血不足；伴有脘腹胀闷、大便燥结或口苦、烦躁多属湿热肝火。

3. 辨汗出部位 头面汗出，食后尤甚，手足汗出，多为湿热蕴蒸；腋下、阴部汗出，多属肝经有热；半身或局部汗出，为营卫不和；心胸部汗出，多为心脾两虚、心血不足；遍身汗出，鼻尖尤甚，多为肺气不足。

（二）治法方药

虚证应益气养阴、固表敛汗；实证当清肝泄热、化湿和营；虚实夹杂者，则根据虚实的主次而适当兼顾。此外，由于自汗、盗汗均以腠理不固、津液外泄为共同病变，故可酌加麻黄根、浮小麦、糯稻根、五味子、瘪桃干、牡蛎等固涩敛汗之品，以增强止汗的作用。《丹溪心法》中也有单用桑叶止汗的记载。

【临证要点】

1.汗证是临床杂病中较为常见的一个病证，也可作为虚劳、瘵瘵、失血、妇人产后血虚等病证中的一个常见症状出现，在辨证论治时要加以区别。而对于后者的治疗，在止汗的同时更应侧重于原发病的控制。

2.自汗多属气虚，盗汗多属阴虚，但亦有阳虚盗汗、阴虚自汗者。因此，必须四诊合参，才能辨证准确。临床亦有由郁火、湿热、瘀血等导致的汗证，故清泻郁火、清热化湿、活血化瘀等法亦渐受重视。

【预防调护】

加强体育锻炼，注意劳逸结合，避免思虑烦劳过度，保持精神愉快，少食辛辣厚味，是预防汗证的重要措施。

在护理方面，汗出之时，腠理空虚，易于感受外邪，故当避风寒，以防感冒。汗出之后，应及时擦拭。出汗较多者，应经常更换内衣，并注意保持清洁。由热邪而引起的汗证，应按发热患者观察和护理。

【小结】

不因天暑、衣厚、劳作而白昼时时汗出者，称为自汗。寐中出汗，醒来自止者，称为盗汗。汗证应着重与脱汗、战汗鉴别。脱汗发生于疾病危重之时，大汗淋漓，肢厥脉微；战汗发生于热病过程中，先战栗，后汗出，为正邪交争之象。汗证以属虚者为多，自汗多由气虚不固，盗汗多因阴虚内热。由邪热郁蒸所致者，则属实证。

益气固表、调和营卫、滋阴降火、清热化湿是治疗汗证的主要方法，可在辨证处方的基础上酌加固涩敛汗之品，以提高疗效。

【名医经验】

国医大师周仲英教授认为，盗汗多属阴虚内热，自汗多属气虚、阳虚，乃为一般所见，临床切不可拘泥。盗汗、自汗亦有郁火、湿热、瘀血多端，需仔细辨证。郁火者，当清解郁热，方用加味逍遥散；湿热者，当清热燥湿，方用黄连解毒汤、四妙散；瘀血者，当活血化瘀，方用血府逐瘀汤。且可适当有机配伍，佐以敛涩止汗之品，才能取得预期疗效。

国医大师颜正华教授认为，汗证的基本病机包括：热邪郁蒸，津液外泄；阴阳失衡，津液被扰；营卫不和，卫外失司。汗证的辨证要点主要包括辨虚实、辨寒热。肺卫不固型常用玉屏风散加减；汗出多者，加浮小麦、煅龙骨、煅牡蛎等；气虚明显者，加党参。营卫不和型用桂枝汤加减；气虚明显者，加黄芪益气固表；汗出多，加煅龙骨、煅牡蛎、五味子；汗出伴失眠，加炒酸枣仁、夜交藤。阴虚火旺型用当归六黄汤加减；汗出多者，加麻黄根、浮小麦、五味子；耳鸣，多用白蒺藜、菊花、枸杞子等。热毒郁蒸型用龙胆泻肝汤加减；热势明显者，加石膏，便秘者，加全瓜蒌、决明子等。

【古籍摘要】

《伤寒明理论·自汗》："自汗之证，又有表里之别焉，虚实之异焉。"

《证治要诀·盗汗自汗》："眠熟而汗出者，曰盗汗，又名寝汗。不分坐卧而汗者，曰自汗。伤风、伤暑、伤寒、伤湿、痰嗽等自汗，已各载本门。其无病而常自汗出，与病后多汗，皆属表虚，卫气不固，荣血漏泄。"

《医学正传·汗证》："其自汗者，无时而濈濈然出，动则为甚，属阳虚，胃气之所司也；盗汗者，寐中而通身如浴，觉来方知，属阴虚，营血之所主也。大抵自汗宜补阳调卫，盗汗宜补阴降火。"

【文献推介】

1. 李平. 路志正对汗证辨治经验举隅［J］. 中医杂志，1991，32（8）：12-13.

2. 丛军. 蔡淦治疗汗证验案4则［J］. 上海中医药杂志，2007，41（1）：11-12.

3. 徐姗姗，徐元. 王静安教授治疗汗证验案5则［J］. 江苏中医药，2007，39（12）：43-45.

4. 代晓光，陈晶，张琪. 国医大师张琪教授治疗一例疑难病案体会［J］. 中医药信息，2011，28（3）：34-35.

第六节 内伤发热

内伤发热是指以发热为主要临床表现的病证。一般起病较缓，病程较长，热势轻重不一，但以低热为多，或自觉发热而体温并不升高。西医学中的功能性低热、肿瘤、血液病、结缔组织病、内分泌疾病、部分慢性感染性疾病和某些原因不明的发热，均属本病范畴，可参照本节辨证论治。

早在《黄帝内经》中就有内伤发热的记载，且对内伤发热的病机及治疗有了较为系统的认识。如《素问·刺志论》首先明确提出"气虚身热"。《素问·调经论》提出"阴虚生内热"，并指出劳倦过度，阴阳失调可发热。《素问·至真要大论》提出"诸寒之而热者取之阴"的治疗原则。东汉·华佗《中藏经·寒热论》记载了阳虚发热和阴虚发热的特点，认为阳不足则先寒后热，阴不足则先热后寒。汉·张仲景《金匮要略·血痹虚劳病脉证并治》中以小建中汤治疗阴阳两虚的虚热症状，可谓开后世甘温除热治法之先河。宋·钱乙《小儿药证直诀》在《黄帝内经》五脏热病学说的基础上，提出了五脏热病的效方，即心热用导赤散、肝热用泻青丸、脾热用泻黄散、肺热用泻白散等，并将金匮肾气丸化裁为六味地黄丸，为阴虚内热的治疗提供了重要的方剂。元·李东垣《脾胃论·饮食劳倦所伤始为热中论》提出脾胃气虚可导致发热，并运用甘温除大热之法，创立了补中益气汤治疗气虚发热，沿用至今。朱丹溪《格致余论·恶寒非寒病恶热非热病论》对阴虚发热有较为深入的认识，认为阳有余而阴不足，强调泻火以保阴，反对滥用辛燥。明·张介宾《景岳全书·寒热》对内伤发热的病因作了比较详细的论述，并提出了阳虚发热的论点及治法，如《景岳全书·火证》说："阳虚者亦能发热，此以元阳败竭，火不归原也。""若以阳虚发热，则治宜益火，益火之法，只宜温热，大忌清凉。"并创立有右归饮、理中汤、大补元煎、六味回阳饮等作为治疗阳虚发热的主要方剂，值得重视。明·秦景明《症因脉治·内伤发热》最先明确提出"内伤发热"这一病名，气虚发热用气虚柴胡汤，血虚发热用血虚柴胡汤治疗。清·李用粹《证治汇补·发热》将外感发热以外的发热分为郁火、阳郁、骨蒸、内伤（气虚发热）、阳虚、阴虚、血虚、痰证、伤食、瘀血、疮毒共11种，有助于对内伤发热的深入辨证论治。清·程钟龄《医学心悟》将外感之火称为"贼火"，内伤之火称为"子火"，并将"子火"之法概括为达、滋、温、引四法。清·王清任《医林改错》及清·唐容川《血证论》二书对瘀血发热特点的描述，在内伤发热的辨证上有很大意义。当代，结合现代医学理论对内伤发热的病因、病机以及辨证论治等方面有了更深入的认识。

【病因病机】

内伤发热主要是因久病体虚、饮食劳倦、情志失调、外伤出血等导致脏腑功能失调，气血阴阳亏虚所致。

1.久病体虚 由于久病或原本体虚，失于调理，以致机体的气、血、阴、阳亏虚，阴阳失衡而引起发热。若中气不足，阴火内生，可引起气虚发热；久病心肝血虚，或脾虚不能生血，或长期慢性失血，以致血虚阴伤，无以敛阳，导致血虚发热；素体阴虚，或热病日久，耗伤阴液，或治病过程中误用、过用温燥药物，导致阴精亏虚，阴衰则阳盛，水不制火，而导致阴虚发热。寒证日久，或久病气虚，气损及阳，脾肾阳气亏虚，虚阳外浮，导致阳虚发热。

2. 饮食劳倦 由于饮食失调，劳倦过度，使脾胃受损，水谷精气不充，以致中气不足，阴火内生，或脾虚不能化生阴血，而引起发热。若脾胃受损，运化失职，以致痰湿内生，郁而化热，进而引起湿郁发热。

3. 情志失调 情志抑郁，肝气不能条达，气郁化火，或恼怒过度，肝火内盛，导致气郁发热。正如元·朱震亨《丹溪心法·火》所概括的"凡气有余便是火"。情志失调亦是导致瘀血发热的原因之一。在气机郁滞的基础上，日久不愈，则使血行瘀滞而导致血瘀发热。

4. 外伤出血 外伤以及出血等原因导致发热主要有两个方面：一是外伤以及出血使血循不畅，瘀血阻滞经络，气血壅遏不通，因而引起瘀血发热。二是外伤以及血证时出血过多，或长期慢性失血，以致阴血不足，无以敛阳而引起血虚发热。

本病病性以火热为标，脏腑气血亏虚、阴阳失衡为本。可分为虚、实两端，由气郁化火、瘀血阻滞及痰湿停聚所致者属实；由气、血、阴、阳亏虚所致者为虚。本病病机复杂，可由一种或多种病因同时引起发热，如气郁血瘀、气阴两虚、气血两虚、痰瘀内阻等。

本病的基本病机主要为脏腑功能失调，气血阴阳亏虚，阴阳失衡，或气、血、湿郁遏化热所致，病变涉及多个脏腑，包括肺、脾（胃）、心、肝、肾，而以肝、脾、肾为主。本病不同病机之间可以相互转化，久病往往由实转虚，或因虚致实，后期症见虚实夹杂，疾病由轻转重。如气郁发热日久伤阴，则转化为气郁阴虚之发热；气虚发热日久，病损及阳，阳气虚衰，则发展为阳虚发热；气滞、痰湿、瘀血病久，损及气、血、阴、阳而分别兼见气虚、血虚、阴虚或阳虚，而以虚实兼夹之证较为多见。虚证可转为实证，如阴虚内热，血津稠厚，运行不畅；或气虚发热，气推动无力；或阳虚气血凝滞，均可致瘀血形成，而成虚实夹杂之发热。又如气虚阳虚之发热，水失温化，痰湿内停，也可在本虚的基础上形成标实。此类变证，证候复杂，临证时不得不详辨。

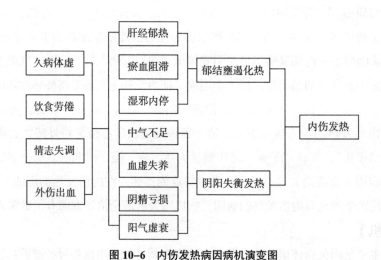

图 10-6 内伤发热病因病机演变图

【诊断与鉴别诊断】

（一）诊断

1. 内伤发热起病缓慢，病程较长，多为低热，或自觉发热而体温并不升高，表现为高热者较少。不恶寒，或虽有怯冷，但得衣被则温。常兼见头晕、神疲、自汗、盗汗、脉弱等症。

2. 一般有气、血、阴、阳亏虚，或气郁、血瘀、湿阻的病史，或有反复发热史。

3.无感受外邪所致的头身疼痛、鼻塞、流涕、脉浮等症。

临床诊疗时需监测体温，在完善血、尿、便三大常规，血生化、心电图、胸片等常规检查的基础上，必要时查甲状腺功能、肿瘤标志物、免疫学、风湿三项、狼疮细胞、骨髓穿刺等。

（二）鉴别诊断

外感发热　因感受外邪而起，起病较急，病程较短，发热初期大多伴有恶寒，其恶寒得衣被而不减。发热的程度（体温）大多较高，发热的类型随病种的不同而有所差异。初起常兼有头身疼痛、鼻塞、流涕、咳嗽、脉浮等表证。外感发热由感受外邪，正邪相争所致，属实证者居多。

表 10-1　外感与内伤发热的鉴别表

	外感发热	内伤发热
病因	感受外邪	内伤因素
虚实	实证居多	虚证居多
发病特点	起病急，病程短	起病缓，病程较长，或有反复发作史
临床表现	发热程度较高，病初多恶寒，得衣被不减，初起常兼有头身疼痛、鼻塞、流涕、咳嗽、脉浮等表证	以低热为主，或自觉发热而体温并不升高，不恶寒，或虽有怯冷，但得衣被则温，常兼见头晕、神疲、自汗、盗汗、脉弱等症

【辨证论治】

1. 阴虚发热

临床表现：午后潮热，或夜间发热，不欲近衣，手足心热，烦躁，少寐多梦，盗汗，口干咽燥；舌质红，或有裂纹，苔少甚至无苔，脉细数。

治法：滋阴清热。

代表方：清骨散。

本方由银柴胡、知母、胡黄连、地骨皮、青蒿、秦艽、鳖甲、甘草组成。若盗汗较甚者，可去青蒿，加牡蛎、浮小麦、糯稻根；若阴虚较甚者，加玄参、生地黄、制首乌；失眠者，加酸枣仁、柏子仁、夜交藤；若兼有气虚而见头晕气短、体倦乏力者，加太子参、麦冬、五味子。

2. 血虚发热

临床表现：发热，热势多为低热，头晕眼花，身倦乏力，心悸不宁，面白少华，唇甲色淡；舌质淡，脉细弱。

治法：益气养血。

代表方：归脾汤。

本方由黄芪、人参、白术、甘草、当归、龙眼肉、酸枣仁、茯神、远志、木香、生姜、大枣组成。若血虚较甚者，加熟地黄、枸杞子、制首乌；发热较甚者，可加银柴胡、白薇；由慢性失血所致的血虚，若仍有少许出血者，可酌加三七粉、仙鹤草、茜草、棕榈炭；脾虚失健，纳差腹胀者，去黄芪、龙眼肉，加陈皮、神曲、谷麦芽。

3. 气虚发热

临床表现：发热，热势或低或高，常在劳累后发作或加剧，倦怠乏力，气短懒言，自汗，易于感冒，食少便溏；舌质淡，苔薄白，脉细弱。

治法：益气健脾，甘温除热。

代表方：补中益气汤。

本方由黄芪、人参、白术、炙甘草、陈皮、当归、升麻、柴胡组成。若自汗较多者，加牡蛎、浮小麦、糯稻根；时冷时热、汗出恶风者，加桂枝、芍药；脾虚夹湿，而见胸闷脘痞、舌苔白腻者，加苍术、厚朴、藿香。

4. 阳虚发热

临床表现：发热而欲近衣，形寒怯冷，四肢不温，少气懒言，头晕嗜卧，腰膝酸软，纳少便溏，面色㿠白；舌质淡胖，或有齿痕，苔白润，脉沉细无力。

治法：温补阳气，引火归原。

代表方：金匮肾气丸。

本方由附子、桂枝、山茱萸、干地黄、山药、茯苓、牡丹皮、泽泻组成。若短气甚者，加人参；阳虚较甚者，加仙茅、淫羊藿；便溏者，加白术、干姜。

5. 气郁发热

临床表现：发热多为低热或潮热，热势常随情绪波动而起伏，精神抑郁，胁肋胀满，烦躁易怒，口干而苦，纳食减少；舌红，苔黄，脉弦数。

治法：疏肝理气，解郁泄热。

代表方：加味逍遥散。

本方由柴胡、当归、白芍、薄荷、白术、茯苓、牡丹皮、栀子、生姜、甘草组成。若气郁较甚，可加郁金、香附、青皮；热象较甚，舌红口干、便秘者，可去白术，加龙胆草、黄芩；妇女若兼月经不调，可加泽兰、益母草。

6. 痰湿郁热

临床表现：发热，午后热甚，心内烦热，胸闷脘痞，不思饮食，渴不欲饮，呕恶，大便稀薄或黏滞不爽；舌苔白腻或黄腻，脉濡数。

治法：燥湿化痰，清热和中。

代表方：黄连温胆汤合中和汤。

黄连温胆汤由黄连、半夏、陈皮、茯苓、甘草、竹茹、枳实、大枣、生姜组成；中和汤由苍术、半夏、黄芩、香附组成。前方理气化痰，燥湿清热；后方清热燥湿，理气化痰。若呕恶，加竹茹、藿香、白蔻仁；胸闷、苔腻，加郁金、佩兰；湿热阻滞少阳枢机，症见寒热如疟、寒轻热重、口苦呕逆者，加青蒿、黄芩。

7. 血瘀发热

临床表现：午后或夜晚发热，或自觉身体某些部位发热，口燥咽干，但不多饮，肢体或躯干有固定痛处或肿块，面色萎黄或晦暗；舌质青紫或有瘀点、瘀斑，脉弦或涩。

治法：活血化瘀。

代表方：血府逐瘀汤。

本方由当归、川芎、赤芍、地黄、桃仁、红花、牛膝、柴胡、枳壳、桔梗、甘草组成。若发热较甚者，可加秦艽、白薇、牡丹皮；肢体肿痛者，可加丹参、郁金、延胡索。

【辨治备要】

(一) 辨证要点

1. 辨证候虚实 应依据病史、症状、脉象等辨明证候的虚实,这对治疗原则的确定具有重要意义。由气郁、血瘀、痰湿所致的内伤发热属实;由气虚、血虚、阴虚、阳虚所致的内伤发热属虚。若邪实伤正或因虚致实,表现虚实夹杂证候者,应分辨其主次。

2. 辨病情轻重 病程长久,热势亢盛,持续发热,或反复发作,经治不愈,胃气衰败,正气虚甚,兼夹证多,均为病情较重的表现,反之则病情较轻。若内脏无实质性病变,仅属一般体虚所致者,病情亦轻。

(二) 治法方药

根据证候、病机的不同而分别采用有针对性的治法。属实者,治宜解郁、活血、除湿为主,适当配伍清热。属虚者,则应益气、养血、滋阴、温阳,除阴虚发热可适当配伍清退虚热的药物外,其余均应以补为主。对虚实夹杂者,则宜兼顾之。正如《景岳全书·火证》所说:"实火宜泻,虚火宜补,固其法也。然虚中有实者,治宜以补为主,而不得不兼乎清……若实中有虚者,治宜以清为主而酌兼乎补。"

【临证要点】

1. 诊断之要,因内伤发热主要由于气、血、痰湿的郁滞壅遏,或气、血、阴、阳的亏损失调所导致,故在发热的同时,分别伴有气滞、血瘀、湿郁或气虚、血虚、阴虚、阳虚的症状,这是掌握内伤发热辨证及治疗的关键。这对于掌握外感发热与内伤发热在性质及治法上的根本区别甚有裨益。内伤发热以属虚者为多,除气郁化火及痰湿蕴热者可配合清热除湿外,一般均应针对病情补益气血阴阳,以促进脏腑功能及阴阳平衡的恢复。切不可一见发热,便用发散解表及苦寒泻火之剂,以致耗气伤阴或伤败脾胃。

2. 治疗之法,甘温除热法源于《黄帝内经》,创于东垣,为中医治疗气虚发热的有效方法。西医学所称的功能性发热多见于女性,体质偏弱,常兼有多汗、怕冷、心悸、失眠等气血不足的症状。中医理论认为,气血相关,阴阳互根,血虚者多兼气虚,阳虚为气虚之极,阳虚者必见气虚。故对于相当部分的功能性发热,在甘温除热法的基础上,针对病情加减化裁,常能收到较好的效果。

【预防调护】

内伤发热患者应注意休息,体温高者应卧床,部分长期低热的患者,在体力允许的情况下,可做适当户外活动。要保持情绪乐观,饮食宜进清淡、富于营养而又易于消化之品。由于内伤发热的患者常卫表不固而有自汗、盗汗,故应注意保暖、避风,防止感受外邪。

保持良好的心态,避免不良情绪的刺激;锻炼身体以促进体质;饮食方面要做到规律、合理,多进食各种新鲜蔬菜、瓜果等。

【小结】

内伤发热是以内伤为主要病因,由久病体虚、饮食劳倦、情志失调以及外伤出血导致脏腑功能失调,气血阴阳亏虚,阴阳失调,或气血水湿郁遏所致,临证当注意辨其虚实。虚证以气、血、阴、阳亏虚导致的发热为主;实证以气郁、瘀血以及痰湿郁热为主。治法当据本病的虚实而治,调理阴阳,补虚泻实,予以益气、养血、滋阴、温阳、行气、活血、化湿之法。禁用发散解表药物,以防耗气伤津;慎用苦寒泻火之药,损伤中阳,化燥伤阴。病程短,证候单一，胃气尚未衰败者，预后较佳；病程迁延，证候兼杂，病势缠绵，证候转化而病情复杂，正虚邪恋，胃气衰败，格阳戴阳者，预后不佳。

【名医经验】

朱丹溪在《格致余论·恶寒非寒病恶热非热病论》中云："阴虚则发热，夫阳在外，为阴之卫；阴在内，为阳之守。精神外驰，嗜欲无节，阴气耗散，阳无所附，遂致浮散于肌表之间而恶热也。实非有热，当作阴虚治之，而用补养之法可也。"谓阳有余而阴不足，阴难成而易损，强调治疗阴虚发热时保养阴精的重要性。此外，温病学派的救阴、护阴、养胃阴等治疗原则对治疗慢性发热疾病，特别是对老年和女性患者，都有指导意义。

周仲瑛认为内伤发热的治疗总体当遵循"实则泻之，虚则补之"的原则，根据病机而采用有针对性的治法。属实者，宜在疏肝解郁、清化和中、活血化瘀的基础上，适当配伍清热药，可选用丹栀逍遥散、蒿芩清胆汤及血府逐瘀汤；属虚者，则应益气、养血、滋阴、温阳治本而退热，可选用补中益气汤、归脾汤、清骨散加减及肾气丸。在选药方面，周老对于肝郁化火证，喜用牡丹皮、栀子、柴胡、黄芩、龙胆草、夏枯草；对瘀血发热，喜用川芎、赤芍、丹参、桃仁、红花、制香附，并配合广地龙、炙水蛭、炮山甲等虫类药物。在虚证发热的治疗中，除了注意辨别阴、阳、气、血之虚外，尚需注意结合脏腑辨证。气虚发热以脾虚为多，治以甘温除热，重用黄芪、白术、升麻；血虚发热重用当归、黄芪、党参、白芍、仙鹤草、茜草，配合白薇、功劳叶；阴虚发热，均可使用银柴胡、青蒿、胡黄连、地骨皮等，但对于肝肾阴虚，当选用大生地黄、知母、炙鳖甲等滋养肝肾；而对于肺胃阴伤，当配合润肺滋胃之南、北沙参及百合、麦冬等；阳虚发热当重用益火助源之肉桂、仙茅、仙灵脾、鹿角胶、肉苁蓉等，合熟地黄、山茱萸阴中求阳。在临床工作中，对虚实夹杂者，宜标本兼顾，或标本同治，或先标后本。

【古籍摘要】

《诸病源候论·虚劳热候》："虚劳而热者，是阴气不足，阳气有余，故内外生于热，非邪气从外来乘也。"

《医学心悟·火字解》："外火，风、寒、暑、湿、燥、火及伤热饮食，贼火也，贼可驱而不可留。内火，七情色欲，劳役耗神，子火也，子可养而不可害。""养子火有四法：一曰达……所谓木郁则达之，如逍遥散之类是也；二曰滋……所谓壮水之主，以镇阳光，如六味汤之类是也；三曰温……经曰劳者温之，又曰甘温能除大热，如补中益气之类是也；四曰引……以辛热杂于壮水药中，导之下行，所谓导龙入海，引火归原，如八味汤之类是也。"

《医林改错·血府逐瘀汤所治之症目》："身外凉，心里热，故名灯笼病，内有瘀血。认为虚热，愈补愈瘀；认为实火，愈凉愈凝。""晚发一阵热，每晚内热，兼皮肤热一时。"

【文献推介】

1. 赵晓娟，王稳平. 浅析甘温除大热的临床应用［J］. 临床合理用药，2016，9（1）：109-110.

2. 高树武. 滋阴清热补气养血法治疗阴虚型内伤发热证［J］. 深圳中西医结合杂志，2015，25（2）：41-42.

3. 姜德友，庞作为. 内伤发热源流考［J］. 天津中医药大学学报，2015，34（2）：69-72.

4. 王月娇，赵波. 气虚发热病机探析［J］. 中医研究，2014，27（4）：12-14.

第七节　厥　证

厥证是以突然昏倒、不省人事、四肢逆冷为主要临床表现的一种病证。病情轻者，一般在短时间内会逐渐苏醒，清醒后无偏瘫、失语、口眼㖞斜等后遗症。病情重者，则昏厥时间较长，严重者甚至一厥不复而导致死亡。鉴于厥的含义较多，本节厥证所讨论的范围是以突然发生的一时性昏倒不省人事为主症，伴有四肢逆冷的病证。至于外感病中以手足逆冷为主，不一定伴有神志改变的发厥，不属于本节之讨论范围。暑厥系由感受暑热之邪而发病，本节亦不作讨论。西医学中多种原因所致之晕厥，如癔症、高血压脑病、脑血管痉挛、低血糖、出血性或心源性休克等，均可参考本节辨证论治。

春秋战国时期，《黄帝内经》中论厥甚多，含义、范围相当广泛，有以暴死为厥，有以四末逆冷为厥，有以气血逆乱病机为厥，有以病情严重为厥。概括起来可分为两类表现：一种是指突然昏倒，不省人事，如《素问·大奇论》云："暴厥者，不知与人言。"另一种是指肢体和手足逆冷，如《素问·厥论》云："寒厥之为寒也，必从五指而上于膝。"东汉·张仲景认为，厥证总病机为"阴阳气不相顺接"，并根据发病机理寒热虚实、气血水痰的不同，将厥证分为寒厥、热厥、气厥、痰厥、血厥、蛔厥等13种厥证。仲景继承了《黄帝内经》中手足逆冷为厥的论点，而重在以感受外邪所致的发厥。隋·巢元方《诸病源候论·中恶病诸候》对尸厥的表现进行了描述："其状如死，犹微有息而不恒，脉尚动而形无知也。"并认为其病机是"阴阳离居，营卫不通，真气厥乱，客邪乘之"。金元时期，张从正《儒门事亲》将昏厥分为尸厥、痰厥、酒厥、气厥、风厥等证。延至明代，李梴《医学入门·外感寒暑》进一步明确区分外感发厥与内伤杂病致厥。张介宾《景岳全书·厥逆》总结了明代以前对厥证的认识，提出以虚实论治厥证，符合临床实际。此后医家对厥证的理论不断充实，提出了气、血、痰、食、暑、尸、酒、蛔等厥，并以此作为辨证的重要依据，指导临床治疗。

【病因病机】

厥证的发生多因情志内伤、体虚劳倦、亡血失津、饮食不节等致气机逆乱，升降乖戾，气血阴阳不相顺接而发病。

1.情志内伤　七情中尤以暴怒引发本病者最为多见，即《素问·生气通天论》所谓："大怒则形气绝，而血菀于上，使人薄厥。"或所愿不遂，肝气郁结，郁久化火，肝火上炎，致气血郁滞，以致阴阳不相顺接而发为厥证。此外，若平素体弱胆怯，加上突如其来的外界影响，如见死尸，或见鲜血喷涌，或闻巨响等，亦可使气血逆乱而致厥。

2.体虚劳倦　元气素虚，复加饥饿劳累，以致中气不足，髓海失养而致厥；或长期睡眠不足，阴阳气血暗耗而致厥。如《素问·生气通天论》曰："阳气者，烦劳则张，精绝，辟积于夏，使人煎厥。"

3.亡血失津　如因大汗吐下，气随液耗，或因创伤出血，或血证失血过多，以致气随血脱，阳随阴消，神明失主而致厥。如《伤寒论·辨少阴病脉证并治》中"大汗出，热不去，内拘急，四肢疼，又下利厥逆而恶寒者……"失津致厥之论。

4.饮食不节　嗜食酒酪肥甘，脾胃受损，运化失常，以致聚湿生痰，痰浊阻滞，气机不畅，日积月累，痰愈多则气愈阻，气愈滞则痰更盛，如痰浊一时上壅，清阳被阻，则可发为昏厥。如《素问·厥论》曰："酒入于胃……此人必数醉，若饱以入房……热盛于中，故热遍于身……故手足为之热也。"

厥证的病机主要是气机逆乱，升降乖戾，气血阴阳不相顺接，常见气厥、血厥、痰厥。气厥由情志异常、精神刺激、素体虚弱等致气机上冲逆乱，清窍壅塞，神明失养而发；血厥因素有肝阳偏亢，遇暴怒伤而肝气血逆乱于上，或大量失血后血不荣窍而致；体虚湿盛，饮食不节以致气机升降失调，或痰随气升，阻滞神明而发为痰厥。由于体质和病机转化的不同，病理性质有虚实之别。大凡气盛有余，气逆上冲，血随气逆，或夹痰浊壅滞于上，以致清窍闭塞，不省人事，皆为厥之实证；气虚不足，清阳不升，气陷于下，或大量出血，气随血脱，血不上达，气血一时不相顺接，以致神明失养，不省人事，为厥之虚证。

病变所属脏腑主要在心、肝，涉及脾、肾。心主神志，肝主疏泄并调畅气机和情志。心病则神明失用，肝病则气郁气逆，乃致昏厥。脾主运化，为气机升降之枢；肾藏精，为元气之根。脾病清阳不升，肾虚精气不能上荣，亦可与心肝同病致厥。

厥证之病理转归主要有三：一是阴阳气血相失，进而阴阳离决，发展为一厥不复之死证。二是阴阳气血失常，或为气血上逆，或为中气下陷，或气血痰浊内闭，气机逆乱而阴阳尚未离决。此类厥证之生死，取决于正气来复与否及治疗措施是否及时、得当。若正气来复，治疗得当，则气复返而生；反之，气不复返而死。三是表现为各种证候之间的转化。如气厥和血厥之实证，常转化为气滞血瘀之证；失血致厥的血厥虚证，严重者转化为气随血脱之脱证等。厥证的预后，主要取决于正气的强弱、病情的轻重，以及抢救治疗是否及时、得当。发病之后，若呼吸比较平稳，脉象有根，表示正气尚强，预后良好。反之，若气息微弱，或见昏聩不语，或手冷过肘、足冷过膝，或脉象沉伏如一线游丝，或如屋漏，或散乱无根，或人迎、寸口、跌阳之脉全无，多属危候，预后不良。

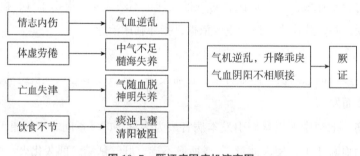

图 10-7　厥证病因病机演变图

【诊断与鉴别诊断】

（一）诊断

1.临床表现为突然昏仆、不省人事，或伴四肢逆冷。

2.患者在发病之前，常有先兆症状，如头晕、视物模糊、面色苍白、出汗等，而后突然发生昏仆、不省人事、"移时苏醒"。发病时常伴有恶心、汗出，或伴有四肢逆冷，醒后感头晕、疲乏、口干，但无失语、瘫痪等后遗症。

3.了解既往有无类似病证发生，查找病因。发病前有明显的精神刺激、情绪波动等因素，或有大失血病史，或有饮食不节史，或有痰盛宿疾。

血压、血糖、脑血流图、脑电图、脑干诱发电位、动态心电图、颅脑 CT、MRI 等检查有助于本病的诊断。

（二）鉴别诊断

1. 眩晕 眩晕有头晕目眩、视物旋转不定，甚则不能站立、耳鸣，但无神志异常的表现，与厥证之突然昏倒、不省人事迥然有别。

2. 中风 中风以中老年人为多见，常有素体肝阳亢盛。其中脏腑者，突然昏仆，并伴有口眼㖞斜、偏瘫等症；若神昏时间较长，苏醒后有偏瘫、口眼㖞斜及失语等后遗症。厥证可发生于任何年龄，昏倒时间较短，醒后无后遗症，但血厥之实证重者可发展为中风。

3. 痫证 痫证常有先天因素，以青少年为多见。病情重者，虽亦为突然昏仆、不省人事，但发作时间短暂，且发作时常伴有号叫、抽搐、口吐涎沫、两目上视、小便失禁等。痫证常反复发作，每次症状均相类似，苏醒缓解后可如常人。厥证之昏倒，仅表现为四肢厥冷，无叫吼、吐沫、抽搐等症。可做脑电图检查，以资鉴别。

4. 昏迷 昏迷为多种疾病发展到一定阶段所出现的危重证候。一般来说，发生较为缓慢，有一个昏迷前的临床过程，先轻后重，由烦躁、嗜睡、谵语渐次发展；一旦昏迷后，持续时间一般较长，恢复较难，苏醒后原发病仍然存在。厥证常为突然发生，昏倒时间较短，常因情志刺激、饮食不节、劳倦过度、亡血失津等诱发。

【辨证论治】

（一）气厥

1. 实证

临床表现：由情志异常、精神刺激而发作，突然昏倒，不省人事，或四肢厥冷，呼吸气粗，口噤握拳；舌苔薄白，脉伏或沉弦。

治法：开窍，顺气，解郁。

代表方：通关散合五磨饮子。

通关散为中成药，由猪牙皂、鹅不食草、细辛组成，用时取少许粉剂吹鼻取嚏，以促其苏醒，仅适用于气厥实证；五磨饮子由沉香、槟榔、木香、乌药、枳实组成。必要时可先化饲苏合香丸。若肝阳偏亢，头晕而痛、面赤躁扰者，可加钩藤、石决明、磁石；若兼有痰热，症见喉中痰鸣、痰壅气塞者，可加胆南星、贝母、橘红、竹沥；若醒后哭笑无常、睡眠不宁者，可加茯神、远志、酸枣仁。

2. 虚证

临床表现：发病前有明显的情绪紧张、恐惧、疼痛或站立过久等诱发因素，发作时眩晕昏仆，面色苍白，呼吸微弱，汗出肢冷；舌淡，脉沉细微。

治法：补气，回阳，醒神。

代表方：四味回阳饮。

本方由人参、制附子、炮姜、炙甘草组成。汗出多者，加黄芪、白术、煅龙骨、煅牡蛎；心悸不宁者，加远志、柏子仁、酸枣仁；纳谷不香、食欲不振者，加白术、茯苓、陈皮；若急救，可先用生脉注射液、参附注射液静脉推注或滴注，苏醒后继用四味回阳饮。

NOTE

（二）血厥

1. 实证

临床表现：多因急躁恼怒而发，突然昏倒，不省人事，牙关紧闭，面赤唇紫；舌暗红，脉弦有力。

治法：平肝潜阳，理气通瘀。

代表方：羚角钩藤汤或通瘀煎。

羚角钩藤汤由羚角片、双钩藤、霜桑叶、滁菊花、川贝母、鲜生地、茯神木、生白芍、淡竹茹、生甘草组成；通瘀煎由当归尾、山楂、香附、红花、乌药、青皮、木香、泽泻组成。前方以平肝潜阳息风为主；后方活血顺气。若急躁易怒，肝热甚者，加菊花、牡丹皮、龙胆草；若兼见阴虚不足，眩晕头痛者，加生地黄、枸杞子、珍珠母。

2. 虚证

临床表现：常因失血过多，突然昏厥，面色苍白，口唇无华，四肢震颤，自汗肢冷，目陷口张，呼吸微弱；舌质淡，脉芤或细数无力。

治法：补养气血。

代表方：急用独参汤灌服，继服人参养荣汤。

独参汤即由一味人参组成；人参养荣汤由人参、当归、黄芪、白术、茯苓、肉桂、熟地黄、五味子、远志、陈皮、白芍、炙甘草、生姜、大枣组成。前方益气固脱；后方补益气血。若自汗肤冷、呼吸微弱者，加附子、干姜；若口干少津者，加麦冬、玉竹、沙参；心悸少寐者，加龙眼肉、酸枣仁。也可用人参注射液、生脉注射液静脉推注或滴注。对于急性失血过多者，应及时止血，并采取输血措施，缓解后继用人参养荣汤。

（三）痰厥

临床表现：素有咳喘宿痰，多湿多痰，恼怒或剧烈咳嗽后突然昏厥，喉有痰声，或呕吐涎沫，呼吸气粗；舌苔白腻，脉沉滑。

治法：行气豁痰。

代表方：导痰汤。

本方由天南星、枳实、半夏、橘红、赤茯苓、甘草、生姜组成。若痰湿化热，口干便秘、舌苔黄腻、脉滑数者，加黄芩、栀子、竹茹、瓜蒌仁。

【辨治备要】

（一）辨证要点

1. 辨病因　厥证的发生常有明显的病因可寻。如气厥虚证，多发生于平素体质虚弱者，厥前常有过度疲劳、睡眠不足、饥饿受寒、突受惊恐等诱因；血厥虚证，则与失血有关，常继发于大出血之后；气厥实证及血厥实证，多发生于形壮体实者，而发作多与急躁恼怒、情志过极密切相关；痰厥好发于恣食肥甘、体丰湿盛之人，而恼怒及剧烈咳嗽常为其诱因。

2. 辨虚实　厥证见症虽多，但概括而言，不外虚实二证，这是厥证辨证之关键所在。实证者表现为突然昏仆、面红气粗、声高息促、口噤握拳，或夹痰涎壅盛、舌红苔黄腻、脉洪大有力。虚证者表现眩晕昏厥、面色苍白、声低息微、口开手撒，或汗出肢冷、舌胖或淡、脉细弱无力。

3. 分气血　厥证以气厥、血厥为多见，应注意分辨。其中尤以气厥实证及血厥实证两者易于混淆，应注意区别。气厥实者，乃肝气升发太过所致。体质壮实之人，肝气上逆，由惊恐而发，表现为突然昏仆、呼吸气粗、口噤握拳、头晕头痛、舌红苔黄、脉沉而弦。血厥实者，乃肝阳上亢，阳气暴张，血随气升，气血并走于上，表现为突然昏仆、牙关紧闭、四肢厥冷、面赤唇紫，或鼻衄、舌质暗红、脉弦有力。

（二）治法方药

厥证乃危急之候，当以及时救治为要，醒神回厥是主要的治疗原则，但具体治法又当辨其虚实。实证宜开窍、化痰、辟秽而醒神。开窍法适用于邪实窍闭之厥证，以辛香走窜的药物为主，具有通关开窍的作用。主要通过开泄痰浊闭阻、温通辟秽化浊、宣窍通利气机而达到苏醒神志的目的。在使用剂型上应选择丸、散、气雾、含化以及注射之类药物，宜吞服、鼻饲、注射。本法系急救治标之法，苏醒后应按病情辨证治疗。虚证宜益气、回阳、救逆而醒神。适用于元气亏虚、气随血脱、津竭气脱之厥证。主要通过补益元气、回阳救逆而防脱。对于失血、失津过急过多者，还应配合止血、输血、补液，以挽其危。由于气血亏虚，故不可妄用辛香开窍之品。

【临证要点】

1. 诊断要迅速，尽快明确病因。除四诊合参外，还应及时借助生命体征监测、血糖、心电图、头颅 MRI 或 CT 等检查，尽早明确病因，对于急性期的治疗选择极为重要。厥证乃危急之候，当以及时救治为要，醒神回厥是主要的治疗原则，但具体治疗上因病因不同而有虚实之异。实证以辛香走窜的药物为主，具有通关开窍的作用。虚证主要通过补益元气、回阳救逆而提高气的统摄能力。故迅速诊断，明确病因，辨虚实之证而施治尤为重要。

2. 临证之时，既要注意厥证不同类型的特点，又要把握厥证的共性，相互参见，全面兼顾，方能提高疗效。如后世对厥之四肢温度异常持二种不同观点：一种认为，凡厥证，不论寒、热、阴、阳，必定手足逆冷。这种观点是张仲景首先提出的，《伤寒论·厥阴病脉证并治》曰："厥者，手足逆冷是也。"此后许多医家，如金·成无己、元·朱震亨等皆崇仲师之说。另一种则认为，厥未必手足逆冷，如宋·朱肱在《类证活人书·卷四》云："大抵热厥，其手足虽冷，时复指爪温。"元·罗天益《卫生宝鉴·厥逆》谓："阳厥手足虽冷，有时或温，手足心必暖……此名热厥。"他们都以热厥手足暖来证明并非所有厥证一律手足逆冷。因此，临证时需要把握好厥证共性及个性的特点而论治。

3. 由于厥证的发作常由明显的情志精神因素诱发，且部分患者有类似既往病史，因此平时可服用柴胡疏肝散、逍遥散、越鞠丸之类，理气解郁，调和肝脾。

【预防调护】

厥证的预防首先要针对其危险因素采取预防性干预措施。应避免情志过极，改变不良饮食习惯，不妄劳作，加强锻炼，增强体质，正所谓"正气存内，邪不可干"。对已发厥证者，要加强护理，密切观察病情的发展变化，严密观察患者的神志、瞳孔、汗出、二便、肢温、气息、血压、舌象、脉象等变化；如有变化，应立即报告医师并积极配合救护。患者苏醒后，要消除其紧张情绪，针对不同的病因予以不同的康复指导。

其次，厥证患者宜采取针对性调护措施。所有厥证患者均应严禁烟酒及辛辣香燥之品，以免助热生痰，加重病情；另外要时刻保持呼吸道通畅，促进排痰，防止窒息；应卧床休息，减少活动，保证夜间充分的睡眠；给予营养丰富、易消化的流质或半流质饮食。

【小结】

厥证是一种急性病证，临床上以突然发生一时性昏倒、不省人事，或伴有四肢逆冷为主要症状。轻者短时间内即可苏醒；重者一厥不醒，预后不良。引起厥证的病因主要有情志内伤、体虚劳倦、亡血失津、饮食不节等，而其病理性质主要是气机逆乱，升降乖戾，气血阴阳不相顺接。厥证常见气、血、痰厥。由于病理性质有虚实之分，临证时应根据不同类型区别虚实而辨治。厥证属危急重证，当以及时救治为要，醒神回厥是主要的治疗原则，但具体治疗，实证宜开窍、化痰、辟秽而醒神；虚证宜益气、回阳、救逆而醒神。苏醒之后，按病情的不同辨证治疗。

【名医经验】

国医大师颜德馨教授认为，治疗厥证时，面对颓局，不在收拾，而急当重振，拨乱反正，必须具备两手，"战不嫌狠，抚不嫌稳"。在临床中，颜老善用附子救逆，认为附子大辛大热，通行十二经脉，专主振奋阳气、祛逐阴寒，应用于心血管疾病，破阴凝，布阳和，能力转危局。如附子汤治冠心病之心绞痛，通脉四逆汤治病态窦房结综合征。临床观察辅以丹参、川芎、葛根、三七、血竭、水蛭等化瘀药物，疏通血脉改善循环功能，可加强促苏醒、抗休克的作用。至于厥回之后，颜老使用附子则比较审慎，常有监制之品并行，并总结出六法：调之以甘，与甘草、白蜜同用；阴以济阳，配熟地黄、龟甲；阴阳兼顾，与生脉散同用；镇潜抑阳，配龙骨、牡蛎、磁石；温阳泻火，伍知母、黄柏、大黄；阳中配阴，伍玄参、麦冬。通过不同配伍，不但抑制了附子的燥性，扩大了施用范围，还可取得理想的协同效果。

现代名医颜亦鲁老先生治疗厥证的经验可归纳为以下几点：①重视各类厥证的个性与共性。颜老认为，厥证有气厥、血厥、痰厥、蛔厥、食厥、暑厥等不同，但总因气机逆乱、升降乖戾而引起，情志不遂多为诱因，且各类厥证亦有内在联系，常相兼而发。②启上与导下并重。颜老治疗厥证多启上与导下并重，启上药多用石菖蒲、抱茯神等。导下多用消食导滞、通腑泻下之品，使邪有出路，从下窍而走，常药用六神曲、檀香、炒麦芽运脾和胃助消化，生大黄清热通腑以祛邪。③注重善后，固本清源。颜老认为厥证未发时，仍应根据其发病原因及个人体质的不同，服用健脾化痰、益气生津、理气和中等剂，以调养善后，达到固本清源的目的，防止复发。

【古籍摘要】

《灵枢·五乱》："乱于臂胫，则为四厥；乱于头，则为厥逆，头重眩仆。"

《卫生宝鉴·厥逆》："病患寒热而厥，面色不泽，冒昧，两手忽无脉，或一手无脉，此是将有好汗。""杂病厥冷，手足冷或身微热，脉皆沉细微弱而烦躁者，治用四逆汤加葱白。"

《丹溪心法·厥》："厥逆也，手足因气血逆而冷也。""尸厥……忽然手足逆冷……精神不守或错言妄语，牙紧口噤或昏不知人，头旋晕倒。""痰厥者，乃寒痰迷闷，四肢逆冷。"

《景岳全书·厥逆》："气厥之证有二，以气虚、气实皆能厥也。气虚猝倒者，必其形气索然，色清白，身微冷，脉微弱，此气脱证也……气实而厥者，其形气愤然勃然，脉沉弦而滑，胸膈喘满，此气逆证也。""血厥之证有二，以血脱、血逆皆能厥也。血脱者如大崩、大吐或产血尽脱，则气亦随之而脱，故致猝仆暴死……血逆者，即经所云血之与气并走于上之谓。"

《张氏医通·厥》："今人多不知厥证，而皆指为中风也。夫中风者，病多经络之受伤；厥逆者，直因精气之内夺。表里虚实，病情当辨，名义不正，无怪其以风治厥也。"

【文献推介】

1. 金妙文，周仲瑛，方泰惠，等. 抗厥注射液治疗休克（厥脱）的机理研究［J］. 中国中医急症，2001，10（1）：9-12.

2. 金楠楠，马堃. 吴鞠通《温病条辨》对厥证的认识及辨治创新［J］. 江苏中医药，2008，40（12）：13-14.

3. 邢庆昌，张立俭，胡森. 中医药治疗失血性休克的研究述评［J］. 中医学报，2011，26（6）：730-732.

4. 郭江水，史哲新. 从《伤寒论》厥证探讨临床感染性休克与低血容量休克的证治［J］. 天津中医药大学学报，2015，34（1）：4-6.

第八节 虚 劳

虚劳又称虚损，是以脏腑亏损，气血阴阳虚衰，久虚不复成劳为主要病机，以五脏虚证为主要临床表现的多种慢性虚弱证候的总称。西医学中各系统、各器官发生的多种慢性消耗性和功能衰退性疾病，如出现类似虚劳的临床表现时，均可参照本病辨治。

早在《黄帝内经》《难经》就有关于虚、劳、损的论述，《素问·通评虚实论》载"精气夺则虚"；《素问·玉机真藏论》有"五虚死"；《素问·宣明五气》有"五劳所伤"等诸多记载。《素问·三部九候论》的"虚则补之"；《素问·至真要大论》的"劳者温之""损者益之"等治则，一直为后世遵循。《难经·十四难》以"五损"立论，根据五脏所主及特性提出虚损的治法。东汉·张仲景《金匮要略·血痹虚劳病脉证并治》首提"虚劳"病名，详述证因脉治，制有小建中汤、黄芪建中汤、肾气丸等温补脾肾。隋·巢元方《诸病源候论》专列"虚劳病诸候"，用五劳、六极、七伤概括虚劳的病因；唐·孙思邈《备急千金方》将虚劳分述脏腑证治之中；唐·王焘《外台秘要》记述"五脏劳"；宋·严用和《济生方·五劳六极论治》提出"补脾不如补肾"之说，并明确指出虚劳不能与传染性痨瘵混淆。金元时期，李东垣长于甘温补中，从脾胃论治虚劳；朱丹溪重视摄养精血，从肝肾论治，创大补阴丸、三补丸等方。明·张介宾长于调治阴阳精气，提出了"阴中求阳，阳中求阴"的治则，创制左、右归丸，对虚劳论治具独到之处。明·汪绮石所著《理虚元鉴》，系统地阐述了虚劳的病因病机、防治与护理，是关于该病诊治的重要专著。清·吴澄《不居集》收集、整理了历代虚劳的相关资料，成为研究该病重要的参考书。清·吴谦在《医宗金鉴》提出虚、损、劳、极是虚劳病的四个慢性发展阶段，虚劳与急性病证过程中的一时性阴阳气津损伤及血脱、神散等虚证不同，应予区分。由上可知，历代医家医籍对虚劳的成因及证治论述颇多，内容十分丰富。

【病因病机】

1. 先天不足，体质薄弱 虚劳的形成与先天禀赋不足、体质衰弱、素体阴阳偏盛偏衰相关。如父母体虚、胎孕失养、生育过多、喂养不当等，使禀赋薄弱，精气不充，易患疾病。且患病后易致久病不复，使脏腑、气血、阴阳亏虚日甚，发为虚劳。

2. 重病久病，耗伤正气 罹患大病重病，邪气偏盛，耗伤脏气，气血阴阳亏损；或久病迁延不愈，精气耗伤；或病后失于调养，正气难复，均可演变为虚劳。久病而成虚劳者，可因病性差异造成不同损伤，如热病日久，耗伤阴血；寒病日久，伤气损阳；瘀结日久，新血不生，阴血暗耗。

3. 误治失治，损耗精气　辨治失误，或用药不当，可使精气损伤。如苦寒太过，损伤脾胃，耗伤阳气；燥热太过，损耗津液；攻伐太过，伤阴耗阳。误治失治亦延误救治时机，加重阴精、阳气耗损，更使正气难复。不当使用金石、虫类、有毒之品，或长期、过度接触化学有害物质，使阴精气血耗损，渐生虚损。

4. 烦劳过度，损伤五脏　此以劳神过度及房劳为多见。如忧郁思虑、积思不解、所欲未遂等过度劳神，易使心失所养，脾失健运，心脾两伤，气血亏损，久则成劳。或早婚多育、恣情纵欲、房事不节、频繁手淫等，易致肾精亏虚，肾气不足，阴阳两损，渐生虚劳。

5. 饮食不节，气血匮乏　暴饮暴食，饥饱不调，饮食偏嗜，营养不良，或饮酒过度，均致脾胃损伤，不能化生水谷精微，气血来源不充，脏腑经络失于濡养，日久形成虚劳之病。

虚劳为因虚致病，因病致劳，或因病致虚，久虚不复成劳。幼年患虚劳者，常以先天为主因；成年以后患虚劳者，常以后天为主因。病性以本虚为主，表现为气血阴阳亏损。病位涉及五脏，尤以脾肾为要。由于虚劳的病因不一，常先发生某脏腑气血阴阳的亏损，但五脏相关，气血同源，阴阳互根，脏腑之间、气血阴阳病损可相互影响，所以在病变过程中会出现一脏受病，累及他脏，互为转化的状况。而且气虚日久阳也渐衰，血虚日久阴也不足，阳损日久累及于阴，阴虚日久累及于阳，以致病势日渐发展，病情趋于复杂。因病损的脏腑各有不同，相互之间的影响转化也因此而异，正如《医宗金鉴·杂病心法要诀》云："阳虚外寒损肺经，阴虚内热从肾损，饮食劳倦自脾成。"多脏同病时，还有主次之分。但亦有始终仅见某一脏器病变，而不病及他脏者。

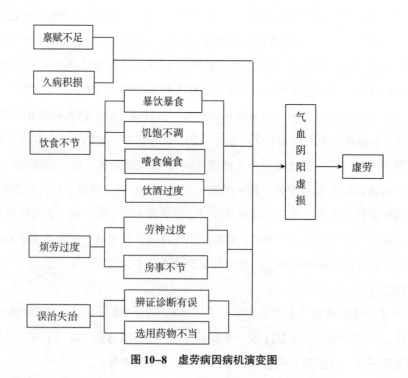

图 10-8　虚劳病因病机演变图

【诊断与鉴别诊断】

（一）诊断

1.脏腑、气血、阴阳的亏虚以一组或多组有内在联系的证候群出现，并呈慢性演变的过程。起病多缓慢或隐匿，亦可明显、急骤，但以前者为多见。

2.临床可见消瘦憔悴，面色无华，身体羸弱，甚或形神衰败，大肉尽脱，食少便溏，心悸气促，呼多吸少，自汗盗汗，或五心烦热，或畏寒肢冷，脉虚无力等诸多证候。

3.病因复杂，涉及外感六淫、内伤七情、饮食劳倦、痰饮、瘀血等。常有慢性疾病史。

4.应排除内科其他疾病中出现的虚证。

（二）鉴别诊断

1.肺痨　肺痨系正气不足，结核杆菌侵袭所致；病位主要在肺；具有传染性；阴虚火旺为其病机特点；临床主要表现咳嗽、咯血、潮热、盗汗、消瘦等症状。肺痨亦可由肺病波及他脏，发生气阴亏耗，或阴损及阳、阴阳两虚的病变。虚劳由外感、内伤等诸多病因引起；涉及多个脏腑，以脾肾为主；无传染性；脏腑气血阴阳亏损，久虚不复为其基本病机；临床表现为脏腑气血阴阳亏虚的多种证候。

2.内科其他疾病虚证　内科其他病证中出现的虚证属"证"的范畴，为证候诊断，有其固定的主证，以脏腑气血阴阳某一部分的损害为主，病变脏腑单一，以该病的主要症状为突出表现。如泄泻病的脾胃虚弱证，虽有脾胃亏虚的症状，但以泄泻为最突出、最基本的表现，治疗相对容易，预后亦良好。虚劳属"病"的范畴，为病名诊断，无固定的主证，为脏腑气血阴阳多方位、多层次的损害，以出现一系列精气亏虚的症状为特征，往往呈慢性演变性发展，治疗难取速效，甚或难以取效。虚劳病的辨治以虚证为基础，虚证是组成虚劳病的基本单位，证与证之间的多种组合方式呈现虚劳病的本质。

【辨证论治】

虚劳的证候繁多，为便于学习掌握其中内容，以气、血、阴、阳为纲，五脏虚证为目，分类列述其证治。

（一）气虚

气虚是气血阴阳亏虚中最常见的一类，其中尤以肺、脾气虚为多，而心、肾气虚亦不少见。主要证候有气短懒言，语声低微，面色㿠白或萎黄，头昏神疲，肢体无力，舌淡，脉细弱。

1.肺气虚

临床表现：短气自汗，声音低怯，咳嗽无力，痰液清稀，时寒时热，平素易于感冒，面白；舌质淡，脉弱。

治法：补益肺气。

代表方：补肺汤。

本方由人参、黄芪、熟地黄、五味子、紫菀、桑白皮组成。若气短、息促，加冬虫夏草，重用人参、黄芪；肺卫不固，易于感冒者，加防风、白术；自汗较多者，加牡蛎、麻黄根；若气阴两虚而兼见潮热、盗汗者，加鳖甲、地骨皮、秦艽。

2.心气虚

临床表现：心悸，气短，劳则尤甚，神疲体倦，自汗；舌质淡，脉弱。

治法：益气养心。

代表方：七福饮。

本方由人参、白术、炙甘草、熟地黄、当归、酸枣仁、远志组成。若气虚卫表不固，自汗较多者，加黄芪、五味子；食少便溏者，加砂仁、山药；舌暗或有瘀斑瘀点、舌下脉络瘀紫者，加丹参、川芎、三七。

3. 脾气虚

临床表现：饮食减少，食后胃脘不舒，倦怠乏力，大便溏薄，面色萎黄；舌淡，苔薄，脉弱。

治法：健脾益气。

代表方：加味四君子汤。

本方由人参、黄芪、白术、炙甘草、茯苓、扁豆组成。若胃脘满闷、恶心呕吐、嗳气者，加半夏、陈皮；食少纳呆、脘腹饱胀、食积不化者，加神曲、麦芽、山楂、鸡内金；若腹痛即泻、手足欠温者，加肉桂、炮姜；若有胃下垂、脱肛、腹部坠胀者，可改用补中益气汤；若伴各种出血，可用归脾汤。

4. 肾气虚

临床表现：神疲乏力，腰膝酸软，小便频数而清，白带清稀；舌质淡，脉弱。

治法：益气补肾。

代表方：大补元煎。

本方由人参、山药、炙甘草、杜仲、山萸肉、熟地黄、枸杞子、当归组成。若神疲乏力甚者，加黄芪；尿频较甚及小便失禁者，加菟丝子、五味子、益智仁；脾失健运而兼见大便溏薄者，去熟地黄、当归，加肉豆蔻、补骨脂。

（二）血虚

以心、肝血虚为多，脾血虚常与心血虚并见。主要证候有面色淡黄或淡白无华，唇、舌、指甲色淡，头晕目花，肌肤枯糙，舌质淡红，苔少，脉细。

1. 心血虚

临床表现：心悸怔忡，健忘，失眠，多梦，面色不华；舌质淡，脉细或结代。

治法：养血宁心。

代表方：养心汤。

本方由人参、黄芪、茯苓、五味子、炙甘草、当归、川芎、柏子仁、酸枣仁、茯神、远志、半夏曲、肉桂组成。若失眠、多梦较甚者，加合欢花、夜交藤；心悸不安者，加磁石、龙骨。由于心血虚往往与脾血虚并存，称为心脾血虚，临证时可选用归脾汤加减治疗。

2. 肝血虚

临床表现：头晕，目眩，胁痛，肢体麻木，筋脉拘急，或肌肉瞤动，妇女月经不调甚则闭经，面色不华；舌质淡，脉弦细或细涩。

治法：补血养肝。

代表方：四物汤。

本方由熟地黄、当归、白芍、川芎组成。若血虚甚，可加制首乌、枸杞子、阿胶；若胁痛，加柴胡、郁金、香附、丝瓜络；若目失所养，视物模糊，加楮实子、枸杞子、决明子；若干血瘀结，新血不生，羸瘦，腹部癥块，肌肤甲错，经闭，舌紫暗有瘀点瘀斑，或舌下瘀脉者，可同服大黄蛰虫丸。

（三）阴虚

五脏均见阴虚，但以肺、肝、肾为主。主要证候有面颧红赤，唇红，低烧潮热，手足心热，虚烦不安，盗汗，口干，舌质光红少津，脉细数无力。

1. 肺阴虚

临床表现：干咳，咽燥，甚或失音，咯血，潮热，盗汗，面色潮红；舌红少津，脉细数。

治法：养阴润肺。

代表方：沙参麦冬汤。

本方由沙参、麦冬、玉竹、天花粉、桑叶、生扁豆、甘草组成。若咳嗽甚者，加百部、款冬花；咳血，加白及、仙鹤草、小蓟；潮热，加地骨皮、秦艽、鳖甲；盗汗者，加牡蛎、浮小麦；若肺阴虚日久，出现肺肾阴虚，用麦味地黄丸。

2. 心阴虚

临床表现：心悸，失眠，烦躁，潮热，盗汗，或口舌生疮，面色潮红；舌红少津，脉细数。

治法：滋阴养心。

代表方：天王补心丹。

本方由生地黄、天冬、麦冬、玄参、五味子、酸枣仁、柏子仁、远志、茯苓、朱砂、当归、人参、丹参、桔梗组成。若口舌生疮、烦躁不安甚者，去当归、远志，加黄连、淡竹叶、莲子心；潮热，加银柴胡、地骨皮、秦艽；盗汗，加浮小麦、牡蛎。

3. 脾胃阴虚

临床表现：口渴，唇舌干燥，不思饮食，甚则干呕，呃逆，大便燥结，面色潮红；舌红少苔，脉细数。

治法：养阴和胃。

代表方：益胃汤。

本方由生地黄、麦冬、沙参、玉竹、冰糖组成。口干唇燥津亏甚者，加石斛、天花粉；不思饮食甚者，加麦芽、扁豆、山药；呃逆，加刀豆、柿蒂；大便干结甚者，原方之冰糖改为蜂蜜。

4. 肝阴虚

临床表现：头痛，眩晕，耳鸣，目干畏光，视物不明，急躁易怒，或肢体麻木，筋惕肉瞤，面潮红；舌干红，脉弦细数。

治法：滋养肝阴。

代表方：补肝汤。

本方由当归、川芎、熟地黄、白芍、木瓜、酸枣仁、炙甘草组成。若风阳内盛，见头痛、眩晕、耳鸣，或筋惕肉瞤较甚者，加石决明、菊花、钩藤、刺蒺藜；若肝火亢盛，见急躁易怒，尿赤便秘，加夏枯草、牡丹皮、栀子；两目干涩畏光，或视物不明者，加枸杞子、女贞子、草决明；若肝络失养，胁痛隐隐、口燥咽干、烦热、舌红少苔者，可选用一贯煎加减。

5. 肾阴虚

临床表现：腰酸，遗精，两足痿弱，眩晕，耳鸣，甚则耳聋，口干，咽痛，颧红；舌红少津，脉沉细。

治法：滋补肾阴。

代表方：左归丸。

本方由熟地黄、山茱萸、山药、枸杞子、龟甲胶、鹿角胶、牛膝、菟丝子组成。若潮热、口干、咽痛等虚火甚者，去鹿角胶、山茱萸，加知母、黄柏、地骨皮；若腰酸、遗精甚者，加牡蛎、金樱子、芡实、莲须。

（四）阳虚

阳虚常由气虚进一步发展而成，以心、脾、肾的阳虚为多见。主要证候有面色苍白或晦暗，怕冷，手足不温，出冷汗，精神疲倦，气息微弱，或有浮肿，下肢为甚；舌质胖嫩，边有齿印，苔淡白而润，脉细微、沉迟或虚大。

1. 心阳虚

临床表现：心悸，自汗，神倦嗜卧，心胸憋闷疼痛，形寒肢冷，面色苍白；舌淡或紫暗，脉细弱或沉迟。

治法：益气温阳。

代表方：保元汤。

本方由人参、黄芪、肉桂、甘草、生姜组成。若心脉瘀阻而心胸疼痛者，酌加郁金、川芎、丹参、三七；若阳虚较甚，形寒肢冷者，加附子、巴戟天、仙茅、仙灵脾、鹿茸。

2. 脾阳虚

临床表现：面色萎黄，食少，形寒，神倦乏力，少气懒言，大便溏薄，肠鸣腹痛，每因受寒或饮食不慎而加剧；舌淡，苔白，脉弱。

治法：温中健脾。

代表方：附子理中汤。

本方由人参、白术、炙甘草、炮附子、干姜组成。若寒凝气滞，腹中冷痛较甚者，加高良姜、香附或丁香、吴茱萸；若食后腹胀及呕逆者，加砂仁、半夏、陈皮；若阳虚腹泻较甚，加肉豆蔻、补骨脂。

3. 肾阳虚

临床表现：腰背酸痛，遗精，阳痿，多尿或不禁，面色苍白，畏寒肢冷，下利清谷或五更泄泻；舌淡，舌边齿痕，脉沉迟。

治法：温补肾阳。

代表方：右归丸。

本方由附子、肉桂、鹿角胶、熟地黄、山药、枸杞子、山茱萸、杜仲、菟丝子、当归组成。若遗精，加金樱子、桑螵蛸、莲须，或合金锁固精丸；下利清谷者，去熟地黄、当归，加党参、白术、薏苡仁；五更泄泻者，合用四神丸；阳虚水泛以致浮肿、尿少者，加茯苓、泽泻、白术、车前子；肾不纳气而见喘促、短气、动则更甚者，酌加补骨脂、五味子、蛤蚧。

【辨治备要】

（一）辨证要点

1. 辨五脏气血阴阳亏虚的不同 虚劳的证候虽多，但总不离乎五脏，而五脏之辨，又不外乎气、血、阴、阳。故对虚劳的辨证应以气、血、阴、阳为纲，五脏虚候为目，掌握五脏相关、气血同源、阴阳互根的规律，判断病位及脏腑虚损的性质。根据脏腑生理病理特点，一般来说，气虚以肺、脾为主，但病重者每可影响心、肾；血虚以心、肝为主，并与脾之化源不足有关；阴虚以肺、肝、肾为主，涉及心、胃；阳虚以脾、肾为主，重者每易影响到心。辨证时须悉心应对。

2. 辨证候的标本主次 虚劳之病，阳损及阴者，阳虚为本，阴虚为标；气虚及血者，气病为本，血病为标；若血虚及气者，血病为本，气病为标；虚损及于脾肾者，脾肾之损为本，他脏之损为标；虚劳复有新感外邪者，虚损为本，新感为标；虚损不甚而又兼有积聚、痰瘀等宿病者，宿病为本，虚损为标。

3. 辨有无兼夹病证 虚劳多有较长的病程，可存在兼夹病证，辨治时应注意几种情况：其一，对因病致虚、久虚不复者，应辨明原有疾病是否还继续存在，如因热病、寒病或瘀结致虚者，原发疾病是否已经治愈。其二，有无因虚致实的表现，如因气虚运血无力，形成瘀血；或阳虚水气不化，以致水饮停滞，发为水肿；或脾气虚不能运化水湿，以致水湿内停等。其三，是否兼夹外邪，因虚劳之人卫外不固，易感外邪为患，且感邪之后不易恢复，治疗用药也与常人感邪有所不同。

4. 辨病势顺逆及轻重 虚劳病顺证：形气未脱，元气不败，饮食尚佳，无大热；或虽有热，治之能解，无喘息不续，能经受补益治疗。逆证：肉脱骨痿，元气衰败，食欲不振，泄泻不止，发热不休，难以解退，气喘不续，声低息微，慢性失血，精神委顿，郁烦不宁，悲观沮丧，神思恍惚淡漠，或内有实邪，不任攻伐，诸虚并集，虚不受补，舌质淡胖无华或光红如镜，或有裂纹，脉来急促细弦或浮大无根。虚劳顺证病情较轻，元气未衰，尤其脾肾功能尚无严重损害，只要诊治、调护得当，可扭转病势，预后良好。虚劳逆证为病情严重，元气衰败，脾肾衰惫，预后不良。

（二）治法方药

1. 虚劳病治疗以"虚者补之"为基本原则，可根据病性之不同，分别采取益气、养血、滋阴、温阳等治法；并要结合五脏病位的不同而选方用药，以加强治疗的针对性。

2. 重视补益脾肾，维护先后天之本不败，以促进各脏虚损的修复。

3. 在虚而有邪、虚实夹杂、寒热并见时，治当权衡标本、轻重、缓急，选用扶正祛邪、攻补兼施、寒温并用等法。对于虚不受补者，应先扶养脾胃之气，制方用药尤贵轻灵不滞，苏脾健运，使水谷精微不断化生，则阴阳气血逐渐恢复。

4. 应注意药物治疗与饮食调养及生活调摄相结合，以提高疗效。

【临证要点】

1. 虚劳病虽归纳为气、血、阴、阳亏损四类，但临证常有错杂互见的状况。病程短者，多伤及气血，可见气虚、血虚及气血两虚之证；病程长者，多伤及阴阳，可见阴虚、阳虚及阴阳两虚之证。气血与阴阳的亏损既有联系，又有区别。如津液、血液都属于阴的范畴，但血虚与阴虚的区别在于：血虚主要表现血脉不充，失于濡养的症状，如面色不华、唇舌色淡、脉细弱等；阴虚则多表现阴虚生内热的症状，如五心烦热、颧红、口干咽燥、舌红少津、脉细数等。阳虚可以包括气虚在内，且往往由气虚进一步发展而成，但气虚与阳虚的区别在于：气虚表现为短气乏力、自汗、食少、便溏、舌淡、脉弱等症；阳虚则症状进一步加重，且出现阳虚里寒的症状，如倦怠嗜卧、形寒肢冷、肠鸣泄泻、舌质淡胖、脉虚弱或沉迟等。

2. 虚劳病常两脏或多脏气血阴阳亏损合并出现，故临证常采取复合证辨治。例如，心肺气虚证见久咳、心悸、气短、咳痰，治以补心益肺、化痰通脉；肺肾阴虚证见咳嗽痰少、形体消瘦、腰膝酸软、潮热盗汗，治以滋肾养肺、清热止咳；心脾肾三阳俱虚证见心悸惕动、面浮踝肿、小便不利、畏寒肢冷、唇舌暗紫，治以扶助心阳、温补脾肾等。对气血同病，阴阳两虚，或数脏均损，须分清主次，兼顾治疗。

3. 虚劳病补益脾肾时，应以平调阴阳为主，即用药不可峻烈，剂量宜因病、因人、因时而宜，不可默守，亦不可过激；目的是以平为期，不可因温伤阴、因凉伤阳。虚劳病兼外感时，不可独补其虚，以防留寇之弊，可借鉴吴氏解托法或补托法。

4. 虚劳病的临床表现纷繁复杂，准确地把握好患者的主诉极为重要。但抓住主诉并非易事，只有确定了患者所述症状的主要方面，才能确定当前的主诉，进而抓住主要病机。此主诉或许是患者首先叙述的主要不适，或许隐藏在众多的临床表现之中。不能把患者说出的第一个不适症状一概作为主诉，这在虚劳病的辨治中显得尤为重要。

5. 虚劳病是中医内科涉及脏腑以及表现证候最多的病证，也涉及西医学的多种疾病。由于病种的不同，其病情演变、治疗效果、发展预后等有较大的区别。因此，有必要结合临床实际情况，做相关的实验室及仪器设备检查，以便全面掌握病情，加强治疗的针对性，提高疗效。

【预防调护】

消除及避免诱因是预防虚劳发生的重要举措。因此，须顺应四时寒温变化，调节情志，不妄劳作，保养正气，以防止病邪侵袭。对已病患者及早施治，注意病情传变以防并发其他疾病。治疗中重视固护脾肾，积极采取措施安未病之脏。还要谨防初愈之时气血未充，调治不当而致反复。

虚劳患者由于正气不足，卫外不固，容易招致外邪入侵，应尽量减少感触外邪。饮食调理以富于营养、易于消化、不伤脾胃为准。少食辛辣厚味、滋腻、生冷之物，戒除烟酒。生活起居规律，动静结合，劳逸适度，节制房事。保持情绪稳定，舒畅乐观，有利于虚劳的康复。

虚劳一般病程较长，多为久病痼疾，症状逐渐加重，短期不易康复。其转归及预后与体质的强弱、脾肾的盛衰、能否解除致病原因，以及是否得到及时正确的治疗、护理是否得当等因素有密切关系。

【小结】

虚劳是多种慢性虚弱性证候的总称，由禀赋薄弱、劳倦过度、饮食损伤、久病失治等多种原因导致五脏功能衰退，气、血、阴、阳亏损，久虚不复而致病。其发病范围较为广泛，证候繁杂。辨证以气、血、阴、阳为纲，五脏虚证为目。由于气血同源，阴阳互根，五脏相关，常形成五脏交亏，相互转变的情况，但是以脾、肾为主导环节。补益是治疗虚劳的基本原则，可根据病性的不同，分别采用益气、养血、滋阴、温阳的治法，并结合五脏病位的不同而选方用药，以加强治疗的针对性。要重视调理脾胃，对于虚中夹实者，治疗当补中有泻，补泻兼施。做好调摄护理，对虚劳的康复具有重要意义。

【名医经验】

虚劳治疗须根据患者的体质、诱因、心理等诸多因素择法应用。刘炳凡先生治疗虚劳注重几点：①调理脾胃。调理脾胃即是固本，只有资助后天才能培养先天。脾胃健运，肾气充盈。临证处方须考虑脾胃能否胜药，慎用影响脾胃之品。在日常生活中重视饮食营养，不能暴饮暴食或饥饿偏食，要针对病情忌口。②注重滋阴。提倡"小病理气血，大病调阴阳"。人体气血易耗易补，故为小病，治用四君、四物；阴阳为人身之本，阴阳亏损是为大病，确属难治。临床上，虚劳病证总以阴虚为多，以肝、肾、肺、胃阴虚常见，自拟三参首乌汤（太子参、沙参、丹参、何首乌）养血滋阴，并常添加温阳之品，以寓阳中求阴之旨。③填补奇经。叶天士云："盖病久入络，气血消耗，正经病久，延及奇经之病，犹如河渠先枯，湖泽将竭。"病至奇经，非常法可用，须以血肉有情之品填补，刘氏深悟其要，擅用龟甲、鹿角，配以熟地黄、牛膝等补肾填精。④平和用药。刘老强调虚劳用药不宜偏寒、偏热、偏补、偏收。培养先天之本，习用甘凉，如生地黄、何首乌、枸杞子等；培养后天之本，喜用甘淡，如怀山药、麦冬、沙参等。常以怀山药配杜仲、附片配白芍等，刚柔相济，温而不燥。⑤调节心理。刘氏认为虚劳病程较久，疗程较长，可导致患者失去治疗信心。应告之以实情，陈述有利条件，鼓舞调动患者主观积极性，有益于康复。

【古籍摘要】

《难经·十四难》："一损损于皮毛，皮聚而毛落；二损损于血脉，血脉虚少，不能荣于五脏六腑；三损损于肌肉，肌肉消瘦，饮食不能为肌肤；四损损于筋，筋缓不能自收持；五损损于骨，骨痿不能起于床。""损其肺者，益其气；损其心者，调其营卫；损其脾者，调其饮食，适其寒温；损其肝者，缓其中；损其肾者，益其精。此治损之法也。"

《诸病源候论·虚劳病诸候》："夫虚劳者，五劳、六极、七伤是也。五劳者，一曰志劳，二曰思劳，三曰心劳，四曰忧劳，五曰瘦劳。又，肺劳者，短气而面肿，鼻不闻香臭。肝劳者，面目干黑，口苦，精神不守，恐畏不能独卧，目视不明。心劳者，忽忽喜忘，大便苦难，或时鸭溏，口内生疮。脾劳者，舌本苦直，不得咽唾。肾劳者，背难以俯仰，小便不利，色赤黄而有余沥，茎内痛，阴湿囊生疮，小腹满急。""七伤者，一曰阴寒，二曰阴萎，三曰里急，四曰精连连，五曰精少，阴下湿，六曰精清，七曰小便苦数，临事不举。又，一曰大饱伤脾……二曰大怒气逆伤肝……三曰强力举重，久坐湿地伤肾……四曰形寒寒饮伤肺……五曰忧愁思虑伤心……六曰风雨寒暑伤形……七曰大恐惧不节伤志。"

《医醇賸义·虚劳最重脾肾论》："虚劳内伤，不出气血两途。治气血虚者，莫重于脾肾。水为天一之元，气之根在肾；土为万物之母，血之统在脾。气血旺盛，二脏健康，他脏纵有不足，气血足供挹注，全体相生，诸病自已。人苟劳心纵欲，初起殊不自知，迨至愈劳愈虚，胃中水谷所入，一日所生之精血，不足以供一日之用，于是营血渐耗，真气日亏。""孙思邈云'补脾不如补肾'，许叔微谓'补肾不如补脾'。盖两先哲深知两脏为人生之根本，有相资之功能，其说似相反，其旨实相成也。救肾者必本于阴血，血主濡之，主下降，虚则上升，当敛而降之。救脾者必本于阳气，气主煦之，主上升，虚则下陷，当举而升之。"

【文献推介】

1. 夏洁楠，徐雯洁，王国为，等．孙一奎学术思想源流及虚劳诊治特点探析［J］．中华中医药杂志，2015，30（5）：1387-1390.

2. 姜德友，周雪明．虚劳病源流考［J］．四川中医，2007，25（12）：31-33.

3. 徐云生．虚劳病不同于虚证——虚劳病的病因病机与治疗［J］．江苏中医药，2006，27（1）：18-19.

4. 徐景藩．叶天士诊治虚劳学术思想［J］．江苏中医杂志，1986，7（6）：44-45.

第九节　肥　胖

肥胖是由于过食、缺乏体力活动等多种原因导致体内膏脂堆积过多，使体重超过一定范围，或伴有头晕乏力、神疲懒言、少动气短等症状的一种疾病，是多种其他疾病发生的基础。西医学中的单纯性（体质性）肥胖、代谢综合征等属于本病范畴。其他具有明确病因的继发性肥胖，应以治疗原发病为主。对于无症状的2型糖尿病，若肥胖者可参考本节辨证论治。

历代医籍对肥胖病的论述颇多。最早记载见于《黄帝内经》，该书系统地记载了肥胖病的病因病机及症状，并对肥胖进行了分类。如《素问·通评虚实论》有"肥贵人"的描述。《灵枢·卫气失常》根据人皮肉气血的多少对肥胖进行分类，分为"有肥、有膏、有肉"三种类型。病因方面，《素问·奇病论》记载"喜食甘美而多肥"；《素问·异法方宜论》还记载"西方者，其民华食而脂肥"，说明肥胖的发生与过食肥甘、地理环境等多种因素有关。除此之外，《黄帝内经》认为肥胖与其他多种病证有关，认识到肥胖可转化为消渴，还与仆击、偏枯、痿厥、气满发逆等多种疾病有关。后世医家在此基础上对肥胖的病机及治疗有进一步的认识，金·李东垣《脾胃论》指出了脾胃功能与肥胖之间的密切的联系，认为脾胃俱旺，则能食而肥；脾胃虚弱，则少食而肥。元·朱震亨《丹溪心法》提出了肥胖具有多湿、多痰且气盛于外而歉于内的特点，认为肥胖应从湿热及气虚两方面论治。宋·刘完素《素问玄机原病式》认为肥人多血实气虚，腠理多郁滞，气血难以通利，可伴气滞血瘀的特点。明·张介宾《景岳全书·杂证谟·非风》记载了肥人多气虚、多痰湿，易致气道不利，故多非风之证。清·陈士铎《石室秘录·肥治法》认为："肥人多痰，乃气虚也。"故治痰须补气兼消痰，并补命火，使气足则痰消。清·吴本立在《女科切要》中记载："肥白妇人，经闭而不通者，必是痰湿与脂膜壅塞之故也。"指出了肥胖与妇人疾病之间的联系。近代由于人们生活水平的改善，肥胖已成为影响人类健康的重要因素，中医学也对肥胖病的防治有了更深的认识。

【病因病机】

肥胖多因年老体弱、过食肥甘、缺乏运动、情志所伤、先天禀赋等导致湿浊痰瘀内聚，留着不行，形成肥胖。

1. 年老体弱　肥胖的发生与年龄有关。中年以后，人体的生理机能由盛转衰，脾的运化功能减退，又过食肥甘，运化不及，聚湿生痰，痰湿壅结；或肾阳虚衰，不能化气行水，酿生水湿痰浊，故而肥胖。

2. 饮食不节　暴饮暴食之人，常胃热偏盛，腐化水谷功能亢旺。大量摄入肥甘厚味，久则致脾之运化功能受损。进一步发展，则导致超量水谷不能化为精微，遂变生膏脂，随郁气之流窜而停于筋膜腔隙，形成肥胖。

3. 劳逸失调　《素问·宣明五气》有"久卧伤气，久坐伤肉"之说。伤气则气虚，伤肉则脾虚，脾气虚弱，运化失司，水谷精微不能输布，水湿内停，形成肥胖。

4. 先天禀赋　阳热体质，胃热偏盛，食欲亢进，食量过大，脾运不及，可致膏脂痰湿堆积，形成肥胖。

5. 情志所伤　七情内伤，脏腑气机失调，水谷运化失司，水湿内停，痰湿聚积，亦成肥胖。

肥胖的基本病机是胃强脾弱，酿生痰湿，导致气郁、血瘀、内热壅塞。阳明阳盛，胃强者易于化热，胃热消灼，使水谷腐熟过旺。脾为太阴之土，喜燥恶润，易受湿阻，乃生痰之源。胃纳太过，壅滞脾土，一则酿生湿热，进而化生痰湿；二则损伤脾阳，脾失运化而生痰湿。痰湿阻碍气机而致气郁。痰湿、气郁均可壅郁生热。痰阻、气郁、内热可形成瘀血。

病位主要在脾与肌肉，与肾虚关系密切，亦与心肺的功能失调及肝失疏泄有关。本病为本虚标实之候。本虚多为脾肾气虚，或兼心肺气虚；标实为胃热、痰湿，痰湿常与气郁、瘀血、水湿相兼为病，故痰瘀互结、痰气交阻、痰饮水肿者常见。

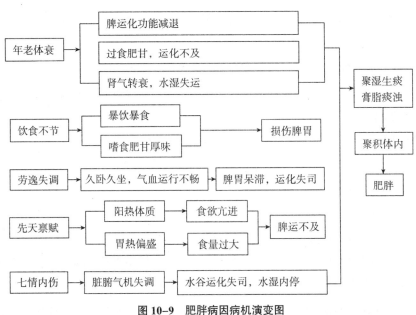

图 10-9　肥胖病因病机演变图

临床病机之间的转化常见于三种情况。一是虚实之间的转化。如肥胖早期阶段，胃强者过食肥甘，水谷精微超过机体的需要而化为痰湿，聚为膏脂，形成肥胖。但如长期饮食太过，加上痰湿郁遏，则可损伤脾胃，使脾阳不振、脾虚不运，也可导致胃失受纳，后天失养，正气渐耗，病性逐渐由实转虚，久则脾病及肾，终致脾肾两虚。脾虚失于运化，痰湿内生，停于脏腑，阻于经络，气因湿阻，瘀因痰生，而致痰湿、气郁、瘀血相杂，从而转为以邪实为主之证，或正虚与邪实兼杂。二是病理产物之间的相互转化。如痰湿内停日久，阻滞气血的运行，可导致气滞或血瘀，而气滞、痰湿、瘀血日久，常可化热，转化为郁热、痰热、湿热或瘀热互结。三是肥胖病变日久，常变生他病。《内经》中已经认识到肥胖与消瘅等病证有关，极度肥胖者，常易合并消渴、头痛、眩晕、胸痹、中风、胆胀、痹证等。

【诊断与鉴别诊断】

（一）诊断

1. 以形体肥胖为主要表现。

2. 起病缓慢，病程长，常伴有身体沉重、头晕乏力、行动迟缓，甚或动则喘促等症状。一旦形成肥胖，不易短时间内减轻体重。

3. 常有嗜食肥甘、缺乏运动的习惯，或有肥胖病的家族史。可因长期过重的精神压力以及不适当地服用药物诱发。

4. 肥胖病变日久，常变生他病，易合并消渴、眩晕、中风等。

测量体重、身高、腰围、腹围、血压，进行血脂、血糖、血清胰岛素、黄体生成素、皮质醇、睾酮等检查，计算体重指数可反映身体肥胖程度，腰围或腰臀比可反映脂肪分布，必要时行 CT 或 MRI 计算皮下脂肪厚度或内脏脂肪量检查，也可通过身体密度测量法、生物电阻抗法、双能量 X 线吸收法测定体脂总量。

（二）鉴别诊断

1. 水肿　两者均形体肥胖甚则臃肿。肥胖多因饮食不节、缺乏运动、先天禀赋等原因引起，经治疗体重可减轻，但较慢。水肿多因风邪袭表、疮毒内犯、外感水湿、久病劳倦等导致，以颜面、四肢浮肿为主，严重者可见腹部胀满、全身皆肿。经治疗体重可迅速减轻并降至正常。

2. 黄胖　两者均有面部肥胖。肥胖多由于年老体弱、饮食不节、缺乏运动、情志所伤、先天禀赋等原因引起。黄胖则由肠道寄生虫与食积所致，以面部黄胖、肿大为特征。

【辨证论治】

1. 胃热火郁

临床表现：肥胖多食，消谷善饥，可有大便不爽，甚或干结，尿黄，或有口干口苦，喜饮水；舌质红，苔黄，脉数。

治法：清胃泻火，佐以消导。

代表方：白虎汤合小承气汤。

白虎汤由生石膏、知母、炙甘草、粳米组成；小承气汤由大黄、枳实、厚朴组成。前方清泄阳明胃腑郁热；后方通腑泄热，行气散结。若消谷善饥较重、口苦、嘈杂，加黄连；若口干多饮较重，加天花粉、葛根；若热盛耗气，症见疲乏、少力，加太子参，甚者可用西洋参。

2. 痰湿内盛

临床表现：形体肥胖，身体沉重，肢体困倦，脘痞胸满，可伴头晕，口干而不欲饮，大便黏滞不爽，嗜食肥甘醇酒，喜卧懒动；舌质淡胖或大，苔白腻或白滑，脉滑。

治法：化痰利湿，理气消脂。

代表方：导痰汤合四苓散。

导痰汤由半夏、天南星、橘红、枳实、茯苓、炙甘草、生姜组成；四苓散由白术、茯苓、猪苓、泽泻组成。前方燥湿化痰和胃，理气开郁消痞；后方利水渗湿。若湿邪偏盛，加苍术、薏苡仁、赤小豆、防己、车前子；痰湿化热，症见心烦少寐、纳少便秘、舌红苔黄、脉滑数，可酌加竹茹、浙贝母、黄芩、黄连、瓜蒌仁等；痰湿郁久，壅阻气机，以致痰瘀交阻，伴见舌暗或有瘀斑者，可酌加当归、赤芍、川芎、桃仁、红花、丹参、泽兰等。

3. 气郁血瘀

临床表现：肥胖懒动，喜太息，胸闷胁满，面晦唇暗，肢端色泽不鲜，甚或青紫，可伴便干，失眠，男子性欲下降甚至阳痿，女性月经不调、量少甚或闭经，经血色暗或有血块；舌质暗或有瘀斑瘀点，舌苔薄，脉弦或涩。

治法：理气解郁，活血化瘀。

代表方：血府逐瘀汤。

本方由枳壳、柴胡、桃仁、当归、红花、川芎、牛膝、赤芍、生地黄、桔梗、甘草组成。本证易于化热，若舌苔偏黄，可加栀子、知母；兼见便干难排者，加三棱、莪术、大黄；若兼失眠，加夜交藤、合欢皮；阳痿者，加水蛭、淫羊藿；月经稀少，加月季花、泽兰、益母草。

4. 脾虚不运

临床表现：肥胖臃肿，神疲乏力，身体困重，脘腹痞闷，或有四肢轻度浮肿，晨轻暮重，劳累后更为明显，饮食如常或偏少，既往多有暴饮暴食史，小便不利，大便溏或便秘；舌质淡胖，边有齿印，苔薄白或白腻，脉濡细。

治法：健脾益气，渗利水湿。

代表方：参苓白术散合防己黄芪汤。

参苓白术散由人参、白术、山药、茯苓、莲子、扁豆、薏苡仁、砂仁、桔梗、甘草、大枣组成；防己黄芪汤由防己、黄芪、白术、甘草、生姜、大枣组成。前方健脾益气渗湿；后方益气健脾利水。若身体困重明显，加佩兰、广藿香；若浮肿明显，加泽泻、猪苓；若兼脘腹痞闷，加半夏，或合用平胃散。

5. 脾肾阳虚

临床表现：形体肥胖，易于疲劳，可见四肢不温，甚或四肢厥冷，喜食热饮，小便清长；舌淡胖，舌苔薄白，脉沉细。

治法：补益脾肾，温阳化气。

代表方：真武汤合苓桂术甘汤。

真武汤由炮附子、桂枝、白术、茯苓、生姜、白芍组成；苓桂术甘汤由茯苓、桂枝、白术、甘草组成。前方温阳利水；后方健脾利湿，温阳化饮。若嗜热食而恶冷饮者，加炮姜；若气虚明显，乏力困倦者，加太子参、黄芪；若兼肢厥者，加干姜。

【辨治备要】

（一）辨证要点

1. 辨虚实 本病辨证虽有虚实之不同，但由于实邪停滞是导致体重增加的根本，故总体上是实多而虚少，早期以虚为主，病久可由虚致实，证见虚实夹杂。实主要在于胃热、痰湿、气郁、血瘀。虚主要是脾气亏虚，进而出现脾肾阳气不足。虚实相兼者，当同时有虚实两类证候，又当细辨其虚与实孰多孰少之不同。

2. 辨标本 本病之标主要是膏脂堆积，可同时兼有水湿、痰湿壅郁。而导致膏脂堆积的根本，多在于胃热消灼、脾虚失运、脾肾阳气不足等；痰湿、气郁、瘀血久留，也是导致膏脂堆积不化的原因。临床辨证须抓住标本关键，若以脾胃等脏腑功能失调为主，痰湿、瘀血症状不重时，视其标缓可先治其本，后治其标；若痰浊、气滞、血瘀作祟，阻滞气机变生急证者，视其标急则先治其标，后治其本；标本并重者，可标本同治。

3. 辨脏腑病位　以脾、胃为主，涉及五脏。肥胖而多食，或伴口干、大便偏干，病多在胃。肥胖伴乏力、少气懒言、疲倦少动，或伴大便溏薄、四肢欠温，病多在脾。或伴腰酸背痛，或腿膝酸软、尿频清长、畏寒足冷，病多在肾。或伴心悸气短、少气懒言、神疲自汗等，则常病及心肺。或伴胸胁胀闷、烦躁眩晕、口干口苦、大便秘结、脉弦等，则常病及肝胆。

（二）治法方药

本病初期时年轻体壮者以实证为主，中年以上肥胖患者以虚证为主。补虚泻实是本病治疗的基本原则。虚则补之，多用健脾益气；脾病及肾，则结合益气补肾。实则泻之，常用清胃降浊或祛湿化痰法，并结合消导通腑、行气利水、行气化痰或痰瘀同治等法，以消除膏脂、痰浊、水湿、瘀血及郁热。虚实夹杂者，当补虚、泻实并举。无论痰湿内盛证还是气郁血瘀证，病延日久，均可转化为痰瘀互结证，治疗当以活血化瘀、祛瘀通络为主，可用导痰汤合血府逐瘀汤，或栝楼薤白半夏汤合桃红四物汤加减。

肝气郁结，中焦健运失常，三焦升降失调，水湿内停的肥胖，采用柴芍乌苓汤；对于痰湿伏结，腑气不通，湿浊内停导致的肥胖，选用达原饮化湿祛痰；对于肺脾气虚，水湿运化输布异常导致的肥胖，选用降脂减肥饮。

本病需采取终生综合防治措施，提倡健康的生活及饮食方式，减少脂肪及热量的摄入，尤其注重减少晚餐进食过多热量，加强锻炼，注重早期预防。对于无明显症状可辨、舌脉正常而体型偏胖者，可嘱患者用鲜山楂或鲜荷叶煎水代茶饮，长期服用有减肥的效果。治疗上强调以饮食、生活习惯调理为关键，药物治疗为辅的原则，终生治疗，并注意预防与肥胖相关疾病的发生及发展。

【临证要点】

1. 肥胖常可兼血瘀，尤其是痰湿体质者，痰湿阻滞气机，气滞则血瘀，血行不畅，瘀血内停，形成气滞血瘀证。症见形体丰满，面色紫红或暗红，胸闷胁胀，心烦易怒，夜寐不安或夜不能寐，大便秘结，舌暗红或有瘀点瘀斑，或舌下脉络怒张，苔薄白或薄黄，脉沉细或涩。治以活血祛瘀、行气散结，方用血府逐瘀汤合失笑散加减。气滞明显者，见胸闷、脘腹胀满，加郁金、厚朴、陈皮、莱菔子；兼肝胆郁热内结，见心烦易怒、口干口苦、目黄、胁痛、便秘，加大黄、龙胆草、栀子、黄芩；湿热明显，兼见纳呆脘痞、舌暗红苔黄腻，加金钱草、泽泻、茵陈、栀子、虎杖等。

2. 病至后期可见阴虚阳亢。肥胖属于痰湿、气郁、血瘀者，常可化热，进而伤阴。胃腑郁热也常伤阴。因此，病至后期可出现阴虚阳亢证，表现为体胖、情绪急躁、心烦易怒、食欲旺盛、头晕胸闷、大便干结、舌质红、苔少、脉弦细，可用平肝潜阳之法，治以镇肝息风汤。

3. 病证结合有助于提高疗效。研究表明，具有减肥作用的中药有何首乌、荷叶、茶叶、菟丝子、枸杞子、玉竹、地黄、莱菔子、栀子、防己、泽泻、赤小豆、薏苡仁、猪苓、茯苓、柴胡、菊花、茵陈、大黄、芦荟、女贞子、旱莲草、苍术、夏枯草、三棱、丹参、魔芋、决明子、番泻叶、冬瓜皮、车前子、芒硝、麻仁、昆布、海藻等，临证时在辨证论治的基础上，可酌情选用。

4.非药物治疗。科学的生活方式是治疗肥胖的根本，必须持之以恒，严格控制饮食，坚持天天运动，而运动只有在配合饮食控制的情况下才能取得良好效果。

【预防调护】

肥胖对人体健康危害极大，一旦形成本病，治疗一般不易。对本病积极预防非常必要，应积极主动，持之以恒，坚持治疗。

本病患者饮食宜清淡，忌肥甘醇酒美味，多食蔬菜、水果等富含纤维、维生素的食物，适当补充蛋白质，宜低糖、低脂、低盐；养成良好的饮食习惯，忌多食、暴饮暴食，忌食零食；必要时有针对性地配合药膳疗法。适当参加体育锻炼，如根据情况可选择散步、快走、慢跑、骑车、爬楼、拳击等，也可做适当的家务等体力劳动。运动不可太过，以防难以耐受，贵在持之以恒，一般勿中途中断。减肥须循序渐进，使体重逐渐减轻，接近正常体重，不宜骤减，以免损伤正气，降低体力。

【小结】

肥胖是由先天禀赋、年老体弱，或长期饮食不节、劳逸失调以及情志所伤等原因，损伤脾胃，脾胃运化失调，五脏失养，导致痰饮、水湿内停，气滞血瘀的本虚标实证。本病证候多变，早期以脾虚不运为主，久病可由脾及肾，导致脾肾两虚，疾病过程可见气滞、痰湿、瘀血相杂，导致病情复杂。临床以胃火炽盛、痰湿内生、气郁血瘀、脾虚不运、痰湿内生为主要证候表现。本病应注意早期预防，治疗应配合生活调理，以补虚泻实为主要治疗原则，注重调理脾胃，同时结合消导通腑、行气利水、行气化痰或痰瘀同治等法，以达到标本兼治。

【名医经验】

历代名医多以调理脾胃、补脾益肾作为治疗肥胖的关键。李东垣云："胃中元气盛，多食不伤，过时不饥；胃火盛，则多食而饥，能食而大便溏，此胃热善消，脾病不化也。"明确指出肥胖病是由胃强脾弱所致。近代名医岳美中教授，更认为肥胖病与胃强脾弱有关，近似于"脾约证"。国医大师李振华认为，肥胖病位主要在脾，以脾失健运，聚湿生痰为主要病机；治疗关键当以益气健脾、扶正固本为主，佐以渗湿祛痰及行气化瘀导滞之法。肥胖的变证首重虚实和脏腑，"虚"多责之脏腑之气，尤以脾、肾之气亏虚，还可见阳虚、阴虚之证；"实"则以痰湿、血瘀聚积为主。从脏腑辨证而言，肥胖多责之于脾，久病可及肾，亦可见病及肝胆、心肺者。另外，李氏十分重视结合舌象辨证，舌边淡胖有齿痕、苔白、脉弦滑或濡缓者，为脾气虚；舌偏红、苔黄腻者，多为痰湿化热；舌质暗或有瘀点、瘀斑，或舌下静脉粗胀、青紫、曲张，多为血瘀。自拟"清消饮""健脾豁痰汤""滋阴活瘀减肥汤"治疗单纯性肥胖，疗效显著。

王琦辨体质分型治疗肥胖，认为肥胖与痰湿体质最为密切，察肥胖临证之规律，将肥胖分为气虚肥胖、痰湿肥胖和血瘀肥胖三型。临床上常见一些肥胖患者出现肤白肌松、稍活动即气喘吁吁、容易感冒、疲乏、困倦、嗜睡、舌苔白腻等气虚证候，认为气虚是导致津液运化失司，脾不散精，精微物质运行输布障碍与转化失调，并最终导致肥胖。王氏通过健脾益气之法治疗气虚肥胖，临床常用黄芪、白术、制苍术、茯苓、泽泻、薏苡仁等。痰湿肥胖者，临床常见患者腹部肥满松软、面部皮肤油脂较多、多汗且黏、胸闷、痰多、口黏腻或甜、喜食肥甘、舌苔腻、脉滑等。王氏采用祛"邪"逐层分消的方法，痰壅在肺者，多用紫苏子、莱菔子、白芥子等；痰结在胸者，多用半夏、薤白、瓜蒌等；痰凝在脾者，多用白术、茯苓、苍术，并用制何首乌补肾益精、肉桂补命门心包之火，以助痰消。王氏认为肥胖最终可发展为浊聚生瘀的血瘀之象，临床可见皮肤色素沉着、身体某部位疼痛等表现。治以行气活血化瘀消脂，药用姜黄、生蒲黄、熟大黄、当归、苏木等。

【古籍摘要】

《素问·奇病论》："此肥美之所发也，此人必数食甘美而多肥也，肥者令人内热，甘者令人中满，故其气上溢，转为消渴。"

《丹溪心法·中湿》："凡肥人沉困怠惰，是湿热，宜苍术、茯苓、滑石。凡肥白之人，沉困怠惰，是气虚，宜二术、人参、半夏、草果、厚朴、芍药。"

《石室秘录·肥治法》："肥人多痰，乃气虚也。虚则气不能运行，故痰生之，则治痰焉。可独治痰哉？必须补其气，而后兼消其痰为得耳。然而气之补法，又不可纯补脾胃之土，而当兼补命门之火，盖火能生土，而土自生气，气足而痰自消，不治痰正所以治痰也。"

【文献推介】

1. 徐小萍，骆天炯.肥胖症中医治疗［M］.江苏：江苏科学技术出版社，2005：61-66.

2. 仝小林，毕桂芝，李敏.肥胖及相关疾病中西医诊疗［M］.北京：人民军医出版社，2010：48-51，81-89.

3. 杨玲玲，倪诚，李英帅，等.王琦治疗肥胖经验［J］.中医杂志，2013，54（21）：1811-1813.

第十节 癌　病

癌病是由于脏腑组织发生异常增生，以肿块逐渐增大、表面高低不平、质地坚硬、时有疼痛，常伴发热、乏力、纳差、消瘦并进行性加重为主症的疾病。现代医学中的各种恶性肿瘤可参照本病辨证论治，也可与积聚、噎膈、瘿病等互参。

殷墟甲骨文就有"瘤"的记载。《圣济总录》说："瘤之为义，留滞不去也。"历代医著中的"积聚""瘰病""噎膈""癥""癖""岩""菌""痕""瘤"等与癌病有相似之处。

春秋战国时期，《黄帝内经》认为"瘤"与"营气不通""寒气客于肠外与卫气相搏""邪气居其间""正气虚""邪气胜之"有关，记载了昔瘤、筋瘤、肠覃、石瘕、积聚、噎膈等。《素问·玉机真藏论》说："大骨枯槁，大肉陷下，胸中气满，喘息不便，内痛引肩项，身热，脱肉破䐃，真藏见，十月之内死。"所述症状类似癌病晚期的临床表现。东汉·张仲景《金匮要略》记载了鳖甲煎丸、大黄䗪虫丸、抵当丸、麦冬汤、旋覆代赭汤、桂枝茯苓丸等方剂至今仍被用于癌病的治疗。

晋唐宋金元时期，中医对癌病的认识日益丰富。如晋·葛洪《肘后备急方·治卒心腹癥坚方》曰："凡癥坚之起，多以渐生，如有卒觉，便牢大自难治也。腹中癥有结积，便害饮食，转羸瘦。"唐·孙思邈《备急千金要方》记载了五瘿、七瘤的治疗方药，对肉瘤提出"凡肉瘤勿治，治则杀人，慎之"的告诫。唐·房玄龄《晋书·景帝纪》载："初，帝目有瘤疾，使医割之。"为中医手术治疗癌病的最早记载。元·李东垣强调"人以胃气为本"，对于指导肿瘤治疗具有较大意义。元·朱丹溪《丹溪心法》认为"凡人身上、中、下有块者，多是痰"，提出"痰挟瘀血，遂成窠囊"，是对癌病病机的高度概括。

明清以后，中医对癌病的认识进一步深化。明·王肯堂《证治准绳·积聚》、明·张介宾《景岳全书·积聚》和明·李中梓《医宗必读·积聚》分别提出了积聚的治则治法。清·吴谦《医宗金鉴·外科心法要诀》归纳了外科五大绝症，包括"乳岩""肾岩""茧唇""舌菌"和"失荣"，认为由于阴阳失调、七情郁结、脏腑受损等原因，导致气滞血瘀而成积聚。清·王清任《医林改错·方叙》曰："气无形不能结块，结块者必有形之血也。血受寒，则凝结成块，血受热，则煎熬成块。"创制膈下逐瘀汤治疗腹内积聚。

【病因病机】

癌病的发生，多由正气内虚、外感邪毒、内伤七情、饮食失调，或宿有旧疾等因素致脏腑功能失调，气血津液运行失常，产生气郁、血瘀、痰凝、湿浊、毒聚等病理产物，蕴结于脏腑，相互搏结，日久渐积而成的一类恶性疾病。

1. 素体内虚 宿有旧疾，久病正虚，邪毒内生；或年高体衰，阴阳失衡，脏腑失调，虚邪郁滞，终致痰瘀互结而成肿块。《医宗必读·积聚》说："积之成也，正气不足，而后邪气踞之。"

2. 六淫邪毒 外感六淫之邪，或烟毒、工业废气、放射性物质等邪毒之气，由外入里，正不胜邪，邪毒久羁，脏腑气血阴阳失调，气郁、痰浊、血瘀或邪毒等互结，形成肿块。

3. 饮食失调 饮食不节，如饥饱失常，嗜食醇甘、辛辣、腌炸、烧烤，或海腥发物，或食物过热过冷等，久伤脾胃，痰湿内生，浊毒郁热，日久耗气伤阴，脏腑功能失调，气血津液紊乱，邪毒炽盛，而致癌病。

4. 内伤七情 情志不遂，七情怫郁，气机郁结，或气不布津，痰湿内生，或气滞血瘀，或郁热伤阴，虚实夹杂，终致痰湿与血瘀互结，渐成肿块。

癌病的基本病机是正气亏虚，脏腑功能失调，气机郁滞，痰瘀酿毒久羁而成有形之肿块。主要病理因素为气郁、痰浊、湿阻、血瘀、毒聚（热毒、寒毒）。病理性质为标实本虚、虚实夹杂，常见全身属虚而局部属实。发病初期，邪毒偏盛而正虚不显；中晚期由于癌毒耗伤人体气血津液，多出现气虚、阴伤、气血亏虚或阴阳两虚等。由于邪愈盛而正愈虚，本虚标实，病变错综复杂，病势日益深重。

不同癌病的病理因素各有特性，如脑瘤常以风火痰瘀上蒙清阳为主，肺癌则多属痰瘀郁热，食道癌、胃癌多属痰气瘀阻，甲状腺癌多属火郁痰瘀，肝癌、胆囊癌多属湿热瘀毒，大肠癌多湿浊瘀滞，肾癌、膀胱癌多为湿热浊瘀等。不同的癌病病变部位不同，如脑瘤病位在脑、肺癌病位在肺、大肠癌病位在肠、肾癌及膀胱癌病位在肾与膀胱等。由于肝藏血，主疏泄，条达气机；脾为气血生化之源；肾藏精，藏元阴元阳，因此各种癌病都与肝、脾、肾三脏功能失调密切相关。

癌病的病机转化。由于邪毒猖獗乖戾，最易化热，癌病一旦形成，常迅速生长，结聚成块；痰湿、瘀热、毒蕴，耗损正气，容易走注他脏，恶化迅速，患者常消瘦明显、疲劳乏力、腹凹如舟、面色晦暗、肌肤甲错、饮食量少，累及五脏功能，气血阴阳俱衰，病情危重，预后往往不良，难以根治。

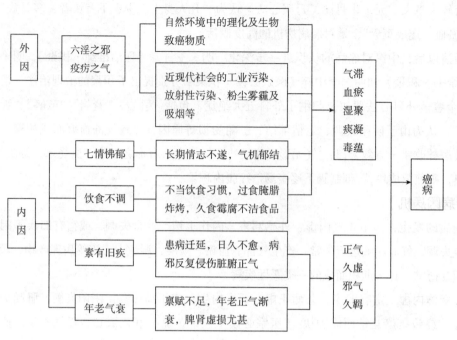

图 10-10 癌病病因病机演变图

【诊断与鉴别诊断】

（一）诊断

1. 癌病中晚期可出现相关特异性证候表现。由于肿瘤部位不同而主症各异，如脑瘤患者常以头痛、呕吐、视力障碍为主；肺癌患者以顽固性干咳或痰中带血，以及胸痛、气急、发热多见；肝癌患者可见右胁疼痛、乏力、纳差、黄疸等；大肠癌患者可有大便习惯改变，如腹泻或便秘等；肾癌患者可有腰部不适、尿血等。

2. 病变局部可有坚硬、表面不平的肿块，肿块进行性增大，伴乏力、纳差、疼痛，或不明原因发热及消瘦，并进行性加重，多为癌病诊断的主要参照依据。

实验室酶学检查、免疫学检查，或进行胸片、B超、CT、MRI、胃镜、肠镜、纤维支气管镜等检查，以及手术或病灶穿刺活检进行病理组织学检查，可明确诊断。

（二）鉴别诊断

癌病的有关鉴别诊断复杂，不同癌病需要与之鉴别的病证不同，具体鉴别要点参见本书其他相关章节内容。

表 10-2 癌病与良性肿瘤鉴别表

区别要点	良性肿瘤	恶性肿瘤（癌病）
发展速度	生长缓慢，可几年甚至十几年	生长较快，呈进行性、倍数级生长
皮肤改变	无改变，除皮脂腺囊肿外，与皮肤无粘连	常与皮肤粘连，凹陷或形成溃疡
肿块表面	光滑，与周围不粘连，边界清，活动度好	表面粗糙，无包膜，常与周围或皮肤粘连，活动度差或固定
肿块硬度	一般质地较软	质地硬或固定，无弹性
全身状况	一般无症状，肿瘤体积较大或发生于特殊部位，可产生压迫症状	早期症状隐匿，不明原因的消瘦、发热、出血，或发病部位的相应症状

【辨证论治】

1. 气郁痰瘀

临床表现：胸膈痞闷，脘腹胀满，或胀痛不适，或隐痛或刺痛，善太息，神疲乏力，纳呆食少，便溏或呕血、黑便，或咳嗽咳痰，痰质稠黏，痰白或黄白相兼；舌苔薄腻，质暗隐紫，脉弦或细涩。

治法：行气解郁，化痰祛瘀。

代表方：越鞠丸合化积丸。

越鞠丸由香附、苍术、川芎、栀子、神曲组成；化积丸由三棱、莪术、阿魏、海浮石、香附、槟榔、苏木、瓦楞子、五灵脂、雄黄组成。前方行气解郁，化痰散结；后方活血化瘀，软坚消积。若以气郁为主者，加柴胡、白芍、郁金、枳壳、八月札；痰湿重者，合用六君子汤加石菖蒲、白芥子、苏子、竹茹、全瓜蒌；如疼痛较明显者，加郁金、延胡索、五灵脂、石见穿；肿块明显者，加鳖甲、炮山甲、海藻、浙贝母、土鳖虫。

2. 热毒炽盛

临床表现：局部肿块灼热疼痛，发热，口咽干燥，心烦寐差，或热势壮盛，久稽不退，咳嗽无痰或少痰，或痰中带血，甚则咳血不止，胸痛或腰酸背痛，小便短赤，大便秘结或便溏泄泻；舌质红，舌苔黄腻或薄黄少津，脉细数或弦细数。

治法：清热凉血，解毒散结。

代表方：犀角地黄汤合犀黄丸。

犀角地黄汤由犀角（用水牛角代）、牡丹皮、生地黄、赤芍组成；犀黄丸由牛黄、麝香、没药、乳香、黄米饭组成。前方清热解毒，凉血散瘀；后方清热解毒，活血止痛。临床可加半枝莲、白花蛇舌草、山慈菇、龙葵等。若口咽干燥、干咳者，加南北沙参、天花粉、玄参、芦根、知母；咯血、呕血或尿血，加小蓟、蒲黄、三七粉、白及、白茅根、仙鹤草、茜草根；腑气不通，加生大黄、桃仁、瓜蒌、芒硝。

3. 湿热郁毒

临床表现：时有发热，恶心，胸闷，口干口苦，心烦易怒，胁痛或腹部阵痛，身黄，目黄，尿黄，便中带血或黏液脓血便，里急后重，或大便干稀不调，肛门灼热；舌质红，苔黄腻，脉弦滑或滑数。

治法：清热利湿，解毒散结。

代表方：龙胆泻肝汤合五味消毒饮。

龙胆泻肝汤由龙胆草、黄芩、栀子、泽泻、木通、车前子、当归、地黄、柴胡、生甘草组成；五味消毒饮由金银花、野菊花、蒲公英、紫花地丁、紫背天葵组成。前方泻肝胆实火，清下焦湿热；后方清热解毒，消散疔毒。如腹痛较著者，加香附、郁金、延胡索；大便脓血黏液、泻下臭秽者，加白头翁、败酱草、苦参、马齿苋；身目发黄、口干口苦、尿黄、便秘者，合用茵陈蒿汤加金钱草、田基黄、白花蛇舌草。

4. 瘀毒内阻

临床表现：面色晦暗，或肌肤甲错，胸痛或腰腹疼痛，痛有定处，如锥如刺，痰中带血或尿血，血色暗红，口唇紫暗；舌质暗或有瘀点、瘀斑，苔薄或薄白，脉涩或细弦或细涩。

治法：活血化瘀，理气散结。

代表方：血府逐瘀汤。

本方由当归、生地黄、桃仁、红花、枳壳、赤芍、柴胡、甘草、桔梗、川芎、牛膝组成。若伴发热者，加牡丹皮、丹参、白薇；胸痛明显者，加延胡索、郁金；口干舌燥者，加沙参、天花粉、玄参、知母；纳少、乏力、气短者，加黄芪、党参、白术。

5. 气阴两虚

临床表现：神疲乏力，口咽干燥，盗汗，头晕耳鸣，视物昏花，五心烦热，腰膝酸软，纳差，大便秘结或溏烂；舌质淡红少苔，脉细或细数。

治法：益气养阴，扶正抗癌。

代表方：生脉地黄汤。

本方由人参、麦冬、五味子、地黄、山萸肉、山药、茯苓、牡丹皮、泽泻组成。如阴虚明显者，加北沙参、天冬、石斛、炙鳖甲；气虚明显者，加生黄芪、太子参、白术、仙鹤草；口渴明显者，加芦根、天花粉、知母；咳痰不利、痰少而黏者，加贝母、百部、杏仁；五心烦热、潮热盗汗者，加知母、黄柏、地骨皮、煅龙骨、煅牡蛎；下利清谷、腰酸膝冷，用四神丸。

6. 气血双亏

临床表现：形体消瘦，面色无华，唇甲色淡，气短乏力，动辄尤甚，伴头昏心悸，目眩眼花，动则多汗，口干舌燥，纳呆食少；舌质红或淡，脉细或细弱。

治法：益气养血，扶正抗癌。

代表方：十全大补丸。

本方由人参、白术、茯苓、甘草、当归、熟地黄、白芍、川芎、黄芪、肉桂、生姜、大枣组成。如血虚明显者，加阿胶、鸡血藤；纳呆食少者，加砂仁、薏苡仁、山楂、神曲、炒谷麦芽；下利清谷、腰酸膝冷者，加补骨脂、肉豆蔻、吴茱萸、五味子。

【辨治备要】

(一) 辨证要点

1. 辨病期

表 10-3　癌病病期辨别表

病期	证候特点
早期	邪实为主，痰湿、气滞、血瘀与热毒互结成癌块，正虚不显
中期	正虚渐甚，癌块增大、变硬，侵及范围增大
晚期	正衰为主，正气消残，邪气侵凌范围广泛，或有远处转移，呈大虚大实状态

2. 辨正虚

表 10-4　正虚类型辨别表

病性	证候特点
辨阴虚	干咳或痰少，口咽干燥，形体消瘦，潮热盗汗，颧红目涩，舌红少津，脉细数。多见于放疗之后
辨气虚	咳喘无力，短气，动则加重，声音低怯，神疲体倦，自汗，纳食不馨，腹胀，腰膝酸软。多见于放化疗或手术之后

续表

病性	证候特点
辨血虚	面黄无华，口唇淡白，疲劳，腿软，失眠，头昏，心慌心悸，眼睑苍白，舌淡，脉细。多见于癌病中晚期或手术、放化疗之后
辨阳虚	形寒怕冷，肢端清凉，面色㿠白，小便清长，五更腹泻，夜尿频多，舌淡胖有齿印，脉沉细。多见于癌病晚期

3. 辨邪实

表 10-5 邪实类型辨别表

病性	证候特点
辨气郁	情志抑郁，或性情急躁，胁肋胀痛，或胸闷，或咽部有异物感，嗳气，泛恶，纳食减少，或乳房胀痛。多见于甲状腺癌、乳腺癌等
辨痰浊	咳嗽咯痰（注意痰的颜色、形状、稀稠度、气味等），固定部位肿块质地不甚坚硬，形体肥胖，肢体关节僵硬或疼痛，舌胖苔白腻，脉滑。多见于肺癌、甲状腺癌、淋巴癌等
辨湿浊	口黏，身重，苔厚浊腻，大便溏烂不爽，小便不畅，白带偏多等。多见于胃肠道癌、泌尿系癌
辨瘀血	固定部位肿块，疼痛，出血，发绀，舌质紫暗或有瘀点瘀斑，脉涩等。多见于癌病中晚期或术后患者
辨热毒	发热，口苦，口干多饮，大便干结，体表癌病局部红肿灼热，舌质深红，舌苔黄燥等。多见于头面部癌或癌病放疗后患者
辨寒毒	畏寒怕冷，脘腹冷痛，便溏，小便清长，面黄晦暗，局部肿块色白或暗，舌质暗淡，舌苔白腻水滑等。多见于癌病晚期，或素体阳虚或久用苦寒患者

（二）治法方药

癌病的基本治疗原则是扶正祛邪，攻补兼施。要结合病史、证候、实验室检查，以及手术或放化疗前后不同阶段等综合分析、辨证论治，重点把握不同癌病及其不同病程阶段中扶正与祛邪的主次。扶正分别采用补气、养血、滋阴、温阳；祛邪采用理气、除湿、化痰、祛瘀、解毒（热毒、寒毒）、软坚散结等法，并结合所在病位及肿瘤性质，适当配伍有抗肿瘤作用的中药，综合治疗。

1. 依据病机选方用药 除前述证候外，如脾虚湿阻者用参苓白术散；中气下陷者用补中益气汤；脾胃阳虚者用附子理中汤；肝肾阴虚用一贯煎或知柏地黄丸；肾气虚弱者用金匮肾气丸；寒热虚实错杂者用乌梅丸加减。风毒选用白附子、蜂房、蛇蜕、地龙、全蝎、蜈蚣等；寒毒选用制川乌、制草乌、肉桂、细辛等；火（热）毒选用白花蛇舌草、半枝莲、蜀羊泉、藤梨根、龙葵、石见穿、蚤休、青黛、漏芦、山豆根等；痰毒选用山慈菇、制南星、夏枯草、炙僵蚕、白芥子、葶苈子、桑白皮、杏仁、猫爪草、泽漆、法半夏、旋覆花、昆布、牡蛎等；瘀毒选用莪术、穿山甲、片姜黄、王不留行、凌霄花、水蛭、刺猬皮、蒲黄、桃仁、仙鹤草、薜荔、鳖甲等；湿浊毒选用苦参、茯苓、猪苓、薏苡仁、土茯苓、墓头回、菝葜、椿根白皮等；燥毒选用天冬、天花粉、知母、石斛等；郁毒选用八月札、枸橘李、乌药、天仙藤、合欢皮等。

2. 结合辨病选药 可按肿瘤部位不同选择适当的药物，如脑瘤常选僵蚕、制南星、白附子、全蝎、山慈菇等；鼻咽癌常选石斛、玄参、麦冬、天花粉、山豆根、蛇六谷；食管癌加旋覆花、代赭石、威灵仙、急性子；胃癌常选石斛、麦冬、藤梨根；肝癌选茵陈、田基黄、平地木、片姜黄；肺癌加泽兰、石见穿、冬凌草、蟾皮；胰腺癌加茵陈、栀子、红花、赤芍；肠癌加水红花子、漏芦、马齿苋、凤尾草、仙鹤草；肾癌选土茯苓、白花蛇舌草、马鞭草；膀胱癌选龙葵、石韦、车前子、白茅根；乳腺癌加八月札、王不留行、漏芦、白花蛇舌草；淋巴结转移加黄药子、夏枯草、蛇六谷。

【临证要点】

1.病证结合，多法并举，综合治疗。首先要重视对癌病的早期诊断，明确癌病的病情程度、病程分期及预后。熟知当前国内外中西医各种治疗手段和规范化治疗方案，及时制定个体化综合治疗措施。其次，癌病一般采取包括手术、放疗、化疗、生物靶向治疗、中医药治疗等在内的综合疗法，根据患者的具体情况选择不同的方法。中医药能提高综合治疗的疗效，对其他疗法有减毒增效的作用，并可改善症状，提高生存质量，延长生存期。第三，中医治疗癌病，在重视辨证论治的基础上，结合癌毒致病的特殊性，既重视滋阴养血、益气温阳、"扶正即所以祛邪""养正积自除"，又重视癌毒的存在。理气、化痰、祛湿、活血、散结等解毒消癌法应贯穿癌病治疗的始终，祛邪与扶正联合，辨病与辨证结合，复法制方，有望达到尽快改善症状、控制或消除癌肿的目的。

2.重视扶助正气，时时顾护胃气。一般而言，癌病的治疗，早期邪盛为主，正虚不显，可先以祛邪为主；中期宜攻补兼施；晚期正气大伤，不耐攻伐，当以补为主。术后患者虽以扶正调理为主，但余邪未尽，易于复发转移，仍以扶正与祛邪相结合。对于中晚期癌病患者，正气耗伤，扶正能够调整脏腑生理机能、提高免疫功能和抗病力、改善症状，可用益气健脾、温肾壮阳、滋阴养血、养阴生津等法。此外，依据《内经》"阳化气，阴成形"理论，对阴寒内盛者，采用温阳散寒法，能够提高治疗效果。整个治疗癌病过程都要时时顾护胃气为先，以期调理脾胃，滋养气血生化之源，扶助正气。早期胃气尚健，祛邪的同时保护胃气；中晚期，胃气已伤，治疗应以保胃气为主，兼顾祛邪，诸如参苓白术散、益胃汤、六君子汤等皆为常用方药。

3.结合西医不同疗法，分类分期辨证论治。中医药结合西医手术、化疗、放疗治疗癌病，有提高疗效或减毒增效的作用。癌病患者手术后，常出现发热、盗汗或自汗、纳差、神疲乏力等症状。中药可补气生血，使免疫功能尽快恢复，同时又有直接抗癌作用，常以健脾益气、滋阴养血为法，方如参苓白术散、八珍汤、十全大补汤、六味地黄丸等。癌病放化疗的患者，常出现消化障碍、骨髓抑制、机体衰弱及炎症反应等毒副反应，以阴虚毒热、气阴两伤、气血不足、脾胃虚弱、肝肾亏虚等为常见，常用治法为清热解毒、益气养阴、生津润燥、补益气血、健脾和胃、滋补肝肾等，方如黄连解毒汤、沙参麦冬汤、圣愈汤、香砂六君子汤、左归丸、右归丸等。

【预防调护】

针对癌病的病因，采取相应的预防措施，如虚邪贼风，避之有时，起居有节，调畅情志，饮食适宜，不妄作劳等。戒烟、戒酒，保持心情愉快，对预防本病有重要意义。应加强普查工作，做到早期发现、早期诊断、早期治疗，对预后有积极意义。做好预防对减少发病有重要意义。

既病之后，要使患者树立战胜疾病的信心，积极配合治疗，起居有节，调畅情志，饮食清淡易于消化，适当参加锻炼。治疗用药要"衰其大半而止"，过度放化疗或使用中药攻邪之品常易耗伤正气。一般宜"缓缓图之"，最大限度地延长患者生存期，减少痛苦，提高生活质量。

【小结】

癌病是多种恶性肿瘤的统称，在脏腑阴阳气血津液失调的基础上，外感内伤，虚实相因，渐积而成。病机以本虚标实为特点。癌病的诊断强调中西医互参。治疗原则强调针对不同的病变阶段扶正祛邪，攻补兼施。扶正主要包括补气、养血、滋阴、温阳等法；祛邪主要采用理气、化湿、化痰、化瘀、解毒（热毒、寒毒）、软坚散结等法。临床应依据病机主次选方用药，并应适当配伍有抗肿瘤作用的中药。癌病的预后较差，强调早期发现、早期诊断、早期治疗，加强对个体化治疗方案的合理选择，采用包括中医药在内的综合疗法，对于提高疗效、减少毒副反应、提高生存质量、延长生存期等具有积极意义。

【名医经验】

近现代名老中医对中医药辨治肿瘤的理论和临床进行了大量探索，积累了丰富的辨治肿瘤的临床经验。如国医大师周仲瑛教授认为中医药治疗癌病具有不可低估的作用，从单一的扶正补虚、姑息治疗，进展到全方位对应，在多个方面发挥了独特的优势，其主要观点包括：①"癌毒"是癌病的特异性致病因子。②病始于无形之气，继成为有形之质。③"痰瘀郁毒"是肿瘤的主要核心病机病证；化痰消瘀是治疗肿瘤的重要大法。④辨证与辨病理当互补，主次则当因病、因证、因人而异。⑤把握邪正的消长变化。⑥瘤体是整体病变的局部征象。注意审察患者的个体特异性，衡量治人、治瘤、治证的主次轻重、先后缓急，避免只看瘤体，不顾整体的片面性。⑦解毒与攻毒要因证、因人而异。⑧从肿瘤所在病位，探求病理因素的特性。⑨复法制方多环节增效是治疗肿瘤的基本对策，能应对复杂的病情；多环节、多途径增效，达到综合治疗的最佳目的。⑩肿瘤的用药要点。要时刻注意顾护脾胃、运脾健胃、调畅腑气，才能确保气血生化有源。⑪标急从权，对症施治，可缓其所苦。⑫防复发、转移，贵在养正。养正须辨脏腑气血阴阳之所属及其主次关系。除积当视痰瘀之偏胜，血道转移者当消瘀以流畅气血；淋巴转移者当化痰、软坚、散结，使津液归于正化，不致复发再生。这些经验有力地推动了中医肿瘤理论的发展。

【古籍摘要】

《灵枢·五变》："人之善病肠中积聚者，何以候之？少俞答曰：皮肤薄而不泽，肉不坚而淖泽，如此肠胃恶，恶则邪气留止，积聚乃伤。"

《难经·五十六难》："肝之积，名曰肥气，在左胁下，如覆杯，有头足。久不愈，令人发咳逆，痎疟，连岁不已……脾之积，名曰痞气，在胃脘，覆大如盘。久不愈，令人四肢不收，发黄疸，饮食不为肌肤……肺之积，名曰息贲，在右胁下，覆大如杯。久不已，令人洒淅寒热，喘咳，发肺壅。"

《杂病源流犀烛·积聚癥瘕痃癖痞源流》："邪积胸中，阻塞气道，气不宣通，为痰，为血，皆得与正相搏，邪既胜，正不得制之，遂结成形而有块。"

【文献推介】

1. 叶霈智. 试论中医肿瘤处方规律［J］. 南京中医药大学学报，2008，24（5）：299-301.

2. 吕玉萍，安丰辉，吕玉红，等. 肿瘤中医病机各家杂谈［J］. 环球中医药，2010，3（3）：225-226.

3. 赵智强，吴勉华，赵延华. 论恶性肿瘤中医辨治体系的建立［J］. 中医杂志，2015，56（11）：906-908.

4. 周仲瑛，程海波，周学平，等. 中医药辨治肿瘤若干理念问题的探讨［J］. 南京中医药大学学报，2014，3（2）：101-104.

第十一章　肢体经络病证

《灵枢·海论》云："夫十二经脉者，内属于腑脏，外络于肢节。"十四经脉、奇经八脉、十五络脉，纵横交错，入里出表，贯穿上下，联系肢体各部。

肢体即四肢和外在躯体，与经络相连，具有防御外邪、保护内在脏腑组织的作用；经络是经脉和络脉的总称，具有联络脏腑肢节，沟通脏腑表里，纵行人体上下，运行全身气血，协调阴阳，调节人体各部的作用。人的感觉运动功能与肢体经络有关，人体之所以能保持相对的协调与统一，完成正常的生理活动，是依靠经络系统的联络沟通而实现的。诚如《灵枢·本脏》所云："经脉者，所以行血气而营阴阳，濡筋骨，利关节者也。"

肢体经络的病理主要表现为风、寒、湿、热等邪气痹阻经络，影响气血运行，则发痹证；外邪壅遏，阴血亏虚，筋脉失养，则发痉证；精津不足，气血亏耗，肌肉筋脉失养，则发痿证；气血阴精亏虚，或痰瘀壅阻经脉，扰动筋脉，则发颤证；经脉痹阻，腰府失养，则发腰痛。因此，临床上痹证、痉证、痿证、颤证、腰痛皆属于肢体经络病证范畴。

肢体经络病证的诊断主要采用望、闻、问、切诊法和必要的现代技术，如影像学检查及血、尿等实验检查手段，获取相关疾病信息，根据诊断标准做出相应诊断，并在此基础上进行分期辨证。

肢体经络病证的治疗当分虚实，经脉失养者多虚证，当以补虚为主；邪壅经脉者多实证，当以祛邪为主。补虚有补肾、健脾、益气、养血诸法；祛邪有疏风、散寒、除湿、清热、活血、化瘀、通络诸法，临床上可针对不同病证，辨证施用。

第一节　痹　证

痹证是以肢体筋骨、关节、肌肉等处发生疼痛、酸楚、重着、麻木，或关节屈伸不利、僵硬、肿大、变形及活动障碍为主要表现的病证。因其发病多与风、寒、湿、热之邪相关，故病情呈反复性，病程有黏滞性、渐进性等特点。西医学中的痛风、风湿性关节炎、类风湿关节炎、强直性脊柱炎、骨性关节炎均属于本病范畴，可参照本节辨证论治。

春秋战国时期，《黄帝内经素问》设"痹"证专篇，对痹证的病因及证候分类有明确的认识。就病因学而言，认为本病的发生与感受风寒湿邪有关，如《素问·痹论》云："所谓痹者，各以其时，重感于风寒湿之气也。"在痹证的分类上，可根据风寒湿的偏胜将其分为行痹、痛痹、着痹，如《素问·痹论》云："其风气胜者为行痹，寒气胜者为痛痹，湿气胜者为着痹也。"又根据病变部位、发病时间的不同而分为皮、脉、肉、筋、骨痹，《素问·痹论》云："以冬遇此者为骨痹，以春遇此者为筋痹，以夏遇此者为脉痹，以至阴遇此者为肌痹，以秋遇此者为皮痹。"

东汉时期，张仲景《金匮要略·中风历节病脉证并治》中载有"历节"之名，将历节的特点概括为"历节疼痛，不可屈伸"，并采用桂枝芍药知母汤及乌头汤作为治疗方剂。隋唐时期，巢元方《诸病源候论·风湿痹身体手足不随候》认为体虚外感是引起痹证的主要因素；王焘《外台秘要·白虎方五首》述其症状痛如虎咬、昼轻夜重，故称"白虎病"；孙思邈《备急千金要方·治诸风方》首载独活寄生汤治疗痹证，至今仍为临床常用方剂。金元时期，朱丹溪《格致余论·痛风论》首次提出"痛风"病名，认为本病的发生与生活环境有关。

明清时期，张介宾《景岳全书·风痹》概括了痹证的寒热阴阳属性；李中梓《医宗必读·痹》提倡行痹参以补血，痛痹参以补火，着痹参以补脾补气之法，并具体阐明"治风先治血，血行风自灭"的治则；叶天士对于痹证日久不愈则有"久病入络"之说，主张用活血化瘀法并重用虫类药物以活血通络；王清任《医林改错·痹症有瘀血说》认为痹证与瘀血关系密切，可用活血化瘀的身痛逐瘀汤治疗。

【病因病机】

痹证的发生主要因禀赋不足、外邪入侵、饮食不节、年老久病、劳逸不当等，导致素体亏虚，卫外不固；或风寒湿热，阻滞经络；或痰热内生，痰瘀互结；或肝肾不足，筋脉失养；或精气亏损，外邪乘袭，导致经络痹阻，气血不畅，发为痹证。

1. 禀赋不足　素体亏虚，卫外不固，或脾虚运化失常，气血生化乏源，易感外邪，如《诸病源候论·风湿痹候》云："由血气虚，则受风湿，而成此病。"

2. 外邪入侵　风、寒、湿、热之邪为本病发病的外部条件。因久居湿地，涉水冒雨，睡卧当风，水中作业，冷热交错，或风寒湿痹日久不愈，郁而化热，亦可由于阳虚之体，而致风寒湿热之邪乘虚侵袭人体，留注经络而成痹证。正如《素问·痹论》云："风寒湿三气杂至，合而为痹也。"

3. 饮食不节　过食肥甘厚味，伤及脾胃，酿生痰热，痰瘀互阻，导致经络瘀滞，气血运行不畅，故发为痹证。如《中藏经·论肉痹》云："肉痹者，饮食不节，膏粱肥美之所为也。"

4. 年老久病　年老体虚，肝肾不足，肢体筋脉失养；或病后气血不足，腠理空疏，外邪乘虚而入。如《济生方·痹》云："皆因体虚，腠理空疏，受风寒湿气而成痹也。"

5. 劳逸不当　劳欲过度，精气亏损，卫外不固；或激烈活动，耗损正气，汗出肌疏，外邪乘袭。

此外，跌仆外伤，损及肢体筋脉，气血经脉痹阻，亦与痹证发生有关。

痹证的主要病机，概而论之有风、寒、湿、热、痰、瘀、虚七端。在一定条件下可相互影响，相互转化，引起经络痹阻，气血运行不畅，从而导致痹证的发生。风、寒、湿、热病邪为患，各有侧重，风邪甚者，病邪流窜，病变部位游走不定为行痹；寒邪甚者，肃杀阳气，疼痛剧烈为痛痹；湿邪甚者，病邪重着、黏滞，病变部位固定不移为着痹；热邪甚者，煎灼阴液，病变部位热痛而红肿为热痹。另外，风、寒、湿、热病邪又可相互作用。痹证日久不愈，气血津液运行不畅则血脉瘀阻，津液凝聚，痰瘀互结，闭阻经络，病邪入骨，出现关节肿胀、僵硬、畸形等症，甚至深入脏腑，出现脏腑痹的证候。

本病的病变部位在经脉，累及肢体、关节、肌肉、筋骨，日久则耗伤气血，损伤肝肾；痹证日久可累及脏腑，出现脏腑痹。病初以肢体、关节、肌肉疼痛、肿胀、酸楚、重着为主症，为病在肌表与经络之间；久则深入筋骨，以关节疼痛、麻木、僵直、变形、活动障碍为主症；病变日久，病邪可由表入里，经病及脏，即可形成顽固而难愈的"五脏痹"。诚如《素问·痹论》所云："五脏皆有合，病久而不去者，内舍于其合也。故骨痹不已，复感于邪，内舍于肾；筋痹不已，复感于邪，内舍于肝；脉痹不已，复感于邪，内舍于心；肌痹不已，复感于邪，内舍于脾；皮痹不已，复感于邪，内舍于肺。所谓痹者，各以其时重感于风寒湿之气也。"

　　本病的病机演变常见于本虚标实之间。本病初起因风、寒、湿、热之邪相互作用所致，故属实。痹证日久，耗伤气血，损及肝肾，病理性质为虚实相兼；部分患者肝肾气血大伤，而筋骨肌肉疼痛酸楚症状较轻，呈现以正虚为主的虚痹。因此，痹证日久可发生三个方面的病机演变：一是风寒湿痹或风湿热痹日久不愈，气血运行不畅，出现瘀血痰浊，痹阻经络；二是病久正气耗伤，呈现不同程度的气血亏虚或肝肾不足证候；三是痹证日久不愈，病邪由经络累及脏腑，出现脏腑痹的证候。

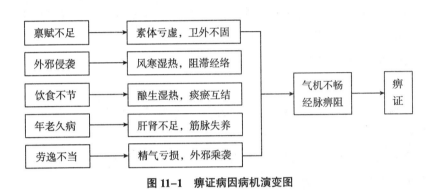

图 11-1　痹证病因病机演变图

【诊断与鉴别诊断】

（一）诊断

　　1.突然或逐渐肢体关节、肌肉疼痛、酸楚、麻木、重着、屈伸不利及活动障碍为本病的临床特征。

　　2.肢体关节疼痛或游走不定，恶风寒；或痛剧，遇寒则甚，得热则缓；或重着而痛，四肢沉重，活动不灵，肌肤麻木不仁；或肢体关节疼痛，痛处焮红灼热，筋脉拘急；或关节剧痛，肿大，僵硬，变形；或绵绵而痛，麻木尤甚，伴心悸、乏力者。

　　3.本病可发生于任何年龄。不同年龄的发病与疾病的类型有一定关系。

　　4.抗溶血性链球菌"O"、红细胞沉降率、C反应蛋白、类风湿因子、血清抗核抗体等检查常有助于本病的诊断；X线和CT等影像学检查有助于了解骨关节疾病的病变部位与损伤程度；心电图、心脏彩超、肺功能等检查有助于诊断本病是否累及脏腑。

（二）鉴别诊断

　　痿证　痹证是由风、寒、湿、热之邪侵袭肌腠经络，痹阻筋脉关节而致；痿证则以邪热伤阴，五脏精血亏损，经脉肌肉失养为患。鉴别要点首先在于痛与不痛，痹证以关节疼痛为主，而痿证则为肢体痿弱不用，一般无疼痛症状；其次在于肢体活动障碍与否，痿证是无力运动，痹证是痛而影响活动；其三，部分痿证病初即有肌肉萎缩，而痹证则是由于疼痛甚或关节僵直不能活动，日久废而不用导致肌肉萎缩。

【辨证论治】

1. 风寒湿痹

（1）行痹

临床表现：肢体关节、肌肉疼痛，屈伸不利，可累及多个关节，疼痛呈游走性，初起可见恶风、发热等表证；舌质淡，苔薄白或薄腻，脉浮或浮缓。

治法：祛风通络，散寒除湿。

代表方：防风汤。

本方由防风、秦艽、麻黄、肉桂、当归、赤茯苓、杏仁、葛根、甘草、黄芩、生姜、大枣组成。若疼痛以上肢为主，加羌活、白芷、威灵仙、川芎；若疼痛以下肢为主，加独活、牛膝、萆薢、防己；若疼痛以腰背为主，加巴戟天、续断、杜仲、淫羊藿。

（2）痛痹

临床表现：肢体关节疼痛，疼势较剧，痛有定处，关节屈伸不利，局部皮肤或有寒冷感，遇寒痛甚，得热痛减；口淡不渴，恶风寒；舌质淡，苔薄白，脉弦紧。

治法：温经散寒，祛风除湿。

代表方：乌头汤。

本方由川乌、麻黄、芍药、黄芪、甘草组成。若寒邪甚，加附子、桂枝、细辛、干姜。

（3）着痹

临床表现：肢体关节、肌肉酸楚、重着、疼痛，关节活动不利，肌肤麻木不仁，或有肿胀，手足困重；舌质淡，苔白腻，脉濡缓。

治法：除湿通络，祛风散寒。

代表方：薏苡仁汤。

本方由薏苡仁、苍术、羌活、独活、防风、川乌、麻黄、桂枝、当归、川芎、生姜、甘草组成。若关节肿胀，加萆薢、猪苓；若肌肤不仁，加海桐皮、豨莶草；若小便不利、肢体浮肿，加茯苓、泽泻、车前子。

2. 风湿热痹

临床表现：肢体关节疼痛，活动不利，局部灼热红肿，得冷则舒，可有皮下结节或红斑，多兼有发热，恶风，汗出，口渴，烦闷不安，尿黄，便干；舌质红，苔黄腻或黄燥，脉滑数或浮数。

治法：清热通络，祛风除湿。

代表方：白虎加桂枝汤。

本方由石膏、知母、桂枝、粳米、甘草组成。若皮肤有瘀斑者，加牡丹皮、生地黄、地肤子、白鲜皮；若咽喉肿痛者，加连翘、牛蒡子、薄荷；若热盛伤津，而见口渴心烦者，加天冬、麦冬、生地黄。

3. 痰瘀痹阻

临床表现：病程日久，肢体关节肿胀刺痛，痛有定处，夜间痛甚；或关节肌肤紫暗、肿胀，按之较硬，肢体顽麻或重着；或关节僵硬变形，屈伸不利，甚则肌肉萎缩，有硬结，瘀斑，面色暗黧，肌肤甲错，眼睑浮肿，或痰多胸闷；舌质暗紫或有瘀点瘀斑，苔白腻，脉弦涩。

治法：化痰祛瘀，蠲痹通络。

代表方：双合汤。

本方由桃仁、红花、当归、川芎、白芍、生地黄、茯苓、半夏、陈皮、白芥子、甘草、竹沥组成。若症状较严重者，加丹参、牛膝、鸡血藤或蜈蚣、地龙、全蝎等虫类药；若痰瘀化热者，加黄芩、黄柏、牡丹皮。

4. 肝肾两虚

临床表现：痹证日久不愈，关节肿大，僵硬变形，屈伸不利，肌肉瘦削，腰膝酸软；或畏寒肢冷，阳痿遗精；或头晕目眩，骨蒸潮热，面色潮红，心烦口干，失眠；舌质红，少苔，脉细数。

治法：补益肝肾，舒筋活络。

代表方：独活寄生汤。

本方由独活、细辛、防风、秦艽、肉桂、桑寄生、杜仲、牛膝、当归、川芎、地黄、芍药、人参、茯苓、甘草组成。若肾气虚明显者，加补骨脂、菟丝子、黄精、党参；若肾阳虚明显者，加附子、干姜、巴戟天、狗脊；若阴虚明显者，加龟甲、女贞子、熟地黄；若脾虚湿盛明显者，加白术、薏苡仁、茯苓。

【辨治备要】

（一）辨证要点

1. 辨邪气偏盛　风、寒、湿、热为病各有偏盛，可根据临床主症辨别，如疼痛游走不定者为行痹，属风邪盛；疼痛剧烈，痛有定处，遇寒加重，得热则减者为痛痹，属寒邪盛；痛处重着、酸楚、麻木不仁者为着痹，属湿邪盛；病变处焮红灼热、疼痛剧烈者为热痹，属热邪盛。

2. 辨别虚实　根据发病特点及全身症状辨别虚实。一般痹证新发，风、寒、湿、热之邪明显者多为实证；经久不愈，耗伤气血，损及脏腑，肝肾不足者多为虚证；病程缠绵，痰瘀互结，肝肾亏虚者为虚实夹杂证。

（二）治法方药

1. 痹证治疗以祛邪通络、宣痹止痛为基本原则，根据邪气的偏盛，分别予以祛风、散寒、除湿、清热、化痰、行瘀，兼以舒筋通络。久痹正虚者，应重视扶正，以益气养血、培补肝肾为法。虚实夹杂者，宜标本兼顾。

2. 多数痹证患者经过积极治疗后，可逐渐恢复或缓解；但也有部分患者日久不愈，转为慢性，迁延经年。若痹证初起，风寒湿邪在表，无汗表实，可用麻黄加术汤。若邪初化热，症见恶风、口渴、烦闷、关节灼热红肿疼痛等热象，而风寒湿邪仍在者，可用麻黄连翘赤小豆汤加味。若见关节肿大、苔薄黄、邪有化热之象者，宜寒热并用，可用桂枝芍药知母汤。若肝肾阴亏，腰膝疼痛，低热心烦，或午后潮热，加龟甲、熟地黄、女贞子或合用河车大造丸。

【临证要点】

1. 诊断之要。痹证是正气不足，感受风、寒、湿、热外邪，阻滞经络，闭阻气血，引起肌肉、筋骨、关节等部位酸痛、麻木、重着、肿胀、屈伸不利或关节肿大变形为临床表现的病证，随着病情的发展，可形成痰瘀痹阻，甚至内传脏腑。故首先应分清虚实及病邪的偏盛，除了四诊合参外还需依据抗溶血性链球菌 "O"、红细胞沉降率、C反应蛋白、类风湿因子、血清抗核抗体等理化检查，明确病因，针对风、寒、湿、热、痰、瘀、虚采取不同的辨证论治。

2. 治疗之法，需辨证施治而非偏用一法。如明·李中梓《医宗必读·痹》云"治风先治血，血行风自灭"，除了介绍祛风、散寒、除湿等基本治法外，还介绍了行痹则补血、痛痹则补火、着痹则补脾益气之治法。清·叶天士对痹证日久不愈有"久病入络"之说，主张用活血化瘀法及重用虫类药物以活血通络。病程日久应辅以补益气血、补养肝肾、祛痰、化瘀等治法，虚实兼顾，标本并治。

3. 临证之师，当参悟古今而非拘泥于教材。如隋·巢元方《诸病源候论·风湿痹候》在病因学上提出了"由血气虚，则受风湿，而成此病"。王肯堂《证治准绳》对膝关节肿大者称为"鹤膝风"；手指关节肿大者称为"鼓槌风"。痹证的含义有广义、狭义之分。痹者闭也，广义的痹证，泛指机体正气不足，卫外不固，邪气乘虚而入，脏腑经络气血为之痹阻而引起的疾病统称为痹证，包括《内经》所说的肺痹、心痹等脏腑痹及肉痹、筋痹等肢体经络痹。狭义的痹证，即指肢体经络痹。可见，本节痹证的辨证论治主要针对肢体经络痹；五脏痹还得参照其他文献。

【预防调护】

首先，针对痹证的危险因素采取预防干预措施，如避免感受风寒湿热之邪、改变不良饮食习惯、坚持适当运动等，以减少痹证的发生风险。对于已经罹患痹证的人群，应当积极采取治疗性干预措施，以预防痹证的进一步加重和肢体肌肉萎缩、脏腑痹等继发病证的发生。

其次，病后调摄护理方面，更需做好防寒保暖等预防工作。应保护病变肢体，提防跌仆等以免受伤，视病情适当对患处进行药物热熨、冷敷等；亦可配合针灸、推拿等进行治疗。鼓励和帮助患者对病变肢体进行功能锻炼，有助于痹证康复。

【小结】

痹证是以肢体筋骨、关节、肌肉等处发生疼痛、酸楚、麻木、重着，或关节肿大、僵硬、变形、屈伸不利及活动障碍为主要表现的病证。病因以禀赋不足、外邪入侵、饮食不节、年老久病、劳逸不当等为主，病机多从风、寒、湿、热、痰、瘀、虚立论。病位在经脉，累及肢体、关节、肌肉、筋骨，日久损伤肝肾。痹证属于本虚标实，急性期常以风、寒、湿、热等实证多见，多以祛风散寒除湿为法；间歇期或慢性期则以痰瘀互结、肝肾亏虚等虚证为多，故以化痰除瘀、补益肝肾、养血活血等为主要治法。本病在平时及病变时均应注意保暖、节制饮食并加以护理以降低复发率。

【名医经验】

当代治疗痹证的临床经验当以祛邪扶正为要，同时注重调护脾胃。路志正论治痹证不忘脾胃。他认为痹证多有脾胃虚弱，"五脏六腑皆禀气于胃"，人以胃气为本。湿邪一旦停留于体内，不仅阻碍气血运行和津液的输布，又可使脾胃受损，生化乏源。痹证大多病程长，用药久，脾胃多有损伤。所以健脾在预防和治疗痹证方面起着重要作用。刘尚义认为在临床上，痹证属肝肾阴虚者多为久病体虚，尤以高龄妇女最为多见，常表现为关节酸痛，时轻时重，劳累加重，筋肉抽掣，伴气短、心悸、消瘦，治疗上宜补益肝肾，重用龟甲、鳖甲、牡蛎、当归、威灵仙，酌加少量活血化痰药，效果更好。风寒湿痹，以仲景桂枝芍药知母汤或时方当归拈痛汤加减最为贴切。这些经验有力地推动了中医药治疗痹证的临床进展。

【古籍摘要】

《诸病源候论·风湿痹身体手足不随候》："人腠理虚者，则由风湿气伤之，搏于气血，血气不行则不宣，真邪相击，在于肌肉之间，故其肌肤尽痛。"

《类证治裁·痹症论治》："诸痹，风寒湿三气杂合，而犯其经络之阴也。风多则引注，寒多则掣痛，湿多则重着，良由营卫先虚，腠理不密，风寒湿乘虚内袭，正气为邪气所阻，不能宣行，因而留滞，气血凝涩，久而成痹。"

《医宗金鉴》："痿痹之证，今人多为一病，以其相类也。然痿病两足痿软不痛，痹病通身肢节疼痛。但观古人治痿，皆不用风药，则可知痿多虚，痹多实，而所因有别也。"

【文献推介】

1. 朱文欣，赵国青，何羿婷，等. 当代名医论治类风湿关节炎规律探讨［J］. 中医学报，2013，28（12）：1925-1927.

2. 李靖，高想. 朱良春教授治疗痹证药对举要［J］. 中国实验方剂学杂志，2011，（2）：265-266.

3. 王永炎，严世芸. 实用中医内科学·头身肢体病证［M］. 第2版. 上海：上海科技出版社，2009：590-600.

第二节　痉　证

痉证，又称"痉"，是以项背强直、四肢抽搐，甚至口噤、角弓反张为主症的疾病。起病急骤，病情危重，可伴发于高热、昏迷等病症过程中。西医学中的流行性脑膜炎、流行性乙型脑炎、癫痫、破伤风以及各种原因引起的高热或无热惊厥，均可参照本节辨证论治。

痉的病名，首见于《五十二病方》。《黄帝内经》对痉证的病因进行了论述，指出痉证的发生与风、寒、湿、热等外邪相关。如《素问·至真要大论》云："诸痉项强，皆属于湿。""诸暴强直，皆属于风。"《灵枢·经筋》云："经筋之病，寒则反折筋急。"《素问·气厥论》云："肺移热于肾，传为柔痉。"东汉张仲景《金匮要略》在继承《内经》理论的基础上，提出痉证可分为"刚痉"和"柔痉"，外感表实无汗为刚痉，表虚有汗为柔痉；并认为表证过汗、风寒误下、疮家误汗以及产后血虚、汗出中风等误治、失治也可以致痉。《金匮要略》中有关伤亡津液而致痉的记载，不仅是对《内经》理论的发挥，也是内伤致痉的理论基础。唐宋金元时期，对痉证的认识不断深入。隋·巢元方《诸病源候论·风痉候》详细描述了痉证的症状，如"口噤不开，背强而直，如发痫状。"元·朱丹溪《医学明理·痉门论》云："方书皆谓感受风湿而致，多用风药，予细详之，恐仍未备，当作气血内虚，外物干之所致。"认为痉证也可由气血亏虚所致，治疗切不可作风治而专用"风药"。

明清时期，对痉证病因有了更进一步的认识。李梴《医学入门·论正伤寒名义》云："太阳病，纯伤风、纯伤寒则不发痉。惟先伤风而后又感寒，或先伤风而后又感湿，过汗俱能发。"张介宾《景岳全书·痉证》云："凡属阴虚血少之辈，不能养营筋脉，以致搐挛僵仆者，皆是此证。"强调痉证并非单纯感受某种外邪，阴虚精血亏损亦可致痉。温病学说的发展和成熟，更进一步丰富和扩充了对痉证病因病机的认识，提出了热盛伤津，肝风内动，引发痉证，使痉证病因学说日趋完善。叶天士《临证指南医案·肝风》中首次阐述了痉证和肝脏的关系，认为："肝为风木之脏，因有相火内寄，体阴用阳，其性刚，主动主升……倘精液有亏，肝阴不足，血燥生热，热则风阳上升，窍络阻塞，头目不清，眩晕跌仆，甚则瘛疭痉厥矣。"吴鞠通则进一步将痉证概括为虚、实、寒、热四大纲领，《温病条辨·痉有寒热虚实四大纲论》曰："六淫致痉，实证也；产后亡血，病久致痉，风家误下，温病误汗，疮家发汗者，虚痉也；风寒、风湿致痉者，寒证也；风温、风热、风暑、燥火致痉者，热痉也。"王清任《医林改错·论抽风不是风》中在前人"气虚致痉"的基础上进一步提出气虚血瘀亦可致痉。

中医学里尚有"瘛疭"一证，瘛疭即抽搐。《素问·玉机真藏论》曰："病筋脉相引而急，病名曰瘛疭。"清·张璐《张氏医通·瘛疭》曰："瘛者，筋脉拘急也；疭者，筋脉弛纵也，俗谓之抽。"清·吴鞠通《温病条辨·痉病瘛病总论》云："痉者，强直之谓，后人所谓角弓反张，古人所谓痉也。瘛者，蠕动引缩之谓，后人所谓抽掣、搐搦，古人所谓瘛也。"可见瘛疭既可为痉证的症状之一，也可单独出现而为病。

【病因病机】

痉证的发生主要因外邪壅络、热盛津伤、痰瘀壅滞、阴血亏虚等，导致气血运行不利；或热盛动风，消灼津液；或痰瘀内生，滞塞筋脉；或气血亏虚，阴津不足，进而筋脉失于濡养，筋脉拘急，发为痉证。

1.外邪壅络　外感风、寒、湿邪，壅阻脉络，气血运行不利，筋脉失养，拘挛抽搐而成痉。如《金匮要略方论本义·痉病总论》云："脉者，人之正气、正血所行之道路也，杂错乎邪风、邪湿、邪寒，则脉行之道路必阻塞壅滞，而拘急蜷挛之证见矣。"

2.热盛津伤　外感温热之邪，或寒邪郁而化热，里热炽盛，消灼津液，筋脉失于濡养而致痉；或热病伤阴，邪热内传营血，热盛动风而致痉。如《临证指南医案·痉厥》云："五液劫尽，阳气与内风鸱张，遂变为痉。"

3.痰瘀壅滞　久病入络，气血耗伤，络血不畅，瘀血内停，壅阻筋脉而致痉；或脾虚无力运化水湿，痰湿内生；或肝火、肺热蒸灼津液，炼液为痰，壅滞经络，筋脉失养而致痉。

4.阴血亏虚　患者素体阴虚血虚，或亡血，或久病不愈，气血津液耗伤；或误用或过用汗、吐、下法，致阴亏血少，筋脉失养而成痉。

痉证的主要病机概而论之，有风（寒、湿）、热、痰、瘀、虚五端，在一定条件下相互影响，引起阴阳失调，阳动阴不濡，从而导致筋脉失养而发痉。风、寒、湿邪侵袭，壅滞经脉，气血运行不利，筋脉拘急则发为痉证。外感热邪，或寒、湿之邪郁而化热，消灼阴津，引动肝风，甚则内结阳明，窜犯心营，闭塞筋脉，可致高热发痉。此外，痰瘀阻滞筋脉，导致筋脉失养而发痉。气血津液亏虚，阴不制阳，也可导致筋脉失于濡养而发痉。

本病的病变部位在筋脉，由肝所主，如《景岳全书·痉证》云："痉之为病……其病在筋脉，筋脉拘急，所以反张。"除此之外，痉证尚涉及心、脾、胃、肾等多个脏腑。如肝经热盛，风阳妄动；或热陷心包，逆乱神明；或脾失健运，痰浊阻滞；或胃热腑实，阴津耗伤；或肾精不足，阴血亏虚等，均与痉证的发生相关。

本病的病机演变常见于虚实之间。外感风（寒、湿）、热致痉者以邪实为主；内伤久病、失治误治，导致气血津液不足而致痉者以正虚为主。邪气往往伤正，常呈虚实夹杂；若痰瘀阻滞经脉，则多为正虚邪实，虚实夹杂证。

此外，痉证若久治不当，可出现肢体不利、半身不遂等偏瘫症状，或出现头痛、痴呆、痫证等后遗症；严重者可危及生命。

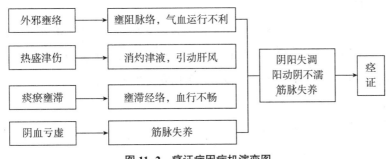

图 11-2　痉证病因病机演变图

【诊断与鉴别诊断】

（一）诊断

1. 多突然起病，以项背强急、四肢抽搐，甚至角弓反张为其证候特征。

2. 部分危重患者可有神昏谵语等意识障碍。

3. 发病前多有外感或内伤等病史。

头颅 CT、MRI 或脑脊液检查有助于本病的诊断。

（二）鉴别诊断

1. 痫证　以突然仆倒、昏不知人、口吐涎沫、两目上视、四肢抽搐，或口中如作猪羊声为特征；大多发作片刻即自行苏醒，醒后如常人。

2. 厥证　由于阴阳失调，气机逆乱，以突然昏倒、不省人事、四肢逆冷等为主要表现。四肢逆冷，无项背强硬、四肢抽搐等症状是其鉴别要点。

3. 中风　急性发作，以突然昏仆、不省人事，或不经昏仆，但以半身不遂、口舌歪斜、神识昏蒙等为主要表现，醒后多有后遗症。

4. 颤证　通常起病较慢，病程较久，以头颈、手足不自主颤动、振摇为主要症状。手足颤抖动作，频率较快，多呈持续性，无项背强硬、角弓反张、发热、神昏等症状。

【辨证论治】

1. 邪壅经络

临床表现：头痛，项背强直，恶寒发热，无汗或汗出，肢体酸重，甚至口噤不能语，四肢抽搐；舌苔薄白或白腻，脉浮紧。

治法：祛风散寒，燥湿和营。

代表方：羌活胜湿汤。

本方由羌活、独活、防风、藁本、川芎、蔓荆子、甘草组成。若寒邪较重，项背强急，肢痛拘挛，苔薄白，脉浮紧，病属"刚痉"，以葛根汤为主治之；若风邪偏盛，项背强急，发热不恶寒，汗出头痛，苔薄白，脉沉细，病属"柔痉"，以瓜蒌桂枝汤为主治之；若湿热偏盛，筋脉拘急，胸脘痞闷，身热，渴不欲饮，小便短赤，苔黄腻，脉滑数，用三仁汤加地龙、丝瓜络、威灵仙治之。

2. 肝经热盛

临床表现：高热头痛，口噤齘齿，手足躁动，甚则项背强急，四肢抽搐，角弓反张；舌质红绛，舌苔薄黄或少苔，脉弦细而数。

治法：清肝潜阳，息风镇痉。

代表方：羚角钩藤汤。

本方由羚羊角、钩藤、桑叶、菊花、川贝母、竹茹、茯神、白芍、生地黄、甘草组成。若口苦、苔黄，加龙胆草、栀子、黄芩；若口干渴甚，加生石膏、天花粉、麦冬；若痉证反复发作，加全蝎、蜈蚣、僵蚕、蝉衣；若神昏痉厥，可用安宫牛黄丸、至宝丹或紫雪丹。

3. 阳明热盛

临床表现：壮热汗出，项背强急，手足挛急，甚则角弓反张，腹满便结，口渴喜冷饮；舌质红，苔黄燥，脉弦数。

治法：清泄胃热，增液止痉。

代表方：白虎汤合增液承气汤。

白虎汤由石膏、知母、粳米、甘草组成；增液承气汤由玄参、麦冬、生地黄、大黄、玄明粉。前方以清泄阳明实热为主；后方重在滋阴增液，泄热通便。若热邪伤津而无腑实证者，可用白虎加人参汤；若抽搐甚者，加天麻、地龙、全蝎、菊花、钩藤；热甚心烦者，加淡竹叶、栀子、黄芩；热入营血，斑疹显现者，加水牛角、生地黄、牡丹皮。

4. 心营热盛

临床表现：高热烦躁，神昏谵语，项背强急，四肢抽搐，甚则角弓反张；舌质红绛，苔黄少津，脉细数。

治法：清心透营，开窍止痉。

代表方：清营汤。

本方由水牛角、生地黄、玄参、淡竹叶、麦冬、丹参、黄连、金银花、连翘组成。若高热烦躁，加丹皮、栀子、生石膏、知母；若四肢抽搐、角弓反张，加全蝎、蜈蚣、僵蚕、蝉衣；若神昏谵语、躁动不安、四肢挛急抽搐、角弓反张，酌情选用安宫牛黄丸、至宝丹或紫雪丹。

本病临证时须辨其营血热毒深浅轻重，可分别选用化斑汤、清瘟败毒饮、神犀丹化裁。若肢体抽搐无力、面色苍白、四肢厥冷、气短汗出、舌淡、脉细弱，证属亡阳脱证，当予急服独参汤、生脉散。

5. 瘀血内阻

临床表现：头痛如刺，痛有定处，形体消瘦，项背强直，四肢抽痛；舌质紫暗，边有瘀斑、瘀点，脉象细涩。

治法：活血化瘀，通窍止痉。

代表方：通窍活血汤。

本方由桃仁、红花、川芎、赤芍、麝香、老葱、生姜、大枣、酒组成。若筋脉拘急，瘀血较重，加郁金、地龙、当归尾、水蛭、鸡血藤等。

6. 痰浊阻滞

临床表现：头痛昏蒙，神识呆滞，项背强急，四肢抽搐，胸脘满闷，呕吐痰涎；舌苔白腻，脉滑或弦滑。

治法：豁痰开窍，息风止痉。

代表方：涤痰汤。

本方由制胆南星、制半夏、枳实、茯苓、橘红、石菖蒲、人参、竹茹、甘草、生姜、大枣组成。若言语不利，加白芥子、远志；若痰郁化热，身热、烦躁、舌苔黄腻、脉滑数，加瓜蒌、黄芩、天竺黄、竹茹、青礞石；若痰浊上壅，蒙闭清窍，突然昏厥抽搐，可急用竹沥加姜汁冲服安宫牛黄丸。

7. 阴血亏虚

临床表现：项背强急，四肢麻木，抽搐或筋惕，头目昏眩，自汗，神疲气短，或低热；舌质淡或舌红无苔，脉细数。

治法：滋阴养血，息风止痉。

代表方：四物汤合大定风珠。

四物汤由当归、熟地黄、川芎、白芍组成；大定风珠由白芍、阿胶、生龟甲、生地黄、麻子仁、五味子、生牡蛎、麦冬、鸡子黄、生鳖甲、炙甘草组成。前方以补血调血为主；后方重在滋液育阴，柔肝息风。若五心烦热，加白薇、青蒿、黄连、淡竹叶；若阴虚多汗、时时欲脱，加人参、沙参、麦冬、五味子；若气虚自汗，加黄芪、浮小麦；若疾病日久，阴血不足，气虚血滞，瘀血阻络，加黄芪、丹参、川芎、赤芍、鸡血藤，或用补阳还五汤；若虚风内动，肢体拘急挛缩，重用养阴润筋之品，加全蝎、天麻、钩藤。

【辨治备要】

（一）辨证要点

1. 辨外感与内伤　一般来说，外感致痉多有恶寒、发热、脉浮等表证，即使热邪直犯，可无恶寒，但必有发热。内伤致痉多无恶寒发热之象。

2. 辨虚证与实证　颈项强直，牙关紧闭，角弓反张，四肢抽搐频繁有力而幅度较大者，多属实证；手足蠕动，或抽搐时休时止，神疲倦怠者，多属虚证。

（二）治法方药

急则治其标、缓则治其本，是痉证治疗的基本原则，切勿滥用镇肝息风之品。外感发痉以邪实为主，当祛其邪，常用祛风散寒、清热除湿、豁痰开窍等治法。内伤发痉以本虚为主，当扶正，治疗以滋阴养血、舒筋解痉等为主。

痉证多起病急，发展迅速。若见有口张目瞪、昏昧无知、戴眼反折、遗尿、汗出如油如珠等，均属预后不良的征象。若痉证除项背强直、四肢抽搐、角弓反张外，还可见恶寒发热、肢体酸重、高热心烦等，乃外感风、寒、湿、热等所致，常用祛风、散寒、除湿、清热等法治疗。若痉证见头晕目眩、神疲乏力、气短自汗等症状，乃气血亏虚所致，病属内伤致痉，常用四物汤或八珍汤以益气养血、柔筋止痉。必要时需配伍息风止痉之药，实证可用羚角钩藤汤等平肝息风止痉，虚证可用大定风珠等柔肝息风止痉；临证中还当根据病理转化兼顾其变证。

【临证要点】

1. 诊断之要，首先必须详辨外感与内伤、虚证与实证。外感发痉多属实证；内伤发痉多为虚证。另外可从其发作的程度、频度、幅度辨别虚实。外感风、寒、湿、热之邪，热盛伤津，筋脉失养，多为正虚邪实，虚实夹杂证。痉证日久，邪盛伤正，出现气血阴液亏虚，可由实证转为虚证，或虚中夹实证。虚证日久，脏腑功能失调，气血运行不畅，亦可产生痰浊、瘀血，因虚致实。失治、误治，病情进一步发展，可出现阴阳气血衰败，肝脾心肾俱损之危证、重证。血常规、脑脊液等实验室检查和 CT、MRI 等影像学检查，可以明确疾病的诊断。

2. 治疗之法，外感者当先祛其邪，宜祛风、散寒、除湿；若邪热入里，消灼津液，当泄热存阴。内伤者以滋阴养血为大法。此外，肝主筋，主风主动，故痉证治疗在辨证用药的基础上，常酌加天麻、钩藤、石决明、代赭石、蜈蚣、全蝎等平肝息风止痉之品。还应尽早明确疾病的诊断，积极进行有效的病因治疗。如对各种高热致痉，应积极查找引起高热的原因，并针对原发疾病采取有效的防治措施。流行性乙型脑炎、流行性脑脊髓膜炎等各种急性热病在疾病的发展过程中，均可出现项背强急、四肢抽搐、角弓反张等痉证的表现，此时应充分发挥中西医各自的优势，积极治疗原发病，防止病情恶化。

3. 痉证发病常有先兆，应积极采取措施预防。一旦发生痉证，则应积极救治患者的生命。病情较轻者，可根据辨证给予相应的方药口服；如病情较重、较急者，即服用安宫牛黄丸、至宝丹或紫雪丹，并采取相应的急救措施，以免贻误病情。

【预防调护】

首先，针对痉证的危险因素采取预防性干预措施，如劳逸结合、锻炼身体、增强体质、防止外邪侵袭和外伤感染等，以减少痉证的发生风险。痉证发病前往往有先兆表现，应密切观察，若发现双目不瞬、眼球活动不灵活、口角肌肉抽动，即可用水牛角、钩藤、全蝎、僵蚕等止痉药物急煎顿服，或配合针刺治疗，防止痉证发作。

其次，痉证患者多属急重症，宜采取针对性调护措施，包括：①病床需平整松软，并设床栏；发病时应尽量减少搬动患者。②病室保持安静、光线柔和，减少噪音刺激，以免惊扰患者。③急性发作时注意保护舌体和防止窒息，保持呼吸道通畅；清除假牙及呼吸道异物，以防堵塞气道。④对频繁肢体抽动者，要避免强行按压或捆绑，防止骨折。⑤因高热发痉者需给予降温处理，并确保水分的补充，促进痉证的恢复。

【小结】

痉证是以项背强直、四肢抽搐，甚至角弓反张为主要特征的危急重症。病因以外邪壅络、热盛津伤、痰瘀壅滞、阴血亏虚等为主。病机多从筋脉失于濡养立论。病位在筋脉，由肝所主，与心、脾、肾等脏腑密切相关。通常外感发痉多属实证，治当先祛其邪，根据其外感邪气的不同，可分别用祛风散寒、燥湿和营、泄热存阴、清肝潜阳、清泄胃热、清心透营、豁痰化瘀法治之。内伤致痉多属虚证，当先扶正。临床上阴伤血少致痉者多见，因此治疗时滋阴养血是不可忽视的一环。同时，要重视痉证的防治，见到高热、失血的病证，要及时清热、滋阴、养血止血，防止痉证的发生。

【名医经验】

蒲辅周在治疗乙型脑炎痉厥抽风时，根据"热甚生风，热解则风自息"和"热邪劫阴，累及肝肾，木劲动风，镇肝即可息风"的经验，提出临床上凡因壮热不解，邪窜心包，见神昏谵语或不语、手足抽搐、角弓反张、舌苔黄焦；或兼痰热壅闭，脉络不通而抽风者，可用局方至宝丹、钩藤息风散之类，清热解毒、化痰通络，热退痰清而风自宁。若热邪深入，津液被劫，或在少阴，或在厥阴，风动作搐者，均宜用复脉汤之类，使阴复则肝肾有自主而风亦自平息。若邪踞下焦，消灼真阴而为厥者，宜用小定风珠以柔肝息风。若邪去八九，真阴仅存一二，或因误表，或因妄攻，神倦瘈疭、脉虚气弱、舌绛苔少、时时欲脱者，宜用大定风珠以填阴潜阳。

王永炎认为疫痉具有"急""速""危""残"的特点，并总结出四大诊疗心得：①诸般证治，宜分轻重。②审因论治，解毒为要。③气机升降，毋忘祛湿。④毒热内郁，注重下法。指出疫痉病急证险，变化迅速，宜及时清解热毒。暑湿常相兼为患，宜在早期配伍藿香、佩兰等芳香化湿药；中期配伍石菖蒲、苍术等化湿开窍药；后期宜利湿通络与养阴清热同用，使疾病向愈。本病初起即见高热、烦渴等里热亢盛的气分证或气营两燔和热陷营血证，是由于"热""痰""风"三者交织，以致热盛生风，炼液生痰，痰盛生惊。其中热邪是产生风与痰的根本，故有"治风先治惊，治惊先治痰，治痰先治热"之说，因此，运用清热通腑法清除温邪热毒为第一要务。

【古籍摘要】

《素问·生气通天论》："因于湿，首如裹。湿热不攘，大筋软短，小筋弛长，软短为拘，弛长为痿。"

《金匮要略·痉湿暍病脉证治》："太阳病，发热无汗，反恶寒者，名曰刚痉。太阳病，发热汗出，而不恶寒，名曰柔痉。""太阳病，其证备，身体强，几几然，脉反沉迟，此为痉，栝蒌桂枝汤主之。""太阳病，无汗而小便反少，气上冲胸，口噤不得语，欲作刚痉，葛根汤主之。""痉为病，胸满口噤，卧不着席，脚挛急，必齘齿，可与大承气汤。"

《景岳全书·痉证》："愚谓痉之为病，强直反张病也。其病在筋脉，筋脉拘急，所以反张；其病在血液，血液枯燥，所以筋挛。""盖凡以暴病而见反张戴眼、口噤拘急之类，皆痉病也。""故治此者，必当先以气血为主，而邪甚者，或兼治邪。若微邪者，通不必治邪。盖此证之所急者在元气，元气复而血脉行，则微邪自不能留，何足虑哉！"

【文献推介】

1. 王永炎，严世芸.实用中医内科学.肝胆病证［M］.第2版.上海：上海科技出版社，2009：356-360.

2. 倪忠根.五书"论痉"的异同考辨［J］.实用中医内科杂志，2008，22（2）：15-16.

3. 王恒照.《金匮要略》痉证研讨［J］.辽宁中医杂志，1991（5）：1-3.

第三节 痿 证

痿证是以肢体筋脉弛缓，软弱无力，不能随意运动，或伴有肌肉萎缩的一种病证。临床以下肢痿弱较为常见，亦称"痿躄"。"痿"是指机体痿弱不用；"躄"是指下肢软弱无力，不能步履之意。西医学中的吉兰-巴雷综合征、重症肌无力、运动神经元疾病、脊髓病变、肌肉病变、周期性瘫痪等均属于本病范畴，可参照本节辨证论治。

春秋战国时期，即有相关论著阐述痿证的病名、病因病机、病证分类及治疗原则。"痿"之病名首见于《素问·痿论》，该篇指出本病的主要病机是"肺热叶焦"，肺燥不能输精于五脏，因而五体失养，肢体痿软；还将痿证分为皮、脉、筋、骨、肉五痿，以示病情的浅深轻重以及与五脏的关系。在发病原因上，《素问·痿论》指出了"热伤五脏""思想无穷""焦虑太过""有渐于湿"及远行劳倦、房劳太过等；《素问·生气通天论》又指出："因于湿，首如裹，湿热不攘，大筋软短，小筋弛长，软短为拘，弛长为痿。"认为湿热也是痿证的成因之一。在治疗上，《素问·痿论》提出"治痿者独取阳明"的基本原则。

隋唐至北宋时期，将痿列入风门，且较少进行专题讨论。直到金元，张子和《儒门事亲·指风痹痿厥近世差玄说》把风、痹、厥与痿证进行了鉴别，强调"痿病无寒"，认为痿证的病机是"由肾水不能胜心火，心火上烁肺金。肺金受火制，六叶皆焦，皮毛虚弱，急而薄著，则生痿躄。"其临床表现"四末之疾，动而或劲者为风，不仁或痛者为痹，弱而不用者为痿，逆而寒热者为厥，此其状未尝同也。"朱丹溪承张子和之说，力纠"风痿混同"之弊，提出了"泻南方，补北方"的治疗原则，"泻南方则肺金清而东方不实……补北方则心火降而西方不虚"，在具体辨证方面又有湿热、湿痰、气虚、瘀血之别，对后世影响颇深。

明清以后，对痿证的辨证论治日趋完善。明·张介宾《景岳全书·痿证》指出，痿证实际上并非尽是阴虚火旺，认为"元气败伤，则精虚不能灌溉，血虚不能营养者，亦不少矣。若概从火论，则恐真阳亏败，及土衰水涸者，有不能堪，故当酌寒热之浅深，审虚实之缓急，以施治疗，庶得治痿之全。"《临证指南医案·痿》清·邹滋九按曰："肝肾肺胃四经之病。"

【病因病机】

痿证的发生主要因感受温毒、湿热浸淫、饮食毒物所伤、久病房劳、跌仆瘀阻等，引起五脏受损，精津不足，气血亏耗，进而肌肉筋脉失养，发为痿证。

1. 感受温毒 温热毒邪内侵，或病后余邪未尽，低热不解，或温病高热持续不退，皆令内热燔灼，伤津耗气，肺热叶焦，津伤失布，不能润泽五脏，五体失养而痿弱不用。

2. 湿热浸淫 久处湿地或冒雨涉水，感受外来湿邪，湿热浸淫经脉，营卫运行受阻；或郁遏生热，或痰热内停，蕴湿积热，导致湿热相蒸，浸淫筋脉，气血运行不畅，致筋脉失于滋养而成痿。正如《素问·痿论》所言："有渐于湿，以水为事，若有所留，居处相湿，肌肉濡渍，痹而不仁，发为肉痿。"

3. 饮食毒物所伤 素体脾胃虚弱，或饮食不节，劳倦思虑过度，或久病致虚，中气受损，脾胃受纳、运化、输布水谷精微的功能失常，气血津液生化之源不足，无以濡养五脏，以致筋骨肌肉失养；脾胃虚弱，不能运化水湿，聚湿成痰，痰湿内停，客于经脉；或饮食不节，过食肥甘，嗜酒辛辣，损伤脾胃，运化失职，湿热内生，均可致痿。此外，服用或接触毒性药物，损伤气血经脉，经气运行不利，脉道失畅，亦可致痿。

4. 久病房劳 先天不足，或久病体虚，或房劳太过，伤及肝肾，精损难复；或劳役太过而伤肾，耗损阴精，肾水亏虚，筋脉失于灌溉濡养。

5. 跌仆瘀阻 跌打损伤，瘀血阻络，新血不生，经气运行不利，脑失神明之用，发为痿证；或产后恶露未尽，瘀血流注于腰膝，以致气血瘀阻不畅，脉道不利，四肢失其濡润滋养。

痿证的主要病机概而论之，有感受温毒、湿热浸淫、饮食毒物所伤、久病房劳、跌仆瘀阻五端，可在一定条件下相互影响、相互转化，引起五脏受损，精津不足，气血亏耗，肌肉筋脉失养，而发痿证。肺热叶焦，精津失其宣布，久则五脏失濡而致痿；热邪内盛，肾水下亏，水不制火，则火灼肺金，又可加重肺热津伤；脾虚不运与湿热蕴积也可互为因果；湿热亦能下注于肾，伤及肾阴；温热毒邪，灼伤阴津，或湿热久稽，化热伤津，易致阴津耗损；脾胃虚弱，运化无力，又可津停成痰，痹阻经脉，也发本病。临床上，五端之间常互相影响，或兼见，或同病。

其病变部位在筋脉、肌肉，与肝、肾、肺、脾胃最为密切。

本病的病机演变常见于本虚标实之间。一般而言，本病以热证、虚证为多，虚实夹杂者亦不少见。外感温邪、湿热所致者，病初阴津耗伤不甚，邪热偏重，故属实证；但久延肺胃津伤，肝肾阴血耗损，则由实转虚，或虚实夹杂。内伤致病，脾胃虚弱，肝肾亏损，病久不已，气血阴精亏耗，则以虚证为主，但可夹湿、夹热、夹痰、夹瘀，表现本虚标实之候。故临床常呈现因实致虚、因虚致实和虚实错杂的复杂病机。

此外，久痿虚极，脾肾精气虚败，病情危笃。足少阴脉贯行舌根，足太阴脉上行夹咽，连舌本，散于舌下。脾肾精气虚损则舌体失去支持，脾气虚损，无力升清，肾气虚衰，宗气不足，可见舌体瘫软、呼吸和吞咽困难等凶险之候。凡此种种，都是痿证的并病或变证，可参考虚劳、喘证等章节辨治。

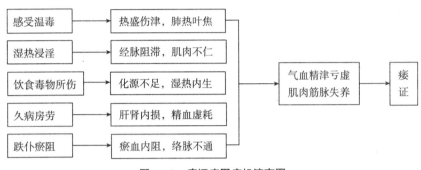

图 11-3 痿证病因病机演变图

【诊断与鉴别诊断】

（一）诊断

1.肢体筋脉弛缓不收，下肢或上肢，一侧或双侧，软弱无力，甚则瘫痪，部分患者伴有肌肉萎缩。

2.由于肌肉痿软无力，可有睑废、视歧、声嘶低暗、抬头无力等症状，甚则影响呼吸、吞咽。

3.部分患者发病前有感冒、腹泻病史，有的患者有神经毒性药物接触史或家族遗传史。

脑脊液检查、肌电图、肌肉活组织检查、血清酶学检测、乙酰胆碱受体抗体检查，有助于明确诊断。头颅 MRI 或 CT 检查，有助于疾病的鉴别诊断。

（二）鉴别诊断

1.偏枯　偏枯亦称半身不遂，是中风症状，病见一侧上下肢偏废不用，常伴有语言謇涩、口舌歪斜，久则患肢肌肉枯瘦。其瘫痪是由于中风而致，二者临床不难鉴别。

2.痹证　痹证后期，由于肢体关节疼痛，不能运动，肢体长期废用，亦有类似痿证之瘦削枯萎者。但痿证肢体关节一般不痛；痹证则均有疼痛。其病因病机、治法也不相同，应予鉴别。

【辨证论治】

1.肺热津伤

临床表现：发病急，病起发热，或热后突然出现肢体软弱无力，可较快发生肌肉瘦削，皮肤干燥，心烦口渴，咳呛少痰，咽干不利，小便黄赤或热痛，大便干燥；舌质红，苔黄，脉细数。

治法：清热润燥，养阴生津。

代表方：清燥救肺汤。

本方由桑叶、石膏、麦冬、人参、甘草、胡麻仁、阿胶、杏仁、枇杷叶组成。若身热未退、高热、口渴有汗，可重用生石膏，加金银花、连翘、知母；咳嗽痰多，加瓜蒌、桑白皮、川贝母；咳呛少痰、咽喉干燥，加桑白皮、天花粉、芦根；身热已退，兼见食欲减退、口干咽干较甚，宜用益胃汤加石斛、薏苡仁、山药、麦芽。

2. 湿热浸淫

临床表现：起病较缓，逐渐出现肢体困重，痿软无力，尤以下肢或两足痿弱为甚，兼见微肿，手足麻木，扪及微热，喜凉恶热，或有发热，胸脘痞闷，小便赤涩热痛；舌质红，舌苔黄腻，脉濡数或滑数。

治法：清热利湿，通利经脉。

代表方：二妙丸。

本方由黄柏、苍术组成。可酌加当归尾、牛膝、防己、萆薢、龟甲以增强功效。若胸脘痞闷、肢重且肿，加厚朴、茯苓、枳壳、陈皮；夏令季节，加藿香、佩兰；身热肢重，小便赤涩热痛，加忍冬藤、连翘、蒲公英、赤小豆；两足焮热、心烦口干、舌质红或中剥、脉细数，可去苍术，重用龟甲，加玄参、山萸肉、生地黄；若兼有瘀血阻滞者，肌肉顽痹不仁、关节活动不利或有痛感、舌质紫暗、脉涩，加丹参、鸡血藤、赤芍、当归、桃仁。

3. 脾胃虚弱

临床表现：起病缓慢，肢体软弱无力逐渐加重，神疲肢倦，肌肉萎缩，少气懒言，纳呆便溏，面色萎黄无华，面浮；舌淡苔薄白，脉细弱。

治法：补中益气，健脾升清。

代表方：参苓白术散。

本方由人参、白术、茯苓、甘草、山药、莲肉、扁豆、砂仁、薏苡仁、桔梗、大枣组成。若脾胃虚者，易兼夹食积不运，酌佐谷麦芽、山楂、神曲；气血虚甚者，重用黄芪、党参、当归，加阿胶；气血不足兼有血瘀，唇舌紫暗、脉兼涩象者，加丹参、川芎、川牛膝；中气不足，可用补中益气汤。

4. 肝肾亏损

临床表现：起病缓慢，渐见肢体痿软无力，尤以下肢明显，腰膝酸软，不能久立，甚至步履全废，腿胫大肉渐脱，或伴有眩晕耳鸣，舌咽干燥，遗精或遗尿，或妇女月经不调；舌红少苔，脉细数。

治法：补益肝肾，滋阴清热。

代表方：虎潜丸。

本方由熟地黄、龟甲、虎骨（用狗骨代）、白芍、知母、黄柏、锁阳、陈皮、干姜组成。若兼有神疲、怯寒怕冷、阳痿早泄、尿频而清、妇女月经不调、脉沉细无力，不可过用寒凉以伐生气，去黄柏、知母，加仙灵脾、鹿角霜、紫河车、附子、肉桂；若见面色无华或萎黄、头昏心悸，加黄芪、党参、何首乌、龙眼肉、当归；腰脊酸软，加续断、补骨脂、狗脊；热甚者，可去锁阳、干姜，或服用六味地黄丸加牛骨髓、鹿角胶、枸杞子；阳虚畏寒，脉沉弱，加右归丸加减。

5. 脉络瘀阻

临床表现：久病体虚，四肢痿弱，肌肉瘦削，手足麻木不仁，四肢青筋显露，可伴有肌肉活动时隐痛不适，舌痿不能伸缩，舌质暗淡或有瘀点瘀斑，脉细涩。

治法：益气养营，活血行瘀。

代表方：圣愈汤合补阳还五汤。

圣愈汤由熟地黄、白芍、川芎、党参、黄芪、当归组成；补阳还五汤由黄芪、当归尾、赤芍、地龙、川芎、红花、桃仁组成。前方益气养血为主，后方重在补气活血通络。若手足麻木、舌苔厚腻者，加橘络、木瓜；下肢痿软无力，加杜仲、锁阳、桑寄生；若见肌肤甲错、形体消瘦、手足痿弱，为瘀血久留，可用圣愈汤送服大黄䗪虫丸。

【辨治备要】

（一）辨证要点

1. 辨脏腑病位 痿证初起，症见发热、咳嗽、咽痛，或在热病之后出现肢体软弱不用者，病位多在肺；凡见四肢痿软、食少便溏、面浮、下肢微肿、纳呆腹胀，病位多在脾胃；凡以下肢痿软无力明显，甚则不能站立、腰脊酸软、头晕耳鸣、遗精阳痿、月经不调、咽干目眩，病位多在肝肾。

2. 审标本虚实 因感受温热毒邪或湿热浸淫者，多急性发病，病程发展较快，属实证。热邪最易耗津伤正，故疾病早期就常见虚实错杂。先天禀赋不足，内伤积损，久病不愈，主要为肝肾阴虚和脾胃虚弱，多属虚证，可兼夹郁热、湿热、痰浊、瘀血，而虚中有实。跌打损伤，瘀阻脉络；或痿证日久，气虚血瘀，也属常见。

（二）治法方药

痿证的治疗，虚证以扶正补虚为主。肝肾亏虚者，宜滋养肝肾；脾胃虚弱者，宜益气健脾。实证宜祛邪和络。肺热伤津者，宜清热润燥；湿热浸淫者，宜清热利湿；瘀阻脉络者，宜活血行瘀。虚实兼夹者，又当兼顾之。

多数患者经过早期积极治疗，可逐渐缓解。但也有部分患者留有四肢无力、肌肉萎缩、吞咽困难、呼吸困难等后遗症，辨证多见虚实夹杂，治宜攻补兼施。如痿证可见腰以下痿软、瘫痪不能动，为湿热侵袭下焦，肾精亏虚所致，常用加味三妙丸，以清利湿热、填精益髓。若吞咽困难、呼吸困难为胸中大气下陷所致，常用升陷汤，以升阳举陷。

【临证要点】

1. 诊断之要，除四诊合参外，还应及时借助头颅 MRI 或 CT、脑脊液检查、肌电图等理化检查，明确现代医学疾病诊断分类。对于病情危重者，可以采用中西医结合方法治疗，这对阻止疾病继续发展及挽救患者生命较为重要。

2. 治疗之法，需辨证施治而非偏用一法。众家皆谓"治痿独取阳明"，临床不论选方用药、针灸取穴，都应重视补益脾胃，或清胃火、祛湿热，以调理脾胃。然临床宜辨证施治，气虚治阳明，肾虚宜补益先天，夹痰、夹瘀者，治疗时还当配合化痰、祛瘀等法。既要注意祛邪勿伤正，补虚扶正时亦当防止恋邪助邪。

3. 临证之师，当参悟古今。金元时期，朱丹溪指出痿证病因"有热、湿痰、血虚、气虚"，明确提出痿证"不可作风治"。明·张介宾《景岳全书·痿证》强调"非尽为火证……而败伤元气者亦有之"，并强调精血亏虚致痿。清·叶天士《临证指南医案·痿》邹滋九按："肝肾肺胃四经之病。"可见，本节论述痿证的辨证论治主要是调理脾、胃、肾诸脏，亦可参悟其他文献，不断完善治法方药。

【预防调护】

首先，针对病因预防，痿证的发生常与居住湿地、感受温热湿邪有关，因此，要避居湿地，防御外邪侵袭。另外，注意精神调养，清心寡欲，锻炼身体，增强体质，避免过劳，生活规律，饮食宜清淡、富有营养，忌油腻辛辣，对促进痿证康复亦具重要意义。

其次，患者发病病情危重，卧床不起、吞咽呛咳、呼吸困难者，要常翻身拍背，鼓励患者排痰，以防止痰湿壅肺或发生褥疮。对瘫痪者，应注意患肢保暖，保持肢体功能体位，防止肢体挛缩或关节僵硬，有利于日后功能恢复。由于肌肤麻木、感觉障碍，在日常生活与护理中，应避免冻伤或烫伤。

【小结】

痿证是指肢体痿弱无力、不能随意运动的一类病证。病因以感受温毒、湿热浸淫、饮食毒物所伤、久病房劳、跌仆瘀阻等为主。病机以肺燥、脾虚、湿盛、湿热、阴亏、瘀阻互为因果立论。病位在肌肉、筋脉，与肝、肾、肺、脾胃密切相关。痿证的证候以虚为本，或虚实错杂。临床治疗时要结合标本虚实传变，扶正主要是调养脏腑、补益气血阴阳，祛邪重在清利湿热与温热毒邪。在治疗过程中还要兼顾运行气血，以通利经络、濡养筋脉。本病常于早期病情恶化，宜及时采取救治措施，精心护理。同时，在早期还要积极治疗，以减少复发率，降低病死率和病残率。

【名医经验】

当代治疗痿证（重症肌无力）的临床经验当以补益脾肾法为最著。邓铁涛教授以重补脾胃，益气升陷，兼治五脏为治疗本病之大法；自拟方强肌健力饮（黄芪、五爪龙、党参、白术、当归、升麻、柴胡、陈皮、甘草），随证加减；功能补脾益气、强肌健力，临床疗效确切。

李庚和教授通过临床科研设计，观察重症肌无力患者，并予辨证论治。即脾虚气弱，补中益气汤升举法主之，基本方为黄芪、党参、柴胡、升麻、白术、陈皮、当归、大枣、甘草；脾肾气阴两虚型，以左归丸合益气滋阴之品主之；脾肾阳虚型，以右归丸合益气温阳之品主之。经治疗，总有效率达95%以上。此外，李庚和教授注重整体观念，认为本病为慢性过程，缠绵几年乃至几十年。多数病例肌群损害转向严重或广泛发展，从脾肾波及其他脏器，必须抓住疾病进展情况，分清主次进行治疗。

【古籍摘要】

《素问·痿论》："黄帝问曰：五脏使人痿，何也？岐伯对曰：肺主身之皮毛，心主身之血脉，肝主身之筋膜，脾主身之肌肉，肾主身之骨髓。故肺热叶焦，则皮毛虚弱急薄，著则生痿躄也。心气热，则下脉厥而上，上则下脉虚，虚则生脉痿，枢折挈，胫纵而不任地也。肝气热，则胆泄口苦，筋膜干，筋膜干则筋急而挛，发为筋痿。脾气热，则胃干而渴，肌肉不仁，发为肉痿。肾气热，则腰脊不举，骨枯而髓减，发为骨痿……论言治痿者，独取阳明，何也？岐伯曰：阳明者，五脏六腑之海，主润宗筋，宗筋主束骨而利机关也。冲脉者，经脉之海也，主渗灌溪谷，与阳明合于宗筋，阴阳总宗筋之会，会于气街，而阳明为之长，皆属于带脉而络于督脉，故阳明虚则宗筋纵，带脉不引，故足痿不用也。"

《证治汇补·痿躄》："湿痰痿者，肥盛之人，血气不能运动其痰，致湿痰内停，客于经脉，使腰膝麻痹，脉来沉滑，故膏粱酒湿之故，所谓土太过，令人四肢不举是也。"

《临证指南医案·痿》邹滋九按："夫痿证之旨，不外乎肝、肾、肺、胃四经之病。盖肝主筋，肝伤则四肢不为人用，而筋骨拘挛；肾藏精，精血相生，精虚则不能灌溉诸末，血虚则不能营养筋骨；肺主气，为清高之脏，肺虚则高源化绝，化绝则水涸，水涸则不能濡润筋骨。阳明为宗筋之长，阳明虚则宗筋纵，宗筋纵则不能束筋骨以流利机关，此不能步履，痿弱筋缩之症作矣。"

【文献推介】

1. 吕传真，周良辅. 实用神经病学［M］. 第 4 版. 上海：上海科学技术出版社，2014：949-953.

2. 邓中光，邱仕君，邓铁涛. 邓铁涛对重症肌无力的认识与辨证论治［J］. 中国医药学报，1993，8（2）：41-43.

3. 蒋方建. 李庚和治疗重症肌无力的经验［J］. 浙江中医杂志，1998，（11）：497-498.

4. 张文康. 中国百年百名中医临床家丛书·邓铁涛［M］. 北京：中国中医药出版社，2001：92-94.

5. 中华医学会神经病学分会神经免疫学组，中国免疫学会神经免疫分会. 中国重症肌无力诊断和治疗指南［J］. 中华神经科杂志，2015，48（11）：934-940.

第四节　颤　证

颤证是以头部或肢体摇动、颤抖，不能自制为主要临床表现的一种病证。轻者表现为头摇动或手足微颤，重者可见头部振摇、肢体颤动不止，甚则肢节拘急、失去生活自理能力。西医学中的震颤麻痹、肝豆状核变性、小脑病变的姿势性震颤、原发性震颤、甲状腺功能亢进等，具有颤证临床特征的锥体外系疾病和某些代谢性疾病，均属本病范畴，可参照本节辨证论治。

本病又称"振掉""颤振""震颤"。《黄帝内经》虽无颤证病名，但对本病已有认识。如《素问·至真要大论》云："诸风掉眩，皆属于肝。"其"掉"字，即含震颤之义。《素问·脉要精微论》有"骨者，髓之府，不能久立，行则振掉，骨将惫矣"之论；《素问·五常政大论》又有"其病摇动""掉眩巅疾""掉振鼓栗"等，阐述了本病以肢体摇动为其主要症状，属风象，与肝、肾有关，为后世对颤证的认识奠定了基础。

至明代，楼英在《医学纲目·颤振》中，肯定了《黄帝内经》肝风内动的观点，扩充了病因病机内容，阐明了风寒、热邪、湿痰均可作为病因而生风致颤，并指出本病与瘛疭有别。明·王肯堂《证治准绳·颤振》中论述了本病的发病特点、预后和治疗，并指出本病以中老年居多。明·孙一奎《赤水玄珠·颤振门》又提出气虚、血虚均可引起颤证，治法为"气虚颤振，用参术汤""血虚而振，用秘方定心丸"，上述治法至今仍有临床价值。至清代，张璐《张氏医通·颤振》明确指出颤证与瘛疭的区别，认为本病多因风、火、痰、虚所致，并载列相应的治疗方药十余首，使本病的理法方药认识日趋充实。

【病因病机】

颤证的发生主要因年老体虚、情志过极、饮食不节、劳逸失当等，引起风阳内动，或痰热动风，或瘀血夹风，或虚风内动，或肾精气血亏虚，进而筋脉失养或风邪扰动筋脉而发为颤证。

1. 年老体虚　中年之后，脾胃渐损，肝肾亏虚，精气暗衰，筋脉失养；或禀赋不足，肾精虚损，脏气失调；或罹患沉疴，久病体弱，脏腑功能紊乱，气血阴阳不足，筋脉失养，虚风

NOTE

内动。

2. 情志过极　情志失调，郁怒忧思太过，脏腑气机失于调畅。郁怒伤肝，肝气郁结不畅，气滞而血瘀，筋脉失养；或肝郁化火生风，风阳暴张，窜经入络，扰动筋脉；若思虑太过，则损伤心脾，气血化源不足，筋脉失养；或因脾虚不运，津液失于输布，聚湿生痰，痰浊流窜，扰动筋脉。

3. 饮食不节　恣食膏粱厚味或嗜酒成癖，损伤脾胃，聚湿生痰，痰浊阻滞经络而动风；或滋生内热，痰热互结，壅阻经脉而动风；或因饥饱无常，过食生冷，损伤脾胃，气血生化乏源，致使筋脉失养而发为颤证。

4. 劳逸失当　行役劳苦，动作不休，使肌肉筋膜损伤疲极，虚风内动；或贪逸少动，使气缓脾滞而气血日减；或房事劳欲太过，肝肾亏虚，阴血暗损，筋脉失于调畅，阴虚风动，发为颤证。

颤证的主要病机概而论之，有风、火、痰、瘀四端，在一定条件下相互影响，相互转化，引起气血阴精亏虚，不能濡养筋脉；或痰浊、瘀血壅阻经脉，气血运行不畅，筋脉失养；或热甚动风，扰动筋脉，而致肢体拘急颤动而发颤证。

本病的病变部位在筋脉，与肝、肾、脾等脏关系密切。

本病的病机演变常见于本虚标实。本为气血阴阳亏虚，其中以阴津精血亏虚为主；标为风、火、痰、瘀为患。标本之间密切联系，风、火、痰、瘀可因虚而生，诸邪又进一步耗伤阴津气血。风、火、痰、瘀之间也相互联系，甚至可以互相转化，如阴虚、气虚可转为阳虚，气滞、痰湿也可化热等。颤证日久可导致气血不足、络脉瘀阻，出现肢体僵硬、动作迟滞乏力的现象。

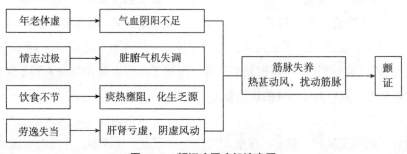

图 11-4　颤证病因病机演变图

【诊断与鉴别诊断】

（一）诊断

1. 头部及肢体颤抖、摇动、不能自制，甚者颤动不止、四肢强急。

2. 常伴动作笨拙、活动减少、多汗流涎、语言缓慢不清、烦躁不寐、神识呆滞等症状。

3. 多发生于中老年人，一般呈隐匿起病，逐渐加重，不能自行缓解。部分患者发病与情志有关，或继发于脑部病变。

颅脑 CT、MRI、PET 或 SPECT 等影像学检查，有助于因脑部疾病引起颤证的诊断。眼底角膜色素环（K-F环）检查，血铜、尿铜的测定和肝功能的检查，有助于因铜代谢异常性疾病引起颤证的诊断。检测 T_3、T_4 及甲状腺功能，有助于内分泌疾病的诊断。

（二）鉴别诊断

瘛疭　瘛疭即抽搐，多见于急性热病或某些慢性疾病急性发作，抽搐多呈持续性，有时伴短阵性间歇，手足屈伸牵引，弛纵交替。部分患者可有发热、两目上视、神昏等症状，结合病史分析，二者不难鉴别。

【辨证论治】

1. 风阳内动

临床表现：肢体颤动粗大，程度较重，不能自制，头晕耳鸣，面赤烦躁，易激动，心情紧张时颤动加重，伴有肢体麻木，口苦而干，语言迟缓不清，流涎，尿赤，大便干；舌质红，苔黄，脉弦滑数。

治法：镇肝息风，舒筋止颤。

代表方：天麻钩藤饮合镇肝息风汤。

天麻钩藤饮由天麻、钩藤、生石决明、川牛膝、益母草、黄芩、栀子、杜仲、桑寄生、朱茯神、首乌藤组成；镇肝息风汤由怀牛膝、生赭石、生龙骨、生牡蛎、生龟甲、生杭芍、玄参、天冬、川楝子、生麦芽、茵陈、甘草组成。前方以平肝息风、清热安神为主；后方重在镇肝息风、育阴潜阳、舒筋止颤。若肝火偏盛、焦虑心烦，加龙胆草、夏枯草；痰多者，加竹沥、天竺黄；眩晕耳鸣者，加知母、黄柏、牡丹皮；心烦失眠，加炒枣仁、柏子仁、丹参；颤动不止，加僵蚕、全蝎。

2. 痰热风动

临床表现：头摇不止，肢麻震颤，重则手不能持物，头晕目眩，胸脘痞闷，口苦口黏，甚则口吐痰涎；舌体胖大，有齿痕，舌质红，舌苔黄腻，脉弦滑数。

治法：清热化痰，平肝息风。

代表方：导痰汤合羚角钩藤汤。

导痰汤由半夏、橘红、枳实、茯苓、甘草、制南星、生姜组成；羚角钩藤汤由羚羊角（水牛角代）、桑叶、川贝、鲜生地黄、钩藤、菊花、白芍药、生甘草、鲜竹茹、茯神组成。前方以化痰行气为主；后方重在清热、平肝、息风。若痰湿内聚，胸闷恶心、咯吐痰涎、苔厚腻、脉滑者，加煨皂角、白芥子；震颤较重，加珍珠母、生石决明、全蝎；心烦易怒者，加天竺黄、牡丹皮、郁金；胸闷脘痞，加瓜蒌皮、厚朴、苍术；肌肤麻木不仁，加地龙、丝瓜络、竹沥；神识呆滞，加石菖蒲、远志。

3. 气血亏虚

临床表现：头摇肢颤；面色㿠白，表情淡漠，神疲乏力，动则气短，心悸健忘，眩晕，纳呆；舌体胖大，舌质淡红，舌苔薄白滑，脉沉濡无力或沉细弱。

治法：益气养血，濡养筋脉。

代表方：人参养荣汤。

本方由人参、熟地黄、当归、白芍、白术、茯苓、炙甘草、黄芪、陈皮、五味子、桂心、炒远志组成。若血虚心神失养，心悸、失眠、健忘，加炒枣仁、柏子仁；肢体颤抖、疼痛麻木，加鸡血藤、丹参、桃仁、红花。

4. 髓海不足

临床表现：头摇肢颤，持物不稳，腰膝酸软，失眠心烦，头晕，耳鸣，善忘，老年患者常兼有神呆、痴傻；舌质红，舌苔薄白，或红绛无苔，脉象细数。

治法：填精补髓，育阴息风。

代表方：龟鹿二仙膏。

本方由鹿角、龟甲、人参、枸杞子组成。若肢体颤抖、眩晕较著，加天麻、全蝎、石决明；若阴虚火旺，兼见五心烦热、躁动失眠、便秘溲赤，加黄柏、知母、丹皮、玄参；若肢体麻木、拘急强直，加木瓜、僵蚕、地龙，重用白芍、甘草。

5. 阳气虚衰

临床表现：头摇肢颤，筋脉拘挛，畏寒肢冷，四肢麻木，心悸懒言，动则气短，自汗，小便清长或自遗，大便溏；舌质淡，舌苔薄白，脉沉迟无力。

治法：补肾助阳，温煦筋脉。

代表方：地黄饮子。

本方由干地黄、巴戟天、山萸肉、石斛、肉苁蓉、五味子、肉桂、茯苓、麦冬、炮附子、石菖蒲、远志、生姜、大枣、薄荷组成。若大便稀溏者，加干姜、肉豆蔻；若心悸者，加远志、柏子仁。

【辨治备要】

（一）辨证要点

辨清标本虚实　本病为本虚标实。肝肾阴虚、气血不足为病之本，属虚；风、火、痰、瘀等病理因素多为病之标，属实。一般震颤较剧、肢体僵硬、烦躁不宁、胸闷体胖、遇郁怒而发者，多为实证；颤抖无力、缠绵难愈、腰膝酸软、体瘦眩晕、遇烦劳而加重者，多为虚证。但病久常标本虚实夹杂，临证需仔细辨别其主次偏重。

（二）治法方药

本病的初期，本虚之象并不明显，常见风火相煽、痰热壅阻之标实证，治疗当以清热、化痰、息风为主；病程较长，年老体弱，其肝肾亏虚、气血不足等本虚之象逐渐突出，治疗当以滋补肝肾、益气养血、调补阴阳为主，兼以息风通络。由于本病多发于中老年人，常在本虚的基础上导致标实，因此，治疗更应重视补益肝肾，治病求本。

颤证属"风病"范畴，临床对各证候的治疗均可在辨证的基础上配合息风之法，而清热、平肝、滋阴、潜阳等也常与息风相伍。常用的药物有钩藤、白蒺藜、天麻、珍珠母、生龙骨、生牡蛎、全蝎、蜈蚣、白僵蚕等。其中虫类药不但息风定颤，且有搜风通络之功。正如叶天士所言："久病邪正混处其间，草木不能见效，当以虫蚁疏通逐邪。"

【临证要点】

1. 诊断之要，除四诊合参之外，还应及时借助颅脑 CT、MRI、血液生化检查等方法，明确现代医学疾病分类诊断，这对于判定疾病预后较为重要。

2. 治疗之法，需辨证施治而非偏用一法。绝大多数学者认为肝风是颤证的主要致病因素。肝为风木之脏，肝阳上亢，肝火上炎，肝风上扰，夹痰、夹热、夹血瘀阻遏脑窍，神机失用，被认为是本病的重要病机之一。因此，平肝息风是本病治标的有效方法。然而，颤证有因于风热相合，亦有风寒所中者，还有风夹湿痰者，故而治法也各不相同。明·薛己《正体类要》认为颤证源于气血两虚，以八珍汤大补气血治颤证。

3. 临证之师，当参悟古今。春秋战国时期，《素问·至真要大论》云："诸风掉眩，皆属于肝。"阐明了肢体摇动属风象，与肝、肾、骨髓密切相关。这一理论，一直被后世所宗。至明代，孙一奎《赤水玄珠·颤振门》又提出气虚、血虚均可引起颤证，治法为"气虚颤振，用参术汤""血虚而振，用秘方定心丸"。至清代，张璐《张氏医通·颤振》认为本病多因风、火、痰、虚所致。可见，颤证的病因不仅限于肝风，虚、火、痰等致病因素同样重要。

【预防调护】

首先，增强人体正气，避免和消除导致颤证的各种致病因素。如应注意生活调摄，保持情绪稳定，心情舒畅，避免忧思郁怒等不良精神刺激。若发现患者暴躁、愤怒时，要进行劝慰。在生活起居方面，应尽量使环境保持安静舒适，居处通风良好，避免受风、受热、受潮，生活有规律，节制房事。饮食宜清淡而富有营养，忌暴饮暴食或嗜食肥甘厚味，戒除烟酒等不良嗜好。此外，避免中毒、中风、颅脑损伤对预防颤证的发生有重要意义。

其次，调摄护理方面。颤证患者平时注意加强肢体功能锻炼，适当参加力所能及的体育活动，如太极拳、八段锦、内养功等。对颤证较重者，应帮助患者做适量被动运动，按摩肢体，以促进气血的运行；下地行走时，应注意走路姿势、技巧和速度，注意安全。对卧床不起的患者，注意帮助患者翻身，经常进行肢体按摩，以防发生褥疮；一旦发生褥疮，要及时处理，按时换药，保持创口干燥，使褥疮早日愈合。护理应注意详细观察病情，予以辨证施护。

【小结】

颤证是以头部或肢体摇动、颤抖为主要临床表现的病证。病因以年老体虚、情志过极、饮食失宜、劳逸失当等为主。病机多从虚、风、痰、火、瘀立论，病位在筋脉，但与肝、肾、脾、肺等脏腑密切相关。本病病性为本虚标实。对本虚标实、虚实夹杂者，宜标本兼治，灵活变通。本病为难治病证，部分患者呈逐年加重倾向，因此，除药物治疗外，还应重视调摄。

【名医经验】

当代治疗颤证的临床经验推崇气血学说及补肾法。颜德馨教授治疗颤证推崇气血学说，在古人"血虚生风"的理论基础上创立"血瘀生风"的观点，遵循"疏其血气，令其条达而致和平"的重要治疗原则，主张运用活血化瘀、祛风通络之剂治疗颤证。临床习用王清任的血府逐瘀汤、通窍活血汤化裁，根据患者的表现随症加减，每每能获良效。

郑绍周教授认为颤证与痰、瘀有关。痰、瘀不仅是病理产物，还是本病的致病因素。痰、瘀乃因虚而致，多因人至老年肾精渐亏，五脏六腑日衰，阴阳气血不足，使肾无所藏，进而导致气血津液的输布失常。在治疗颤证谨遵《金匮要略》"当以温药和之"的治疗大法，以及补肾活血化痰的临证施治原则。

【古籍摘要】

《素问·脉要精微论》："头者精明之府，头倾视深，精神将夺矣。背者胸中之府，背曲肩随，府将坏矣。腰者肾之府，转摇不能，肾将惫矣……骨者髓之府，不能久立，行则振掉，骨将惫矣。"

《素问·至真要大论》："筋骨掉眩，清厥，甚则入脾……头顶痛重而掉瘛尤甚，呕而密默，唾吐清液，甚则入肾，窍泻无度。""客胜则耳鸣掉眩，甚则咳；主胜则胸胁痛，舌难以言。""诸风掉眩，皆属于肝。"

《医碥·颤振》："颤，摇也，振，战动也，亦风火摇撼之象………风木盛则脾土虚，脾为四肢之本，四肢乃脾之末，故曰风淫末疾。风火盛而脾虚，则不能行其津液，而痰湿亦停聚，

NOTE

当兼去痰……风火交盛者，摧肝丸。气虚者，参术汤。心血虚者，补心丸。挟痰，导痰汤加竹沥。老人战振，定振丸。"

【文献推介】

1. 张小燕，颜乾麟. 颜德馨治疗颤证经验［J］. 中医杂志，2006，（7）：494.

2. 古春青，赵铎. 郑绍周教授采用补肾法治疗帕金森病经验［J］. 中医研究，2016，（3）：56-57.

第五节　腰　痛

腰痛又称"腰脊痛"，是以腰脊或脊旁部位疼痛为主要表现的病证。其发病有急性和慢性之分。急性腰痛，病程较短，腰部多拘急疼痛、刺痛，脊柱两旁常有明显的按压痛；慢性腰痛，病程较长，时作时止，腰部多隐痛或酸痛。西医学中的腰肌纤维炎、强直性脊柱炎、腰椎骨质增生、腰椎间盘病变、腰肌劳损等腰部病变均属于本病范畴，可参照本节辨证论治。

春秋战国时期，《黄帝内经》中首次出现"腰痛"病名及其专篇，对腰痛的病因病机有了较为深入的论述。就病因学发展而言，认为本病的发生与肾精亏虚、外邪侵袭、外伤瘀血、情志内伤等有关。如《素问·脉要精微论》云："腰者，肾之府，转摇不能，肾将惫矣。"《素问·五常政大论》云："太阴司天，湿气下临，肾气上从……当其时反腰椎痛，动转不便。"《素问·刺腰痛》中提及："衡络之脉，令人腰痛，不可以俯仰，仰则恐仆，得之举重伤腰，衡络绝，恶血归之。"《灵枢·本神》云："肾盛怒而不止则伤志，志伤则喜忘其前言，腰脊不可以俯仰屈伸。"

东汉张仲景首开腰痛辨证论治先河，《金匮要略·五脏风寒积聚病脉证并治》提出"肾著"这一病名，描述了寒湿腰痛的病因病机及其症状特点，治以甘姜苓术汤。隋唐时期，医家对腰痛的病因病机认识更趋完善，如巢元方《诸病源候论·腰背病诸候》认为腰痛与肾关系密切，肾虚是发病之本，在证候分类上，首先提出急慢性腰痛的分类。孙思邈《备急千金要方·腰痛》载运用补肝肾、祛风湿的独活寄生汤治疗腰痛，至今仍是临床治疗腰痛的著名方剂。宋金元时期，众医家又在《黄帝内经》及唐以前医家论述腰痛的病因病机基础上，加深了对肾虚腰痛、湿热腰痛、寒湿腰痛、瘀血腰痛等的理论认识。陈无择《三因极一病证方论·腰痛叙论》主张："夫腰痛，虽属肾虚，亦涉三因所致。在外则脏腑经络受邪，在内则忧思恐怒，以至房劳坠堕，皆能致之。"朱丹溪《丹溪心法·腰痛》提出腰痛病因有"肾虚、瘀血、湿热、痰积、闪挫"，首次提出"湿热、痰饮留滞，气血不通，引起腰痛"。

明清时期，张介宾《景岳全书》提出腰痛的辨证治疗应辨明虚实，并延续了《黄帝内经》中脏腑病变及情志内伤能够引起腰痛这一观点，认为肝脾病变亦能引起腰痛。秦景明《症因脉治》提出"湿热岁气"可致腰痛。吴谦《医宗金鉴》以歌诀的形式归纳了腰痛的九种病因。李用粹《证治汇补》提出在治疗上要分清"标本缓急"。黄元御《四圣心源》指出："肾水寒，则脾土必湿，脾土湿则肝木郁，郁则阳气陷，陷而不已，而致腰痛发作。"

【病因病机】

腰痛的发生主要因外邪侵袭、体虚年老、跌仆闪挫引起经脉受阻，气血不畅；或肾气亏虚，腰府失养；或气血阻滞，瘀血留着，进而痹阻经脉，气血不通，发为腰痛。

1.外邪侵袭 多由居处潮湿，或劳作汗出当风，衣着单薄，或冒雨着凉，或暑夏贪凉，腰府失护，风、寒、湿、热等六淫之邪乘虚侵入，导致经脉受阻，气血运行不畅而发腰痛。如《素问·六元正纪大论》所云："感于寒，则病人关节禁固，腰脽痛，寒湿推于气交而为疾也。"

2.体虚年老 先天禀赋不足，或久病体虚，或年老体衰，或房事不节，以致肾之精气亏虚，无以濡养筋脉而发生腰痛。如《杂病源流犀烛·腰脐病源流》所言："腰痛，精气虚而即客病也。"

3.跌仆闪挫 举重抬昇，屏气闪挫，暴力扭转，坠落跌打，或体位不正，用力不当，导致腰部经络气血运行不畅，气血阻滞不通，瘀血留着而发生疼痛。如《景岳全书·腰痛》："跌仆伤而腰痛者，此伤在筋骨而血脉凝滞也。"

腰痛的主要病机概而论之为邪阻经脉，腰府失养。寒为阴邪，其性收引，郁遏卫阳，凝滞营阴，以致腰府气血不通；湿邪侵袭，其性黏滞，留着筋骨肌肉，闭阻气血，阳气不运，以致肌肉筋脉拘急而痛；感受热邪，常与湿合，或湿蕴生热而滞于腰府，经脉不畅而生腰痛。内伤腰痛多因肾之精气亏虚，腰府失养。偏于阴虚则腰府不得濡养，偏于阳虚则腰府不得温煦，故发生腰痛。内外二因，相互影响，风、寒、湿、热诸邪，常因肾虚而乘袭，痹阻经脉，发生腰痛。

本病的病变部位在肾，与膀胱经、督脉、带脉和足少阴肾经等经脉密切相关。

外感腰痛，起病较急，腰痛明显，常伴有风、寒、湿、热等外邪症状。寒湿者，腰部冷痛重着，转侧不利，静卧病痛不减；湿热者，腰部热痛重着，暑湿天加重，活动后或可减轻。内伤腰痛，多起病隐匿，腰部酸痛，病程缠绵，常伴有脏腑虚损症状，多见于肾虚。诚如《诸病源候论·腰痛候》云："凡腰痛有五：一曰少阴，少阴申也，七月万物阳气伤，是以腰痛。二曰风痹，风寒着腰，是以痛。三曰肾虚，役用伤肾，是以痛。四曰腰，坠堕伤腰，是以痛。五曰寝卧湿地，是以痛。其汤熨针石，别有正方，补养宣导，今附于后。"

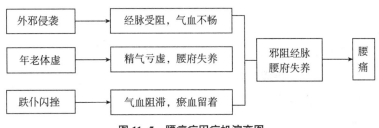

图11-5 腰痛病因病机演变图

本病的病机演变常见于本虚标实之间。外感腰痛，或跌仆损伤多属实证，为邪阻经脉，"不通则痛"。内伤腰痛多属虚证，为肾精亏虚，腰府失养，"不荣则痛"。

【诊断与鉴别诊断】

(一)诊断

1.急性腰痛，病程较短，轻微活动即可引起一侧或两侧腰部疼痛加重，脊柱两旁常有明显的按压痛。

2.慢性腰痛，病程较长，缠绵难愈，遇劳则剧，按之则舒。可因体位不当、劳累过度、天气变化等因素诱发或加重。

3.常有居处潮湿阴冷、涉水冒雨、跌仆闪挫、腰椎劳损或劳累过度等相关病史。

NOTE

腰椎、骶髂关节 X 线、CT、MRI 等检查有助于腰椎病变的诊断。血、尿常规、抗链球菌溶血素 "O"、红细胞沉降率、类风湿因子有助于风湿和类风湿疾病的诊断。肾脏影像学检查和尿常规化验有助于肾脏疾病的诊断。妇科检查可排除妇科疾病引起的腰痛，有助于本病的诊断。

根据椎管内外病变可将腰痛分为椎管内和椎管外病变两大类。腰椎管内病变，主要包括腰椎间盘膨出、突出、腰椎管狭窄、肿瘤、脊柱结核、多发性硬化症等。椎管外病变，主要是椎管外的组织病变，包括腰脊神经后支源性下腰痛，除此之外尚有急性腰扭伤、慢性腰肌劳损、骨性关节炎、骶髂关节疾病、棘上韧带损伤、强直性脊柱炎、内脏病牵涉痛、盆腔疾患、感染性疾病等在临床上需要鉴别诊断。

（二）鉴别诊断

1. 背痛 背痛是指由于身体某组织受伤或怀孕、肥胖、不佳的静态姿势等所致的背脊以上部位出现疼痛的症状。

2. 尻痛 尻痛是尻骶部位的疼痛。

3. 胯痛 胯痛是指尻尾以下及两侧胯部的疼痛。

4. 肾痹 肾痹是指腰背强直弯曲、不能屈伸、行动困难而言，多由骨痹日久发展而成。

【辨证论治】

1. 寒湿腰痛

临床表现：腰部冷痛重着，转侧不利，静卧病痛不减，寒冷或阴雨天加重；舌质淡，苔白腻，脉沉而迟缓。

治法：散寒行湿，温经通络。

代表方：甘姜苓术汤。

本方由干姜、白术、茯苓、甘草组成。若寒邪偏胜，加附子、川乌、细辛；若湿邪偏胜，加苍术、厚朴、薏苡仁。

2. 湿热腰痛

临床表现：腰部疼痛，重着而热，暑湿阴雨天气加重，活动后或可减轻，身体困重，小便短赤；舌质红，苔黄腻，脉濡数或弦数。

治法：清热利湿，舒筋止痛。

代表方：四妙丸。

本方由黄柏、苍术、牛膝、薏苡仁组成。若小便短赤不利，加栀子、萆薢、车前草；若湿热蕴久，耗伤阴津，加生地黄、知母、女贞子、墨旱莲。

3. 瘀血腰痛

临床表现：腰痛如刺，痛有定处，痛处拒按，日轻夜重，轻者俯仰不便，重者不能转侧；舌质暗紫，或有瘀斑，脉涩。部分患者有跌仆闪挫病史。

治法：活血化瘀，通络止痛。

代表方：身痛逐瘀汤。

本方由桃仁、红花、当归、川芎、香附、没药、五灵脂、地龙、牛膝、秦艽、羌活、甘草组成。若腰痛日久，肾虚者，加杜仲、续断、狗脊、桑寄生；若兼有风湿，身体困重、阴雨天加重，加独活、秦艽；若腰痛引胁，加柴胡、郁金；若有跌仆、扭伤、挫闪病史，加乳香、没药、青皮。

4. 肾虚腰痛

（1）肾阴虚

临床表现：腰部隐隐作痛，酸软无力，缠绵不愈，心烦少寐，口燥咽干，面色潮红，手足心热；舌红少苔，脉弦细数。

治法：滋补肾阴，濡养筋脉。

代表方：左归丸。

本方由熟地黄、山茱萸、山药、枸杞、龟甲胶、鹿角胶、菟丝子、牛膝组成。若肾阴不足，相火偏亢，可选用知柏地黄丸或大补阴丸；若虚劳腰痛，日久不愈，阴阳俱虚，阴虚内热者，可选用杜仲丸。

（2）肾阳虚

临床表现：腰部隐隐作痛，酸软无力，缠绵不愈，局部发凉，喜温喜按，遇劳更甚，卧则减轻，常反复发作，面色㿠白，肢冷畏寒；舌质淡，苔薄白，脉沉细无力。

治法：补肾壮阳，温煦经脉。

代表方：右归丸。

本方由肉桂、附子、鹿角胶、熟地黄、山药、山茱萸、枸杞子、菟丝子、杜仲、当归组成。若脾气亏虚，甚或脏器下垂者，加黄芪、党参、白术、升麻；若如无明显阴阳偏盛者，可服用青娥丸；若房劳过度而致肾虚腰痛者，可用血肉有情之品调理，如河车大造丸。

【辨治备要】

（一）辨证要点

1. 辨虚实 外感腰痛，多起病较急，腰痛明显，常伴表证，多属实；内伤者，多起病隐袭，腰部酸痛，病程缠绵，常伴有脏腑症状，多属虚；跌仆闪挫所致者，起病急，疼痛部位固定，多属瘀血为患，亦以实证为主。

2. 辨病理性质 腰部冷痛，得热则舒，足寒肢冷，为寒；腰部疼痛重着，难以转侧，身体困重，为湿；腰部热痛，身热汗出，小便热赤，为热；腰痛如刺，痛处拒按，多为闪挫或瘀血。

（二）治法方药

1. 腰痛治疗当分标本虚实。感受外邪属实，宜祛邪通络，根据寒湿、湿热的不同，分别予以温散或清利；外伤腰痛属实，宜活血祛瘀，通络止痛；内伤致病多属虚，宜补肾固本为主；虚实兼见者，宜分清主次轻重，标本兼顾。

2. 多数腰痛患者经过积极治疗后，可逐渐恢复或缓解；但也有部分患者日久不愈，转化为慢性，迁延难愈。若年高体弱或久病不愈，肝肾虚损，气血亏虚，而兼见腰膝酸软无力、脉沉弱等症，宜独活寄生汤。若瘀血明显，肾阴不足，相火偏亢，可酌用知柏地黄丸或大补阴丸。若虚劳腰痛，日久不愈，阴阳俱虚，阴虚内热者，可选用杜仲丸。若房劳过度而致肾虚腰痛者，可用血肉有情之品调理，如河车大造丸。

【临证要点】

1. 诊断之要，首在分清腰痛之虚实。外伤腰痛属实，宜活血祛瘀、通络止痛，还应借助腰椎 X 线、CT 或 MRI 等检查，明确虚实，这对于腰痛的辨证治疗是极为重要的。感受外邪属实，宜祛邪通络，根据寒湿、湿热的不同，分别予以温散或清利；内伤致病多属虚，宜补肾固本为主。

2.治疗之法，需辨证施治而非偏用一法。如《灵枢·五乱》言："有道以来，有道以去。"实则泻之，虚则补之，故感于六淫，由外而内侵袭者，由外祛之，或祛风，或散寒，或利湿，或清热；缘于内脏情志，由内而外之者，由内调之，以补肾为主，兼调养气血；中外不相及者，治其主病；两感者，度其虚实，辨其标本，和其五脏，通其六腑，调其荣卫，平其气血，存其津液，顺其气机，以平为期。《万病回春·腰痛》曰："新痛宜疏外邪、清湿热；久则补肾，兼补气血。"《景岳全书·腰痛》云："所以凡病腰痛者，多由真阴之不足，最宜以培补肾气为主。其有实邪而为腰痛者，亦不过十中之二三耳。"

3.临证之师，当参悟古今而非拘泥教材。《杂病源流犀烛·腰脐病源流》云："腰痛，肾精气虚而邪客病也。"并指出："肾虚其本也；风、寒、湿、热、痰饮、气滞、血瘀、闪挫其标也；或从标，或从本，贵无失其宜而已。"因此，治疗腰痛虽以补肾为主，但在外感偏盛时，则应急则治其标，先祛邪，后治本。《古今医统大全·腰痛门》曰："凡攻补之剂常要相因，标痛甚者，攻击之后须是补养，以固其本，庶无复作之患也。"

【预防调护】

首先，针对腰痛的危险因素采取预防性干预措施，如避免坐卧湿地；暑季湿热蕴蒸时，亦应避免夜宿室外，贪冷喜凉；应注意保暖，免受风寒湿邪侵袭；涉水冒雨或运动汗出后即应换衣擦身；在日常生活中要保持正确的坐、卧、行体位，劳逸适度，不可强力负重；避免腰部跌仆闪挫以减少腰痛的发生风险。对于已经罹患腰痛的人群，应当积极采取治疗措施，以预防腰痛再次发生。

其次，急性腰痛，应及时治疗，愈后注意休息调养，以巩固疗效。慢性腰痛除药物治疗外，注意腰部保暖，或加用腰托固护，避免腰部损伤。避免劳欲太过，防止感受外邪，经常活动腰部，或进行腰部自我按摩、打太极拳等活动，有助于腰痛的康复。

【小结】

腰痛是一种严重危害人体健康的常见病、多发病。病因以外邪侵袭、体虚年老、跌仆闪挫为主。病机为邪阻经脉，腰府失养。病位在肾，与经脉相关。病理因素主要是瘀血、气滞、痰积等。外感腰痛，多起病较急，腰痛明显，常伴表证，多属实；内伤者，多起病隐匿，腰部酸痛，病程缠绵，常伴有脏腑症状，多属虚；跌仆闪挫所致者，起病急，疼痛部位固定，多属瘀血为患，亦以实证为主。腰痛治疗应辨清虚实。感受外邪属实，宜祛邪通络，根据寒湿、湿热的不同，分别予以温散或清利；外伤腰痛属实，宜活血祛瘀、通络止痛；内伤致病多属虚，宜补肾固本为主。治疗本病，应综合治疗。根据病情选用牵拉复位、推拿、针灸、拔罐、理疗、穴位注射、药物外敷、中药离子透入等方法，有助于疾病的治疗与康复。

【名医经验】

当代治疗腰痛的临床经验当以注重"辨证"和"辨病"相结合，相互印证，遣方用药，提高疗效。刘尚义在实践中认为外感、六淫、劳累外伤、肾精亏损皆可发生腰痛，而"肾虚"是其本，"腰为肾府，肾虚则腰痛"；外伤、劳累、外邪是标，病位在腰脊。腰痛治疗，自应以补肾为主，但不可一味蛮补，辨别外感或内伤后，先治外感，再治内伤。中医补肾方辨证论治，治则立法，以法遣方，据方议药，寓补于通，寓通于补。20世纪60年代初，刘尚义曾听业师黄树曾先生述及，其年少时侍诊陆士谔先生，曾治一腰痛患者，多次用补药收效不满意，后在其方中加羌活一味，竟收显效。以其善通经脉，祛风除湿，补药中伍之，不至留邪为患，此经验，恒用至今。

【古籍摘要】

《金匮要略·五脏风寒积聚病脉证并治》："肾着之病，其人身体重，腰中冷，如坐水中，形如水状，反不渴，小便自利，饮食如故，病属下焦。身劳汗出，衣里冷湿，久久得之，腰以下冷痛，腹重如带五千钱，甘姜苓术汤主之。"

《诸病源候论·腰背病诸候》："劳损于肾，动伤经络，又为风冷所侵，血气击搏，故腰痛也。"

《七松岩集·腰痛》："然痛有虚实之分，所谓虚者，是两肾之精神气血虚也，凡言虚证，皆两肾自病耳。所谓实者，非肾家自实，是两腰经络血脉之中，为风寒湿热之所侵，闪肭挫气之所得，腰内空腔之中，为湿痰瘀血凝滞，不通而为痛，当依据脉证辨悉而分治之。"

【文献推介】

1. 郑少伟，Shaikh Atik Badshah，王健，等. 益气活血补肾法对腰椎间盘突出症术后恢复的影响［J］. 南方医科大学学报，2015，35（1）：137-140.

2. 李具宝，熊启良，屈尚可，等. 中医推拿治疗腰椎间盘突出症：应用规律10年文献分析［J］. 中国组织工程研究，2014，18（44）：7211-7216.

3. 王永炎，严世芸. 实用中医内科学·肾系病证［M］. 第2版. 上海：上海科技出版社，2009：388-394.

附录：中医内科常用方剂

一画

一贯煎（《柳洲医话》）：北沙参、麦冬、当归身、生地黄、枸杞子、川楝子。

二画

二冬汤（《医学心悟》）：天冬、麦冬、天花粉、黄芩、知母、甘草、人参、荷叶。

二阴煎（《景岳全书》）：生地黄、麦冬、酸枣仁、生甘草、玄参、茯苓、黄连、木通、灯心草、竹叶。

二陈平胃散（《症因脉治》）：半夏、茯苓、陈皮、甘草、苍术、厚朴。

二陈汤（《太平惠民和剂局方》）：半夏、橘红、茯苓、甘草、生姜、乌梅。

二妙散（《丹溪心法》）：黄柏、苍术。

丁香透膈汤（《医学入门》）：丁香、木香、麦芽、青皮、肉豆蔻、白豆蔻、沉香、藿香、陈皮、厚朴、甘草、草果、神曲、半夏、人参、茯苓、砂仁、香附、白术。

丁香散（《古今医统》）：丁香、柿蒂、高良姜、炙甘草。

十灰散（《十药神书》）：大蓟、小蓟、侧柏叶、荷叶、茜草根、山栀、茅根、大黄、牡丹皮、棕榈皮。

十全大补汤（《太平惠民和剂局方》）：熟地黄、白芍、当归、川芎、人参、白术、茯苓、炙甘草、黄芪、肉桂、生姜、大枣。

十枣汤（《伤寒论》）：芫花、大戟、甘遂、大枣。

七味白术散（《小儿药证直诀》）：人参、茯苓、白术、甘草、木香、葛根、藿香叶。

七味都气丸（《医宗己任篇》）：地黄、山茱萸、山药、茯苓、泽泻、牡丹皮、五味子。

七福饮（《景岳全书》）：人参、熟地黄、当归、炒白术、炙甘草、酸枣仁、远志。

人参败毒散（《太平惠民和剂局方》）：柴胡、甘草、桔梗、人参、川芎、茯苓、枳壳、前胡、羌活、独活。

人参养荣汤（《太平惠民和剂局方》）：人参、熟地黄、当归、白芍、白术、茯苓、炙甘草、黄芪、陈皮、五味子、肉桂、炒远志。

人参益气汤（《杂病源流犀烛》）：黄芪、人参、防风、升麻、生地黄、熟地黄、白芍、生甘草、炙甘草、五味子、肉桂。

八正散（《太平惠民和剂局方》）：车前子、瞿麦、萹蓄、滑石、山栀子、炙甘草、木通、大黄、灯心草。

八珍汤（《正体类要》）：人参、白术、白茯苓、当归、白芍、川芎、熟地黄、炙甘草。

三画

三才封髓丹（《卫生宝鉴》）：天冬、熟地黄、人参、黄柏、砂仁、甘草。

三子养亲汤（《韩氏医通》）：紫苏子、白芥子、莱菔子。

三仁汤（《温病条辨》）：杏仁、白蔻仁、薏苡仁、厚朴、半夏、通草、滑石、竹叶。

三拗汤（《太平惠民和剂局方》）：麻黄、杏仁、甘草、生姜。

下瘀血汤（《金匮要略》）：大黄、桃仁、䗪虫。

大七气汤（《医学入门》）：青皮、陈皮、桔梗、藿香、官桂、甘草、三棱、莪术、香附、益智仁、生姜、大枣。

大补元煎（《景岳全书》）：人参、炒山药、熟地黄、杜仲、枸杞子、当归、山茱萸、炙甘草。

大补阴丸（《丹溪心法》）：知母、黄柏、熟地黄、龟甲、猪脊髓。

大青龙汤（《伤寒论》）：麻黄、桂枝、杏仁、炙甘草、生石膏、生姜、大枣。

大定风珠（《温病条辨》）：白芍、阿胶、生龟甲、生地黄、火麻仁、五味子、生牡蛎、麦冬、鸡子黄、生鳖甲、炙甘草。

大建中汤（《金匮要略》）：川椒、干姜、人参、饴糖。

大承气汤（《伤寒论》）：大黄、枳实、厚朴、芒硝。

大柴胡汤（《伤寒论》）：柴胡、黄芩、大黄、枳实、半夏、白芍、大枣、生姜。

大黄牡丹汤（《金匮要略》）：大黄、牡丹、桃仁、冬瓜子、芒硝。

大黄黄连泻心汤（《伤寒论》）：大黄、黄连。

大黄硝石汤（《金匮要略》）：大黄、硝石、黄柏、栀子。

大黄䗪虫丸（《金匮要略》）：大黄、䗪虫、水蛭、虻虫、蛴螬、干漆、桃仁、杏仁、黄芩、干地黄、芍药、甘草。

小半夏加茯苓汤（《金匮要略》）：半夏、生姜、茯苓。

小半夏汤（《金匮要略》）：半夏、生姜。

小青龙汤（《伤寒杂病论》）：麻黄、芍药、细辛、炙甘草、干姜、桂枝、五味子、法半夏。

小建中汤（《伤寒论》）：桂枝、芍药、饴糖、炙甘草、生姜、大枣。

小承气汤（《伤寒论》）：大黄、厚朴、枳实。

小柴胡汤（《伤寒论》）：柴胡、黄芩、半夏、人参、炙甘草、生姜、大枣。

小陷胸汤（《伤寒论》）：黄连、半夏、瓜蒌。

小蓟饮子（《济生方》）：生地黄、小蓟、滑石、木通、炒蒲黄、藕节、淡竹叶、当归、山栀子、炙甘草。

川芎茶调散（《太平惠民和剂局方》）：川芎、荆芥、薄荷、羌活、细辛、白芷、防风、甘草。

己椒苈黄丸（《金匮要略》）：防己、椒目、葶苈子、大黄。

四画

天王补心丹（《摄生秘剖》）：人参、玄参、丹参、茯苓、五味子、远志、桔梗、当归身、天冬、麦冬、柏子仁、酸枣仁、生地黄、辰砂。

天台乌药散（《医学发明》）：乌药、木香、小茴香、青皮、高良姜、槟榔、川楝子、巴豆。

天麻钩藤饮（《杂病证治新义》）：天麻、钩藤、石决明、川牛膝、桑寄生、杜仲、山栀、黄芩、益母草、朱茯神、夜交藤。

无比山药丸（《太平惠民和剂局方》）：山药、肉苁蓉、熟地黄、山茱萸、茯神、菟丝子、五味子、赤石脂、巴戟天、泽泻、杜仲、牛膝。

木香顺气散（《沈氏尊生书》）：木香、青皮、橘皮、甘草、枳壳、川朴、乌药、香附、苍术、砂仁、桂心、川芎。

木香槟榔丸（《医方集解》）：木香、槟榔、青皮、陈皮、莪术、枳壳、黄连、黄柏、大黄、香附、牵牛子、三棱、芒硝。

五仁丸（《世医得效方》）：桃仁、杏仁、柏子仁、松子仁、郁李仁、陈皮。

五生饮（《世医得效方》）：生南星、生半夏、生白附子、川乌、黑豆。

五皮饮（《华氏中藏经》）：桑白皮、陈皮、生姜皮、大腹皮、茯苓皮。

五苓散（《伤寒论》）：泽泻、白术、茯苓、猪苓、桂枝。

五味消毒饮（《医宗金鉴》）：金银花、野菊花、蒲公英、紫花地丁、紫背天葵。

五磨饮子（《医方考》）：木香、沉香、槟榔、枳实、乌药。

不换金正气散（《太平惠民和剂局方》）：厚朴、藿香、甘草、半夏、苍术、陈皮、生姜、大枣。

止嗽散（《医学心悟》）：荆芥、桔梗、甘草、白前、陈皮、百部、紫菀。

少腹逐瘀汤（《医林改错》）：小茴香、干姜、延胡索、当归、川芎、肉桂、赤芍、蒲黄、五灵脂、没药。

中和汤（《丹溪心法》）：苍术、半夏、黄芩、香附。

中满分消丸（《兰室秘藏》）：白术、人参、炙甘草、猪苓、姜黄、茯苓、干姜、砂仁、泽泻、陈皮、知母、黄芩、黄连、半夏、枳实、厚朴。

升阳益胃汤（《内外伤辨惑论》）：黄芪、半夏、人参、炙甘草、独活、防风、白芍、羌活、橘皮、茯苓、柴胡、泽泻、白术、黄连。

升陷汤（《医学衷中参西录》）：生黄芪、知母、柴胡、桔梗、升麻。

化肝煎（《景岳全书》）：青皮、陈皮、白芍、丹皮、栀子、泽泻、贝母。

化积丸（《类证治裁》）：三棱、莪术、阿魏、海浮石、香附、雄黄、槟榔、苏木、瓦楞子、五灵脂。

化斑汤（《温病条辨》）：石膏、知母、生甘草、玄参、犀角（用水牛角代）、白粳米。

月华丸（《医学心悟》）：天冬、麦冬、生地黄、熟地黄、山药、百部、沙参、川贝母、茯苓、阿胶、三七、獭肝、菊花、桑叶。

丹参饮（《时方歌括》）：丹参、檀香、砂仁。

乌头汤（《金匮要略》）：麻黄、芍药、黄芪、甘草、川乌。

乌头桂枝汤（《金匮要略》）：乌头、桂枝、芍药、甘草、生姜、大枣。

乌梅丸（《伤寒论》）：乌梅、黄连、黄柏、附子、干姜、桂枝、细辛、蜀椒、人参、当归。

六一散（《伤寒直格》）：滑石、甘草。

六君子汤（《校注妇人良方》）：人参、炙甘草、茯苓、白术、陈皮、制半夏。

六味地黄丸（《小儿药证直诀》）：熟地黄、山药、茯苓、丹皮、泽泻、山茱萸。

六磨汤（《证治准绳》）：沉香、木香、槟榔、乌药、枳实、大黄。

孔圣枕中丹（《备急千金要方》）：远志、石菖蒲、龟甲、龙骨。

双合汤（《万病回春》）：当归、川芎、生地黄、白芍、桃仁、红花、白芥子、茯苓、法半夏、陈皮、竹沥、甘草。

五画

玉女煎（《景岳全书》）：石膏、熟地黄、麦冬、知母、牛膝。

玉枢丹（《百一选方》）：山慈菇、续随子、大戟、麝香、雄黄、朱砂、五倍子。

玉泉丸（《万病回春》）：黄连、葛根、天花粉、知母、麦冬、人参、五味子、生地汁、莲子、乌梅、当归、甘草、人乳汁、牛乳汁、甘蔗叶、梨汁、藕汁。

玉屏风散（《丹溪心法》）：防风、黄芪、白术。

正气天香散（《证治准绳》引刘河间方）：乌药、香附、陈皮、紫苏、干姜。

甘麦大枣汤（《金匮要略》）：甘草、小麦、大枣。

甘草干姜汤（《伤寒论》）：甘草、干姜。

甘姜苓术汤（《金匮要略》）：甘草、干姜、茯苓、白术。

甘遂半夏汤（《金匮要略》）：甘遂、半夏、芍药、甘草。

甘露消毒丹（《温热经纬》）：滑石、茵陈、黄芩、石菖蒲、川贝母、木通、藿香、射干、连翘、薄荷、白蔻仁。

左归丸（《景岳全书》）：熟地黄、山药、枸杞子、山茱萸、川牛膝、菟丝子、鹿角胶、龟甲胶。

左金丸（《丹溪心法》）：黄连、吴茱萸。

石韦散（《证治记补》）：石韦、冬葵子、瞿麦、滑石、车前子。

右归丸（《景岳全书》）：熟地黄、山药、山茱萸、枸杞子、菟丝子、鹿角胶、杜仲、肉桂、当归、制附子。

右归饮（《景岳全书》）：熟地黄、山药、枸杞子、山茱萸、甘草、肉桂、杜仲、制附子。

龙胆泻肝汤（《医方集解》）：龙胆草、黄芩、栀子、泽泻、木通、车前子、当归、生地黄、柴胡、生甘草。

平胃散（《太平惠民和剂局方》）：苍术、厚朴、陈皮、甘草、生姜、大枣。

归芍六君子汤（《笔花医镜》）：归身、白芍、人参、白术、茯苓、陈皮、半夏、炙甘草。

归脾汤（《济生方》）：白术、茯神、黄芪、龙眼肉、酸枣仁、人参、木香、炙甘草、当归、远志、生姜、大枣。

四七汤（《太平惠民和剂局方》）：苏叶、制半夏、厚朴、茯苓、生姜、大枣。

四君子汤（《太平惠民和剂局方》）：人参、白术、茯苓、炙甘草。

四妙丸（《成方便读》）：黄柏、苍术、牛膝、薏苡仁。

四苓散（《丹溪心法》）：茯苓、猪苓、白术、泽泻。

四味回阳饮（《景岳全书》）：人参、制附子、炮姜、炙甘草。

四物汤（《太平惠民和剂局方》）：当归、白芍药、川芎、熟地黄。

四逆加人参汤（《伤寒论》）：附子、干姜、炙甘草、人参。

四逆汤（《伤寒论》）：炙甘草、干姜、附子。

四神丸（《证治准绳》）：肉豆蔻、补骨脂、五味子、吴茱萸、大枣、生姜。

四海舒郁丸（《疡医大全》）：海蛤粉、海带、海藻、海螵蛸、昆布、陈皮、青木香。

NOTE

生脉地黄汤（《医宗金鉴》）：人参、麦冬、五味子、地黄、山萸肉、山药、茯苓、丹皮、泽泻。

生脉散（又名生脉饮）（《内外伤辨惑论》）：人参、麦冬、五味子。

生姜甘草汤（《备急千金要方》）：生姜、人参、甘草、大枣。

生铁落饮（《医学心悟》）：天冬、麦冬、胆南星、贝母、橘红、远志、石菖蒲、连翘、茯苓、茯神、玄参、钩藤、丹参、辰砂、生铁落。

失笑散（《太平惠民和剂局方》）：蒲黄、五灵脂。

代抵当丸（《证治准绳》）：大黄、当归尾、生地、穿山甲、芒硝、桃仁、肉桂。

白头翁汤（《伤寒论》）：白头翁、黄柏、黄连、秦皮。

白虎加人参汤（《伤寒论》）：知母、石膏、甘草、粳米、人参。

白虎加桂枝汤（《金匮要略》）：知母、石膏、甘草、粳米、桂枝。

白虎汤（《伤寒论》）：知母、石膏、甘草、粳米。

白金丸（验方）：白矾、郁金。

半夏白术天麻汤（《医学心悟》）：天麻、半夏、茯苓、橘红、甘草、白术、生姜、大枣。

半夏泻心汤（《伤寒论》）：半夏、人参、干姜、炙甘草、黄连、黄芩、大枣。

半夏厚朴汤（《金匮要略》）：半夏、厚朴、茯苓、生姜、紫苏。

半硫丸（《太平惠民和剂局方》）：半夏、硫黄。

加味三妙丸（《医学正传》）：黄柏、当归尾、苍术、牛膝、防己、草薢、龟甲。

加味不换金正气散（验方）：厚朴、苍术、陈皮、藿香、佩兰、草果、半夏、槟榔、菖蒲、荷叶、甘草。

加味四君子汤（《三因极一病证方论》）：人参、茯苓、白术、炙甘草、黄芪、白扁豆。

加味四物汤（《金匮翼》）：白芍、当归、生地黄、川芎、菊花、蔓荆子、黄芩、甘草。

加味桔梗汤（《医学心悟》）：桔梗、甘草、贝母、橘红、金银花、薏苡仁、葶苈子、白及。

加味逍遥散（丹栀逍遥散）（《内科摘要》）：牡丹皮、栀子、当归、白药、茯苓、白术、柴胡、甘草、生姜、薄荷。

加味清胃散（《张氏医通》）：生地黄、牡丹皮、当归、黄连、连翘、犀角（用水牛角代）、升麻、生甘草。

加减葳蕤汤（《重订通俗伤寒论》）：玉竹、葱白、桔梗、白薇、淡豆豉、薄荷、炙甘草、大枣。

圣愈汤（《兰室秘藏》）：熟地、白芍、川芎、人参（亦可用党参）、当归、黄芪。

六画

地黄饮子（《黄帝素问宣明论方》）：熟地黄、巴戟天、山茱萸、肉苁蓉、石斛、炮附子、五味子、官桂、白茯苓、麦门冬、石菖蒲、远志、生姜、大枣、薄荷

地榆散（《太平圣惠方》）：地榆、黄芩、黄连、栀子、犀角屑（用水牛角代）、茜根。

芍药甘草汤（《伤寒论》）：芍药、甘草。

芍药汤（《素问病机气宜保命集》）：芍药、槟榔、大黄、黄芩、黄连、当归、官桂、甘草、木香。

芎芷石膏汤（《医宗金鉴》）：川芎、白芷、石膏、菊花、藁本、羌活。

百合固金汤（《医方集解》引赵蕺庵方）：生地黄、熟地黄、麦冬、贝母、百合、当归、白芍、生甘草、玄参、桔梗。

达原饮（《瘟疫论》）：槟榔、厚朴、草果、知母、黄芩、白芍、甘草。

至宝丹（《太平惠民和剂局方》）：朱砂、麝香、安息香、金银箔、犀角（用水牛角代）、牛黄、琥珀、雄黄、玳瑁、龙脑。

当归六黄汤（《兰室秘藏》）：当归、生地黄、熟地黄、黄芩、黄柏、黄连、黄芪。

当归龙荟丸（《宣明论方》）：当归、龙胆、栀子、黄连、黄芩、黄柏、大黄、青黛、芦荟、木香、麝香。

当归四逆汤（《伤寒论》）：当归、桂枝、芍药、细辛、炙甘草、通草、大枣。

当归芍药散（《金匮要略》）：当归、芍药、川芎、茯苓、白术、泽泻。

当归补血汤（《内外伤辨惑论》）：黄芪、当归。

朱砂安神丸（《医学发明》）：朱砂、黄连、生地黄、炙甘草、当归。

竹叶石膏汤（《伤寒论》）：竹叶、石膏、半夏、麦冬、人参、炙甘草、粳米。

竹沥汤（《外台秘要》）：竹沥、生葛汁、生姜汁。

竹茹汤（《普济本事方》）：竹茹、半夏、干姜、甘草、生姜、大枣。

华盖散（《太平惠民和剂局方》）：麻黄、桑白皮、紫苏子、杏仁、赤茯苓、陈皮、炙甘草。

血府逐瘀汤（《医林改错》）：当归、生地黄、桃仁、红花、枳壳、赤芍药、柴胡、甘草、桔梗、川芎、牛膝。

交泰丸（《韩氏医通》）：黄连、肉桂。

安宫牛黄丸（《温病条辨》）：牛黄、郁金、犀角（用水牛角代）、黄连、朱砂、冰片、珍珠、山栀、雄黄、黄芩、麝香、金箔衣。

安神定志丸（《医学心悟》）：人参、茯苓、茯神、石菖蒲、姜远志、龙齿。

导痰汤（《校注妇人良方》）：半夏、胆南星、枳实、茯苓、橘红、甘草、生姜。

防己黄芪汤（《金匮要略》）：防己、黄芪、白术、甘草、生姜、大枣。

防风汤（《宣明论方》）：防风、当归、赤茯苓、杏仁、黄芩、秦艽、葛根、麻黄、肉桂、甘草、生姜、大枣。

如金解毒散（《景岳全书》）：桔梗、甘草、黄芩、黄连、黄柏、栀子。

七画

麦门冬汤（《金匮要略》）：麦冬、半夏、人参、甘草、粳米、大枣。

麦味地黄丸（《医级》）：熟地黄、山茱萸、干山药、泽泻、茯苓、丹皮、麦冬、五味子。

赤石脂禹余粮汤（《伤寒论》）：赤石脂、禹余粮。

苇茎汤（《备急千金要方》）：苇茎、薏苡仁、桃仁、冬瓜子。

苍术二陈汤（《杂病源流犀烛》）：苍术、白术、茯苓、陈皮、甘草、半夏。

苏子降气汤（《太平圣惠和剂局方》）：苏子、半夏、当归、前胡、厚朴、肉桂、甘草、生姜、大枣、苏叶。

苏合香丸（《太平惠民和剂局方》）：白术、青木香、犀角（用水牛角代）、香附、朱砂、诃子、檀香、安息香、沉香、麝香、丁香、荜茇、苏和香油、乳香、冰片。

苏黄止咳汤（《中国药典》2000年版）：麻黄、紫苏叶、地龙、蜜枇杷叶、炒紫苏子、蝉蜕、前胡、炒牛蒡子、五味子。

杜仲丸（《医学入门》）：杜仲、龟甲、黄柏、知母、枸杞子、五味子、当归、芍药、黄芪、补骨脂、猪脊髓。

杏苏散（《温病条辨》）：苦杏仁、紫苏叶、橘皮、半夏、生姜、枳壳、桔梗、前胡、茯苓、甘草、大枣。

杞菊地黄丸（《医级》）：熟地黄、山茱萸、茯苓、山药、丹皮、泽泻、枸杞子、菊花。

更衣丸（《先醒斋医学广笔记》）：芦荟、朱砂。

还少丹（《外科大成》）：熟地黄、山药、山茱萸、白茯苓、枸杞子、巴戟天、牛膝、五味子、肉苁蓉、杜仲、远志、楮实子、石菖蒲、小茴香、续断、菟丝子。

连朴饮（《霍乱论》）：制厚朴、黄连、石菖蒲、制半夏、香豉、焦山栀、芦根。

连理汤（《张氏医通》）：人参、白术、炙甘草、干姜、茯苓、黄连。

吴茱萸汤（《伤寒论》）：吴茱萸、生姜、人参、大枣。

何人饮（《景岳全书》）：何首乌、人参、当归、陈皮、煨姜。

身痛逐瘀汤（《医林改错》）：秦艽、川芎、桃仁、红花、甘草、羌活、没药、当归、五灵脂、香附、牛膝、地龙。

龟鹿二仙膏（《医便》）：鹿角、龟甲、人参、枸杞子。

冷哮丸（《张氏医通》）：麻黄、川乌、细辛、牙皂、蜀椒、白矾、半夏曲、胆星、杏仁、紫菀、款冬花、生甘草、生姜。

羌活胜湿汤（《内外伤辨惑论》）：羌活、独活、川芎、蔓荆子、甘草、防风、藁本。

沙参麦冬汤（《温病条辨》）：沙参、麦冬、玉竹、桑叶、甘草、天花粉、生扁豆。

沙参清肺汤（验方）：北沙参、黄芪、太子参、合欢皮、白及、桔梗、薏苡仁、甘草、冬瓜子。

沉香散（《金匮翼》）：沉香、石韦、滑石、当归、橘皮、白芍、冬葵子、甘草、王不留行。

良附丸（《良方集腋》）：高良姜、香附。

启阳娱心丹（《辨证录》）：人参、远志、茯神、菖蒲、甘草、橘红、砂仁、柴胡、菟丝子、白术、酸枣仁、当归、白芍、山药、神曲。

启膈散（《医学心悟》）：沙参、茯苓、丹参、川贝、郁金、砂仁壳、荷叶蒂、杵头糠。

补天大造丸（《医学心悟》）：人参、白术、当归、酸枣仁、黄芪、远志、白芍、山药、茯苓、枸杞子、紫河车、龟甲胶、鹿角胶、熟地黄。

补中益气汤（《脾胃论》）：黄芪、人参、白术、炙甘草、当归、橘皮、升麻、柴胡。

补气运脾汤（《统旨方》）：人参、白术、茯苓、甘草、黄芪、陈皮、砂仁、半夏曲、生姜、大枣。

补阳还五汤（《医林改错》）：黄芪、当归尾、赤芍、地龙、川芎、红花、桃仁。

补肝汤（《医宗金鉴》）：当归、熟地黄、白芍、川芎、酸枣仁、木瓜、炙甘草。

补肺汤（《永类钤方》）：人参、黄芪、熟地黄、五味子、紫菀、桑白皮。

补虚汤（《圣济总录》）：半夏、干姜、茯苓、甘草、厚朴、五味子、黄芪、陈皮。

附子理中丸（《太平惠民和剂局方》）：炮附子、人参、白术、炮姜、炙甘草。

附子理苓汤（《内经拾遗》）：附子、干姜、人参、白术、猪苓、泽泻、茯苓、桂枝、甘草。

妙香散（《太平惠民和剂局方》）：人参、黄芪、山药、甘草、茯神、茯苓、远志、辰砂、木香、桔梗、麝香。

纯阳正气丸（《中国药典》2015年版）：广藿香、半夏（制）、青木香、陈皮、丁香、肉桂、苍术、白术、茯苓、朱砂、硝石（精制）、硼砂、雄黄、金礞石（煅）、麝香、冰片。

八画

青蛾丸（《太平惠民和剂局方》）：补骨脂、杜仲、胡桃肉、大蒜头。

青麟丸（《中药成方配本》）：大黄、黄柏、黄芩、猪苓、赤苓、泽泻、木通、车前子、薏苡仁、萆薢、生侧柏、玄参、陈皮、薄荷、制香附。

苓甘五味姜辛汤（《金匮要略》）：茯苓、甘草、五味子、干姜、细辛。

苓桂术甘汤（《金匮要略》）：茯苓、桂枝、白术、甘草。

转呆丹（《辨证录》）：人参、白芍、当归、半夏、柴胡、生枣仁、附子、石菖蒲。

虎潜丸（《丹溪心法》）：黄柏、龟甲、知母、熟地黄、陈皮、白芍、锁阳、虎骨、干姜。

知柏地黄丸（《医宗金鉴》）：知母、熟地黄、黄柏、山茱萸、山药、牡丹皮、茯苓、泽泻。

金匮肾气丸（《金匮要略》）：桂枝、附子、干地黄、山茱萸、山药、茯苓、牡丹皮、泽泻。

金铃子散（《素问病机气宜保命集》）：川楝子、延胡索。

金锁固精丸（《医方集解》）：沙苑子、芡实、莲子、莲须、煅龙骨、煅牡蛎。

炙甘草汤（《伤寒论》）：炙甘草、生姜、桂枝、人参、生地黄、阿胶、麦冬、火麻仁、大枣。

河车大造丸（《扶寿精方》）：紫河车、熟地黄、杜仲、天冬、麦冬、龟甲、黄柏、牛膝。

泻心汤（《金匮要略》）：大黄、黄连、黄芩。

泻白散（《小儿药证直诀》）：桑白皮、地骨皮、炙甘草、粳米。

定喘汤（《摄生众妙方》）：白果、麻黄、桑白皮、款冬花、半夏、杏仁、苏子、黄芩、甘草。

定痫丸（《医学心悟》）：天麻、川贝母、半夏、茯苓、茯神、胆南星、石菖蒲、全蝎、甘草、僵蚕、真琥珀、陈皮、远志、丹参、麦冬、辰砂、生姜、竹沥。

实脾饮（《济生方》）：厚朴、白术、木瓜、木香、草果仁、大腹子、附子、白茯苓、干姜、甘草、生姜、大枣。

建瓴汤（《医学衷中参西录》）：怀山药、怀牛膝、生赭石、生龙骨、生牡蛎、生地黄、生白芍、柏子仁。

降脂减肥饮（《内分泌疾病辨病专方治疗》）：党参、熟地黄、茯苓、白术、车前子、泽泻、丹参、山药、何首乌、山楂、猪苓、大黄、炒枳壳。

参苏饮（《太平惠民和剂局方》）：人参、紫苏叶、葛根、前胡、半夏、茯苓、甘草、桔梗、枳壳、木香、陈皮、生姜、大枣。

参附龙牡汤（验方）：人参、制附子、龙骨、牡蛎、生姜、大枣。

参附汤（《济生方》）：人参、炮附子、生姜。

参苓白术散（《太平惠民和剂局方》）：莲子肉、薏苡仁、砂仁、桔梗、白扁豆、茯苓、人参、甘草、白术、山药、大枣。

参蛤散（《济生方》）：人参、蛤蚧。

驻车丸（《备急千金要方》）：黄连、炮姜、当归、阿胶。

九画

春泽汤（《医方集解》）：白术、桂枝、猪苓、泽泻、茯苓、人参。

荆防败毒散（《摄生众妙方》）：荆芥、防风、茯苓、独活、柴胡、前胡、川芎、枳壳、羌活、桔梗、甘草。

茜根散（《济生方》）：茜根、黄芩、阿胶、侧柏叶、生地黄、炙甘草。

茵陈五苓散（《金匮要略》）：茵陈蒿、桂枝、茯苓、白术、泽泻、猪苓。

茵陈术附汤（《医学心悟》）：茵陈蒿、白术、附子、干姜、炙甘草、肉桂。

茵陈四苓散（《杏苑生春》）：茵陈蒿、茯苓、白术、泽泻、猪苓、栀子。

茵陈蒿汤（《伤寒论》）：茵陈蒿、栀子、大黄。

枳术丸（《内外伤辨惑论》）：枳实、白术。

枳实导滞丸（《内外伤辨惑论》）：大黄、枳实、神曲、茯苓、黄芩、黄连、白术、泽泻。

枳实消痞丸（《兰室秘藏》）：干生姜、炙甘草、麦芽曲、白茯苓、白术、半夏曲、人参、厚朴、枳实、黄连。

枳实薤白桂枝汤（《金匮要略》）：枳实、厚朴、薤白、桂枝、瓜蒌。

栀子大黄汤（《金匮要略》）：栀子、大黄、枳实、香豉。

栀子柏皮汤（《金匮要略》）：栀子、甘草、黄柏。

栀子清肝汤（《类证治裁》）：栀子、丹皮、柴胡、当归、白芍、茯苓、川芎、牛蒡子。

厚朴温中汤（《内外伤辨惑论》）：厚朴、橘皮、炙甘草、草豆蔻仁、茯苓、木香、干姜。

轻身降脂乐（《内分泌疾病辨病专方治疗》）：何首乌、黄芪、夏枯草、冬瓜皮。

星蒌承气汤（《实用中医内科学》）：胆南星、全瓜蒌、生大黄、芒硝。

胃苓汤（《丹溪心法》）：茯苓、猪苓、泽泻、白术、桂枝、苍术、陈皮、厚朴、甘草、生姜、大枣。

香苏散（《太平惠民和剂局方》）：香附、紫苏叶、陈皮、甘草。

香附旋覆花汤（《温病条辨》）：生香附、旋覆花、苏子霜、广皮、半夏、茯苓、薏苡仁。

香砂六君子汤（《医方集解》）：香附、砂仁、陈皮、半夏、人参、白术、茯苓、炙甘草。

复元活血汤（《医学发明》）：柴胡、瓜蒌根、当归、红花、甘草、穿山甲、大黄、桃仁。

保元汤（《博爱心鉴》）：人参、黄芪、肉桂、甘草、生姜。

保和丸（《丹溪心法》）：山楂、神曲、半夏、茯苓、陈皮、连翘、莱菔子。

保真汤（《十药神书》）：人参、黄芪、白术、甘草、赤茯苓、白茯苓、五味子、当归、生地黄、熟地黄、天冬、麦冬、赤芍、白芍、柴胡、厚朴、地骨皮、黄柏、知母、莲心、陈皮、生姜、大枣。

独参汤（《景岳全书》）：人参。

独活寄生汤（《备急千金要方》）：独活、桑寄生、秦艽、防风、细辛、当归、芍药、川芎、干地黄、杜仲、牛膝、人参、茯苓、甘草、桂心。

养心汤（《证治准绳》）：黄芪、茯苓、茯神、当归、川芎、炙甘草、半夏曲、柏子仁、酸枣仁、远志、五味子、人参、肉桂。

养阴清肺汤（《重楼玉钥》）：生地黄、麦冬、玄参、生甘草、薄荷、川贝母、牡丹皮、白芍。

洗心汤（《辨证录》）：人参、甘草、半夏、陈皮、石菖蒲、附子、茯神、枣仁、神曲。

济川煎（《景岳全书》）：当归、牛膝、肉苁蓉、泽泻、升麻、枳壳。

济生肾气丸（《济生方》）：熟地黄、山茱萸、牡丹皮、山药、茯苓、泽泻、官桂、附子、川牛膝、车前子。

神仙解语丹（《妇人大全良方》）：白附子、石菖蒲、远志、天麻、全蝎、羌活、白僵蚕、胆南星、木香。

神犀丹（《温热经纬》）：犀角（用水牛角代）、石菖蒲、黄芩、生地黄、银花、金汁、连翘、板蓝根、香鼓、玄参、花粉、紫草。

十画

秦艽鳖甲散（《卫生宝鉴》）：地骨皮、柴胡、鳖甲、秦艽、知母、青蒿、乌梅、当归。

真人养脏汤（《太平惠民和剂局方》）：人参、当归、白术、肉豆蔻、肉桂、炙甘草、白芍、木香、诃子、罂粟壳。

真武汤（《伤寒论》）：茯苓、芍药、生姜、炮附子、白术。

桂枝甘草龙骨牡蛎汤（《伤寒论》）：桂枝、炙甘草、龙骨、牡蛎。

桂枝芍药知母汤（《金匮要略》）：桂枝、芍药、炙甘草、麻黄、生姜、白术、知母、防风、炮附子。

桂枝茯苓丸（《金匮要略》）：桂枝、茯苓、芍药、丹皮、桃仁。

栝楼薤白半夏汤（《金匮要略》）：瓜蒌、薤白、半夏、白酒。

栝楼桂枝汤（《金匮要略》）：栝楼根、桂枝、芍药、甘草、生姜、大枣。

桃仁红花煎（《陈素庵妇科补解》）：红花、当归、桃仁、香附、延胡索、赤芍、川芎、乳香、丹参、青皮、生地黄。

桃红四物汤（《医宗金鉴》）：桃仁、红花、当归、白芍、熟地黄、川芎。

桃红饮（《类证治裁》）：桃仁、红花、川芎、当归尾、威灵仙。

桃花汤（《伤寒论》）：赤石脂、干姜、粳米。

桃核承气汤（《伤寒论》）：桃仁、大黄、芒硝、甘草、桂枝。

柴芍乌苓汤（《内分泌疾病辨病专方治疗》）：柴胡、白芍、乌梅、茯苓、荷叶、泽泻。

柴胡桂枝干姜汤（《伤寒论》）：柴胡、桂枝、干姜、栝楼根、黄芩、牡蛎、炙甘草。

柴胡疏肝散（《景岳全书》）：陈皮、柴胡、川芎、香附、枳壳、芍药、炙甘草。

柴胡截疟饮（《医宗金鉴》）：柴胡、黄芩、人参、甘草、半夏、常山、乌梅、槟榔、桃仁、生姜、大枣。

柴枳半夏汤（《医学入门》）：柴胡、半夏、黄芩、瓜蒌仁、枳壳、桔梗、杏仁、青皮、甘草。

逍遥散（《太平惠民和剂局方》）：柴胡、白术、白芍、当归、茯苓、炙甘草、薄荷、煨姜。

射干麻黄汤（《金匮要略》）：射干、麻黄、细辛、紫菀、款冬花、半夏、五味子、生姜、大枣。

凉膈散（《太平惠民和剂局方》）：川大黄、朴硝、甘草、山栀子仁、薄荷、黄芩、连翘、竹叶。

益元散（《宣明论方》）：滑石、甘草、辰砂、灯心草。

益气聪明汤（《东垣试效方》）：黄芪、人参、炙甘草、升麻、葛根、蔓荆子、黄柏、芍药。

益胃汤（《温病条辨》）：沙参、麦冬、冰糖、细生地、玉竹。

消补减肥片（《内分泌疾病辨病专方治疗》）：黄芪、白术、蛇床子、香附、姜黄、大黄。

消渴方（《丹溪心法》）：黄连末、天花粉末、生地汁、藕汁、人乳汁、姜汁、蜂蜜。

消瘰丸（《医学心悟》）：玄参、牡蛎、浙贝母。

海藻玉壶汤（《医宗金鉴》）：海藻、昆布、海带、半夏、陈皮、青皮、连翘、贝母、当归、川芎、独活、甘草。

涤痰汤（《济生方》）：制半夏、制南星、橘红、枳实、茯苓、人参、石菖蒲、竹茹、生姜、甘草、大枣。

润肠丸（《沈氏尊生书》）：当归、生地、麻仁、桃仁、枳壳。

调胃承气汤（《伤寒论》）：大黄、甘草、芒硝。

调营饮（《证治准绳》）：莪术、川芎、当归、延胡索、赤芍、瞿麦、大黄、槟榔、陈皮、大腹皮、葶苈子、赤茯苓、桑白皮、细辛、官桂、炙甘草、白芷、生姜、大枣。

通关散（《中国药典》2010 年版）：猪牙皂、细辛、鹅不食草。

通幽汤（《兰室秘藏》）：生地黄、熟地黄、桃仁泥、红花、当归、炙甘草、升麻。

通窍活血汤（《医林改错》）：赤芍、桃仁、川芎、红花、麝香、老葱、鲜姜、大枣、黄酒。

通瘀煎（《景岳全书》）：归尾、山楂、香附、红花、乌药、青皮、泽泻、木香。

桑白皮汤（《景岳全书》）：桑白皮、半夏、苏子、杏仁、贝母、黄芩、黄连、山栀。

桑杏汤（《温病条辨》）：桑叶、杏仁、沙参、象贝、香豉、栀子、梨皮。

十一画

理中丸（《伤寒论》）：人参、白术、干姜、甘草。

控涎丹（《三因极一病证方论》）：甘遂、大戟、白芥子、生姜。

黄土汤（《金匮要略》）：灶心黄土、黄芩、阿胶、附子、白术、地黄、甘草。

黄芩泻白散（《症因脉治》）：黄芩、桑白皮、地骨皮、甘草。

黄芪汤（《金匮翼》）：黄芪、陈皮、火麻仁、白蜜。

黄芪建中汤（《金匮要略》）：黄芪、芍药、桂枝、生姜、大枣、炙甘草、饴糖。

黄连阿胶汤（《伤寒论》）：黄连、黄芩、阿胶、白芍、鸡子黄。

黄连清心饮（《沈氏尊生书》）：黄连、生地黄、当归、酸枣仁、茯神、远志、人参、莲子肉、甘草。

黄连温胆汤（《六因条辨》）：半夏、陈皮、茯苓、甘草、枳实、竹茹、黄连、大枣、生姜。

黄连解毒汤（《外台秘要》）：黄连、黄柏、黄芩、栀子。

银翘散（《温病条辨》）：金银花、连翘、竹叶、芦根、桔梗、甘草、牛蒡子、荆芥、豆豉、薄荷。

减肥通圣片（《内分泌疾病辨病专方治疗》）：大黄、玄明粉、滑石粉、麻黄、栀子、白芍、枳壳、桔梗、川芎、当归、生石膏、黄芩、白术、苦参、昆布、荆芥、薄荷油。

麻子仁丸（《伤寒论》）：麻子仁、芍药、枳实、大黄、厚朴、杏仁。

麻杏石甘汤（《伤寒论》）：麻黄、杏仁、石膏、炙甘草。

麻黄加术汤（《金匮要略》）：麻黄、桂枝、炙甘草、杏仁、白术。

麻黄汤（《伤寒论》）：麻黄、桂枝、杏仁、炙甘草。

麻黄连翘赤小豆（《伤寒论》）：麻黄、连翘、杏仁、赤小豆、桑白皮、生姜、甘草、大枣。

麻黄附子细辛汤（《伤寒论》）：麻黄、附子、细辛。

鹿茸补涩丸（《杂病源流犀烛》）：人参、黄芪、菟丝子、桑螵蛸、莲肉、茯苓、肉桂、附子、鹿茸、桑皮、龙骨、补骨脂、五味子。

旋覆代赭汤（《伤寒论》）：旋覆花、代赭石、人参、半夏、炙甘草、生姜、大枣。

旋覆花汤（《金匮要略》）：旋覆花、新绛、葱。

羚羊角汤（《医醇賸义》）：羚羊角、龟甲、生地黄、丹皮、白芍、柴胡、薄荷、蝉衣、菊花、夏枯草、石决明、大枣。

羚角钩藤汤（《通俗伤寒论》）：羚羊角（水牛角代）、桑叶、川贝、鲜生地黄、钩藤、菊花、白芍药、生甘草、鲜竹茹、茯神。

清中汤（《证治准绳》）：黄连、栀子、半夏、茯苓、陈皮、草豆蔻、甘草。

清心滚痰丸（《沈氏尊生书》）：大黄、黄芩、青礞石、沉香、犀角（用水牛角代）、皂角、麝香、朱砂。

清金化痰汤（《医学统旨》）：黄芩、栀子、桔梗、麦冬、桑白皮、贝母、知母、瓜蒌仁、橘红、茯苓、甘草。

清肺饮（《证治汇补》）：茯苓、黄芩、桑白皮、麦冬、车前子、栀子、木通、泽泻。

清骨散（《证治准绳》）：银柴胡、胡黄连、秦艽、鳖甲、地骨皮、青蒿、知母、甘草。

清宫汤（《温病条辨》）：玄参、莲子心、竹叶卷心、连翘、犀角（用水牛角代）、麦冬。

清营汤（《温病条辨》）：犀角（用水牛角代）、生地黄、玄参、竹叶心、麦冬、丹参、黄连、金银花、连翘。

清瘟败毒饮（《疫疹一得》）：生石膏、生地黄、玄参、犀角（用水牛角代）、黄连、栀子、桔梗、知母、连翘、丹皮、鲜竹叶、黄芩、甘草。

清瘴汤（验方）：青蒿、柴胡、茯苓、知母、陈皮、半夏、黄芩、黄连、枳实、常山、竹茹、益元散。

清燥救肺汤（《医门法律》）：桑叶、石膏、杏仁、甘草、麦冬、人参、阿胶、胡麻仁、枇杷叶。

十二画

琥珀养心丹（《证治汇补》）：琥珀、龙齿、远志、石菖蒲、茯神、人参、酸枣仁、生地黄、当归身、黄连、柏子仁、朱砂、牛黄、金箔。

越婢加术汤（《金匮要略》）：麻黄、石膏、生姜、炙甘草、白术、大枣。

越婢加半夏汤（《金匮要略》）：麻黄、石膏、生姜、大枣、炙甘草、半夏。

越鞠丸（《丹溪心法》）：川芎、苍术、香附、神曲、栀子。

葛根汤（《伤寒论》）：葛根、麻黄、桂枝、生姜、炙甘草、芍药、大枣。

葛根黄芩黄连汤（《伤寒论》）：葛根、黄芩、黄连、炙甘草。

葶苈大枣泻肺汤（《金匮要略》）：葶苈子、大枣。

椒目瓜蒌汤（《医醇賸义》）：川椒目、瓜蒌仁、葶苈子、桑白皮、苏子、半夏、茯苓、橘红、蒺藜、生姜。

硝石矾石散（《金匮要略》）：硝石、矾石。

紫雪丹（《外台秘要》）：寒水石、石膏、滑石、磁石、朱砂、玄参、羚羊角、犀角（用水牛角代）、丁香、麝香、升麻、沉香、青木香、炙甘草、朴硝、黄金、硝石。

黑锡丹（《太平惠民和剂局方》）：黑锡、生硫黄、川楝子、胡芦巴、木香、制附子、肉豆蔻、阳起石、沉香、小茴香（盐水炒）、肉桂、补骨脂（盐水炒）。

程氏萆薢分清饮（《医学心悟》）：萆薢、黄柏、石菖蒲、茯苓、白术、莲子心、丹参、车前子。

猴枣散（《古今名方》）：猴枣、羚羊角、月石、沉香、青礞石、川贝母、天竺黄、麝香。

痛泻要方（《景岳全书》引刘草窗方）：白术、白芍、陈皮、防风。

温脾汤（《千金备急方》）：附子、干姜、人参、大黄、甘草。

犀角地黄汤（《备急千金要方》）：犀角（用水牛角代）、生地、芍药、丹皮。

犀黄丸（《外科证治全生集》）：牛黄、麝香、没药、乳香、黄米饭。

犀角散（《备急千金要方》）：犀角（用水牛角代）、黄连、升麻、栀子、茵陈。

疏凿饮子（《济生方》）：泽泻、赤小豆、商陆、羌活、大腹皮、椒目、木通、秦艽、槟榔、茯苓皮、生姜。

十三画

槐角丸（《丹溪心法》）：槐角、地榆、黄芩、当归、防风、枳壳。

暖肝煎（《景岳全书》）：当归、枸杞子、小茴香、肉桂、乌药、沉香（木香亦可）、茯苓、生姜。

新加香薷饮（《温病条辨》）：香薷、银花、鲜扁豆花、厚朴、连翘。

十四画

截疟七宝饮（《杨氏家藏方》）：常山、草果、厚朴、槟榔、青皮、陈皮、炙甘草。

酸枣仁汤（《金匮要略》）：酸枣仁、知母、茯苓、川芎、甘草。

膈下逐瘀汤（《医林改错》）：五灵脂、当归、川芎、桃仁、丹皮、赤芍、乌药、延胡索、甘草、香附、红花、枳壳。

膏淋汤（《医学衷中参西录》）：山药、芡实、龙骨、牡蛎、生地黄、党参、白芍。

十五画

增液汤（《温病条辨》）：玄参、麦冬、生地黄。

增液承气汤（《温病条辨》）：玄参、麦冬、生地黄、大黄、芒硝。

镇肝息风汤（《医学衷中参西录》）：怀牛膝、生赭石、生龙骨、生牡蛎、生龟甲、生杭芍、玄参、天冬、川楝子、生麦芽、茵陈、甘草。

十六画

薏苡仁汤（《类证治裁》）：薏苡仁、川芎、当归、麻黄、桂枝、羌活、防风、川乌、独活、苍术、生姜、甘草。

薏苡附子败酱散（《金匮要略》）：薏苡仁、附子、败酱草。

赞育丹（《景岳全书》）：熟地黄、当归、杜仲、巴戟天、肉苁蓉、淫羊藿、蛇床子、肉桂、白术、枸杞子、仙茅、山茱萸、韭菜子、附子，或加人参、鹿茸。

十七画及以上

黛蛤散（《中国药典》2010 年版）：青黛、海蛤壳。

礞石滚痰丸（《泰定养生主论》）：青礞石、沉香、大黄、黄芩、朴硝。

藿香正气散（《太平惠民和剂局方》）：大腹皮、白芷、紫苏、茯苓、半夏曲、白术、陈皮、厚朴、苦桔梗、藿香、甘草、生姜、大枣。

鳖甲煎丸（《金匮要略》）：鳖甲、乌扇（射干）、黄芩、鼠妇、干姜、大黄、桂枝、石韦、厚朴、瞿麦、紫葳（凌霄花）、阿胶、柴胡、蜣螂、芍药、䗪虫、蜂房、赤硝、桃仁、人参、半夏、葶苈子、丹皮。

癫狂梦醒汤（《医林改错》）：桃仁、柴胡、香附、木通、赤芍、半夏、陈皮、大腹皮、青皮、桑白皮、苏子、甘草。

NOTE